Mammakarzinome

MANUAL

Tumorzentrum München

an den Medizinischen Fakultäten
der Ludwig-Maximilians-Universität
und der Technischen Universität

Empfehlungen zur Diagnostik, Therapie und Nachsorge

W. Zuckschwerdt Verlag
München

MANUAL

Mammakarzinome

Bandherausgeber:

Dr. med. Ingo Bauerfeind
Frauenklinik
Klinikum Landshut GmbH
Robert-Koch-Straße 1
D-84034 Landshut

14. überarbeitete Auflage 2013

Herausgeber:

Tumorzentrum München
Geschäftsstelle
Pettenkoferstraße 8a
D-80336 München
Telefon   (089) 51 60-22 38
Telefax   (089) 51 60-47 87
E-Mail   TZMuenchen@med.uni-muenchen.de
Internet http://www.tumorzentrum-muenchen.de

W. Zuckschwerdt Verlag
München

Im Internet sind auf der Seite
http://www.tumorzentrum-muenchen.de
folgende Manuale abrufbar:

Endokrine Tumoren
Gastrointestinale Tumoren
Hirntumoren und spinale Tumoren
Knochentumoren und Weichteilsarkome
Kopf-Hals-Malignome
Leukämien, myelodysplastische und
    myeloproliferative Syndrome
Maligne Lymphome
Maligne Melanome
Maligne Ovarialtumoren
Malignome des Corpus uteri
Mammakarzinome
Multiples Myelom
Psychoonkologie
Supportive Maßnahmen und symptomorientierte
    Therapie in der Hämatologie und Onkologie
Tumoren der Lunge und des Mediastinums
Urogenitale Tumoren
Vulvakarzinom
Zervixkarzinom

Weitere Informationen auch bei:
http://www.krebsinfo.de

Titelbild
Vordergrund: Immunhistologischer Nachweis von Ki-67, Pathologisches Institut, Klinikum Landshut
Hintergrund: Ultraschallbild: intrazystisches Mammakarzinom eines Mannes, Klinikum Landshut

Bibliografische Information der Deutschen Nationalbibliothek
Die Deutsche Nationalbibliothek verzeichnet diese Publikation in der Deutschen Nationalbibliografie;
detaillierte bibliografische Daten sind im Internet über http://dnb.d-nb.de abrufbar.

© 2013 by Tumorzentrum München und W. Zuckschwerdt Verlag GmbH, Industriestraße 1,
   D-82110 Germering/München.
   Printed in Germany by grafik + druck, München
   ISBN 978-3-86371-103-0

Vorwort zur 14. Auflage

Vor Ihnen,
liebe Leserinnen und Leser,

liegt unser neues Manual „Empfehlungen zur Diagnostik, Therapie und Nachsorge beim Mammakarzinom", dieses Jahr in der bereits 14. Auflage. Es spiegelt den derzeitigen aktuellen Stand des Wissens um die bösartige Erkrankung der weiblichen Brust.

Das Manual wurde bereits vor nunmehr 28 Jahren das erste Mal aufgelegt und war damals die nahezu erste, so ausführliche zusammenfassende Diagnostik- und Therapieempfehlung für die eine Entität Mammakarzinom. Aber auch in den heutigen Zeiten, in denen nahezu uneingeschränkter Zugang zu Informationen mithilfe des Internets möglich ist, bleibt ein solches Manual, das mit mehr als 350 Seiten wie ein richtiges Buch daherkommt, ein unersetzliches „Tool" der Vermittlung von Wissen, von Meinungen, von evidenzbasierten und leitlinienkonformen Empfehlungen wie auch praxisnahen und manchmal auch persönlichen Empfehlungen, wenn sich die Datenlage nicht so eindeutig präsentiert.

Die Reputation, Bedeutung und besondere Stärke des Manuals basieren weiterhin auf der Kompetenz der Projektgruppenmitglieder, dem breiten Spektrum aller beteiligten Fachdisziplinen und zum anderen und vor allem zum besonderen auf der einmaligen Kooperation zwischen den universitären, außeruniversitären und niedergelassenen Institutionen. Sowohl das Manual als auch die vierteljährlichen Sitzungen der Projektgruppe ermöglichen somit eine rasche Umsetzung von aktuellem Wissen in die tägliche ärztliche Routine der Patientinnenversorgung auf allen Ebenen.

Von den Mitgliedern der Projektgruppe wurden die einzelnen Kapitel in gemeinsamen Diskussionen aktualisiert und überarbeitet. Die vor zwei Jahren eingeführten Regularien, wie sie im Vorwort der 13. Auflage beschrieben wurden, haben dabei geholfen, das Manual im vorgegeben Zeitrahmen fertigzustellen.

Ich möchte mich auch dieses Jahr bei allen Mitgliedern, Autoren und Koautoren der Projektgruppe für die Unterstützung der Arbeit ganz herzlich bedanken. Allen Kapitelverantwortlichen danke ich für ihre unermüdliche Arbeit des Schreibens, die Koordination der Kapitel und ihrer Koautoren, und vor allem die Bereitschaft, auch nach der Deadline eingereichte Korrekturwünsche noch zu berücksichtigen. Ich kann nicht genug betonen, wie dankbar man sein kann, dass so viele Mitglieder bereit sind, neben der täglichen Arbeit ihre Freizeit „ehrenamtlich" für das Manual klaglos zu investieren.

Mein besonderer Dank geht an Frau Dr. Glöggler und Herrn Wester vom Zuckschwerdt-Verlag, die in wahrlich professioneller Weise das Manual begleitet und fertiggestellt haben.

Ich danke allen Sponsoren, die das Manual materiell unterstützt haben.

Mein besonders großer Dank geht wieder einmal an Frau Cornelia Neubert für die unermüdliche, höchst effektive administrative Arbeit in und um die Projektgruppe!

Wir, die Projektgruppe Mammakarzinom, wünschen unserem neuen Manual erneut viel Erfolg und eine große Verbreitung.

Für die Projektgruppe Mammakarzinom
Landshut, den 05.07.2013
Dr. I. Bauerfeind

Inhalt

Epidemiologie

S. Schrodi, J. Engel, G. Schubert-Fritschle

Epidemiologische Kenngrößen: nationale und internationale Daten

Das Mammakarzinom ist mit über einer Million Neuerkrankungen pro Jahr weltweit der häufigste bösartige Tumor der Frau, fast eine halbe Million Frauen sterben jährlich daran [1]. In Tabelle 1 sind einige Schätzungen bezüglich Inzidenz und Mortalität verschiedener Länder für das Jahr 2008 angegeben [2]. Anhand der altersstandardisierten Raten (ASR), die einen direkten Vergleich zwischen den einzelnen Ländern ermöglichen, sind deutliche Unterschiede erkennbar, die wohl vor allem auf unterschiedliche Früherkennungsaktivitäten (z. B. Mammografiescreening) zurückzuführen sind.

Da in Deutschland gegenwärtig noch keine vollständige und flächendeckende Krebsregistrierung existiert, können Krebsinzidenzen auf nationaler Ebene bislang nur geschätzt werden. Im Vergleich zu den vorhergehenden Jahren ergab die Schätzung für das Jahr 2008 eine leichte Zunahme von Brustkrebserkrankungen. Die Ursache für diesen Anstieg ist allerdings nicht ausschließlich in einer realen Zunahme der Erkrankungshäufigkeit zu sehen, sondern liegt unter anderem auch daran, dass zunehmend mehr bevölkerungsbezogene Krebsregister mit ihren Daten in die Schätzung eingingen. Das Robert-Koch-Institut gibt 71 660 Neuerkrankungsfälle an invasivem Brustkrebs für das Jahr 2008 an, das sind 30,7 % aller weiblichen Krebserkrankungen. Brust-

Tabelle 1. Absolute und altersstandardisierte Inzidenz und Mortalität (C50) 2008 im internationalen Vergleich (Auswahl)[a].

Land	Inzidenz (I) (absolut)	Inzidenz (ASR)*	Mortalität (M) (absolut)	Mortalität (ASR)*
Australien	13 384	84,8	2709	14,7
Deutschland	64 147	81,8	16 967	16,9
Finnland	4111	86,3	825	13,7
Griechenland	4349	41,4	1927	14,9
Niederlande	13 151	98,5	3327	20,5
Österreich	4665	62,1	1517	15,4
Schweden	6294	79,4	1515	14,8
Spanien	22 027	61,0	6008	12,9
United Kingdom	46 458	89,1	12 122	18,6
USA	182 460	76,0	40 481	14,7

[a] Globocan 2008 [2].
* ASR steht für „age-standardised rate", hier Weltstandard.

krebs ist zudem die häufigste Krebstodesursache bei deutschen Frauen (vor Kolonkarzinom, Bronchialkarzinom, Uteruskarzinom und malignem Melanom). Im Jahr 2008 starben insgesamt 17 209 Frauen aufgrund eines Mammakarzinoms. Der Anteil an der tumorbedingten Mortalität beträgt 17,3 % [3].

Einige aktuell verfügbare epidemiologische Parameter für Deutschland sind aus Tabelle 2 zu entnehmen. Die Ergebnisse und Schätzungen beziehen sich ausschließlich auf Frauen und wurden aus verschiedenen Quellen zusammengetragen [3, 4].

Inzidenz und Mortalität im zeitlichen Verlauf

Die Brustkrebsinzidenz ist in Deutschland seit 1980 stetig angestiegen [5]. Diese Entwicklung ist mit Vorsicht zu interpretieren, da vollständigere Erfassungsraten und vermehrter Einsatz der Mammografie mit Diagnose in früheren Stadien Gründe dafür sein könnten. Für die bisweilen geäußerte Annahme, dass insbesondere die jüngeren Frauen von dieser Zunahme betroffen seien, gibt es keine schlüssigen Daten.

Als Ursache für den in den USA beobachteten Rückgang der Brustkrebsinzidenz wird neben dem Einfluss des Mammografiescreenings vor allem der Rückgang der Verschreibungen von Hormonersatztherapeutika diskutiert [6]. Auch in Deutschland mehren sich die Hinweise auf einen diesbezüglichen Zusammenhang, allerdings stehen flächendeckende Zahlen bislang noch aus [7].

Die Brustkrebs-Mortalitätsrate ist in Deutschland seit Mitte der 1990er-Jahre rückläufig [5]. In den USA wird seit Anfang der 1990er-Jahre ein kontinuierlicher Rückgang der Mortalität beobachtet (insgesamt ca. 11 Prozentpunkte zwischen 1990 und 2009) [8]. Ursachen dürften vor allem vermehrte Früherkennungsaktivitäten und Verbesserungen bei der adjuvanten systemischen Therapie des Mammakarzinoms sein.

Klinische Daten aus dem Tumorregister München (TRM)

Das Einzugsgebiet des TRM wurde seit der Gründung im Jahre 1978 immer wieder vergrößert. Ausgehend vom Stadtgebiet München wurde die Dokumentation kontinuierlich auf die umliegenden Landkreise ausgedehnt. Daraus resultiert das seit 1978 bestehende „alte Einzugsgebiet" mit 2,3 Mio. Einwohnern aus der Stadt München und den Landkreisen Dachau, Ebersberg, Erding, Freising, Fürstenfeldbruck, München-Land und Starnberg. Etwa 10 Jahre später (also 1988) war eine weitgehend bevölkerungsbezogene Erfassung der Brustkrebspatientinnen in diesem Einzugsgebiet erreicht.

Seit 1994 erfolgt eine vollständige Übermittlung aller pathologischen Befunde der Region an das TRM.

1998 trat das Gesetz zur Ausführung des Krebsregistergesetzes (AGKRG) in Kraft. Im AGKRG wurde mit Beginn am 1.1.1998 erstmals die Verarbeitung von Todesbescheinigungen durch das TRM gesetzlich festgelegt. Diese Regelung wurde auch in das Bayerische Krebsregistergesetz (2000) übernommen.

Mit dem Bayerischen Krebsregistergesetz (BayKRG, verabschiedet im Jahr 2000) wurde, beginnend mit dem Jahr 2002, die flächendeckende Krebsregistrierung in ganz Bayern beschlossen, was für das TRM eine Ausweitung des Einzugsgebietes von 2,3 auf 3,84 Mio. Einwohner zur Folge hatte. Das Einzugsgebiet seit 2002 umfasst zusätzlich zum bisherigen Einzugsgebiet die Landkreise Weilheim-Schongau, Garmisch-Partenkirchen, Bad Tölz-Wolfratshausen, Miesbach, Rosenheim, Berchtesgaden, Traunstein, Altötting, Mühldorf am Inn und Landshut.

Seit der Novellierung des Bayerischen Krebsregistergesetzes 2007 gehören der gesamte Regierungsbezirk Oberbayern sowie Stadt und Landkreis Landshut zum Einzugsgebiet des TRM. Dieses umfasst damit eine Einwohnerzahl von 4,5 Millionen.

Die Abbildungen 1 und 2 zeigen – jeweils getrennt für invasive Karzinome und In-situ-Karzinome – die Altersverteilungen zum Zeitpunkt der Diagnose und die altersspezifischen Inzidenzen für die Jahrgangskohorten 2007–2010.

Die prozentuale Altersverteilung beschreibt die Altersverteilung (hier in Fünfjahresabständen, Abbildung 1), wie sie sich dem Kliniker im Versorgungsalltag darstellt. Sie ergibt für alle Patientinnen zusammen mit einem Mittelwert von 63,5 Jahren, einem Median von 64,1 Jahren und einer Standardabweichung von 14,0 Jahren eine annähernd symmetrische Verteilung.

Tabelle 2. Epidemiologische Basiszahlen (ICD-10 C50, inkl. DCO-Fälle*).

Neuerkrankungen	Kollektiv	Kennzahlen
Geschätzte jährliche Neuerkrankungen in Deutschland[a] (absolut)	2008	71 660
Anteil an allen Krebsneuerkrankungen[a] (%)	2008	30,7
Rohe Inzidenz (Deutschland)[a] je 100 000 Frauen/Jahr	2008	171,1
Inzidenz (Deutschland) (ASR** Europastandard)[a] je 100 000 Frauen/Jahr	2008	123,1
Inzidenz (Deutschland) (ASR** Weltstandard)[a] je 100 000 Frauen/Jahr	2008	90,0
Rohe Inzidenz (TRM)[b] je 100 000 Frauen/Jahr	2008	169,1
Inzidenz (TRM) (ASR** Europastandard)[b] je 100 000 Frauen/Jahr	2008	126,2
Inzidenz (TRM) (ASR** Weltstandard)[b] je 100 000 Frauen/Jahr	2008	92,3
Alter		
Medianes Erkrankungsalter (Deutschland)[a] (Jahre)	2008	65,0
Medianes Erkrankungsalter (TRM)[b] (Jahre)	2008	64,7
Erkrankungsalter (10 %-/90 %-Perzentil***) (TRM)[b] (Jahre)	2008	44,6/82,4
Medianes Sterbealter der tumorbedingt Verstorbenen (TRM)[b] (Jahre)	2008	73,2
Überleben		
5-Jahres-Überlebensrate (Gesamtüberleben/relatives Überleben)[b] (%)	2002–2010	82,5/88,9
10-Jahres-Überlebensrate (Gesamtüberleben/relatives Überleben)[b] (%)	1998–2010	67,7/79,4
Sterbefälle		
Sterbefälle an Brustkrebs in Deutschland[a] (absolut)	2008	17 209
Anteil an allen weiblichen krebsbedingten Sterbefällen in Deutschland[a] (%)	2008	17,3
Rohe Mortalität (Deutschland)[a] je 100 000 Frauen/Jahr	2008	41,1
Mortalitätsrate (Deutschland) (ASR** Europastandard)[a] je 100 000 Frauen/Jahr	2008	24,6
Mortalitätsrate (Deutschland) (ASR** Weltstandard)[a] je 100 000 Frauen/Jahr	2008	16,9
Rohe Mortalität (TRM)[b] je 100 000 Frauen/Jahr	2008	51,8
Mortalitätsrate (TRM) (ASR** Europastandard)[b] je 100 000 Frauen/Jahr	2008	31,5
Mortalitätsrate (TRM) (ASR** Weltstandard)[b] je 100 000 Frauen/Jahr	2008	21,2

* DCO: death certificate only – Informationen stammen nur von der Todesbescheinigung.
** ASR steht für „age-standardised rate".
*** Perzentile teilen die Verteilung in Prozent-Segmente auf. 10 % der Patientinnen mit einem invasiven Mammakarzinom sind jünger als 44,6 Jahre, 10 % sind älter als 82,4 Jahre.
[a] Robert-Koch-Institut: Krebs in Deutschland 2007/2008 [3].
[b] Tumorregister München (TRM) [4].
Die rohe Inzidenz gibt die Anzahl von Neuerkrankungen an, die in einem Jahr pro 100 000 Frauen auftreten.
Im beobachteten bzw. Gesamtüberleben (overall survival) werden alle Sterbefälle berücksichtigt, das relative Überleben (relative survival) ist ein Schätzer für das tumorspezifische Überleben. Das relative Überleben berechnet sich aus dem Quotienten von beobachtetem (= Gesamtüberleben) und erwartetem Überleben als Schätzung für das tumorspezifische Überleben. Das erwartete Überleben beschreibt das Überleben in einer bzgl. Alter und Geschlecht identisch zusammengesetzten Kohorte der Normalbevölkerung.

Von der Altersverteilung zu unterscheiden ist die altersspezifische Inzidenz, die das Erkrankungsrisiko – jeweils bezogen auf 100 000 Frauen der entsprechenden Altersgruppe – beschreibt (Abbildung 2).

Tabelle 3 gibt einen Überblick über Altersmittelwerte, Lymphknotenstatus, Grading, Rezeptorstatus, HER2/neu-Status und primäre Metastasierung in Abhängigkeit von der pT-Kategorie. Die pT-Verteilung ist mit einem Anteil von über 50 % pT1-Tumoren relativ günstig. Auffällig ist, dass die Gruppe der pT1a-Tumoren einen höheren Anteil rezeptornegativer und HER2/neu-dreifach-positiver Befunde im Vergleich zu pT1b-Tumoren aufweist. Vonseiten der Bildgebung erscheint dieses erklärbar, da sich bei pT1a-Tumoren im Vergleich zu Tumoren ab pT1b ein höherer Anteil an Karzinomen findet, die

durch polymorphen Mikrokalk (zum Teil auch innerhalb von DCIS-Arealen) entdeckt werden. Die Zeitdauer für das Tumorwachstum von pT1 bis pT3 dürfte über die Differenz der Altersmittelwerte zum Ausdruck kommen.

Die folgenden Survivalanalysen beruhen auf den Erhebungen des TRM zu Patientinnen mit einem Mammakarzinom als Ersttumor in den Jahren 1988–2010 (Abbildungen 3–5) bzw. 1998–2010 (Abbildungen 6–10). In-situ-Karzinome wurden nur in den Abbildungen 3–5 einbezogen. In allen Abbildungen wird das sogenannte relative Überleben dargestellt. Es handelt sich dabei um einen Schätzer für das tumorspezifische Überleben. Er berechnet sich aus dem Quotienten von beobachtetem (= Gesamtüberleben) und erwartetem Überleben. Im beobachteten

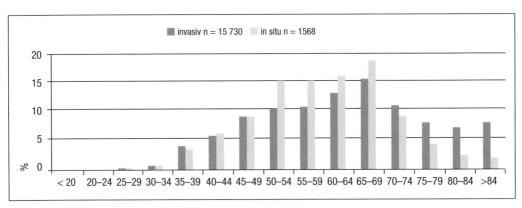

Abbildung 1. Altersverteilung bei Diagnosestellung (inkl. DCO-Fälle).

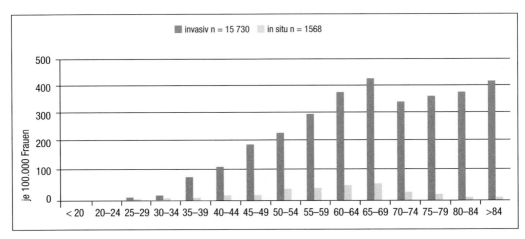

Abbildung 2. Altersspezifische Inzidenzen (inkl. DCO-Fälle).

bzw. Gesamtüberleben (overall survival) werden hingegen alle Sterbefälle berücksichtigt. Das erwartete Überleben beschreibt das Überleben in einer bezüglich Alter und Geschlecht identisch zusammengesetzten Kohorte der Normalbevölkerung. Für alle dargestellten Überlebenskurven gilt, dass sie vorzei-

tig enden, wenn weniger als 10 Patientinnen unter Risiko stehen. In Abbildung 3 sind die Survivalkurven für gesamtes (beobachtetes), relatives (tumorspezifisches) und erwartetes Überleben für drei verschiedene Zeiträume dargestellt. Aus der Grafik geht deutlich hervor, dass in den letzten Jahren eine Stei-

Tabelle 3. Anteil klassischer Prognosefaktoren in Abhängigkeit von der pT-Kategorie für die Jahrgangskohorten 2007–2010 (n = 14 121).

	pT-Kategorie %	Alter (Mittelwert) Jahre	pN positiv %	G3 %	Rezeptornegativ %	HER2/neu- Score 3+ %	Primär M1 %
pTis	10,4	59,6	0	–	18,5	39,6	0
pT1	53,2	61,3	21,1	15,7	8,4	8,7	1,2
pT1a	3,7	61,2	7,5	8,6	9,1	15,6	1,7
pT1b	14,5	60,7	13,0	10,0	6,9	7,0	5,0
pT1c	35,0	61,5	25,9	18,9	9,0	8,7	1,4
pT2	28,6	64,7	45,9	34,6	13,3	11,8	3,8
pT3	3,9	66,4	69,8	38,6	17,9	12,8	12,6
pT4	3,5	75,3	72,2	46,3	16,9	14,8	28,8
Gesamt	100,0	62,8	29,6	24,0	11,5	12,3	3,2

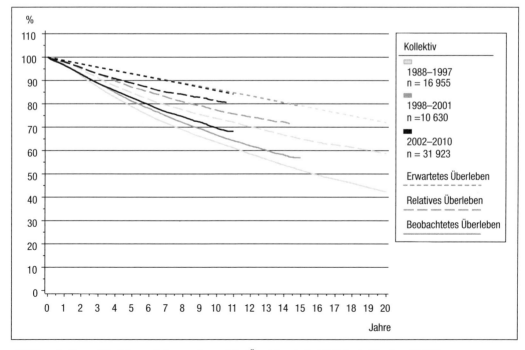

Abbildung 3. Gesamtüberleben, relatives und erwartetes Überleben in drei Zeitabschnitten (n = 59 508).

gerung der gesamten und relativen Überlebensraten erreicht werden konnte. Betrug die gesamte 5-Jahres-Überlebensrate im Zeitraum 1988–1997 noch 78,7 % (relativ: 84,6 %), so stieg diese bereits im Zeitraum 1998–2001 auf 81,0 % (relativ 87,1 %) und im Zeitraum 2002–2010 sogar auf 82,5 % (relativ 88,9 %). Dies entspricht einer Steigerung des Gesamtüberlebens insgesamt von 3,8 und des relativen (tumorspezifischen) Überlebens von 4,3 Prozentpunkten.

Abbildung 4 zeigt die relativen Überlebenswahrscheinlichkeiten entsprechend der pT-Kategorie. Auffällig ist der ähnliche Kurvenverlauf für die pT1a- und pT1b-Tumoren. Erst nach 15 Jahren weisen die pT1b-Tumoren eine schlechtere Prognose auf als die pT1a-Tumoren. Die relativen 5- und 10-Jahres-Überlebensraten für die jeweiligen pT-Kategorien lauten wie folgt: pTis 101,3 % und 100,7 %, pT1a 99,2 % und 95,5 %, pT1b 99,8 % und 96,7 %, pT1c 96,4 % und 89,3 %, pT2 84,5 % und 70,9 %, pT3 67,3 % und 48,7 %, pT4 49,6 % und 32,7 %.

In Abbildung 5 sind die Kurven zusätzlich stratifiziert nach Zeitraum der Erstdiagnose dargestellt. Mit Ausnahme der In-situ-Karzinome, die zu jeder Zeit eine sehr gute Prognose haben, ist in jeder der anderen pT-Kategorien eine deutliche Verbesserung des relativen Überlebens im zeitlichen Verlauf erkennbar. Die 5-Jahres-Überlebensrate der pT1-Tumoren stieg von 94,2 % in Zeitraum 1 (1988–1997) auf 97,4 % in Zeitraum 2 (1998–2001) und schließlich auf 99,3 % in Zeitraum 3 (2002–2010) an, was insgesamt einer Zunahme von 5,1 Prozentpunkten entspricht. Bei pT2-Tumoren verbesserten sich die Raten insgesamt um 7,6 Prozentpunkte von 80,5 % auf 88,1 % (5-Jahres-Survival) und bei pT3/4-Tumoren zeigt sich eine Verbesserung um 4,8 Prozentpunkte (von 55,0 % auf 59,8 %).

Einer der wichtigsten Prognosefaktoren beim Mammakarzinom ist die Zahl der befallenen axillären Lymphknoten (Abbildung 6). Während bei negativem Lymphknotenstatus (N0) die relative 5- bzw. 10-Jahres-Überlebensrate 97,9 % bzw. 93,5 % beträgt, werden bei 10 und mehr befallenen Lymphknoten nur noch 56,7 % bzw. 37,4 % erreicht.

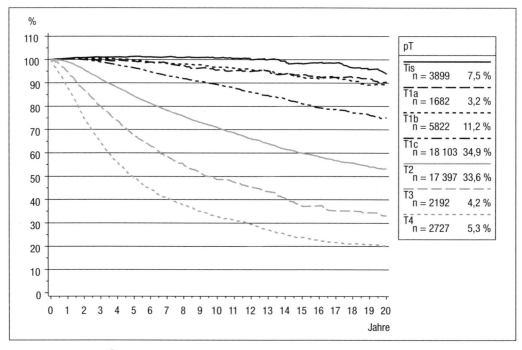

Abbildung 4. Relatives Überleben in Abhängigkeit von der pT-Kategorie (n = 51 822).

Auch wenn das histologische Grading mit anderen Prognosefaktoren korreliert, ergibt sich univariat eine gute Trennung für diese Klassifikation (Abbildung 7). Das relative 5- bzw. 10-Jahres-Überleben beträgt bei G1-Tumoren 100,9 % bzw. 96,9 %, bei G2-Tumoren 91,8 % bzw. 82,9 % und bei G3-Tumoren 76,6 % bzw. 65,4 %.

Abbildung 8 zeigt die relativen Überlebensraten in Abhängigkeit vom Hormonrezeptorstatus, also den Kombinationen aus den Befunden des Östrogenrezeptors (ER) und des Progesteronrezeptors (PR). Erwartungsgemäß weisen ER- und PR-positive Patientinnen mit 91,9 % die höchste 5-Jahres-Überlebensrate auf, ER- und PR-negative Frauen hingegen mit 73,2 % die geringste. Deutlich zeigt sich auch ein besseres Survival bei ER-positivem/PR-negativem Rezeptorstatus mit einer Überlebenswahrscheinlichkeit von 82,1 % nach 5 Jahren im Vergleich zu 76,1 % bei ER-negativen/PR-positiven Patientinnen mit 76,1 %.

Wie aus Abbildung 9 hervorgeht, stellt auch der HER2/neu-Status, hier als Befund des immunhisto-

chemischen (IHC) Scores, einen wichtigen Prognosefaktor dar. Bereits beim relativen 5-Jahres-Survival zeigt sich ein großer Unterschied zwischen Patientinnen mit einem negativen HER2-Status (IHC-Score von 0 bis 1+), die eine relative 5-Jahres-Überlebenswahrscheinlichkeit von 90,8 % aufweisen, und HER2-positiven Patientinnen (IHC-Score 3+) mit einem 5-Jahres-Survival von nur 81,8 %. Diese Differenz nimmt im weiteren Verlauf sogar noch zu. Patientinnen mit einem 2-fach positiven Score liegen zwischen den beiden anderen Kurven, das relative 5-Jahres-Überleben beträgt hier 86,5 %.

Das Überleben ab Progression in Abhängigkeit vom Progressionstyp beschreibt Abbildung 10. Unter dem jeweiligen Progressionstyp ist generell das erste Ereignis in einem progredienten Krankheitsverlauf subsumiert. Die relative 5-Jahres-Überlebensrate beträgt beim Lokalrezidiv 51,9 %, beim Lymphknotenrezidiv 36,7 % und bei einer Metastase als erster Progression 22,1 %.

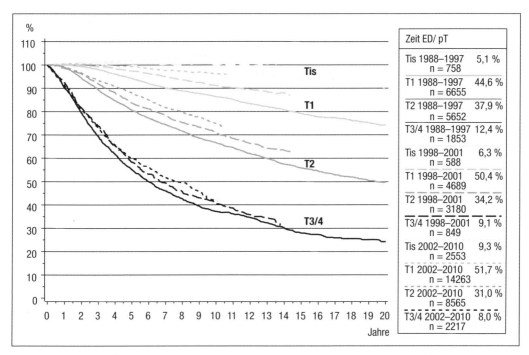

Abbildung 5. Relatives Überleben in Abhängigkeit von der pT-Kategorie und von verschiedenen Zeiträumen der Erstdiagnose (ED) (n = 51 822).

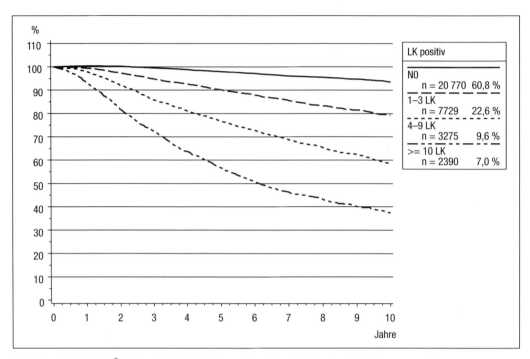

Abbildung 6. Relatives Überleben in Abhängigkeit vom Lymphknotenstatus (n = 34 164).

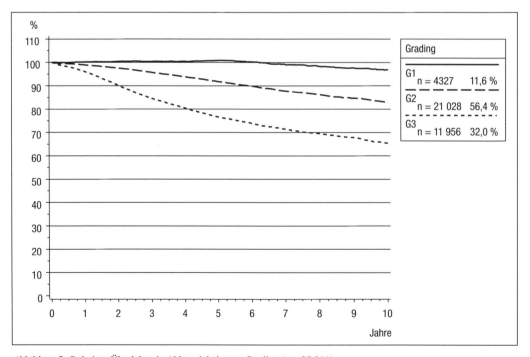

Abbildung 7. Relatives Überleben in Abhängigkeit vom Grading (n = 37 311).

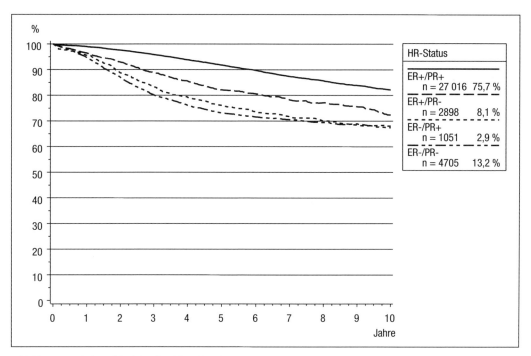

Abbildung 8. Relatives Überleben in Abhängigkeit vom Hormonrezeptorstatus (n = 35 670).

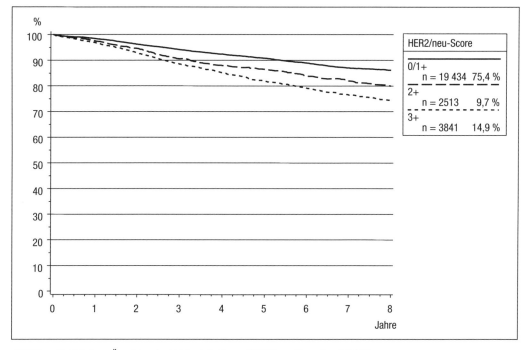

Abbildung 9. Relatives Überleben in Abhängigkeit vom HER2/neu-Score (n = 25 788).

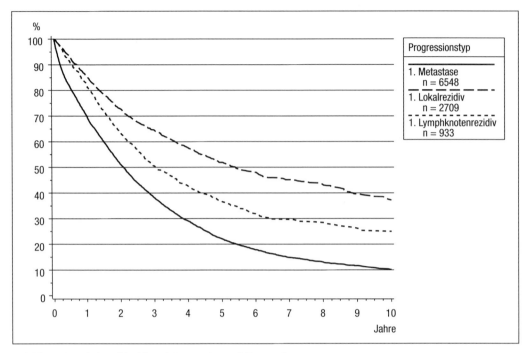

Abbildung 10. Relatives Überleben ab Progression nach Progressionstyp.

Kooperation mit dem Tumorregister München und Zugang über Internet

Onkologische Dokumentationsbögen des Tumorregisters München können (per Telefon, Fax oder Post) bezogen werden unter:
- Dokumentationsstelle des TRM
  IBE/Klinikum Großhadern, Marchioninistraße 15, 81377 München
  Tel.: 089 7095-4756 oder 089 7095-4750
  Fax: 089 7095-4753
  E-Mail: tumor@ibe.med.uni-muenchen.de

Nachsorgekalender können bezogen werden von:
- Bayerische Landesärztekammer
  Mühlbaurstraße 16, 81677 München
  Tel.: 089 4147209

Unter der Internet-Adresse www.tumorregister-muenchen.de (oder auch www.krebsinfo.de) sind Daten zur Inzidenz und Mortalität sowie tumorspezifische Auswertungen mit Basisstatistiken, Survivalanalysen und speziellen Auswertungen auch online ver-

fügbar. Des Weiteren finden sich hier die Jahresberichte aus den früheren Jahren sowie weitere Informationen über das Tumorregister München.

Für die geschlossene Benutzergruppe der am Tumorregister München mitwirkenden Versorgungsträger (Kliniken und Ärzte) besteht zusätzlich ein passwortgeschützter Online-Zugang zu ausführlichen epidemiologischen und tumor- und klinikspezifischen Auswertungen.

Literatur

1 World Health Organization, International Agency for Research on Cancer (2008) World Cancer Report. Lyon

2 Ferlay J, Shin H, Bray F et al (2013) Globocan 2008: Cancer Incidence and Mortality Worldwide: IARC CancerBase No. 10. http://globocan.iarc.fr

3 Robert-Koch-Institut (Hrsg) und die Gesellschaft der epidemiologischen Krebsregister (Hrsg) (2012) Krebs in Deutschland 2007/2008. Häufigkeiten und Trends. 8. Ausgabe. Berlin

4 Tumorregister München (TRM) (2013) http://www.
   tumorregister-muenchen.de

5 Bertz J (2010) Verbreitung von Krebserkrankungen
   in Deutschland. Entwicklung der Prävalenzen
   zwischen 1990 und 2010; eine Veröffentlichung des
   Zentrums für Krebsregisterdaten am RKI. Berlin:
   RKI

6 Chlebowski RT, Kuller LH, Prentice RL et al (2009)
   Breast cancer after use of estrogen plus progestin in
   postmenopausal women. N Engl J Med 360: 573–587

7 Katalinic A, Lemmer A, Zawinell A et al (2009)
   Trends in hormone therapy and breast cancer inci-
   dence - results from the German Network of Cancer
   Registries. Pathobiology 76: 90–97

8 Surveillance Epidemiology and End Results (SEER)
   (2013) http://seer.cancer.gov/csr/1975_2009_pops09/
   browse_csr.php?section=4&page=sect_04_table.06.
   html

Mammakarzinom-Prävention

S. Maurer, S. Antuber, N. Ditsch, C. Wolf

Einleitung

Die Prävention epidemiologisch häufiger Erkrankungen ist zunehmend in den Fokus gesundheitspolitischer Überlegungen und in den Bereich ärztlichen Handelns gerückt [1, 2]. Insgesamt wird in den letzten Jahren ein verstärktes Bemühen um Früherkennung und Prävention sowohl vonseiten der Ärzte als auch der Kostenträger sichtbar. Die Aufklärung v. a. risikobelasteter Frauen wurde intensiviert und findet zögernd auch in der klinischen Umsetzung ihren Platz (WHO Global Strategy on Diet and Physical Activity: key policy recommendations; www.brustkrebsvorbeugen.de).

Zielgruppen für die Mammakarzinom-Prävention und Risikocharakterisierung

Bei allgemein hohem Erkrankungsrisiko in der weiblichen Bevölkerung von 7–12 % sind Gruppen von Frauen mit erhöhtem Mammakarzinom-Risiko definiert:
- Frauen mit familiärer Belastung (Risikoeinschätzung in Abhängigkeit von Umfang und Grad der Verwandtschaft)
- Frauen mit bereits aufgetretenen Brusterkrankungen und Präkanzerosen
- Frauen im höheren Lebensalter aufgrund der Altersverteilung des Mammakarzinoms (Erkrankungsgipfel > 60. Lebensjahr) bei steigend hoher Lebenserwartung

Das grundsätzliche Dilemma der medikamentösen Prävention besteht in der Behandlung gesunder Frauen, die durch ein Gruppenrisiko definiert sind, das sich aus einer Vielzahl teilweise unbekannter und in ihrer Wichtung unklarer Variablen errechnet:

- familiäre Belastung
- Alter
- Menopausenstatus
- Reproduktivitäts- und Zykluscharakteristika
- Kanzerogene und Ko-Kanzerogene
- konstitutionelle Faktoren (diabetogene Risiken: Ernährungszustand, Body-Mass-Index, körperliche Aktivität)
- hohe Brustdichte und Veränderungen des Dichtegrades in der Mammografie [3]
- prädiktive Serumparameter (Risikomarker)
- proliferative und präkanzeröse Gewebeveränderungen/Risikoläsionen u. v. a. m.

Eine sichere Bestimmung des individuellen Erkrankungsrisikos ist jedoch nicht möglich.

Zur individuellen Risikocharakterisierung stehen mehrere Modelle zur Auswahl (Risikoberechnungsmodelle nach Gail, Chang-Claude, Tyrer-Cuzick), wobei der Vergleich der bisher in Deutschland verwendeten Modelle erhebliche Unterschiede in der Risikoeinschätzung aufweist. Dies ist besonders in der individuellen Risikoberatung zu beachten. Aktuell beinhaltet das Risikoberechnungsmodell nach *Tyrer* und *Cuzick* [4] die in der Risikoberatung häufigsten Konstellationen, fußend auf der gemeinsamen Bewertung der Familienanamnese und persönlicher Risikofaktoren. Um internationale Vergleichbarkeit v. a. unter Studienbedingungen zu gewährleisten, wird meist das Gail-Modell angewendet. Verschiedene Untersuchungen zeigten jedoch, dass die dem mathematischen Berechnungsmodell zugrunde liegenden Variablen auf den europäischen Raum nicht unkritisch übertragen werden können [5].

Generell schätzen Frauen mit erhöhtem Brustkrebsrisiko sowohl ihr eigenes Risiko als auch das der gesunden Normalbevölkerung wesentlich zu hoch ein. Nur ca. 25 % kommen zu einer realistischen Einschätzung des individuellen Erkrankungsrisikos [6, 7].

Zur Risikominderung stehen den Lebensstil beeinflussende oder verändernde Maßnahmen (z. B. Gewichtsreduktion durch Sport, Veränderung der Ernährungsgewohnheiten usw.) sowie die operative und medikamentöse Prävention zur Verfügung.

Ernährung und Mammakarzinom-Risiko

Ein Zusammenhang zwischen Ernährung und Mammakarzinom wird seit Langem vermutet und ist mittlerweile in zahlreichen Teilaspekten durch Studien evaluiert und validiert. Von Wichtigkeit ist hierbei eine differenzierte Bewertung der Faktoren:
– Ernährungsgewohnheiten
– Nahrungsinhaltsstoffe
– Nahrungszusammenstellung
– Körpergewicht/Adipositas

In einer prospektiven Studie an über 900 000 Männern und Frauen wurde der Zusammenhang zwischen Körpergewicht und Malignominzidenz untersucht [8]. Für das Mammakarzinom zeigte sich mit steigendem BMI (Body-Mass-Index) eine signifikante Zunahme von Inzidenz und Mortalität (RR = 2,12).

Nahrungsbestandteile

Die günstige Auswirkung einer „Low-fat-Diet" auf das kardiovaskuläre System ist hinreichend bekannt und vor allem bei zunehmendem Alter, Adipositas und Bewegungsarmut evident. Für das Mammakarzinom-Risiko liegen heterogene Daten vor. Eindeutige Aussagen zum Fettkonsum erweisen sich deshalb als schwierig, da die Studienlage inhomogen ist und sich auf unterschiedliche Bewertungsmodelle bezieht. Es scheint aber zumindest für hoch gesättigte Fettsäuren, die vor der Diagnose einer Erkrankung zu sich genommen wurden, eine deutliche Mortalitätssteigerung, vor allem auch spezifisch für das Mammakarzinom zu bestehen [9]. Der Einfluss einer diätetischen Fettrestriktion wurde im Rahmen der Women's Intervention Nutrition Study (WINS) untersucht [10]. Gemessen an der Vergleichsgruppe ohne Fettrestriktion (Reduktion von 29 auf 21 % der gesamtkalorischen Menge, ungeachtet, ob gesät-

tigte, einfach oder mehrfach ungesättigte Fettsäuren) zeigt die Analyse im medianen Follow-up von 5,8 Jahren einen Vorteil für das Kollektiv mit Nahrungsfettreduktion: Verbesserung der Rückfallrate (RFS: Hazard Ratio HR = 0,79) sowie des Gesamtüberlebens (OS: HR = 0,78). Besonders ausgeprägt war der Nutzen für die Patientinnen mit primär rezeptornegativem Mammakarzinom (HR-Interventionsarm versus Kontrollgruppe 0,9 bei ER+/PR+ verglichen mit 0,47 bei ER-/PR-). Wenngleich diese Ergebnisse überraschen, ergibt sich hieraus womöglich eine sekundär-präventive Option für rezeptornegative High-risk-Patientinnen. Es ist jedoch möglich, dass mit längerer Nachbeobachtung eine differenziertere Analyse möglich wird, um Subkollektive genauer zu definieren, die von einer Nahrungsfettreduktion am meisten profitieren.

Hyperinsulinämie/IGF-1

Die Assoziation „westlicher" Ernährungsgewohnheiten (high carbohydrate diet) und ihrer Folgen Hyperalimentation und Adipositas erscheint deshalb von großer Wichtigkeit, da gerade das Insulin durch Bindung an beispielsweise die Rezeptoren der Tyrosinkinase-Familie seine Wirkung als Wachstumsfaktor voll entfalten kann (z. B. IGF-1/IGFBP-3).

Eine Korrelation zwischen Hyperinsulinämie und Mammakarzinom-Inzidenz wurde in einer Querschnittstudie an 3868 Frauen (60–79 Jahre) beschrieben, wobei in der entsprechenden Risikogruppe eine Mammakarzinom-Inzidenz von 1,8–5,7 % angegeben wurde [11].

Alkohol

Nahezu alle Studien haben eine positive Korrelation mit linearer Zunahme der Mammakarzinom-Inzidenz in Abhängigkeit von der täglich zugeführten Alkoholmenge ergeben. In einer gepoolten Analyse verschiedener Kohortenstudien wurden 322 647 Frauen bis zu 11 Jahre beobachtet, darunter 4335 Patientinnen mit Mammakarzinom. Unabhängig von der Art der Alkoholika betrug in dieser Gruppe das relative Risiko (RR) 1,09 bei 10 g Alkohol/Tag und 1,41 bei 30–60 g/Tag.

Sport, körperliche Aktivität und Reduktion
des Mammakarzinom-Risikos

Zahlreiche epidemiologische Studien haben den günstigen Einfluss von Sport auf die Reduktion des Mammakarzinom-Risikos gezeigt. Die Erklärungen hierfür sind zahlreich: Eine Reduktion der Östrogen-produktion, Abnahme des Körpergewichts, Verbesserung des Lipidprofils, Steigerung der Glukose-verstoffwechslung durch „Verlust" der peripheren Insulinresistenz und Steigerung der Immunität sind nur einige, z. T. direkt mit dem Insulinstoffwechsel verknüpfte Aspekte, die eine Schlüsselrolle bei der Entwicklung des Mammakarzinoms spielen können und die durch Ausdauersport beeinflussbar sind [13]. Zahlreiche Fall-Kontroll-Studien zeigten, dass durch Sport nicht nur der BMI, sondern auch das relative Risiko für die Entwicklung eines Mammakarzinoms bis zum Faktor RR = 0,53 gesenkt werden kann [14–17].

Operative Prävention

Prophylaktische Mastektomie und Ovarektomie

Durch prophylaktische chirurgische Maßnahmen wie die bilaterale Mastektomie und Ovarektomie nach abgeschlossener Familienplanung bzw. ab dem 35.–40. Lebensjahr ist nach aktueller Datenlage eine deutliche Risikoreduktion um ca. 90–95 % möglich [18–21], sodass die prophylaktische Chirurgie für noch nicht erkrankte Mutationsträgerinnen empfohlen wird. Die Entscheidung für oder gegen eine prophylaktische Mastektomie ist für die betroffenen Mutationsträgerinnen problematisch:

1. Es handelt sich um einen traumatisierenden Eingriff mit noch unbekannten psychologischen Langzeitauswirkungen.
2. Das Mammakarzinom entwickelt sich nicht bei allen Mutationsträgerinnen.
3. In Frühstadien erkannt (z. B. im Rahmen intensiver Früherkennungsprogramme) kann das Mammakarzinom zumeist effektiv therapiert werden [22].
4. Ein statistisch signifikanter positiver Effekt der prophylaktischen Mastektomie auf das Gesamtüberleben, insbesondere im Vergleich mit einem intensiven Früherkennungsprogramm, konnte bislang nach Prüfung der aktuellen Datenlage nicht beschrieben werden.

Die Wirksamkeit der bilateralen prophylaktischen Mastektomie wurde in Studien belegt [18, 19, 23]. Bei einem Follow-up von 3 Jahren wurde bei 8 von 63 Frauen mit BRCA1-Mutationen im Rahmen eines intensiven Früherkennungsprogramms ein Mammakarzinom diagnostiziert; dem gegenüber stehen 76 Frauen, die sich für eine prophylaktische Mastektomie entschieden hatten, bei denen kein Mammakarzinom auftrat.

Allerdings bestätigen nur wenige prospektiv erhobene Daten in entsprechenden Risikokollektiven den aus retrospektiven Analysen herausgearbeiteten Nutzen organablativer operativer Maßnahmen. Lediglich 10 % der ratsuchenden Frauen wählen bisher diese Option. Die Entscheidung für diese Möglichkeit korreliert mit starker Brustkrebsangst und nicht mit objektiven Risikoparametern [24]. Bei Mutationsnachweis entscheiden sich 17 % für eine Mastektomie und 33 % für eine Ovarektomie.

In Deutschland gilt aufgrund des Konsensus des Konsortiums „Familiärer Brust- und Eierstockkrebs" folgende Empfehlung bezüglich der OP-Technik: einfache Mastektomie unter Mitnahme der Brustdrüse und des Lobus axillaris, der Mamille, der Pektoralisfaszie und eines Teils der Haut. Hierdurch kann eine Reduktion des Brustdrüsengewebes um 99 % erzielt werden [26]. Die prophylaktische subkutane Mastektomie und das Belassen des Mamillen-Areola-Komplexes stellen wegen der erhöhten Wahrscheinlichkeit für das Zurückbleiben von Restdrüsengewebe für Risikopatientinnen mit nachgewiesener Mutation nicht das Verfahren der Wahl dar [25, 26]. Ergebnisse einer ersten prospektiv angelegten Studie mit 139 Mutationsträgerinnen stützen die bisherigen retrospektiven Analysen [27]. Nach 2,9 Jahren war in der Gruppe der prophylaktisch mastektomierten Frauen kein Mammakarzinom aufgetreten, dagegen bei 8 in der Kontrollgruppe mit engmaschiger Überwachung. Daraus resultiert eine Risikoreduktion von 92 %. Neben der deutlichen Reduktion des Ovarialkarzinom-Risikos um 90 % muss bei der prophylaktischen Ovarektomie auf das verbleibende Restrisiko eines extraovariellen Peritonealkarzinoms hingewiesen werden. Zusätzlich ist die Ovarektomie bei BRCA1-Mutationsträgerinnen – auch unter gleichzeitiger Gabe einer hormonellen Substitution – mit einem um 50–70 % niedrigeren Mammakarzinom-Risiko verbunden, was die Rationale für den Einsatz von GnRH-Analoga im Rahmen von Präventionsstudien (s. u.) untermauert.

Der Benefit der prophylaktischen Operationen ist hinsichtlich des Lebenszeitgewinns in Gruppen mit dem höchsten Erkrankungsrisiko und bei früher Durchführung am größten. Im Einzelfall muss sich die Wahl des Zeitpunktes an der jeweiligen Penetranz einer Genmutation in einer Familie und z. B. am jüngsten Erkrankungsalter innerhalb der Familie orientieren [26, 28].

Das National Institute of Health Consensus Development Panel empfiehlt nach abgeschlossener Familienplanung die prophylaktische Ovarektomie, wobei einschränkend gesagt werden muss, dass 10 von 43 prophylaktisch ovarektomierten Frauen (23 %) dennoch erkranken [28].

Medikamentöse Prävention

Rationale für die Verwendung von Tamoxifen in der Prävention des Mammakarzinoms

Die Rationale für die Verwendung von Tamoxifen in der Mammakarzinom-Prävention resultiert aus der Risikoreduktion von relativ 43–49 %, die in unterschiedlichen Bereichen der Behandlung des invasiven Mammakarzinoms mit Nachweis der Verhinderung eines ipsi- oder kontralateralen invasiven Rezidivs bei Frauen mit DCIS oder in frühen Brustkrebsstadien erzielt wird [29]. Bisher durchgeführte placebokontrollierte Mammakarzinom-Präventionsstudien mit Tamoxifen zeigen durchweg eine Inzidenzsenkung in der Tamoxifengruppe. Die weltweit größte Studie (NSABP P-1) mit 13 388 teilnehmenden Frauen wies über alle Altersgruppen eine relative Inzidenzsenkung invasiver und nichtinvasiver Mammakarzinome von ca. 50 % auf (Tabelle 1). Dies führte in den USA zur Zulassung des Medikaments für die Indikation Prävention des Mammakarzinoms bei einem errechneten Risiko > 1,66 %.

Die umfangreichste europäische Präventionsstudie (International Breast Cancer Intervention Study I = IBIS I) zeigte bei 7154 Frauen eine relative Inzidenzsenkung um 33 %. Eine Hormonersatztherapie, die 40 % der teilnehmenden Frauen parallel einnahmen, führte zu keiner Veränderung des präventiven Tamoxifeneffektes.

Eine aktualisierte Analyse der IBIS-I-Daten liegt für eine mediane Nachbeobachtungszeit von 95,6 Monaten vor (n = 7154, davon TAM: n = 3579 vs. Placebo: n = 3579). Die relative Risikoreduktion für in-

vasive Karzinome betrug 29 %: TAM: n = 124 (3,9 %) vs. Placebo: n = 166 (5,5 %), HR = 0,73 (0,57–0,94). Ein gleichsinniger Effekt zeigte sich für die Reduktion nichtinvasiver Läsionen (DCIS): TAM: n = 17 vs. Placebo: n = 27, HR = 0,62 (0,32–1,19). Die präventive Wirkung von Tamoxifen war auf rezeptorpositive Mammakarzinome limitiert. Verglichen mit den 5-Jahres-Daten zeigt das 10-Jahres-Follow-up eine persistierende präventive Wirksamkeit im Sinne einer Risikoreduktion um den Faktor 1,5 für invasive Läsionen bzw. um den Faktor 3 für hormonrezeptorpositive Läsionen insgesamt, sodass von einer sinnvollen Langzeitprävention gesprochen werden kann. Für Patientinnen mit simultaner Hormon(substitutions)therapie (immerhin 14–15 %) lässt sich derzeit keine signifikante Reduktion der Tamoxifenwirkung nachweisen [30]. Möglicherweise implizieren diese Beobachtungen eine präventive Wirksamkeit von Tamoxifen in der Prämenopause (Tabelle 1) [31–33].

Die Vielzahl der unter Tamoxifen auftretenden Nebenwirkungen in verschiedenen Geweben und Organen unterstreicht die Komplexität des Problems von Empfehlungen hinsichtlich der Prävention bei gesunden Frauen mit einem erhöhten Mammakarzinom-Risiko (Tabelle 2). Demzufolge ist eine ausführliche Beratung über die Wirkungen und Nebenwirkungen unter Einbeziehung der individuellen Risikowahrnehmung unerlässlich. Unverändert lehnen ca. 44 % der Frauen nach ausführlicher Aufklärung und Beratung die präventive Tamoxifeneinnahme ab [34]. Interessanterweise war eine deutlich höhere Wirksamkeit bei denjenigen Patientinnen zu beobachten, die vermehrt über klimakterische Beschwerden klagten. Eine CYP2D6-Testung bei präventiver Gabe von Tamoxifen muss mittlerweile (aufgrund negativer Datenlage in der adjuvanten Therapie) abgelehnt werden. Auch ist weiterhin unklar, ob die adjuvante Standarddosierung von Tamoxifen mit 20 mg/d als präventiver Standard angesehen werden sollte: *Descensi* et al. konnten zeigen, dass auch bereits eine tägliche Dosis von Tamoxifen 5 mg zu einer effizienten Verbesserung des IGF1/IGFBP3-Quotienten führte; dabei war unter simultaner HRT keine Risikosteigerung hinsichtlich kardialer und/oder thromboembolischer Ereignisse gegeben [35].

Tabelle 1. Gegenüberstellung der randomisierten, prospektiven Mammakarzinom-Präventionsstudien (übertragen von [33]).

	Alters-gruppen	Einschluss-kriterien	Ausschluss-kriterien	Mitt-leres Alter	HRT (%)	Familiäre Belastung (% mit Verwandten 1. Grades)	Vorheri-ge Brust-erkran-kungen	Rando-misierte Frauen Pla-cebo	Tam-oxi-fen	Invasive Karzinome Pla-cebo	Tam-oxi-fen	Nicht-invasive Karzinome Pla-cebo	Tam-oxi-fen	Gesamtzahl Pla-cebo	Tam-oxi-fen	Risiko OR	CI 95%
NSA BP-P1	>35	Alter >60 oder 35–59 mit Risiko >1,66% in den nächsten 5 Jahren (Gail oder CLIS)	HRT, DCIS, tiefe Beinvenenthrombose, Embolie, orale Kontrazeption <3 Monate vor Studienbeginn	52	Ausschluss-kriterium	75	7% LCIS, 10% ADH	6707	6681	175	89	69	35	244	124	0,51	0,39–0,66
IBIS-1	35–70	erhöhtes MC-Risiko	vorherige Krebserkrankung, DCIS, tiefe Beinvenenthrombose, Embolie	51	40	96	5% LCIS oder ADH	3701	3709	166	124	27	17	145	142	0,73	0,58–0,91
Royal Marsden	30–70	erhöhtes MC-Risiko, Verwandte 1. Grades	vorherige Krebserkrankung, tiefe Beinvenenthrombose, Embolie	47	42	100	11 Frauen mit DCIS (ausgeschlossen von der Auswertung)	1244	1250	64	54	7	7	75	62	0,83	0,58–1,16

Alters-gruppen	Einschluss-kriterien	Aus-schlusskri-terien	Mitt-leres Alter	HRT (%)	Familiä-re Belas-tung (% mit Ver-wandten 1. Grades)	Vorheri-ge Brust-erkran-kungen	Rando-misierte Frauen		Invasive Karzinome		Nicht-invasive Karzinome		Gesamtzahl		Risiko	
							Pla-cebo	Tam-oxi-fen	Pla-cebo	Tam-oxi-fen	Pla-cebo	Tam-oxi-fen	Pla-cebo	Tam-oxi-fen	OR	CI 95%
Italian 35–70	Z. n. Hys-terektomie, auf das MC-Risiko wird kein Bezug genommen	tiefe Bein-venen-thrombose, Embolie	51	19	21	keine	2708	2700					45	34	0,76	0,47–1,60

Verwendung weiterer Substanzen in der medikamentösen Prävention des Mammakarzinoms

Nachdem der Nachweis über die prinzipielle Möglichkeit der Mammakarzinom-Prävention erbracht worden ist, werden eine Reihe weiterer Substanzen mit dem Ziel der Inzidenz- und Mortalitätssenkung und der Erhöhung des therapeutischen Index geprüft. Hier kommen v. a. Medikamente in den Fokus, die sich bereits in der Therapie des Mammakarzinoms als effektiv erwiesen haben (SERMs, Aromatasehemmstoffe, GnRH-Analoga) bzw. aufgrund ihrer Wirkmechanismen (Retinoide, Phytoöstrogene) eine präventive Effektivität erwarten lassen (Tabelle 4, Tabelle 8).

Selektive Östrogenrezeptormodulatoren (SERM)

Raloxifen

In der Auswertung von Sekundärbeobachtungen der MORE-Studie (Multiple Outcomes of Raloxifen Evaluation) (Tabelle 3a), die die Anwendung von Raloxifen (RAL) versus Placebo bei 7705 postmenopausalen Frauen zur Verhinderung osteoporotisch bedingter Frakturen beinhaltete, wurde in den Raloxifen-Armen eine signifikante Reduktion östrogenrezeptorpositiver Mammakarzinome gefunden [36].

Im Gegensatz zu den Ergebnissen der NSABP-P1-Studie, in der durch die Tamoxifenprävention oder -frühtherapie eine 33%ige Mammakarzinom-Reduktion im 1. Jahr mit stabiler Risikoreduktion über die Gesamtstudiendauer erreicht wurde, ist der präventive Effekt von Raloxifen erst nach 1 Jahr Behandlung zu verzeichnen. Verschiedene Überlegungen gehen von einer frühtherapeutischen Wirkung des Tamoxifens (TAM) und einer direkt präventiven des Raloxifens aus [37]. Eine Subgruppenanalyse bei 7290 Frauen der MORE-Studie ergab in der Placebogruppe ein 6,8-mal höheres Brustkrebsrisiko bei Östradiol-Serumwerten über 10 pmol/l und eine ausgeprägtere Risikoreduktion durch Raloxifen in dieser Gruppe [37]. Außerdem führt Raloxifen zur Verminderung der Brustdrüsendichte in der Mammografie, sodass die Früherkennung verbessert würde.

Die Ergebnisse der MORE- und der NSABP-P1-Studie führten zur Planung einer Vergleichsstudie zwischen Tamoxifen 20 mg/d als Standardarm und Raloxifen 60 mg/d: STAR-Studie. Die aktuelle Auswertung erfasst 19 471 von 19 747 in die Studie eingeschlossenen Frauen (mit erhöhtem Brustkrebsrisiko (RR 4,03 + 2,17 % median/5 J.) – berechnet nach Gail) nach einem medianen Follow-up von 47 Monaten (Tabelle 3b).

Die präventive Wirksamkeit beider Substanzen war vergleichbar hinsichtlich invasiver Läsionen (RAL: n = 168 vs. TAM: n = 163). Vorteile einer RAL-Therapie lagen in der deutlich geringeren Häufigkeit thrombembolischer Ereignisse (TVT: RAL n = 65 vs. TAM n = 87; ALE: RAL n = 35 vs. TAM n = 54), Endometriumkarzinome waren ebenso deutlich häufiger unter TAM (n = 36) vs. RAL

(n = 23). Interessanterweise ist mit TAM eine effektivere Prävention prämaligner Veränderungen (DCIS) sowie von LCIS möglich: RAL (n = 80) vs. TAM (n = 57). Diese Beobachtungen sind konkordant zu den Ergebnissen der CORE-Studie [38].

Aktuelle Ergebnisse der MORE/CORE-Studie [37] belegen die hocheffektiv präventive Wirksamkeit von Raloxifen für die Subgruppe der postmenopausalen Frauen mit Osteoporose, wobei bei lediglich ca. 50 % der Studienteilnehmerinnen von einem erhöhten Brustkrebsrisiko auszugehen ist [39]. Aufgrund des präventiven Effektes nach 4 Jahren Ralo-

Tabelle 2. Zusammenfassung und Empfehlungen zur Mammakarzinom-Prävention mit Tamoxifen (basierend auf [33]).

Generelle Empfehlung	für Frauen mit einem Brustkrebsrisiko von > 1,66 % in den nächsten 5 Jahren (20 mg/d für 5 Jahre) zur Risikoreduktion
Behandlungsziel	Reduktion des Kurzzeitrisikos, ein Mammakarzinom zu entwickeln
Größter klinischer Benefit bei geringeren Nebenwirkungen	prämenopausale Frauen, hysterektomierte Frauen, jüngere Frauen (niedrigeres Thromboserisiko)
Tamoxifen in Kombination mit Hormonersatztherapie	Wird nicht außerhalb von klinischen Studien empfohlen, aufgrund unsicherer Daten bezüglich der möglicherweise erhöhten Mammakarzinom-Inzidenz und von Langzeitnebenwirkungen. Die europäischen Studien [Veronesi, Powles] ließen die HRT zu – mit gegensätzlichem Effekt. Die HOT-Studie (Italien) [Decensi] kombiniert niedrig dosiertes Tamoxifen (5 mg) mit HRT.
Tamoxifen in Kombination mit oder gefolgt von anderen potenziell präventiv wirksamen Medikamenten	keine Daten vorliegend
Nachgewiesener Effekt auf das Gesamtüberleben	Keine Daten vorliegend (bisher nicht als Studienendpunkt definiert). Die IBIS-I-Studie zeigt im Tamoxifenarm eine zum Vergleichsarm erhöhte Mortalität durch andere Todesarten.
Geschätztes Gesamtüberleben und Kosten-Nutzen-Analyse in High-risk-Gruppen [35]	Nach Modellberechnungen in der Gruppe mit atypischer duktaler Hyperplasie wird eine Lebensverlängerung von 202/89/45 Tagen bei Start der Tamoxifenbehandlung im 35./50./60. Lebensjahr erwartet. Die höchste Effektivität ist bei einem nach *Gail* berechneten Risiko > 5 %, in der Gruppe mit LCIS oder mehr als 2 Verwandten 1. Grades mit Mammakarzinom zu erwarten, wenn der Behandlungsbeginn vor dem 50. Lebensjahr liegt. Hier wäre der Kosten-Nutzen-Ausgleich gegeben.
Kommentar	Die Empfehlung zur Tamoxifenbehandlung sollte unter Beachtung der Nutzen-Risiko-Abwägung im Gesamtprozess der Beratung von Frauen mit erhöhtem Brustkrebsrisiko ausgesprochen werden. Ausschließlich in den USA ist das Medikament mit der Indikation Mammakarzinom-Prävention zugelassen. In Deutschland ist eine medikamentöse Prävention nur unter Studienbedingungen zu empfehlen.

xifen mit einer Inzidenzabsenkung von 72 % wurde eine erweiterte Gabe von insgesamt 8 Jahren Raloxifen gegen 4 Jahre Raloxifen und nachfolgend 4 Jahre Placebo randomisiert, resultierend in einer Inzidenzabsenkung von 66 % aller invasiven (HR 0,34; CI 0,22–0,50) und 76 % der rezeptorpositiven Mammakarzinome (HR 0,24; CI 0,15–0,40) [37].

Aromatasehemmstoffe

Die ausgeprägtere Absenkung der Östradiol-Serumspiegel bei Frauen in der Postmenopause und die im Vergleich mit Tamoxifen höhere Effektivität der Aromatasehemmstoffe in der Behandlung des Mammakarzinoms führten folgerichtig zur Einbeziehung dieser Stoffgruppe in die Mammakarzinom-Prävention. Die Daten der ATAC-Studie mit der Reduktion

kontralateraler Rezidive um 58 % (RR 0,42, 95 % CI 0,22–0,79) [31, 40] und dem besseren therapeutischen Index bei geringer ausgeprägter Nebenwirkungsrate stützen diese Überlegungen. In der IBIS-II-Studie (International Breast Intervention Study) ist im Präventionsarm für postmenopausale Frauen mit erhöhtem Brustkrebsrisiko die Verwendung von Anastrozol gegen Placebo vorgesehen (Tabelle 7). Bei fehlenden Langzeitdaten bezüglich der Nebenwirkungen der Aromatasehemmer ist zu beachten, dass der präventive Einsatz nur unter Studienbedingungen erfolgt (Tabelle 4, Tabelle 8).

Exemestan wird in einer italienischen Studie bei Frauen mit nachgewiesener BRCA-Mutation und im Rahmen der sekundären Prävention mit dem Ziel der Verbesserung der Früherkennung durch Verminde-

Tabelle 3. a) Zusammenfassung von Sekundärergebnissen der MORE-Studie unter dem Gesichtspunkt der präventiven Wirkungen und Nebenwirkungen: 7705 prospektiv randomisierte Frauen, 3-jährige Behandlung, Nachbeobachtungszeit von 40 Monaten.

Studieninhalte	Ergebnisse
Invasive Mammakarzinome	Erstauswertung 1999: n = 40 (Raloxifen 13, Placebo 27; RR 0,24, 95 % CI 0,13–0,44) Update 2001/2002: n = 59; RR 0,28, 95 % CI 0,09–0,30 absolute Risikoreduktion 1,4 Frauen pro 100 (Raloxifen für 5 Jahre)
Nichtinvasive Mammakarzinome	keine signifikante Differenz (Raloxifen 7, Placebo 5)
Endometriumkarzinome	Raloxifengruppe RR 0,80 (0,2–2,7)
Vaskuläre Nebenwirkungen Thromboembolisches Risiko (CORE-Studie) [36]	Raloxifengruppe RR 3,1 (1,5–6,2) RR 2,17 (CI 0,83–5,70)
Dosisabhängigkeit	nicht signifikant (60-mg-Dosis RR 0,22; 120-mg-Dosis RR 0,26)
Abhängigkeit von der Therapiedauer	minimal protektiver Effekt in den ersten 12 Monaten, danach ansteigend (24 Monate)

Tabelle 3.b) Zusammenfassung von Ergebnissen der STAR-Studie (Auswertung Stand 12/2006): 19 471 postmenopausale Frauen mit erhöhtem Mammakarzinom-Risiko. Randomisiert: Tamoxifen (TAM) 20 mg vs. Raloxifen (RAL) 60 mg, Nachbeobachtungszeit: 47 Monate.

Studieninhalte	Ergebnisse
Invasive Karzinome	168 (RAL) vs. 163 (TAM) (ns)
Präinvasive Läsionen	80 (RAL) vs. 57 (TAM), RR = 1,4 (CI 0,98–2,00)

Thromboembolische Ereignisse
    tiefe Beinvenenthrombose
    Lungenembolie
	
	65 (RAL) vs. 87 (TAM)
	35 (RAL) vs. 54 (TAM)

Endometriumkarzinom	23 (RAL) vs. 36 (TAM)

r mammografischen Dichte bei postmenopau-
sa.... rauen und Frauen mit vorangegangener Hormonersatztherapie geprüft (Tabelle 4, Tabelle 8).

4560 postmenopausale Frauen mit einem Gail-Ri-
siko-Score > 2 % (Durchschnitt Studienpopulation:
2,3 %) wurden zunächst in 3 Gruppen randomisiert:
Placebo vs. Exemestan 25 mg vs. Exemestan
25 mg/d plus Celecoxib. Aufgrund potenziell kar-
diotoxischer Nebenwirkungen wurde der Kombina-
tionsarm beendet und die 2-armige Studie mit
Exemestan vs. Placebo weitergeführt. Der Kombi-
nationsarm der Studie wurde nach 31 Patientinnen
beendet, aktuelle Studiendaten liegen nun vor: Diese
bestätigen nach einem medianen Follow-up von 35
Monaten eine hohe präventive Wirksamkeit des
Aromatasehemmstoffs. Unter Exemestan konnte die
Inzidenz invasiver Mammakarzinome um relativ
68 % signifikant reduziert werden: Exemestan: 11
vs. Placebo: 32 (0,19 % vs. 0,55 %; HR 0,35; 95 %
CI 0,18–0,70; p = 0,002). Die jährliche Inzidenz invasiver und präinvasiver (DCIS-)Läsionen betrug
0,35 % unter Exemestan vs. 0,77 % unter Placebo
(HR 0,47; 95 % CI 0,27–0,79; p = 0,004). Es gab
keinen statistisch signifikanten Unterschied der beiden Gruppen hinsichtlich skelettaler Komplikationen (Frakturrate), kardiovaskulärer Ereignisse sowie
Zweitkarzinomen [41].

Retinoide

Bei der Mehrzahl der für die Mammakarzinom-Prävention geprüften Substanzen geht man davon aus,
dass der präventive oder frühtherapeutische Effekt
über rezeptorvermittelte Wirkmechanismen zu-

stande kommt. Die Ergebnisse der bisherigen Präventionsstudien zeigen, dass Tamoxifen nicht zur
Verhinderung der Entwicklung östrogenrezeptor-
negativer Mammakarzinome führt und dass sich
31 % der rezeptorpositiven Mamakarzinome, nahezu deckungsgleich mit den Zahlen aus der adjuvanten Behandlungssituation, als resistent gegenüber der Tamoxifenwirkung zeigten. Daher sind
Substanzgruppen, die unabhängig von rezeptorver-
mittelten Wegen wirken können, von Interesse.

Neben den cyclooxygenase-, lipoxygenase- und cyc-
linabhängigen Kinase-Inhibitoren sind die Retinoide
(Retinamide und Retroretinoide) von besonderer Bedeutung. Das Retinamid Fenretinide zeigt im Tier-
modell rezeptorabhängige und -unabhängige Wirkungen [42] mit einem hohen therapeutischen Index
bei östrogenrezeptorpositiven und -negativen Mam-
makarzinomzellen [43, 44]. In einer Phase-III-Studie bei 2972 Frauen mit Brustkrebs (FIGO I und II)
zeigte die Therapie mit 200 mg/d über einen Zeitraum von 5 Jahren ausschließlich in der Subgruppenanalyse bei prämenopausalen Frauen eine Reduktion der ipsi- und kontralateralen Rezidive.
Weitere Retinoide (z. B. Targretin, LGD 1069) werden allein oder in Kombination mit SERMs bezüglich ihrer präventiven Wirkung durch die Beeinflussung der Signaltransduktion und Apoptoseinduktion
geprüft [45, 46].

COX-2-Inhibitoren

Das antiproliferative, antiangiogenetische und apop-
toseinduzierende Potenzial der COX-2-Inhibitoren
wurde in kleineren Phase-II-Studien hinsichtlich der

Tabelle 4. Zusammenfassung und Empfehlungen zur Mammakarzinom-Prävention: weitere Medikamente oder Medikamentengruppen.

Medikament/Medikamentengruppe	Stand der Empfehlung
Aromataseinhibitoren	nur unter Studienbedingungen; Anastrozol derzeit geprüft in Europa und Australien/Neuseeland gegen Placebo bei postmenopausalen Frauen mit erhöhtem Brustkrebsrisiko
SERM Raloxifen	nur unter Studienbedingungen; derzeit geprüft gegen Tamoxifen (Ergebnisse von STAR-, MORE-, CORE-Studien vorliegend)
Retinoide	nur unter Studienbedingungen
COX-2-Inhibitoren	nur unter Studienbedingungen
Beta-Karotin	nicht empfohlen; überprüft als alleinige Therapie oder in Kombination ohne Nachweis eines präventiven Effektes [41, 46]

Effekte für die Mammakarzinom-Prävention untersucht. Celecoxib führt innerhalb von 6 Monaten zu einer signifikanten Verminderung der ER-Expression; Langzeituntersuchungen stehen aus [47].

Chronische Inflammation

Patientinnen mit nicht zyklusgebundenen symptomatischen Brustveränderungen (Mastalgie) zeigen ein oft schwer oder unzureichend therapierbares Beschwerdebild. Nach entsprechender (indizierter!) Bildgebung (meist ohne Korrelat) und endokrinologischer Basisdiagnostik lässt sich vermuten, dass chronisch entzündliche Veränderungen die Basis für die Symptomatik liefern.

Lokale und/oder systemische antiphlogistische Maßnahmen sowie lokal endokrine Maßnahmen (ProgestoGel; Androstenolon-Gel) werden oft probatorisch zum Einsatz gebracht und zeigen klinisch gute Resultate, die präventive Wirkung ist jedoch nur unzulänglich bekannt bzw. quantifizierbar. Interleukin 6, CRP und Fibrinogen als Marker chronischer Inflammation werden als Risikofaktoren für eine maligne Gewebetransformation identifiziert. Die individuell sehr unterschiedliche Aktivierbarkeit von Brustdrüsengewebe durch Wachstumsfaktoren (z. B. IGF1) sowie brustgewebespezifische Risikoparameter (Estronsulfat) sind im peripheren Blut messbar und lassen eine zusätzliche Risikoabschätzung zu.

Zur Risikoevaluation können neben einem gynäkologisch-endokrinologischen „Basislabor" (Estradiol/ FSH/LH/Progesteron) weitere Marker bestimmt werden: Prolaktin, IGF1/IGFBP3-Ratio, Estronsulfat, IL-6, CRP sowie Kalzium und 25-(OH)-Vitamin-D3 (Assoziation von Hypokalzämie und Vitamin-D-Mangel mit zyklusunabhängigen Mastalgien) können aufschlussreich sein und in einigen Fällen eine gezielte Intervention ermöglichen.

Vitamin-D-Defizienz

Aktuell wird zudem die Rolle der Vitamin-D-Defizienz als Kofaktor in der Kanzerogenese diskutiert, was besonders in der postmenopausalen Situation eine Rolle zu spielen scheint [48]. Die Diskussion ist insofern schwierig, da keine randomisierten doppelblinden Studien zu der konkreten Fragestellung des direkten Zusammenhangs vorliegen. In einer Me-

taanalyse verdichten sich jedoch die Hinweise auf eine präventive Wirksamkeit [49] von Vitamin D.

Methoden zur dynamischen Bildgebung (z. B. Infrarot-Mammografie: MammoVision™) werden derzeit im klinischen Einsatz erprobt, zur präventiven Wertigkeit der Methode liegen bisher noch nicht genügend valide Daten vor [50].

Mammakarzinom-Prävention in Deutschland

Die medikamentöse Prävention ist derzeit nur unter Studienbedingungen zu empfehlen, Zulassungen für Medikamente sind nicht erteilt.

Wesentliche Voraussetzung für die Gewinnung valider Daten ist die Beteiligung an Mammakarzinom-Präventionsstudien.

In Deutschland ist die Teilnahmebereitschaft von Frauen mit erhöhtem Brustkrebsrisiko im Gegensatz zu international vergleichbaren Studien gering. Daten zum Wissensstand und zur Einstellung der weiblichen Bevölkerung (Fragebogenerhebung, n = 7000) liegen vor [51] (Tabellen 5 und 6), nur 19,5 % (n = 1326) anlässlich einer frauenärztlichen Vorstellung befragten Frauen wissen um die Möglichkeit der medikamentösen Prävention, aber 55,3 % (n = 3598) geben an, Medikamente zur Prävention nehmen zu wollen [51]. In einer repräsentativen Umfrage (n = 758) liegen die Zahlen bei 18 % bzw. 43 % [52].

Die reale Beteiligung an Präventionsstudien ist jedoch vergleichsweise niedrig. In Deutschland liegen bisher nur wenige Erfahrungen im Rahmen europäischer Studienkonzepte (IBIS I, GISS) vor. Innerhalb von 3 Jahren wurden in einer auf Durchführbarkeit, Compliance und Nebenwirkungen fokussierten Pilotstudie für peri- und postmenopausale Frauen mit erhöhtem Brustkrebsrisiko in Berlin nur ein Viertel der geplanten 200 Patientinnen rekrutiert. Eine Befragung von Frauenärztinnen und Frauenärzten in Deutschland ergab, dass lediglich 35 % eine medikamentöse Prävention empfehlen würden, wenn sie von einer Patientin gefragt werden würden [51].

Die IBIS-II-Studie (als Fortsetzungsstudie von IBIS-I) mit der Fragestellung der Sinnhaftigkeit einer Chemoprävention mit Anastrozol für postmenopausale Patientinnen mit erhöhtem Risiko für eine Mammakarzinomerkrankung wurde am 31. Januar 2012 geschlossen (siehe Tabelle 7). Die Auswertung liegt noch nicht vor. Weitere Informationen finden sich sowohl für Ärzte als auch ratsuchende Frauen unter www.brustkrebsvorbeugen.de.

Prävention für Frauen mit BRCA-Mutationen

Die üblicherweise geltende Auffassung, dass frühe und häufige Schwangerschaften einen Schutzmechanismus gegen das Auftreten von Brustkrebs darstellen, trifft auf Mutationsträgerinnen nicht zu. Schwangerschaften vor dem 40. Lebensjahr erhöhen bei Mutationsträgerinnen das Brustkrebsrisiko um 81 % im Vergleich zu Nulliparae. Mit weiteren Schwangerschaften steigt das Risiko noch weiter bis zum 3. Kind [53]. Allerdings sinkt das Risiko, an einem Ovarialkarzinom zu erkranken, mit jeder Geburt und ebenso mit der Einnahme von Kontrazeptiva [54]. Retrospektive Analysen lassen ein erhöhtes Erkrankungsrisiko nach langjähriger Einnahme oraler Kontrazeptiva vermuten [55], prospektive Daten unter Einbeziehung der heutzutage üblichen Medikamente mit niedrigen Östrogendosierungen stehen aus.

Ob für Frauen mit einem hohen Risiko für eine Mutation bzw. für Mutationsträgerinnen die Einnahme von Tamoxifen präventiv wirkt, ist offen. In der Auswertung der Royal Marsden Präventionsstudie, in der 96 % der eingeschlossenen Frauen eine positive Familienanamnese aufwiesen und 62 % jünger als 50 Jahre alt waren, zeigte sich kein präventiver Effekt. In der Gruppe, die ein mehr als 50%iges Risiko auf das Vorliegen einer Mutation aufwies, war das relative Erkrankungsrisiko unter der Medikamenteneinnahme sogar erhöht. Außerdem scheint ein unterschiedliches Ansprechen auf Tamoxifen bei einer BRCA1- oder BRCA2-Mutation vorzuliegen.

Sekundäre operative Prävention

Im klinischen Alltag werden wir zunehmend mit Patientinnen mit nachgewiesener Mutation oder hoher Mutationswahrscheinlichkeit und bereits bestehender Mammakarzinom-Erkrankung konfrontiert. In diesem Zusammenhang ist zu beachten, dass Hinweise auf eine erhöhte Rate an lokalen und kontralateralen Rezidiven bestehen, deren Einfluss auf das Gesamtüberleben jedoch nicht gesichert ist. Diese Aspekte müssen in die Patientenaufklärung einbezogen und prophylaktisch ablative Maßnahmen empfohlen werden (Tabelle 9).

Frauen mit manifester Erkrankung oder Nachweis einer Mutation weisen ein erhöhtes Risiko von 60 % bzw. 40 % auf, bis zum 70. Lebensjahr an einem Zweitkarzinom der Brust bzw. der Eierstöcke zu erkranken [61, 62]. Diesen Frauen werden daher die gleichen Maßnahmen zur primären und sekundären Prävention empfohlen wie nicht erkrankten Mutationsträgerinnen.

Sekundäre Prävention

Die Früherkennung, v. a. Früherkennung durch Einsatz bildgebender Methoden (siehe auch Kapitel „Bildgebende und interventionelle Diagnostik"), kann auch als „sekundäre Prävention" bezeichnet werden. Die S3-Leitlinie zur Brustkrebsfrüherkennung sieht neben der jährlichen klinischen Brustuntersuchung, die Brust-Selbstuntersuchung (BSU)

Tabelle 5. Wissen um die Möglichkeit der medikamentösen Prävention (Frage: „Kann man mit Medikamenten das Brustkrebsrisiko senken?").

	Düsseldorf	Frankfurt	Göttingen	Kiel	Berlin	Hildesheim	Gesamt
Anzahl	371	249	48	235	370	53	1326
%	18,4	21,4	18,0	17,4	22,4	15,0	19,5

Tabelle 6. Einstellung zur medikamentösen Prävention (Frage: „Würden Sie Medikamente zur Prävention nehmen?").

	Düsseldorf	Frankfurt	Göttingen	Kiel	Berlin	Hildesheim	Gesamt
Anzahl	1044	659	147	721	885	161	3598
%	53,8	58,8	59,9	55,8	54,9	48,8	55,3

sowie die Mammografie (ab dem 50. Lebensjahr) vor [63].

Tatsächlich ermöglicht die Früherkennung mittels Bildgebung eine Detektion in eventuell prognostisch günstigeren Stadien mit besseren und schonenderen Behandlungsmöglichkeiten, einer höheren Rate an vollständiger Heilung (Mortalitätsreduktion) und besserer Lebensqualität (siehe hierzu auch Kapitel „Bildgebende und interventionelle Diagnostik").

Verbesserung der Früherkennung durch medikamentöse Prävention

Ein wichtiger weiterer Vorteil der Chemoprävention ist, dass verschiedene antiöstrogen wirkende Stoffe bei länger dauernder Einnahme zu einer Verringerung der röntgenologischen Brustdichte beitragen [64–69]. Da die Treffsicherheit der Mammografie mit zunehmender Brustdichte deutlich abnimmt [70], ist ein positiver Effekt bezüglich der Entdeckungsrate insbesondere kleiner Karzinome zu erwarten. Während für hormonelle Substitutionstherapie ein negativer Effekt bezüglich Treffsicherheit (Verschlechterung von Sensitivität und Spezifität) belegt ist [71–75], ist bei Antiöstrogentherapie eine Verbesserung der Treffsicherheit zu erwarten. Nach einer ersten Pilotstudie könnte eine kurzzeitige Einnahme von Antiöstrogenen sogar von Interesse für die Verbesserung der Treffsicherheit der MRT sein, da hierdurch zumindest bei einem Teil der Fälle unspezifische Anreicherungen in gutartigen Veränderungen zurückgehen. Derartige Beobachtungen könnten gerade für die MRT-Diagnostik als Differenzierungskriterium bedeutsam sein [74], wobei aber eine laufende Studie noch sicherstellen muss, dass nicht auch Anreicherungen von (rezeptorpositiven) Karzinomen unterdrückt werden [76].

Schlussbemerkungen

Die vielversprechenden Ergebnisse der vorliegenden Mammakarzinom-Präventionsstudien, deren Ergebnisse noch einmal in der Abbildung 1 zusammengefasst sind, haben gezeigt, dass eine Prävention entweder durch Verhinderung der Karzinogenese oder durch eine Form der frühen Therapie möglich ist. Zukünftige Studienergebnisse werden zeigen, welche Substanz die größte Effektivität bei der geringsten Nebenwirkungsrate zeigt. Unverändert bleibt die Problematik, dass eine große Anzahl gesunder Frauen behandelt werden muss, um das Auftreten einer Erkrankung bei wenigen zu verhindern. Eine gezielte, individuelle Prävention ist derzeit noch nicht möglich. Der Einfluss der Mammakarzinom-Prävention auf das Gesamtüberleben ist noch nicht gezeigt. Demzufolge muss bei aller positiven Intention eine individuelle Nutzen-Risiko-Abwägung nach umfassender Aufklärung in interdisziplinärer Zusammenarbeit gewährleistet sein. Sowohl die medikamentöse als auch die operative Prävention sollten nur unter Studienbedingungen und an etablierten Zentren durchgeführt werden.

Derzeit steht in Deutschland für postmenopausale Frauen mit erhöhtem Mammakarzinom-Risiko die IBIS-II-Studie (Teilstudie Prävention) offen, die bereits in mehreren Zentren (11) initiiert ist (siehe Tabelle 7).

Umfangreiche Informationen für betreuende Ärzte und ratsuchende Frauen stehen auf der Web-Seite www.brustkrebsvorbeugen.de zur Verfügung.

Tabelle 7. IBIS II: Aktive Mammakarzinom-Präventionsstudie in Deutschland.

	IBIS II „International Breast Intervention Study"
Zielgruppe	postmenopausale Frauen mit erhöhtem Mammakarzinom-Risiko
Studiendurchführung	GBG Frauenklinik Frankfurt, Prof. Kaufmann/GBG Neu-Isenburg
Medikation	Anastrozol vs. Placebo
Zielkriterium	Inzidenz (Präkanzerosen und invasive Mammakarzinome)
Status	aktiv (seit 06/04)
Rekrutierungsstand 31.01.2012	international: >3700, national: 142 Frauen rekrutiert

Tabelle 8. Derzeit geprüfte Präventionsmöglichkeiten – Auswahl.

Substanz	Einsatzgebiet	Studienziel
GnRH + E2 + Testosteron + MPA (Weitzel)	junge Frauen mit hohem Brustkrebsrisiko	Verbesserung der Bildgebung, Reduktion der östrogengesteuerten Proliferation
Raloxifen [56]	Phase-II-Studie; prämenopausale Frauen mit hohem Brustkrebsrisiko	Verbesserung der Bildgebung durch Verminderung der mammografischen Dichte
Retinoide	BRCA1-Mutationsträgerinnen	gezielte Prävention bei BRCA1-Mutationsträgerinnen
Raloxifen for use in the Heart (RUTH-Studie) (Mosca 2001)	Frauen mit erhöhtem Herzerkrankungsrisiko bei Parallelerfassung des Brustkrebsrisikos	primärer Studienendpunkt: Herzerkrankungen sekundärer Studienendpunkt: Brusterkrankungen Osteoprotektion bei Osteoporose
Aromasin Prevention Study (ApreS) (Bevilacqua 2002)	BRCA1- und 2-Mutationsträgerinnen	primäre und sekundäre Prävention, Verbesserung der Früherkennung
Hormone Replacement Therapy Opposed by low-dose Tamoxifen (HOT-Studie) (Decensi 2000, 2002)	Frauen mit erhöhtem Brustkrebsrisiko	Inzidenzsenkung bei Paralleltherapie HRT plus 5 mg Tamoxifen/d über 5 Jahre

Tabelle 9. Retrospektive histologische Untersuchungsergebnisse bei prophylaktischer kontralateraler Mastektomie bei familiär belasteten Frauen (modifiziert nach [57]).

Erstautor	Anzahl	Familienanamnese	Histologie in der kontralateralen, prophylaktisch entfernten Brust in %		
			Invasives Karzinom	Carcinoma in situ	Benigne Befunde, die mit einem erhöhtem Brustkrebsrisiko assoziiert sind
Staren [58]	29	21 % mit > 2 Verwandten 1. Grades mit MC	3	31 (33 % DCIS) (67 % LCIS)	17
Lee [59]	105	13 % mit positiver Familienanamnese	6	5	nicht aufgeführt
Gershenwald [60]	155	30 % mit Verwandten 1. Grades, 26 % mit weiteren Verwandten verschiedenen Grades mit MC	2	9 (29 % DCIS) (71 % LCIS)	15

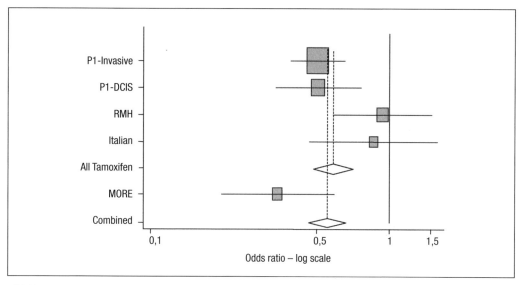

Abbildung 1. Zusammenfassung der Inzidenzsenkung aller Mammakarzinom-Präventionsstudien: OR = 0,62; 95 % CI 0,54-0,72; p < 0,001).

Literatur

1 Ullrich A, Waxman A, Da Costa e Silva VL et al (2004) Cancer prevention in the political arena: the WHO perspective. Ann Oncol 15: iv 249–256

2 Miller AB (2004) Cancer prevention: a worldwide overview. Ann Oncol 15: iv243

3 Lokate M, Stellato RK, Veldhuis WB, Peeters PH, van Gils CH (2013) Age-related changes in mammographic density and breast cancer risk. Am J Epidemiol

4 Tyrer J, Duffy SW, Cuzick J (2004) A breast cancer prediction model incorporating familial and personal risk factors. Statist Med 23: 1111–1130

5 Novotny J, Pecen L, Svobodnik A et al (2002) The Gail model deemed inappropriate for the Czech population. Results of a case-control study in 4188 women. Breast Cancer Res Treat 76 (suppl 1): #624

6 Neise C, Rauchfuss M, Paepke S et al (2001) Risk perception and psychological strain in women with a family history of breast cancer. Onkologie 24: 470–475

7 Heisey RE, Pimlott N, Dummond NA et al (2004) Women's view on chemoprevention of breast cancer: a qualitative study. Breast Cancer Res Treat 88: S 160, #4036

8 Calle EE, Rodriguez C, Walker-Thurmond K et al (2003) Overweight, obesity and mortality from cancer in a prospectively studied cohort of US adults. N Engl J Med 348: 1625–1638

9 Makarem N, Chandran U, Bandera EV, Parekh N (2013) Dietary fat in breast cancer survival. Annu Rev Nutr 2013 May 22 Epub ahead of print

10 Chlebowski RT, Blackburn GL, Elashoff RM et al (2006) Mature analysis from the women's intervention nutrition study (WINS) evaluating dietary fat reduction and breast cancer outcome. Breast Cancer Res Treat 100 (suppl 1): abstr 32

11 Lawlo DA, Smith GD, Ebrahim S (2004) Hyperinsulinaemia and increased risk of breast cancer: findings from the British women's heart and health study. Cancer Causes Control 15: 267–275

12 Smith-Warner SA, Spiegelman D, Yaun S-S et al (1998) Alcohol and breast cancer in women. A pooled analysis of cohort studies. JAMA 279: 535–540

13 Kaaks R (1996) Nutrition and breast cancer: is insulin the missing link? Cancer Causes Control 7: 605–625

14 Bernstein L, Henderson BE, Hanisch R (1994) Physical exercise and reduced risk of breast cancer in young women. J Natl Cancer Inst 86: 1403–1408

15 D'Avanzo B, Nanni O, La Vecchia C (1996) Physical activity and breast cancer risk. Cancer Epidemiol Biomarkers Prev 5: 155–160

16 Gammon MD, John EM, Britton JA (1998) Recreational and occupational physical activities and risk of breast cancer. J Natl Cancer Inst 90: 100–117

17 Thune I, Brenn T, Lund E et al (1997) Physical activity and the risk of breast cancer. N Engl J Med 336: 1269–1276

18 Hartmann LC, Schaid DJ, Woods JE et al (1999) Efficacy of bilateral prophylactic mastectomy in women with a family history of breast cancer. N Engl J Med 340: 77–84

19 Hartmann LC, Sellers TA, Schaid DJ et al (2001) Efficacy of bilateral prophylactic mastectomy in BRCA1 and BRCA2 gene mutation carriers. J Natl Cancer Inst 93: 1633–1637

20 Kauff ND, Stagopan JM, Robson ME et al (2002) Risk reducing salpingo-oophorectomy in women with BRCA1 or 2 mutation. N Engl J Med 346: 1609–1615

21 Scheuer L, Kauff ND, Robson ME et al (2000) Outcome of preventive surgery and screening for breast an ovarian cancer in BRCA mutation carriers. J Clin Oncol 20

22 Haber D (2002) Prohylactic oophorectomy to reduce the risk of ovarian and breast cancer in carriers of BRCA mutations. N Engl J Med 346: 1660–1662

23 Meijers-Heijboer H, van Geel B, van Putten WL et al (2001) Breast cancer after prophylactic bilateral mastectomy in women with a BRCA1 or BRCA2 mutation. N Engl J Med 345: 159–164

24 Stefanek (1995) Bilateral prophylactic mastectomy: issues and concerns. J Natl Cancer Inst Monogr 17: 37–42

25 Abbes M, Caruso F, Bourgeon Y (1998) Subcutaneous mastectomy. A review of 130 cases. Int Surg 73: 107–111

26 Schmutzler RK, Beckmann MW, Kiechle M (2002) Prävention: Familäres Mamma- und Ovarialkarzinom. Dtsch Ärtzebl 99: A-1372

27 Klijn JGM, Erasmus MC (2004) Prophylactic mastectomy in high risk women. Breast Cancer Res Treat 88: S 156, #340

28 Rebbeck TR, Lynch HT, Neuhausen SL et al (2002) Prophylactic oophorectomy in carriers of BRCA1 or BRCA2 mutations. N Engl J Med 346: 1616–1622

29 Fisher B, Dignam J, Wolmark N et al (1999) Tamoxifen in treatment of intraductal breast cancer: National Surgical Adjuvant Breast and Bowel Project B-24 randomized controlled trial. Lancet 353: 1993–2000

30 Cuzick J (2006) Long term efficacy of tamoxifen for chemoprevention – results of the IBIS-I study. Breast Cancer Res Treat 100 (suppl 9): abstr 34

31 Cuzick J (2002) Update on new studies in Europe. Eur J Cancer 38: S20 (abstr)

32 Veronesi U, Maisonneuve P, Sacchini V et al (2002) Tamoxifen for breast cancer among hysterectomised women. Lancet 359: 1122–1124

33 Chlebowski RT, Col N, Winer EP (2002) American Society of Clinical Oncology technology assessment of pharmacologic interventions for breast cancer risk reduction including tamoxifen, raloxifene, and aromatase inhibition. J Clin Oncol 20: 3328–3343

34 Bober SL, Hoke LA, Duda RBD et al (2004) Decision-making about tamoxifen in women at high risk for breast cancer: clinical and psychological factors. J Clin Oncol 22: 4951–4957

35 Decensi A, Gandini S, Serrano D et al (2007) Randomized dose-ranging trial of tamoxifen at low doses in hormone replacement therapy users. J Clin Oncol 25: 4201–4209

36 Hershman D, Sundararajan V, Jacobson JS (2002) Outcomes of tamoxifen chemoprevention for breast cancer in very high-risk women: a cost effectiveness analysis. J Clin Oncol 20: 9–16

37 Martino S, Cauley JA, Barrett-Conor E et al (2004) Continuing outcomes relevant to evista: Breast cancer incidence in postmenopausal osteoporotic women in a randomized trial of raloxifene. J Natl Cancer Inst 96: 1751–1761

38 Vogel VG, Costantino JP, Wickerham DL et al (2006) The effects of tamoxifen versus raloxifene on the risk of developing noninvasive breast cancer in the NSABP study of tamoxifen and raloxifene (STAR) P-2 trial. Breast Cancer Res Treat 100 (suppl 1): abstr 33

39 Kalidas M, Hilsenbeck S, Brown P (2004) Defining the role of raloxifene for the prevention of breast cancer. J Natl Cancer Inst 96: 1731–1732

40 Baum M on behalf of the ATAC Trialists Group (2001) The ATAC (Arimidex, Tamoxifen alone or in Combination) adjuvant breast cancer trial in postmenopausal women. Breast Cancer Res Treat 21: 210 (abstr 8)

41 Goss PE, Ingle JN, Ales-Martinez JE et al for the NCIC CTG MAP.3 Study Investigators (2011): Exemestane for breast cancer prevention in postmenopausal women. N Engl J Med. EPub ahead of Print

42 Clifford JL, Menter DG, Wang M et al (1999) Retinoid receptor dependent and independent effects of N-(4-hydroxyphenyl) retinamide in F 9 embryonal carcinoma cells. Cancer Res 59: 14–18

43 Lippman SM, Lee JJ, Sabichi AL (1998) Cancer chemoprevention: progress and promise. J Natl Cancer Inst 90: 1514–1528

44 Veronesi U, De Palo G, Marubini E et al (1999) A randomized trial of fenretinide to prevent second breast malignancy in women with early breast cancer. J Natl Cancer Inst 91: 1847–1856

45 Bischoff ED, Heyman RA, Lamph WW (1999) Tamoxifen resistance: the RXR-selective ligand LGD 1069 causes complete regression of tamoxifen resistant mammary carcinoma. Proc Am Assoc Cancer Res 40: 309 (abstr)

46 Gottardis MM, Bischoff ED, Shirley MA (1996) Chemoprevention of mammary carcinoma by LGD 1069 (Targretin): an RXR-selective ligand. Cancer Res 56: 5566–5570

47 Arun B, Lammey J, Broglio K et al (2004) Downregulation of estrogen receptor expression with celecoxib in breast tissue of women at increased risk for developing breast cancer. Breast Cancer Res Treat 88: S157, #4026

48 Bauer SR et al (2013) Plasma vitamin D levels, menopause, and risk of breast cancer: dose-response meta-

analysis of prospective studies. Medicine (Baltimore) 92(3): 123–131

49 Zeeb H, Greinert R (2010): Bedeutung von Vitamin D in der Krebsprävention: Konflikt zwischen UV-Schutz und Anhebung niedriger Vitamin-D-Spiegel? Dtsch Ärztebl Int 107: 638–643

50 Parisky YR, Sardi A, Hamm R et al (2003) Efficacy of computerized infrared imaging analysis to evaluate mammographically suspicious lesions. Am J Roentgenol 180: 263–269

51 Paepke S, v Minckwitz G, Kaufmann M et al (2004) Attitude towards the prevention of breast cancer – results of a survey of women with an average risk of breast cancer (n = 7000) and free practising gynaecologists (n = 800) in Germany. Eur J Cancer 2: 442S, 184

52 Von Minckwitz G , Schultz-Zehden B, Steffen JO et al (2002) Factors influencing the acceptance of breast cancer screening and prevention among the German female population. Eur J Cancer 38 (suppl I: Tumor prevention and genetics): S 23, 47

53 Jernström H et al (1999) Pregnancy and risk of early breast cancer in carriers of BRCA 1 and BRCA 2. Lancet 354: 1846–1850

54 Modan B, Hartge P, Hirsch-Yechezkel G (2001) Parity, oral contraceptives, and the risk of ovarian cancer among carriers and noncarriers of a BRCA 1 or BRCA 2 mutation. N Engl J Med 345: 235–240

55 Gabrich DM, Hartmann LC, Cerhan JR et al (2000) Risk of breast cancer with oral contraceptive use in women with a family history of breast cancer. JAMA 284: 1791–1798

56 Zujewski J, Eng-Wong J, Reynolds J et al (2002) A phase II trial of raloxifen in premenopausal women at high risk for developing invasive breast cancer. Breast Cancer Res Treat 76 (suppl 1): #417

57 Eisen A, Rebbec TR, Wood WC et al (2000) Prophylactic surgery in women with a hereditary predisposition to breast and ovarian cancer: J Clin Oncol 18: 1980–1995

58 Staren ED, Robinson DA, Witt TR et al (1995) Synchronous, bilateral mastectomy. J Surg Oncol 59: 75–79

59 Lee JS, Grant CS, Donohue JH et al (1995) Arguments against routine contralateral mastectomy or undirected biopsy for invasive lobular breast cancer. Surgery 118: 640–647; discussion 647–648

60 Gershenwald JE, Hunt KK, Kroll SS et al (1998) Synchronous elective contralateral mastectomy and immediate bilateral breast reconstruction in women with early-stage breast cancer. Ann Surg Oncol 5: 529–538

61 Ford D, Easton DF, Stratton MR et al (1998) Genetic heterogeneity and penetrance analysis of the BRCA 1 and BRCA 2 genes in breast cancer families. Am J Hum Genet 62: 676–689

62 Easton DF, Ford D, Bishop DT (1995) Breast and ovarian cancer incidence in BRCA 1 mutation carriers: Breast Cancer Linkage Consortium. Am J Hum Genet 5: 265–271

63 S3-Leitlinie für Brustkrebsfrüherkennung 2002. www.senologie.org

64 Atkinson C, Warren R, Bingham SA et al (1999) Mammographic pattern as a predictive biomarker of breast cancer risk: effect of tamoxifen. Cancer Epidemiol Biomarkers Prev 8: 863–866

65 Brisson J, Brission B, Cote G et al (2002) Tamoxifen and mammographic breast densities. Cancer Epidemiol Biomarkers Prev 9: 911–915

66 Chow CK, Venzon D, Jones EC et al (2002) Effect of tamoxifen on mammographic density. Cancer Epidemiol Biomarkers Prev 9: 917–921

67 Christodoulakos GE, Lambrinoudaki IV, Vourtsi AD et al (2002) Mammographic changes with raloxifene and tibolone therapy in postmenopausal women: a prospective study. Menopause 9: 110–116

68 Freedman M, San Martin J, O'Gorman J et al (2001) Digitized mammography: a clinical trial of postmenopausal women randomly assigned to receive raloxifene, estrogen, or placebo. J Natl Cancer Inst 93: 51–56

69 Konez, O, Goyal M, Reaven RE (2001) Can tamoxifen cause a significant mammographic density change in breast parenchyma? Clin Imaging 25: 303–308

70 Kolb TM, Lichy J, Newhouse JH (2002) Comparison of the performance of screening mammography, physical examination, and breast US and evaluation of factors that influence them: an analysis of 27825 patient evaluations. Radiology 225: 165–175

71 Marugg RC, van der Mooren MJ, Hendriks JH et al (1997) Mammographic changes in postmenopausal women on hormonal replacement therapy. Eur Radiol 7: 749–755

72 Laya MB, Larson EB, Taplin SH et al (1996) Effect of estrogen replacement therapy on the specificity and sensitivity of screening mammography. J Natl Cancer Inst 86: 643–649

73 Kavanagh AM, Mitchell H, Gilles GG et al (2000) Hormone replacement therapy and accuracy of mammographic screening. Lancet 355: 270–274

74 Litherland JC, Stallard S, Hole D et al (1999) The effect of hormone replacement therapy on the sensitivity of screening mammograms. Clin Radiol 54: 285–288

75 Heinig A, Beck R, Lampe D et al (2002) Suppression of unspecific diffuse or focal enhancement on magnetic resonance imaging (MRI) of the breast by antiestrogen medication – first results. Tumori 88: 215–223

76 Heywang-Köbrunner SH, Brandt S, Amaya B et al (2002) Influence of short-term exemestane treatment on contrast-enhanced (CE) breast MRI: study design and first experiences. Breast Cancer Res Treat 76 (suppl 1): 610

Weiterführende Literatur

77 Autier P et al (2012) New swedish mammography research finds no survival benefit, J Natl Cancer Inst. Published online July 17, 2012

78 Balu-Maestro C, Bruneton JN, Melina P et al (1994) High frequency ultrasound detection of breast calcifications. Eur J Ultrasound 3: 247

79 Buchberger W, De Koekkoek-Doll P, Springer P et al (1999) Incidental findings on sonography of the breast: clinical significance and diagnostic workup. AJR 173: 921–927

80 Buchberger W et al (2000) Clinical and mammographically occult breast lesions: detection and classification with high-resolution sonography. Semin Ultrasound CT MRT: 325–336

81 Ciatto S, Roselli-Turco M, Catarzis M et al (1994) The diagnostic role of breast echography. Radiol Med (Torino) 88: 221

82 Cummings SR, Eckert S, Krueger KA et al (1999) The effect of raloxifene on risk of breast cancer in postmenopausal women: results from the MORE randomized trial. Multiple outcomes of raloxifene evaluation. JAMA 281: 2189–2197

83 Dershaw DD, Eddens G, Liberman L et al (1995) Sonographic and clinical findings in women with palpable breast disease and negative mammography. Breast Dis 8: 13

84 Dietze E, Troch M, Bowie et al (2002) All-trans-retinoic acid but not tamoxifen induces CBP and p300 expression in human mammary epithelial cells: a rationale for breast cancer prevention. Breast Cancer Res Treat 76 (suppl 1): #416

85 Gøtzsche PC, Olsen O (2000) Is screening for breast cancer with mammography justifiable? Lancet 355: 129–134, and correspondence in Lancet 355: 747–752

86 Gordon PB, Goldenberg SL, Chan NHL (1995). Malignant breast masses detected only by ultrasound: a retrospective review. Cancer 76: 626–630

87 Goss PE, Strasser K (2001) Aromatase inhibitors in the treatment and prevention of breast cancer. J Clin Oncol 19: 881–894

88 Greendale GA, Reboussin BA, Sie A et al (1999) Effects of estrogen and estrogen-progestin on mammographic parenchymal density. Postmenopausal Estrogen (Progestin Interventions (PEPI) Investigators). Ann Intern Med 130: 262–269

89 Hennekens CH, Burning JE, Manson JE (1996) Lack of effect of long-term supplementation with beta-carotene on incidence of malignant neoplasms and cardiovascular disease. N Engl J Med 334: 1145–1149

90 Heywang-Köbrunner SH, Viehweg P, Heinig A et al (1997) Contrast-enhanced MRI of the breast – accuracy, value, controversies, solutions. Eur J Radiol 24: 94–108

91 IARC (International Agency for Research on Cancer of the WHO) Handbooks of Cancer Prevention Series, Vol.7: Breast Cancer Screening. IARC Press 2002 (ISBN 92 832 3007 8)

92 International Agency for Research on Cancer of the WHO: press release of March 18, 2002. www.iarc.fr

93 Kuhl C, Weigel S, Schrading S et al (2010) Prospective multicenter cohort study to refine management recommendations for women at elevated familial risk of breast cancer: the EVA trial. J Clin Oncol 28(9):1450–7

94 Laya MB, Gallagher JC, Schreiman JS et al (1995) Effect of postmenopausal hormonal replacement therapy on mammographic density and parenchymal pattern. Radiology 196: 433–437

95 Lippman SM, Brown PH (1999) Tamoxifen prevention of breast cancer: an instance of the fingerpost. J Natl Cancer Inst 91: 1809–1816

96 Lu C, Zhang Y, Hill J et al (2002) Prevention of breast cancer in MMTV-erbB2 transgenic mice using the tyrosine kinase inhibitor ZD 1839 (Iressa). Breast Cancer Res Treat 76 (suppl 1): #19

97 Von Minckwitz G, Prieshof B, Hofman K et al (2002) Prävention mit Goserelin und Ibandronat bei prämenopausalen Frauen mit familiärem Mammakarzinom-Risiko – Erste Erfahrungen in der GISS-Studie. Arch Gynecol Obstetr 267 (suppl 1): S 52

98 Paepke S, Schubert R, Hüttner Ch et al (2002) Position on prevention of breast cancer – an investigation of 2100 women. Eur J Cancer 38 (suppl I: Tumor prevention and genetics): P 21: 47

99 Specht MC, Borgen PI, Fey J et al (2004) Personal health behaviors in women who have undergone risk-reducing mastectomy. Am J Surg 188: 448–449

Bildgebende und interventionelle Diagnostik

D. Rjosk-Dendorfer, D. Scheich, O. Dathe, J. C. de Waal, C. Difliff, K. Hellerhoff,
S. H. Heywang-Köbrunner, C. Perlet

Der Einsatz der bildgebenden und interventionellen Diagnostik des Mammakarzinoms setzt nicht nur die Einbindung in eine umfassende, fachübergreifende Versorgungskette voraus, die Auswahl der bildgebenden Modalität ist auch wesentlich geprägt von der diagnostischen Intention.

So unterscheidet sich der Stellenwert der Mammografie im Screening als primäre Suche nach Abnormalitäten deutlich von der Zielsetzung einer definitiven Diagnosestellung im Rahmen der Abklärung bei Karzinomverdacht.

In der S3-Leitlinie wird die Brust-Selbstuntersuchung als wertvolles Instrument zur Förderung der Brustgesundheit angesehen. Andererseits wird von der WHO darauf verwiesen, dass für die klinische Brustuntersuchung und die Brust-Selbstuntersuchung keine Evidenz für eine Senkung der Sterblichkeit an Brustkrebs vorliegt. Die Selbstuntersuchung wird in Deutschland trotzdem weiterhin befürwortet, da in Einzelfällen oberflächlich gelegene Tumoren in prognostisch günstigen Stadien gefunden werden.

Die Mammografie ist jedoch die einzige diagnostische Methode, mit deren Einsatz im Rahmen der Früherkennung eine Senkung der Brustkrebsmortalität nachgewiesen werden konnte.

Die „Konzertierte Aktion Brustkrebs-Früherkennung in Deutschland" ist der Empfehlung der Gesundheitsminister-Konferenz gefolgt und hat eine Sekundärprävention von Brustkrebs ausgearbeitet, welche die Weiterentwicklung des nationalen Gesundheitszieleprozesses (www.gesundheitsziele.de) unterstützt.

Eines der Ziele ist die Weiterentwicklung des Mammografiescreenings zu einem effizienteren, die gesamte Diagnosekette leitlinienkonform abbildenden nationalen Brustkrebs-Früherkennungsprogramm gemäß den Anforderungen der WHO.

Wie folgt, wird zunächst die Rolle der Mammografie im Screening dargestellt, anschließend werden die diagnostischen Methoden im Rahmen der Abklärung (sog. kurative Indikation) bewertet.

Screening

Mammografiescreening

Screening bedeutet qualitätsgesicherte Reihenuntersuchung asymptomatischer Frauen mit dem primären Ziel, die Brustkrebssterblichkeit zu senken.

Die diagnostischen Anforderungen an eine Screeninguntersuchung unterscheiden sich damit ganz deutlich von denen der Abklärung. Abklärungsuntersuchungen betreffen generell Untersuchungen, die der Klärung von Auffälligkeiten dienen, welche im Rahmen des Screenings erhoben wurden, sowie von Befunden im Rahmen der sog. „kurativen Versorgung".

Früherkennungsuntersuchungen bei Frauen ohne erhöhtes Risiko, Screening und Screeningabklärung (auch Assessment genannt) unterliegen den Regelungen der Röntgenverordnung, Krebsfrüherkennungs-Richtlinie (KFE) und des Bundesmantelvertrages für Ärzte (BMVÄ). Diese Regelungen beinhalten insbesondere, dass Frauen zwischen 50–69 Jahren alle 2 Jahre einen Anspruch auf eine Früherkennungsuntersuchung im Rahmen des Mammografiescreening-Programms haben. Sog. IGeL-Untersuchungen für Früherkennung sind bei diesen Frauen unzulässig.

Ziel jeder Abklärung (innerhalb oder außerhalb des Screenings) muss es sein, Auffälligkeiten bis zum sicheren Ausschluss oder Nachweis eines Malignoms nachzugehen. Mit diesem Ziel sind zunächst die empfohlenen bildgebenden Untersuchungen abzuschließen. Bei weiterem Klärungsbedarf oder Malignomverdacht sollten minimalinvasive Untersuchungen zum Einsatz kommen. Aufwendige Verfahren wie MRT und auch offene Biopsien sollten dann eingesetzt werden, wenn eine Klärung mittels Standardbildgebung und minimalinvasiven Untersuchungen nicht möglich oder (im Einzelfall) nicht sinnvoll ist.

Beim Screening werden primär asymptomatische Frauen durch systematische Einladung zur Untersuchung aufgefordert. Hier muss gewährleistet sein, dass unter den zahlreichen Normvarianten und gutartigen Veränderungen bei vertretbaren Nebenwirkungen möglichst viele Brustkrebserkrankungen in prognostisch günstigem Stadium erkannt werden.

Obwohl derzeit jede 9. bis 10. Frau in ihrem Leben von Brustkrebs betroffen ist, handelt es sich (entsprechend der altersabhängigen Inzidenz des Mammakarzinoms) pro Zweijahresintervall jeweils nur um sehr wenige (5–7/1000) neu auftretende Karzinomfälle, die aber richtig erkannt werden müssen. Pro Screeningrunde (d. h. alle 2 Jahre) wird bei deutlich weniger als 1 % der Frauen Brustkrebs diagnostiziert, während 99 % der Frauen schlussendlich „brustgesund" sind. Daher muss darauf geachtet werden, dass das Ausmaß von Abklärungen, die durch eine Früherkennungs- oder Screeninguntersuchung ausgelöst werden, auch für die jeweils gesunde Bevölkerung (99 % der untersuchten Frauen!) vertretbar bleibt. Unvertretbar wäre es, bei den zweijährlich wiederkehrenden Untersuchungen große Teile der Bevölkerung mit umfangreichen Abklärungen oder sogar Operationen zu belasten, um eine proportional hierzu geringe Zahl an Karzinomen zusätzlich zu entdecken.

Bislang konnte die notwendige Effektivität und Reproduzierbarkeit für das Brustkrebsscreening der asymptomatischen unselektierten Bevölkerung nur für das Mammografiescreening nachgewiesen werden.

Der Einsatz anderer Methoden statt der Mammografie ist derzeit weltweit nicht belegt oder akzeptiert. Ein evtl. ergänzender Einsatz anderer Methoden, wie z. B. der Sonografie oder der MRT für das Screening außerhalb von Risiko- bzw. Hochrisikokollektiven (s. u.), bedarf prospektiver Studien und, bei Beleg der Wirksamkeit, der Entwicklung einer effizienten Qualitätssicherung.

Zur Sicherung eines Screeningeffektes bei gleichzeitiger Minimierung von Nebenwirkungen sind die europäischen Screeningprogramme (im Gegensatz zum US-amerikanischen „grauen Screening") in strenge Qualitätssicherungsprogramme eingebunden. Für die europäischen Programme bilden die European Guidelines for Quality Assurance in Breast Cancer Screening and Diagnosis, kurz europäische Leitlinien (EUREF-Leitlinien), die Grundlage.

Vorteile des Screenings

Umfangreiche Daten belegen auf wissenschaftlich höchstem Evidenzlevel die Wirksamkeit des qualitätsgesicherten Mammografiescreenings für die Reduktion der Brustkrebssterblichkeit.

Bereits die Daten der randomisierten Studien belegen, dass durch Screening von 1000 Frauen (alle 2 Jahre im Alter von 50–69) ca. 5 Todesfälle (2–7) der bei 1000 Teilnehmerinnen zu erwartenden 15 (–20) Todesfälle vermieden werden können. Da bei allen randomisierten Studien allerdings nur ein Teil der eingeladenen Frauen der Einladung folgt, ist anhand der vorliegenden Daten für die tatsächlichen Teilnehmerinnen eine höhere Mortalitätsreduktion von > 30 % zu erwarten.

Der für randomisierte Studien definitionsgemäß vorgenommene Vergleich zwischen den eingeladenen versus nicht eingeladenen Frauen ergibt eine Mortalitätsreduktion von ca. 15–25 %.

Die niedrigeren von der Arbeitsgruppe von *Goetzsche* publizierten Werte (15 %) ergeben sich dadurch, dass *Goetzsche* 6 von 8 Studien von der Wertung ausschließt. Die Begründung für diesen Ausschluss (Cluster-Randomisierung mit hieraus naturgemäß resultierenden Altersdifferenzen; vermutete Fehler bei der Todesursachenbestimmung) konnte bei einer kritischen Überprüfung der Studien durch die WHO nicht bestätigt werden. Weiterhin ist als kritisch zu sehen, dass eine der beiden verbleibenden und von *Goetzsche* als ausschlaggebend gewerteten Studien bereits seit Veröffentlichung wegen grundlegender Probleme höchst umstritten ist (vermutete gravierende Verstöße gegen die Randomisierung, nicht erfolgte Abklärung von Biopsiein-dikationen und sehr schlechte Mammografiequali-tät). Nur diese Studie zeigte keinen Unterschied zwischen Studien- und Kontrollgruppe.

Obwohl neue Daten nicht vorliegen, erhält die Ar-beitsgruppe von *Goetzsche* ihre Wertung der rando-misierten Studien, welcher die Verantwortlichen der Bewertungskommission der WHO nicht gefolgt sind, weiterhin aufrecht. Aufgrund der diskrepanten Bewertungen wurde im Auftrag der britischen Re-gierung eine Kommission unabhängiger Experten beauftragt, die Datenlage zum Mammografiescree-ning neu zu bewerten. Das unabhängige UK-Panel bestätigt die Gültigkeit der WHO-Statements. Sie sieht explizit keinen Grund für eine gewichtete Be-wertung randomisierter Studien und weist auf die Unabhängigkeit dieses Effekts von parallel laufen-den Effekten durch Therapieverbesserung hin. Die heutige Gültigkeit wird auch begründet durch hier-bei noch nicht berücksichtigte technologische Fort-schritte seit Durchführung der randomisierten Stu-dien vor ca. 30 Jahren.

Parallel hierzu wurde Ende 2012 von der Euroscreen Working Group eine umfassende Bewertung der ak-tuellen Ergebnisse aus 18 Screeningländern vorge-legt (Euroscreen Working Group 2012). Hier wird für tatsächliche Teilnehmerinnen bei Screeningpro-grammen, die den EU-Leitlinien folgen, eine Morta-litätsreduktion von 38–48 % berichtet. Dieses ent-spricht 8 geretteten Frauenleben von ansonsten 19 zu erwartenden Todesfällen bei 1000 Teilnehmerin-nen.

Gegenteilige Ergebnisse, von denen sich die jeweili-gen Krebsregister distanzierten, wurden von Scree-ninggegnern anhand der Auswertung aggregierter Daten aus Dänemark und aus Norwegen berichtet. Beide Evaluationen sind wiederum aufgrund der an-gewandten Methodik umstritten (unzureichende Nachbeobachtungszeit von nur 2 Jahren, fehlender Ausschluss der Karzinomerkrankungen, die bereits vor Start des Screenings diagnostiziert waren und bei Teilnehmerinnen während der Screeningperiode zum Ableben führten). Problematisch ist auch, dass in diesen beiden Ländern in erheblichem Ausmaß graues Screening durchgeführt wird, welches in der Auswertung nicht berücksichtigt wird.

Die generelle Problematik beim grauen Screening ist, dass weder die Zahl noch die Art oder Qualität der Untersuchungen erfasst werden. Damit sind we-der die Wirkung noch das Ausmaß der zu erwarten-den Nebenwirkungen und Kosten überprüfbar.

Für die Niederlande, wo graues Screening nur in sehr geringem Ausmaß stattfindet, zeigt eine aktu-elle Case-Referent-Studie für die tatsächlichen Teilnehmerinnen eine durchschnittliche Mortalitäts-reduktion von 35 %. Interessant ist, dass die Mortali-tätsreduktion durch das Screening vor 1992 mit nur 28 % deutlich geringer war als zwischen 1992 und 2008; in diesem Zeitraum wurde bei Screening-Teil-nehmerinnen eine Mortalitätsreduktion von bis zu 65 % berichtet. Die Autoren schreiben die deutliche Verbesserung im zeitlichen Verlauf technologischen Verbesserungen der Mammografie und der Optimie-rung der sog. „Screeningkette" zu.

Erfreulich ist, dass sich in Bayern, wo das erste Screeningprojekt Ende 2003 eingeführt wurde, trotz noch geringer Teilnahme bereits eine Verbesserung der Stadienverteilung seit 2004 zeigt, insbesondere bei 50- bis 69-jährigen Frauen.

Neben der Hauptwirkung der Mortalitätssenkung ist als wichtiger Vorteil der Früherkennung die Ver-besserung der Therapiemöglichkeiten bei frühen Stadien zu nennen. Während diese bei den randomi-sierten Studien (wegen der damals noch nicht ver-fügbaren brusterhaltenden Therapien, dem geringen Einsatz von Chemotherapien und der damals unbe-kannten Sentinel-Lymphknoten-Operation) keine wesentliche Bedeutung hatten, kommen diese Vor-teile inzwischen einem bedeutenden Teil der Patien-tinnen zugute, deren Brustkrebs im Rahmen des Screenings früh entdeckt werden kann. So wurden aus verschiedenen Screeningprogrammen geringere Mastektomieraten bei Teilnehmerinnen und inzwi-schen auch geringere Raten an Axilladissektionen berichtet.

Erfreulicherweise finden sich bei einer ersten inzi-denzbasierten Analyse der bayerischen Krebsregis-terdaten vergleichbare Trends: Für die Altersgruppe der 50- bis 69-Jährigen wird seit 2004 im Vergleich zu anderen Altersgruppen über eine stärkere Ab-nahme an Mastektomien, mehr Sentinel-Node-Ope-rationen und weniger Chemotherapien berichtet.

Zusammenfassend wird inzwischen auch durch eine unabhängige Expertenkommission der Effekt des Screenings auf die Mortalitätsreduktion bestätigt. Für die teilnehmende Frau ist weiterhin von einer si-gnifikanten Reduktion der Brustkrebsmortalität auszugehen. Des Weiteren sind beim Mammografiescreening durch Erkennung in günstigerem Stadium eine Abnahme an Mastektomien, verbesserte kosmetische Ergebnisse bei Entdeckung kleinerer Tumoren, eine Zunahme an Sentinel-Lymphknoten-Operationen und ein Rückgang bei adjuvanten Chemotherapien zu erwarten.

Potenzielle Nebenwirkungen von Screening und Früherkennung

Als wichtigste Nebenwirkungen von Screening gelten falsch positive Befunde (bei letztlich gutartigen Veränderungen) und die sog. Überdiagnose (Übertherapie).

Die Strahlendosis ist ab dem 40. Lebensjahr nach internationaler Einschätzung kein Argument gegen ein Mammografiescreening: Die im Rahmen der Screeningmammografie erforderliche Strahlendosis beträgt weniger als 4 mGy. Das Risiko durch die Strahlendosis der Mammografie liegt bei Weitem unter dem natürlichen jährlichen Risiko, an Brustkrebs zu erkranken. Die Strahlung der Mammografie trifft praktisch nur die Brust. Die aus den verfügbaren umfangreichen Daten vorliegenden Risikoeinschätzungen aller Strahlenschutzkommissionen zeigen, dass der Nutzen eines Mammografiescreenings (gemessen an der Zahl geretteter Leben) das theoretische Risiko bei Weitem überwiegt und dass damit die mit der Mammografie verbundene Strahlenbelastung kein Argument gegen Screening sein kann.

Alle im Mammografiescreening eingesetzten Geräte unterliegen einer strengen kontinuierlichen Überwachung. Letztere dient der Minimierung der Strahlendosis, insbesondere aber auch der Absicherung einer hohen Diagnosequalität.

Intervallkarzinome sind keine eigentliche Nebenwirkung des Screenings. Sie zeigen jedoch die Grenzen des Screenings bzw. der Früherkennung auf. Potenzielle Nebenwirkungen sind bei jeder Früherkennungsuntersuchung besonders zu beachten und zu minimieren, da sie definitionsgemäß asymptomatische und letztlich gesunde Frauen alle 2 Jahre betreffen.

Screeningprogramme dienen dazu, diese Nebenwirkungen zu erfassen und diese durch gezielte Schulung, kontinuierliche Qualitätsüberwachung und stetes Feedback sowie weitere geeignete Maßnahmen

zu reduzieren. Für Früherkennungsuntersuchungen, die außerhalb derart überwachter Programme stattfinden, besteht die Gefahr, dass die Wirkung nicht ausreichend gesichert ist, jedoch Nebenwirkungen in unkontrollierbarem Ausmaß entstehen können. Dieses trifft auch auf Früherkennungsuntersuchungen zu, die mit Schlagwörtern wie „Microdose" (der Firmenbezeichnung eines der volldigitalen Gerätetypen) beworben werden.

Falsch positive Befunde im Rahmen des deutschen Mammografiescreening-Programms umfassen Wiedereinbestellungen zu ergänzender Bildgebung sowie daraus hervorgehend histologische Abklärungen mit schlussendlich gutartigem Befund. In den Jahren 2008–2009 betrugen die Wiedereinbestellungen 6,1 % der gescreenten Frauen in der ersten Runde und 3 % für die Folgerunden (empfohlene Raten nach EU-Leitlinien: < 7 % bzw. < 5 %). Dieses entspricht in der ersten Runde 5,3 % und in den Folgerunden 2,4 % falsch positiven Einbestellungen. Die meisten Unklarheiten können durch ergänzende Bildgebung, wie z. B. mammografische Zusatzaufnahmen und/oder gezielte Sonografie geklärt werden. Sog. kurzfristige Kontrollen, die eine mehrmonatige Unsicherheit bis zur nächsten Kontrolluntersuchung beinhalten und psychoonkologisch als schädlicher als die einmalige Einbestellung oder auch ein interventioneller Eingriff angesehen werden, werden auf ein Minimum reduziert (< 1 %). Weitergehende histologische Klärungen sollten so wenig belastend wie möglich sein und vorwiegend minimalinvasiv erfolgen. Sie betreffen bei der ersten Runde unter 2 % der gescreenten Frauen, anschließend ca. 1 % pro Runde.

Zur Minimierung der Belastungen werden Art der Intervention, Ergebnis und die Zeiten bis zur endgültigen Diagnosemitteilung überwacht.

Die bisher verfügbaren Daten zeigen, dass die Vorgaben im deutschen Programm im Mittel gut erreicht werden.

Überdiagnose bedeutet, dass durch Früherkennungsuntersuchungen auch Brustkrebserkrankungen entdeckt werden, die ohne Früherkennung/Screening nicht entdeckt worden wären und die auch nicht zum Tode geführt hätten, da die Frauen vorher an einer anderen Todesursache verstorben wären. Da diese Frauen in der Statistik nur durch die höhere Zahl an Krebsfällen erkennbar werden, individuell aber nicht identifizierbar sind, erfahren sie auch die dem jeweiligen Tumorstadium angemessene Therapie, ohne dass sie, statistisch gesehen, von dieser profitieren. Die Wahrscheinlichkeit einer Überdiagnose steigt mit dem Alter der untersuchten Frau, da mit zunehmendem Alter andere Todesursachen deutlich zunehmen. Überdiagnosen häufen sich auch mit dem Anteil an kleinen und wenig aggressiven Karzinomen und Vorstadien, da hier die Zeit bis zur Entwicklung eines klinisch auffälligen Karzinoms, Metastasierung oder Versterben länger ist und damit die Wahrscheinlichkeit steigt, an anderer Todesursache zu versterben.

Die Anzahl an Überdiagnosen kann nur mit erheblichen Unsicherheiten abgeschätzt werden. Die Literatur hierzu ist stark diskrepant. Hieraus ergibt sich für die Überdiagnose ein sehr niedriger Evidenzlevel.

Von der Gruppe um *Zahl, Joergensen* und *Goetzsche* werden extrem hohe Zahlen berechnet. Nur diese Zahlen wurden in der Laienpresse kommuniziert und führen zu erheblicher Verunsicherung. Hauptkritikpunkte bei den dort kommunizierten Ergebnissen betreffen die fehlende Berücksichtigung der sogenannten Lead-time (bei unzureichender Nachbeobachtungszeit und fehlender Korrektur), die unzureichende Vergleichbarkeit von Studien- und Vergleichsgruppe sowie die fehlende Berücksichtigung des in jeder Screeningrunde enthaltenen Anteils an prävalenten Karzinomen. Die extrem hohen Zahlen und die daraus gezogenen Schlussfolgerungen widersprechen insbesondere auch den klinischen Erfahrungen bezüglich der Tumorbiologie der meisten invasiven Mammakarzinome.

Die Euroscreen-Gruppe berechnet für die europäischen Programme eine Rate von 4 Überdiagnosen bei 1000 Teilnehmerinnen. Dieses entspricht 6 Überdiagnosen bei 100 entdeckten Karzinomen (Überdiagnoserate 6 %). Die Euroscreen-Gruppe errechnet aus zwei als geeignet befundenen randomisierten Studien eine Rate von bis zu 20 % Überdiagnosen bei einer Nachbeobachtungszeit von nur 6 Jahren (ohne Korrektur). Eine aktuelle dänische Arbeit bestätigt eine Rate an 4 % Überdiagnosen. Das bedeutet, dass 5–10 % der im Screening entdeckten Karzinome einer Überdiagnose entsprechen könnten.

Tatsächlich sind Überdiagnosen und daraus resultierende Übertherapien im Screening nicht vermeidbar (sofern Screening mit einer sensitiven Methode durchgeführt wird, die die Diagnose deutlich vorverlagern kann und damit das erwünschte Potenzial für eine Verringerung der Mortalität hat). Die Situation dürfte für das graue Screening identisch sein. Übertherapien sind auch bei anderen medizinischen Maßnahmen unvermeidbar und müssen in Kauf genommen werden, um Leben zu retten. Die wichtigste Konsequenz für Früherkennung muss sein, dass gerade Frauen mit besonders günstigen und kleinen Stadien über deren hervorragende Prognose adäquat aufgeklärt werden und gerade hier eine dem individuellen Risiko optimal angepasste Behandlung erfolgt.

Screening bei Hochrisiko

Für Frauen mit nachgewiesener Mutation in den Genen BRCA1 oder BRCA2 (weitere Gene stehen derzeit zur Diskussion) und für Frauen mit einem Heterozygotenrisiko > 20 % oder lebenslangem Erkrankungsrisiko > 30 % sehen die Empfehlungen des Konsortiums Familiärer Brust- und Eierstockkrebs ein strukturiertes intensiviertes Früherkennungsprogramm vor, das an hierfür ausgewiesenen Zentren angeboten wird.

Grund für die Notwendigkeit dieses anderen Früherkennungskonzepts bei genetischem Hochrisiko ist insbesondere bei BRCA1-Mutationen das Auftreten der Erkrankung in deutlich früherem Lebensalter (im Mittel ca. 10–20 Jahre früher), das Auftreten bildmorphologisch anderer und zum Teil schwieriger zu erkennender Tumorarten sowie von Tumorarten mit zum Teil sehr kurzen Verdopplungszeiten (50 bis 100 Tage).

Während für die prophylaktische Mastektomie eine Senkung der Karzinominzidenz um ca. 95 % erwiesen ist, wird für die intensivierte Bildgebung eine Verbesserung der Prognose angenommen. Diese Annahme beruht auf einer besseren Stadienverteilung bei diesen Frauen im Vergleich zu Frauen außerhalb der intensivierten Früherkennung und auf einer geringeren Inzidenz von invasiven Tumoren. Ob und mit welcher Mortalitätsreduktion die günstigere Stadienverteilung bei diesem besonderen Tumorspektrum verbunden ist, ist nicht sicher abzuschätzen.

Auf der Grundlage der Auswertung der bisherigen Ergebnisse der intensivierten Früherkennung/Nachsorge im deutschen Konsortium für familiären Brust- und Eierstockkrebs wurden auf der Sitzung des Steering-Komitees am 22. Februar 2013 Änderungen des Präventionsprogramms vorgeschlagen. Eine Publikation dieser Daten wird demnächst veröffentlicht werden.

Die sehr unterschiedlichen Mammakarzinom-Inzidenzen zwischen den einzelnen Risikogruppen machen eine Stratifizierung des Früherkennungsprogramms nach Vorhandensein oder Fehlen einer pathogenen Mutation in einem der beiden Hochrisikogene BRCA1 und BRCA2 erforderlich, da das sehr aufwendige und durch eine Abklärungsrate von bis zu 20 % belastende multimodale intensivierte Früherkennungsprogramm nur bei einer entsprechend hohen Brustkrebsinzidenz zu rechtfertigen ist (siehe Tabelle 1 und 2).

Mammografie

Die Zahl der nur in der Mammografie entdeckten Karzinome ist insgesamt sehr gering (< 5 % aller entdeckten Primärkarzinome). Die Mammografie sollte daher bei allen Frauen im Früherkennungsprogramm im Alter unter 40 Jahren nur noch in Einzelfällen nach individueller Nutzen-Risiko-Abwägung durchgeführt werden. Gründe für die Durchführung einer Mammografie auch vor dem 40. Lebensjahr können sein:
– Nicht-Durchführbarkeit oder eingeschränkte Beurteilbarkeit der MRT
– unklare oder verdächtige Befunde in der klinischen Untersuchung, MRT oder Sonografie

– kontrollbedürftige mammografische Vorbefunde, insbesondere Mikrokalk
– Nachsorge bei Mammakarzinom in der Eigenanamnese

Ab dem 40. Lebensjahr sollte die Mammografie alle 1–2 Jahre in Abhängigkeit von der Beurteilbarkeit der anderen Untersuchungsverfahren, der Drüsenparenchymdichte und den mammografischen Vorbefunden durchgeführt werden. Grundsätzlich ist die Indikation zur Mammografie bei Trägerinnen einer Mutation im BRCA2-Gen aufgrund des häufigeren Vorkommens von DCIS großzügiger zu stellen als bei Trägerinnen einer Mutation im BRCA1-Gen. Sofern organisatorisch möglich, sollte die Mammografie erst nach der MRT durchgeführt werden, damit die MRT-Befunde in die Entscheidung zur Durchführung einer Mammografie mit einbezogen werden können. Die Mammografie sollte insbesondere bei prämenopausalen Patientinnen primär als digitale Mammografie erfolgen. Eine digitale Tomosynthese kann in der weiteren Abklärung eingesetzt werden, sollte jedoch nicht als primäres mammografisches Untersuchungsverfahren im Rahmen des Programms eingesetzt werden. In Abhängigkeit von den Vorbefunden und der individuellen Risikosituation kann die Mammografie im Rahmen einer Einzelfallentscheidung auch nur in einer Ebene (MLO) durchgeführt werden.

Tabelle 1. Untersuchungsintervalle bei Patientinnen mit einer nachgewiesenen pathogenen Mutation in den Hochrisikogenen BRCA1 oder BRCA2.

Beginn	im Alter von 25 Jahren oder 5 Jahre vor dem frühesten Erkrankungsalter in der Familie
Ende	mindestens bis zur Vollendung des 50. Lebensjahres und längstens bis zur Vollendung des 70. Lebensjahres oder bis zu einer sehr guten mammografischen Beurteilbarkeit (ACR-Dichteindex 1), danach Entlassung der Patientinnen in die Regelversorgung
MRT	einmal jährlich
Mammografie	in Abhängigkeit von der Beurteilbarkeit der anderen Untersuchungsverfahren, der Drüsenparenchymdichte und den mammografischen Vorbefunden alle 1–2 Jahre ab einem Alter von 40 Jahren, unter 40 Jahren nur nach strenger individueller Indikationsstellung
Sonografie	alle 6 Monate; zum Jahrestermin sollte die Ultraschalluntersuchung möglichst erst nach der MRT-Untersuchung in Kenntnis der MRT-Befunde durchgeführt werden, um erneute „Second-look"-Untersuchungen zu vermeiden; in Verbindung mit der Ultraschalluntersuchung sollte auch immer eine Anamnese und klinische Untersuchung erfolgen

Sonografie

Während die Halbjahressonografie bei Hochrisiko-patientinnen mit nachgewiesener BRCA1/2-Mutation von großer Bedeutung zur Vermeidung von fortgeschrittenen Intervallkarzinomen ist, liegt die Entdeckungsrate von Primärtumoren in der Halbjahressonografie bei Risikopatientinnen ohne nachgewiesene Mutation in einem der Hochrisikogene bei unter 0,05 % der durchgeführten Untersuchungen. Die Bedeutung der Ultraschalluntersuchung zum Jahrestermin zusätzlich zur MRT liegt insbesondere in der Erhöhung der Spezifität der MRT-Untersuchung durch gezielte Korrelation von unspezifischen Anreicherungsherden in der MRT und sollte daher möglichst erst nach der MRT-Untersuchung in Kenntnis der MRT-Befunde im Sinne einer „Second-Look"-Sonografie durchgeführt werden.

MRT

Beim Vergleich der Einzelmethoden erweist sich die MRT mit einer Sensitivität von durchschnittlich über 80 % als das bei Weitem sensitivste Verfahren (Sensitivität 68–100 %). Mammografie und Sonografie (soweit durchgeführt) liegen mit einer durch-schnittlichen Sensitivität von nur 25–50 % bzw. 33–65 % deutlich schlechter (Tabelle 3). Auch die Kombination von Mammografie und Sonografie erreichte lediglich eine durchschnittliche Sensitivität von ca. 60 %. Die beste Sensitivität (meist über 90 %) wird für die Kombination aller Methoden berichtet. Bei Kombination mehrerer Methoden wird davon ausgegangen, dass ca. 33 % aller Tumoren nur durch MRT gefunden werden, ca. 11 % der Mammakarzinome nur durch Mammografie und ca. 3 % nur durch Sonografie. Eine besonders schlechte Sensitivität von Mammografie und Sonografie wird für BRCA1-Mutationsträgerinnen berichtet.

Bei unterschiedlichem Studiendesign und unterschiedlicher Definition falsch positiver Befunde variiert die berichtete Spezifität zwischen 81 und 98 %. Damit ist mit einer relevanten Anzahl an weiteren Klärungen und auch Biopsien pro Runde zu rechnen. Zusätzlich empfohlene kurzfristige Kontrollen können die Frauen erheblich beunruhigen. Ihre Zahl ist in den meisten Studien allerdings nicht ausgewiesen. Da der Großteil der MR-entdeckten Veränderungen perkutan nur mit MR-gestützter Biopsie (in der Regel Vakuumbiopsie) klärbar ist, ergibt sich die unbedingte Notwendigkeit, dass – wie auch in aktuellen Leitlinien gefordert – diese Methode bei Durchfüh-

Tabelle 2. Patientinnen mit einer rechnerischen Risikosituation, aber ohne Nachweis einer pathogenen Mutation in einem Hochrisikogen* (*in den Fällen mit Vorliegen einer Mutation in den für Brustkrebs moderat penetranten Genen RAD51C, RAD51D, CHEK2, PALB2 empfehlen wir derzeit die Früherkennung analog durchzuführen).

Beginn	nicht erkrankte Risikopatientinnen frühestens mit 30 Jahren oder 5 Jahre vor dem frühesten Erkrankungsalter in der Familie an Brustkrebs erkrankte Risikopatientinnen ab Ersterkrankungsalter
Ende	Erkrankte sowie nicht erkrankte Risikopatientinnen werden nach dem vollendeten 50. Lebensjahr aus dem intensivierten Betreuungsprogramm in die Regelversorgung entlassen, da in dieser Patientengruppe die im Konsortium beobachteten Brustkrebsinzidenzen nach dem 50. Lebensjahr nur geringfügig höher liegen als in der Allgemeinbevölkerung (SIR etwa 1,5).
MRT	einmal jährlich
Mammografie	in Abhängigkeit von der Beurteilbarkeit der anderen Untersuchungsverfahren, der Drüsenparenchymdichte und den mammografischen Vorbefunden alle 1–2 Jahre ab einem Alter von 40 Jahren, unter 40 Jahren nur nach strenger individueller Indikationsstellung
Sonografie	einmal jährlich möglichst in Kenntnis der MRT-Befunde, in Verbindung mit der Ultraschalluntersuchung sollte auch immer eine Anamnese und klinische Untersuchung erfolgen, Ausnahmen von der jährlichen Untersuchungsfrequenz können sich ergeben bei kontrollbedürftigen Befunden (BI-RADS 3) und bei erkrankten Patientinnen in den ersten drei Jahren nach Diagnosestellung.

Tabelle 3. Sensitivität und Spezifität der einzelnen Untersuchungsmethoden bei 8 größeren Studien mit mehr als 200 untersuchten Frauen (Lit. im Anhang): Treffsicherheit der mammadiagnostischen Methoden in 8 großen Studien an Hochrisikopatientinnen.

Autor	Sensitivität Mx	Spezifität Mx	Sensitivität US	Spezifität US	Sensitivität MRI	Spezifität MR
Hagen (2007)	50 %				68 %	
Sardanelli (2011)	59 %		65 %		94 %	98 %
Warner (2004)	36 %	99,8 %	33 %	96 %	77 %	95 %
Lehman (2005)	25 %	98 %			100 %	93 %
Kuhl (2005)	32 %	97 %	40 %	88 %	91 %	97,5 %
Leach (2005)	40 %	93 %			77 %	81 %
Riedl (2007)	50 %	98 %	43 %	98 %	86 %	92 %
Kriege (2004)	40 %	95 %			71 %	90 %
Mittelwert	42 %	96 %	46 %	94 %	83 %	92 %

rung von Mamma-MRT und intensivierter Überwachung verfügbar sein muss. Die von einigen Autoren berichteten sehr hohen Raten an falsch positiven Befunden beim MRT-Screening BRCA-positiver Patientinnen sind insbesondere bezüglich einer optimalen Qualitätssicherung sehr ernst zu nehmen.

Zusammenfassend kann durch eine intensivierte Früherkennung unter Einbeziehung der MRT die Sensitivität der bildgebenden Methoden deutlich gesteigert werden. Bei diesem schwierigen Patientinnenkollektiv kann durch intensivierte Früherkennung die Stadienverteilung günstig beeinflusst werden.

Leider kann aber auch intensivierte Früherkennung bislang nicht garantieren, dass alle Karzinome gefunden oder rechtzeitig gefunden werden.

Hierüber sollten betroffene Frauen informiert sein. Der zum Teil bestehende Wunsch nach maximaler Sicherheit kann derzeit nur durch die prophylaktische Mastektomie beantwortet werden.

Entscheidet sich die Frau für eine intensivierte Früherkennung, so sind hohe Expertise und Qualitätssicherung ebenso wie die Verfügbarkeit MR-gestützter Interventionen unbedingte Voraussetzung für die Durchführung dieser Untersuchungen.

Die Kostenübernahme für diese Früherkennungsmaßnahmen ist für Patientinnen gesichert, wenn die radiologische Diagnostik (Mammografie, MRT und Mamma-Sonografie) an einem der spezialisierten Zentren, die Kooperationspartner des von der Deutschen Krebshilfe unterstützten Verbundprojektes sind, durchgeführt wird.

Mammografie

Die Mammografie ist ein projektionsradiografisches Verfahren, bei der die Brustdrüse in 2 Ebenen dargestellt wird. Standardebenen für eine Basisuntersuchung der Brust sind die medio-laterale-oblique Aufnahme und die cranio-caudale Aufnahme. Die erforderliche Strahlendosis ist abhängig von der Größe und Parenchymdichte der Brust und beträgt durchschnittlich 4 mGy für eine 2-Ebenen-Darstellung der Brust. Das hiermit verbundene zusätzliche Lebenszeitrisiko ist insbesondere ab dem 50. Lebensjahr so gering, dass es gegenüber dem Nutzen zu vernachlässigen ist. In dieser Altersgruppe darf die Mammografie als Früherkennungsuntersuchung der asymptomatischen Frau eingesetzt werden (s. a. Abschnitt „Screening"). Vor dem 40. Lebensjahr sollte die Indikation zur Mammografie auch bei der symptomatischen Patientin streng gestellt werden, da hier die Strahlensensibilität des Gewebes hoch und die Sensitivität der Mammografie gering ist.

In diesem Altersbereich sollte deshalb bei auffälligem klinischen Untersuchungsbefund zuerst die Ultraschalluntersuchung als erste bildgebende Untersuchung durchgeführt werden.

Tabelle 4. ACR: Mammografische Dichteklassen.

ACR 1	Die Brust besteht nahezu vollständig aus Fettgewebe. Drüsenparenchymanteil < 25 %
ACR 2	Es finden sich verstreut fibroglanduläre Verdichtungen. Drüsenparenchymanteil 25–50 %
ACR 3	Das Brustgewebe ist von heterogener Dichte. Drüsenparenchymanteil 50–75 % Die Sensitivität der Mammografie ist verringert.
ACR 4	Das Brustgewebe ist extrem dicht. Drüsenparenchymanteil > 75 % Die Sensitivität der Mammografie ist deutlich verringert.

Indikationen

- klinisch auffälliger ärztlicher Untersuchungsbefund (Tastbefund, Haut-/Areolaveränderungen, pathologische Sekretion, umschriebener einseitiger Schmerz)
- Nachsorge bei Z. n. BET
- Nachsorge bei Z. n. ADH, radiärer Narbe, CLIS
- Hochrisikosituation (Frauen mit nachgewiesener Mutation und Frauen aus BRCA1/2-negativ getesteten Familien mit einem Heterozygotenrisiko > 20 % oder einem verbleibenden Lebenszeitrisiko von > 30 %)
- auffälliger Sonografiebefund
- Mammografiescreening im Programm der Krebsfrüherkennungs-Richtlinie: Röntgen-Reihenuntersuchungen von Frauen im Alter von 50–69 Jahren (s. a. Abschnitt „Screening")

Die Sensitivität der Mammografie ist von der Dichte des Drüsenkörpers abhängig und beträgt 85–90 %. Die mammografische Dichte des Drüsenkörpers sollte entsprechend dem American College of Radiology (ACR) angegeben werden (Tabelle 4).

Je dichter das Drüsengewebe, desto niedriger ist die Sensitivität der Mammografie. Während sie im involutierten, fettreichen Drüsengewebe eine Sensitivität von nahezu 100 % erreicht, nimmt die Sensitivität in der dichten Brust auf bis zu 50 % ab. Insbesondere Herdbefunde, die identische Dichte wie das umgebende Drüsengewebe haben oder ein diffus wachsendes Muster aufweisen, können in diesem nicht erkennbar sein. Läsionen, die Mikrokalk aufweisen sind mammografisch gut detektierbar unabhängig von der Drüsengewebsdichte. Etwa 30 % der invasiven Karzinome und bis zu 80 % der heute entdeckten In-situ-Karzinome weisen Mikroverkalkungen auf, welche die Detektion erleichtern.

Die Mammografie ist nur in wenigen Fällen spezifisch. Einzelne Veränderungen wie Fettgewebsnekrosen, Hamartome, Lipome, verkalkte Fibroadenome, Lymphknoten und malignomtypische Mikroverkalkungen weisen so charakteristische morphologische Kennzeichen auf, dass eine Differenzialdiagnose nicht angegeben werden muss. Die meisten in der Mammografie sichtbaren Veränderungen sind jedoch – insbesondere bei kleinen Befunden – unspezifisch. In diesen Fällen ist nur die Angabe einer Malignomwahrscheinlichkeit möglich.

Eine Einteilung der Herdbefunde nach der BI-RADS®-Klassifikation ist heute in Deutschland vorgeschrieben. So sind bei den Kategorien BI-RADS® 1 bis 6 entsprechende Malignomwahrscheinlichkeiten von 0–100 % zu erwarten (Tabelle 5).

Mit der Einteilung gemäß dieser BI-RADS®-Klassifikation ist auch eine weitere Abklärungsempfehlung verbunden.

In den letzten Jahren wurde das übliche Film-Folien-System durch die digitale Vollfeldmammografie abgelöst.

Bei den digitalen Systemen spielen neben der räumlichen Auflösung weitere Parameter wie das Signal/Rausch-Verhältnis (SNR), die effektive Quantenausnutzung (DQE) und der Dynamikbereich eine wichtige Rolle. Der Vorteil digitaler Aufnahmesysteme liegt vor allem in der Möglichkeit der Bildnachbearbeitung wie beispielsweise der Optimierung von Bildhelligkeit und -kontrast. Insbesondere

Tabelle 5. BI-RADS®-Klassifikation.

BI-RADS®-Kategorie
0 vergleichende Bildgebung (Voraufnahmen) oder weitere Bildgebung erforderlich
1 kein Befund in der Mammografie
2 gutartiger Befund in der Mammografie
3 wahrscheinlich gutartiger Befund kurzfristige Verlaufskontrolle (6 Monate) (die Rate an Malignomen sollte hier unter 2 % betragen)
4 suspekter Befund (möglicherweise bösartig) Biopsie sollte durchgeführt werden
5 hochgradiger Verdacht auf Bösartigkeit angemessene Behandlungsmaßnahmen (präoperative histologische Sicherung des Befundes, Planung der Therapie) (empfohlener PPV > 90 %)
6 Läsionen, die im Rahmen der präoperativen minimalinvasiven Diagnostik bereits histologisch als maligne diagnostiziert wurden, aber noch nicht der endgültigen operativen Therapie zugeführt wurden

bei hoher Parenchymdichte (ACR 3, 4) kann der Kontrast durch die Fensterung gezielt angepasst werden. In der DMIST-Studie (Digital Mammography Imaging Screening Trial) wurde an 33 Zentren in den USA und Kanada bei 49 528 Frauen eine digitale und analoge Mammografie durchgeführt. Für das Gesamtkollektiv ergab sich in beiden Untersuchungsmethoden kein relevanter Unterschied.

In der Subpopulation von prämenopausalen Frauen (< 50 Jahren) bzw. Frauen mit hoher Parenchymdichte war die Sensitivität der digitalen Vollfeldmammografie der konventionellen analogen Mammografie signifikant überlegen, in der fettreicheren Brust war die Filmmammografie überlegen. In einer Übersichtsarbeit von *P. Skaane* zum Stand der Literatur zeigt sich ein Trend zu einer etwas höheren Detektionsrate (wohl bedingt durch eine etwas höhere Detektionsrate an DCIS mit feinen Verkalkungen) mit digitaler Mammografie. Dieser Trend ist aber mit einer schlechteren Spezifität verbunden. Ob die höhere Detektionsrate an DCIS auch im Sinne evtl. Überdiagnosen wünschenswert ist, bleibt Gegenstand weiterer Untersuchungen.

Die bessere Archivierbarkeit, die Option der digitalen Versendung sowie eventuell zukünftiger Einsatz von computerassistierter Diagnose (CAD) stellen weitere Vorteile dar.

CAD-Systeme markieren Mikroverkalkungen und Herdbefunde oder Architekturstörungen. Aufgrund der hohen Zahl an falsch positiven Befunden ist es unverzichtbar, dass die Informationen des CAD-

Systems in jedem Einzelfall von einem erfahrenen Befunder bewertet werden. Bisherige Studien zeigen eine mögliche Erhöhung der Sensitivität im Vergleich zur Einzelbefundung bei jedoch geringer Spezifität. Nach bisherigen Ergebnissen sind alle CAD-Systeme der systematischen Doppelbefundung weiterhin unterlegen.

Tomosynthese

Die digitale Vollfeldmammografie bleibt trotz deutlicher Verbesserungen in der Bildqualität ein Projektionsverfahren, in dem sich eine Vielzahl an Strukturen in der Brust überlappt. Umschriebene Veränderungen können durch Drüsengewebe überlagert sein und übersehen werden.

Die Tomosynthese ist ein aus der digitalen Mammografie entwickeltes Verfahren zur Schichtuntersuchung der Brust, welche den Einfluss überlappender Strukturen eliminiert. Eine bogenförmige Bewegung der Röntgenröhre während des Scans erlaubt die Akquisition zahlreicher Schichtaufnahmen aus unterschiedlichen Winkeln. Nachfolgende Rekonstruktionsalgorithmen verbessern die Erkennbarkeit von Details in einer bestimmten Ebene und eliminieren gleichzeitig Artefakte durch überlagernde Strukturen. Die Gesamtdosis entspricht dabei der einer herkömmlichen Mammografieaufnahme. Der Einsatz der Tomosynthese ist mit folgenden klinischen Fragestellungen und Erwartungen verbunden, die zurzeit in entsprechenden Studien geprüft werden:

Tabelle 6. Karzinomrate, Sensitivität, Spezifität in MRT, Mammografie und Sonografie.

	Kriege	Warner	Leach	Kuhl	Lehman	Sardanelli
Anzahl der TN (n)	1909	236	649	529	390	278
Altersverteilung (Jahre)	25–70	25–65	35–49	≥ 30	≥ 25	≥ 25
Karzinome (n)	50	22	35	43	4	18
Sensitivität (%)						
MRT	80	77	77	91	100	94
Mammografie	33	36	40	33	25	59
Ultraschall		33		40		65
Spezifität (%)						
MRT	90	95	81	97	95	k. A.
Mammografie	95	> 99	93	97	98	k. A.
Ultraschall		96		91		k. A.

– Senkung der Recallrate im Mammografiescreening durch eine erhöhte Spezifität
– höhere positive Prädiktion bei der Indikationsstellung zur Biopsie
– Erhöhung der Sensitivität des Mammografiescreenings
– Aussage zu Zweitherden und Tumorausdehnung bei gesichertem Karzinom und Ersatz der MRT durch die Tomosynthese im präoperativen Indikationsbereich

Der diagnostische Mehrwert der Tomosynthese wurde zunächst innerhalb von Studien an symptomatischen Frauen mit hoher Prävalenz untersucht. Hier zeigten sich Vorteile der 2-Ebenen-Tomosynthese, nicht aber der 1-Ebenen-Tomosynthese gegenüber der 2-Ebenen-Mammografie. Erste größere Screeningstudien aus Norwegen und Italien weisen eine um 2–3 Fälle/1000 untersuchten Frauen erhöhte Karzinomentdeckungsrate für eine Kombination aus 2-D-Mammografie und Tomosynthese nach. Gleichzeitig wird die Rate falsch positiver Befunde durch den zusätzlichen Einsatz der Tomosynthese reduziert. Zusammenfassend besteht derzeit noch keine hinreichende Evidenz für den Ersatz der Screeningmammografie durch die Tomosynthese. Vorläufige Daten rechtfertigen jedoch Studienaktivitäten hin zu großen prospektiven, randomisierten Untersuchungen innerhalb der Screeningprogramme. Dabei sollte die sogenannte „integrierte 2-D-/3-D-Untersuchung" zum Einsatz kommen. Hierbei wird die 2-D-Untersuchung aus der Tomosynthese berechnet, die

Kombination beider Verfahren somit dosisneutral generiert.

Galaktografie

Siehe unter „Sonderfälle", „Diagnostik bei sezernierender Mamille".

Dokumentation

Eine Kategorisierung mammografischer Befunde zur Festlegung der weiteren diagnostischen bzw. therapeutischen Prozedur wurde vom American College of Radiology vorgeschlagen und von der Deutschen Röntgengesellschaft 2006 übernommen. Hierbei gilt es, die Karzinomwahrscheinlichkeit von Befunden einzuschätzen und in eine der 6 BI-RADS®-Kategorien einzuordnen (Tabelle 5).

Qualitätssicherung

Seit 1. Januar 2007 ist die Vereinbarung von Qualitätssicherungsmaßnahmen nach § 135 Abs. 2 SGB V zur kurativen Mammografie in Kraft getreten. Darin werden neben Qualitätssicherungsmaßnahmen im technischen Bereich ebenfalls die Beurteilung und Dokumentation von Mammografiebildern und -befunden geregelt.

Mamma-Sonografie

Durch die kontinuierliche Weiterentwicklung der Mamma-Sonografie nimmt diese Methode einen festen Platz in der Diagnosekette des Mammakarzinoms ein, sie ist jedoch weiterhin geräte- und untersucherabhängig.

Als Standarduntersuchung gilt die Position in Rückenlage mit verschränkten Armen hinter dem Kopf. Der Schallkopf mit Frequenzen ab 7–17 MHz wird entweder mäanderförmig transversal bzw. sagittal oder antiradiär bzw. radiär geführt. Beide Untersuchungsvorgänge sind gleichwertig. Die Axillasonografie zur Beurteilung der Lymphknoten sollte ein fester Bestandteil der Brustuntersuchung sein.

Für die Diagnosefindung werden die Sonografiebilder nach bestimmten Bildkriterien beurteilt. Das American College of Radiology (ACR) publizierte seine Kriterien erstmals 2003. Die deutsche Übersetzung sowie die DEGUM-analoge Klassifikation wurden 2006 veröffentlicht. Die wichtigsten Bildkriterien, die für ein Karzinom sprechen, sind:
- der hyperechogene Randsaum
- eine unscharfe, unregelmäßige Berandung
- die Unterbrechung der Umgebungsstrukturen
- eine deutlich hypoechogene Binnenstruktur
- eine dorsale Schallauslöschung

Aufgrund der Sonografiekriterien wird der Befund analog einer BI-RADS®-Klasse zugeteilt:

BI-RADS® 1 und 2 werden entsprechend den Früherkennungsempfehlungen kontrolliert.

BI-RADS® 3 wird in der Regel in 6 Monaten kontrolliert, vereinzelt jedoch bereits in 3 Monaten, z. B. bei auffälligen Lymphknoten, Mastitis oder unklarem Tastbefund.

BI-RADS® 4 und 5 werden histologisch geklärt, meistens durch die sonografisch geführte Stanzbiopsie.

Indikationen

- weitere Abklärung auffälliger Tastbefunde
- der klinisch okkulte, mammografische Befund
- die ergänzende Differenzialdiagnose mammografischer Herdbefunde
- der mammografisch dichte Drüsenkörper ACR 3 und 4
- die Untersuchung in der Hochrisikosituation

- die sichere Diagnose der einfachen Zyste
- die Kontrolle von Silikonimplantaten (Rekonstruktion/Augmentation)
- die Unterstützung interventioneller Methoden

Die Sensitivität des konventionellen 2-D-US wird mit > 90 % für Läsionen > 5–10 mm angegeben, die Spezifität mit 80–90 %. Zu berücksichtigen ist, dass im Hochrisikokollektiv die glatte Randbegrenzung und die horizontale Ausrichtung eines Herdbefundes nicht als sicheres Gutartigkeitskriterium gelten können.

Die Treffsicherheit (accuracy) der Sonografie hängt beim Malignomnachweis sowohl vom umgebenden Gewebe als auch vom Befund selbst ab, wobei die Sensitivität bei kleinen (< 5 mm) und vor allem präinvasiven Karzinomen (DCIS) eingeschränkt bzw. ausgeschlossen ist.

Deshalb darf die Sonografie beim Malignomausschluss nicht ohne mammografische Korrelation durchgeführt werden.

Wegen dieser Einschränkungen und der bekannten Untersucherabhängigkeit kann die Sonografie nicht im Sinne eines Screenings eingesetzt werden.

Für die *automatisierte Ultraschalluntersuchung* (ABVS: Automated Breast Volume Scanner) steht bisher nur ein Gerätetyp in wenigen Zentren zur Verfügung. Die Vorteile sollen in der Untersucherunabhängigkeit, in der Bildreproduzierbarkeit bei gleichbleibender Bildqualität und in der Möglichkeit der 3-D-Darstellung mit koronarer Schnittbildführung liegen. Die Effizienz der Untersuchungsmethode ist noch nicht durch Studienergebnisse belegt.

Die Hochfrequenzsonografie (> 10 MHz) verbessert signifikant die Sensitivität und bringt damit Vorteile für die Entdeckung kleiner Tumoren (< 10 mm).

Die Farbdopplersonografie mit und ohne Signalverstärker zeigt vor allem bei perforierenden Gefäßen einen positiv prädiktiven Wert von 85 %. Für die signifikant verbesserte Tumorerkennung ist jedoch die Anwendung von speziellen Softwareprogrammen zur Auswertung von Flussdiagrammen oder Mehrfachindizes erforderlich.

In Einzelfällen kann die 3-D/4-D-Mamma-Sonografie die Erkennbarkeit von Läsionen verbessern (Architekturstörungen). Sie kann auch zum Monitoring unter Chemotherapie sinnvoll sein. Architekturstörungen in der Tumorumgebung sind mit 3-D-US zum Teil besser erkennbar, sodass in manchen Fällen eine genauere Planung vor Interventionen möglich ist.

Während das zusätzliche, in die Sonografiesysteme integrierte, Tissue-harmonic-imaging(THI)-Verfahren keine diagnostischen Verbesserungen erbrachte, bleibt dies bei der Sono-Elastografie abzuwarten. Für die Anwendung ist ein Elastografie-Modul erforderlich. Die Befundung erfolgt nach dem UENO-Score 1 bis 5. Studien mit größeren Patientenkontingenten zeigen, dass durch die zusätzliche Elastografie die Spezifität der Sonografie um bis zu 15 % und der PPV um bis zu 10 % erhöht werden kann. *Berg* (2012) konnte diese Ergebnisse an großen Zahlen bestätigen. Ob mit dieser an sich schnellen und einfachen Zusatzmethode also tatsächlich eine Reduktion von stanzbioptischen Abklärungen bei BI-RADS®-3- und -4-Befunden erzielt werden kann, ist noch ungewiss. Die Studienergebnisse deuten jedoch darauf hin, dass BI-RADS®-3-Befunde mit einem Elastizitäts-Score ≤ 2 auf BI-RADS®-2-Befunde herabgestuft werden können. Ab einem Elastizitäts-Score von 3 oder höher sollte aber unabhängig von der BI-RADS®-Klassifikation eine histologische Abklärung erfolgen. Um die untersucherabhängige Varianz bei der Gewinnung und Interpretation der Elastografiedaten zu minimieren, wird die Verwendung eines automatisierten Messfeldes empfohlen, das einen spezifischen Druckquotienten ermittelt (Strain-Index).

Duktussonografie

Siehe „Sonderfälle", „Diagnostik bei sezernierender Mamille".

Präparatsonografie

Sie kann intra- oder postoperativ die Entfernung auffälliger Veränderungen bestätigen, die solide und klinisch okkult, aber sonografisch nachweisbar waren.

Sonografie der Axilla

Mit bevorzugter Ausrichtung entlang des axillären Gefäßbündels ermöglicht sie die Beurteilung von Lymphknoten bezüglich eines möglichen metastatischen Befalls (Form: rund versus oval, Rindenverbreiterung > 3 mm, Rinde breiter als der Hilus bis zur Auflösung des Hilus).

Die präoperative Axillasonografie kann die histologische Untersuchung (Axilladissektion oder Wächterlymphknoten-Operation) nicht ersetzen, da in 20–30 % der Lymphknoten Mikrometastasen gefunden werden, die durch die Sonografie nicht nachweisbar sind. Die Sonografie kann aber helfen, diejenigen Fälle zu identifizieren, bei denen Lymphknoten bereits makroskopisch befallen sein könnten und die sich deshalb nicht mehr für eine Operation der Wächterlymphknoten eignen. Hierbei können sonografisch als suspekt/maligne beurteilte Lymphknoten allerdings auch falsch positiv eingestuft werden. Eine Möglichkeit zur Evaluation des präoperativen LK-Status bei klinisch suspekten LK der Axilla, die ultrasonografisch nicht eindeutig als maligne einzustufen sind, stellt die sonografisch gesteuerte Feinnadelaspiration und/oder Hochgeschwindigkeits-Stanzbiopsie dar.

Magnetresonanztomografie (MRT)

Die Einführung der Kontrastmittel-MRT der Brust im Jahr 1985/86, gefolgt von der Etablierung schneller Gradientenechosequenzen war die Grundlage für den Beginn der Entwicklung der klinischen Kontrastmittel-Mamma-MRT. Seitdem besteht weitgehender Konsens über die hohe Sensitivität dieser Methode zur Detektion des Mammakarzinoms. So werden von der Mehrzahl der Autoren für das invasive Karzinom Entdeckungsraten von über 90 % angegeben.

Neuere Publikationen weisen darauf hin, dass die MRT auch Präkanzerosen detektiert. Weder Mammografie noch MRT können alle Präkanzerosen entdecken, die Methoden dürften sich hier ergänzen. Ein Einsatz der MRT im Screening erscheint jedoch in Anbetracht der deutlich zu schlechten und sehr variablen Spezifität weder medizinisch sinnvoll noch kostenmäßig vertretbar. Die einzige Ausnahme betrifft die Anwendung im Hochrisikokollektiv, da mit der MRT die durch konventionelle Methoden erreichbare Sensitivität entscheidend angehoben werden kann.

Die MRT ist damit das sensitivste Komplementärverfahren in der bildgebenden Mammadiagnostik und wird grundsätzlich bei weiter bestehenden Unklarheiten nach Ausschöpfung aller anderen diagnostischen Möglichkeiten (inklusive minimalinvasiver Untersuchungen) eingesetzt. Sie darf nur in Zusammenschau mit dem klinischen Befund, der Mammografie und (soweit indiziert) der Sonografie beurteilt werden.

Die Indikationsliste zur Kostenübernahme der Mamma-MRT vonseiten der Kassenärztlichen Vereinigung ist entsprechend kurz.
1. DD Narbe/Rezidiv nach brusterhaltender OP und Radiotherapie eines Mammakarzinoms oder nach Wiederaufbauplastik
2. CUP-Syndrom bei pathologischen Lymphknoten in der Axilla

Für Hochrisikopatientinnen besteht die Möglichkeit der ergänzenden MRT im Rahmen der intensivierten Früherkennung.

Nach der S3-Leitlinie Brustkrebs vom Juli 2012 kann die KM-MRT darüber hinaus die lokoregionäre Ausbreitungsdiagnostik in gesonderten Einzelfällen optimieren, welche jedoch noch nicht ausnahmslos von den gesetzlichen Krankenkassen erstattet wird. Zu diesen Fällen gehören:
– unklare lokoregionäre Ausbreitung nach konventioneller Diagnostik,
– das lokale Staging beim lobulären Mammakarzinom,
– Verdacht auf Multizentrizität,
– Frauen mit Brustimplantaten,
– Frauen jünger als 40 Jahre,
– Responsebeurteilung einer neoadjuvanten Chemotherapie,
– sowie vor Brusterhaltung bei dichtem Drüsengewebe und relevant erhöhtem Risiko.

Routinemäßig sollte die Kontrast-MRT der Mamma zur prätherapeutischen Diagnostik jedoch nicht durchgeführt werden.

Diese Empfehlung wurde ausgesprochen, da trotz umfassend belegter hoher Sensitivität der MRT bislang kein Nachweis erbracht werden konnte, dass durch die präoperative MRT das Überleben beeinflusst oder die Rezidivquote signifikant gesenkt werden kann.

Zwei neue randomisierte Studien über den Einfluss der präoperativen KM-MRT auf die Rezidivhäufigkeit zeigen für die Studiengruppe mit präoperativer MRT sogar eine höhere Nachresektionsrate als für die Kontrollgruppe ohne MRT.

Die erste randomisierte Studie berichtet, dass zudem in den ersten 3 Jahren nach BET kein Unterschied zwischen Kontroll- und Studiengruppe bezüglich der Lokalrezidivraten besteht.

Zwar erweist sich auch bei präoperativen Untersuchungen die MRT als sensitivste Untersuchung, sodass nur durch MRT kleinste Zweitherde und zum Teil auch In-situ-Komponenten sensitiver nachweisbar sind.

Wesentliche Zusatzinformationen im Vergleich zum Staging mit Mammografie und Ultraschall wurden zwar in zahlreichen Studien an mehr als 1600 histologisch gesicherten Fällen belegt, dabei wurde eine korrekte Therapieänderung bei 12–32 % der Fälle berichtet. Sie betraf entweder eine deutlich andere Einschätzung der Ausdehnung mit anderer Wahl des operativen Zuganges oder den Nachweis von Multizentrizität mit Entscheidung zur Mastektomie statt Brusterhaltung.

Gleichzeitig wurden aber auch zahlreiche Operationen und Interventionen durchgeführt mit letztlich gutartigem Befund.

Entsprechend einer Metaanalyse von *Houssami* war aufgrund der MRT bei insgesamt 19 Studien (2610 Untersuchungen) bei 8,1 % eine Mastektomie indiziert (davon 1,1 % bei benignem Befund). Bei 11,3 % erfolgte eine ausgedehntere Operation (darunter 5,5 % mit benignem Befund).

Über okkulte Karzinome der Gegenseite wurde bislang bei ca. 3 % der Karzinompatientinnen berichtet. Aber auch diese Studie ist mit einem hohen Prozentsatz an MR-initiierten Interventionen (12 %) verbunden gewesen.

Die Tatsache, dass bislang kein Beleg für eine Prognoseverbesserung durch eine präoperative MRT verfügbar ist, kann durch den ergänzenden Effekt von Strahlentherapie und adjuvanter Therapie erklärt werden.

Aufgrund des bislang fehlenden Belegs für eine Prognoseverbesserung ist deshalb der Einsatz der MRT außerhalb von Subkollektiven kritisch zu sehen, da ansonsten Nebenwirkungen wie erweiterte Exzisionen oder eine erhöhte Mastektomierate kaum zu rechtfertigen sind.

Subkollektive, in denen MRT evtl. vorteilhaft sein könnte, betreffen Frauen vor Brusterhaltung mit erhöhtem Risiko und Frauen mit lobulärem Mammakarzinom. Bei dieser Indikation wurde der bei Weitem höchste Anteil korrekter Therapieänderungen durch MRT (korrekt in Bezug auf die angestrebte komplette Entfernung von Tumorgewebe) berichtet. Die korrekten Therapieänderungen liegen in diesem Subkollektiv bei 24–55 % der präoperativen Patientinnen.

Ursächlich für falsch positive Befunde sind die in Abhängigkeit von der Indikation zur MR-Untersuchung und von der Größe der Läsion variablen positiven Vorhersagewahrscheinlichkeiten (PPV), welche von 3 % bei Läsionen von 5 mm Größe im Screening bis zu 29 % bei abklärungsbedürftigen Herden bis 22 mm Durchmesser variieren.

Die MRT der Mamma sollte in der ersten Zyklushälfte (7.–17. Zyklustag) durchgeführt werden, da in der zweiten Zyklushälfte mit einer deutlichen Zunahme falsch positiver Ergebnisse zu rechnen ist. Eine Hormonsubstitution in der Menopause ist für mindestens 4 Wochen abzusetzen, falls der klinische Befund dies erlaubt. Es gibt des Weiteren Hinweise, dass auch gestagenhaltige Kontrazeptiva wie die Hormonspirale oder auch Implanon falsch positive Anreicherungen verursachen.

Im Hinblick auf eine qualitätsgesicherte, kosteneffiziente und rasche präoperative Diagnostik sollte die MRT nur bei den empfohlenen Indikationen eingesetzt werden.

Speziell bei einem präoperativen Einsatz sind evtl. zu erwartende zusätzliche Informationen abzuwägen gegen durch MRT und MRT-Markierung bedingte unnötige Terminverschiebungen. Insofern sollte auch das präoperative Staging mittels MR außerhalb der empfohlenen Indikationen klinischen Studien vorbehalten bleiben.

PET-CT

Die Positronenemissionstomografie (PET) beruht auf der Verteilungsdarstellung von Positronenstrahlen und vermag biochemische und physiologische Funktionen abzubilden. Beruhend auf dem Prinzip der Szintigrafie wird dem Patienten zu Beginn einer PET-Untersuchung ein Radiopharmakon intravenös verabreicht. Aufgrund der oft schwierigen anatomischen Korrelation von kleinen Befunden etablierte sich die Kombination aus der sensitiven PET mit der hoch auflösenden Computertomografie zur PET/CT.

Das für die onkologische Bildgebung mit Abstand am häufigsten verwendete Radiopharmakon ist ^{18}F-Fluordesoxyglucose (FDG; HWZ ca. 110 Minuten). Die Verteilung von FDG im Körper erlaubt Rückschlüsse auf den Glukosestoffwechsel verschiedener Gewebe inklusive Tumoren mit erhöhtem Glukosemetabolismus.

Da mit PET/CT mit effektiven Dosen bis über 20 mSv eine vergleichsweise hohe Strahlenexposition verbunden ist, ergibt sich die Notwendigkeit einer strengen Indikationsstellung.

Mit Sensitivitäten zwischen 25 % und 68 % je nach Tumorstadium kann die PET/CT in der Diagnostik von primären Tumoren nicht empfohlen werden.

Es sind zwar spezielle Mamma-PET-Scanner mit höherer räumlicher Auflösung in Entwicklung, diese bedürfen jedoch erst noch einer weiteren wissenschaftlichen Evaluierung. Auch bei der Diagnostik von Lokalrezidiven weist die PET/CT eine geringere Sensitivität im Vergleich zur MR-Diagnostik auf.

Nach neoadjuvanter Chemotherapie vermag die Methode gut zwischen Patientinnen mit makroskopischem Resttumor und nur minimal residualem Tumorgewebe zu unterscheiden. Als Marker der Tumorvitalität erbringt der Nachweis einer abnehmenden FDG-Aufnahme frühzeitig Anhaltspunkte für ein Therapieansprechen, noch bevor die Größe des Tumors abnimmt. Die vorliegenden Daten und fehlende Vergleichsstudien PET/CT versus MRT jeweils in Korrelation zur konventionellen Therapiekontrolle reichen derzeit für eine gesicherte Indikation jedoch nicht aus.

In Analogie zur Abklärung der Primärtumoren hängt die Empfindlichkeit des Nachweises von LK-Metastasen vom Tumorstadium bzw. von der Anzahl der befallenen Nodi ab. Sie reicht von Werten > 90 % bei überwiegend fortgeschrittenen Krankheitsstadien bis unter 30 %, wenn nur klinische N0-Situationen untersucht werden.

Für die Primärdiagnostik besteht somit vor dem Hintergrund der Sentinel-Lymphknoten-Biopsie kein klinischer Stellenwert.

Die beim Mammakarzinom meist metachrone und prognoserelevante Fernmetastasierung betrifft am häufigsten periklavikuläre und intrathorakale Lymphknotenstationen, Skelett, Lunge/Pleura und Leber. Diese Lokalisationen sind allesamt der PET/CT mit FDG zugänglich, wobei ihre diagnostische Wertigkeit im Vergleich zu den Modalitäten des konventionellen Stagings höher (Röntgenthorax, Oberbauchsonografie) bzw. mindestens gleichwertig (Skelettszintigramm) einzustufen ist.

Beim Vergleich mit der Knochenszintigrafie ergeben sich dahingehend Unterschiede, dass die PET/CT besser osteolytische Herde abbildet, wohingegen osteoplastische Läsionen besser szintigrafisch zu erfassen sind. Die Sensitivität beider Methoden wird in der Literatur mit jeweils über 80 % angegeben.

Für die Detektion befallener Lymphknoten jenseits der axillären Abflussgebiete weist die PET/CT neben einer hohen Empfindlichkeit auch eine gute Spezifität auf, da die starren Kriterien der Größe bzw. der Konfiguration die Aussagekraft sämtlicher morphologischer Verfahren limitiert, zumal nicht tumorbedingte Lymphknotenvergrößerungen zervikal und intrathorakal häufig sind.

Aufgrund der hohen physiologischen FDG-Aufnahme lassen sich zerebrale Filiae nicht gut abgrenzen. Als Konkurrenzverfahren zur PET/CT für das Metastasenscreening ist in erster Linie die Ganzkörper-MRT zu nennen, die bezüglich intrathorakaler/lymphonodulärer Absiedelungen als unterlegen, bezüglich hepatischer, skelettaler (und zerebraler) Filiae als gleichwertig bzw. leicht überlegen einzustufen ist.

Die für die Verbreitung der PET/CT wesentlichste Einschränkung besteht neben der hohen Strahlenbelastung auch in der fehlenden Kostenübernahme durch die gesetzliche Krankenversicherung.

Minimalinvasive Diagnostik

Bioptische minimalinvasive Verfahren dienen der histologischen Sicherung suspekter (BI-RADS® 4) Läsionen. Bei hochgradig suspekten Läsionen (BI-RADS® 5) ist die präoperative Diagnosesicherung für die Operations- und Therapieplanung erforderlich. Gemäß europäischen und deutschen Leitlinien (EUSOMA, S3,) sollen mehr als 90 % aller suspekten, nicht tastbaren und nur apparativ entdeckten Läsionen vor der Operation bereits histologisch abgeklärt sein.

Wahl der Lokalisationsmethode

Die Wahl der Lokalisationsmethode ist von der Erkennbarkeit der Läsion in den verschiedenen bildgebenden Verfahren, der Verfügbarkeit der Methoden sowie der Erfahrung des Untersuchers abhängig.

In über 60 % der mammografisch detektierten und nicht palpablen Läsionen ist ein sonografisches Korrelat zu finden, welches die Möglichkeit einer sonografisch gesteuerten Punktion bietet. Vorteil der ultraschallgesteuerten Intervention ist die direkte Real-time-Kontrolle der korrekten Gewebeentnahme. Zudem ist dieses Verfahren für die Patientin weniger belastend, da eine Kompression der Brust, wie sie bei der mammografischen Stereotaxie erfolgen muss, nicht notwendig ist.

Bei mammografischen Läsionen ohne sonografisches Korrelat sowie bei Mikrokalzifikationen muss die Intervention unter stereotaktischer Kontrolle durchgeführt werden. Dabei ist der Einsatz der Vakuumbiopsie vorteilhaft, da die Intervention durch die deutlich größere Gewebemenge die Sicherheit der histologischen Diagnose deutlich erhöht.

Bei Vorhandensein von Mikrokalzifikationen ist eine Präparateradiografie der Biopsate zum Nachweis von Mikrokalk als Beleg einer repräsentativen Biopsie obligat.

Läsionen, welche ausschließlich in der MRT sichtbar sind, können nur unter MR-Kontrolle biopsiert werden. Auch in diesen Fällen ist die Anwendung der vakuumassistierten Biopsieverfahren empfehlenswert.

Wahl der Interventionsmethode

Die *Feinnadelpunktion* kommt heute in Deutschland vorwiegend bei der Abklärung von symptomatischen Zysten zur Anwendung.

Bei soliden Veränderungen ist, wenn diese sonografisch sichtbar sind, die histologische Sicherung durch die *Hochgeschwindigkeits-Stanzbiopsie (SB)* die Standardmethode. Um eine ausreichende Treffsicherheit zu gewährleisten, wird die bildgebungsgesteuerte Entnahme von 4 oder mehr Proben mit Nadeln von 14 G (oder dicker) empfohlen. Die hiermit erhaltenen Proben haben ein Gewicht von bis zu 15 mg.

Die größere Gewebemenge der *Vakuumbiopsie (VB)* von 95 mg und die Möglichkeit zur kontinuierlichen Gewebsabtragung eines Volumens von ca. 2–3 g erhöhen die Treffsicherheit bei Mikroverkalkungen (und den typischerweise diskontinuierlich wachsenden DCIS) im Vergleich zur Stanzbiopsie deutlich. Bei der Abklärung anderer diskreter Befunde (z. B. kleiner Herdbefunde) ist durch die Möglichkeit der diagnostischen Entfernung eine höhere Treffsicherheit zu erwarten.

Aufgrund der genannten Vorteile wird die VB inzwischen in allen internationalen Leitlinien als Methode der Wahl für die Abklärungen von Mikroverkalkungen empfohlen. Für die Abklärung von lediglich mammografisch sichtbaren kleinen Herdbefunden kann die Vakuumbiopsie die Sicherheit erhöhen, wenn diese klein und sonografisch schlecht erkennbar sind.

Um gerade bei den sehr kleinen und frühzeitigen Veränderungen hohe Treffsicherheit zu gewährleisten, sollen bei der VB mindestens 12 Biopsien mit einer 10 G-Biopsienadel oder 20 mit einer 11 G-Biopsienadel entnommen werden.

Während die stereotaktische Vakuumbiopsie in der diagnostischen Abklärung inzwischen fest etabliert ist, beschränkt sich die Anwendung der sonografischen Vakuumbiopsie derzeit noch auf wenige Fälle, die mit der sonografisch gesteuerten SB nicht ausreichend sicher abzuklären sind. Die Arbeitsgemeinschaft „Minimalinvasive Mammainterventionen" der Deutschen Senologischen Gesellschaft hat als Indikationen zur sonografisch gesteuerten VB vorgeschlagen: Diskrepanz zwischen Bildgebung und Histologie in der SB, sonografische Läsion < 5 mm,

intrazystische Raumforderungen sowie ggf. die perkutane Resektion eindeutig benigner Befunde (Fibroadenome oder Ölzysten), sofern hierfür eine Indikation besteht.

Für die perkutane Abklärung von MR-entdeckten Veränderungen wird zunächst die retrospektive Sonografie empfohlen. Eine ultraschallgestützte Biopsie ist allerdings nur möglich, falls der Herd sonografisch eindeutig mit dem MRT-Befund korreliert. Dies ist nur in ca. 20 % der Fälle sicher möglich. Ist eine MR-entdeckte Läsion nur mit MR sichtbar und damit anpeilbar, so wird als sicherstes Verfahren die MR-gestützte Vakuumbiopsie als Verfahren der Wahl empfohlen.

Treffsicherheit und Verlässlichkeit

Bioptische minimalinvasive Verfahren dienen ausschließlich der Diagnosesicherung, nicht aber der Therapie.

Die Ergebnisse dieser Verfahren sind durch zahlreiche Publikationen belegt. In hoch spezialisierten Zentren wird mit diesen Methoden eine Sensitivität von 92–98 % bei einer Spezifität von bis zu 100 % erreicht.

Um Fehleinschätzungen zu vermeiden, ist die interdisziplinäre Korrelation von Bildgebung und Histologie unerlässlich.

Das histologische Ergebnis der minimalinvasiven Biopsie muss mit dem bildgebenden Erscheinungsbild korrelieren. Bei diskrepanten Befunden muss eine Re-Biopsie oder eine offene chirurgische Exzision zur weiteren Klärung erfolgen.

Bei strenger Qualitätssicherung und kritischem Vorgehen wird damit mit minimalinvasiver Diagnostik bei nicht tastbaren Veränderungen eine Treffsicherheit erreicht, die mindestens der der offenen Biopsie nach Markierung entspricht.

Histologische Unterschätzungen von B3-Läsionen oder DCIS (ADH statt DCIS oder invasives Karzinom) sind bei Verwendung der VB deutlich seltener als bei der SB.

Der Anteil intraoperativ gesicherter DCIS nach bioptisch diagnostizierter ADH beträgt bei der SB ca. 40 %, bei der VB ca. 20 %.

Daraus folgt, dass bei jeder Diagnose einer ADH in der SB und VB eine operative Nachresektion erfolgen sollte.

Bei anderen sog. B3/4-Läsionen (papilläre Veränderungen, lobuläre Neoplasie, radiäre Narben) sollte das weitere Vorgehen im interdisziplinären Konsil abgestimmt werden. Hierbei bestimmen Histologie, Grad der Entfernung, Alter der Patientin, Risikofaktoren etc. die weitere Prozedur.

Nebenwirkungen

Die Nebenwirkungen der vakuumunterstützten Verfahren sind trotz der größeren Gewebsentnahme nur gering höher als bei der SB.

Unter Beachtung der Indikationen und der Kontraindikationen (z. B. Allergie auf Lokalanästhesie) der minimalinvasiven Mammadiagnostik sind SB und VB als sehr sicher anzusehen. Die Ergebnisse sind bei korrekter Ausführung und unter Beachtung und operativer Abklärung von Diskrepanzen, die zwischen der minimalinvasiv gewonnenen Histologie und der bildgebenden Diagnostik bestehen können, der primär diagnostischen Operation sogar überlegen.

Bei einer Analyse von 2586 Läsionen, die mit der 14 G-SB histologisch gesichert wurden, traten in der Nachbeobachtungszeit bei 0,7 % Malignome auf.

Bei 413 Läsionen, die mit der 11 G-Vakuumbiopsie minimalinvasiv histologisch gesichert wurden, konnte in der Nachbeobachtungszeit nur ein Malignom, entsprechend 0,2 %, beobachtet werden.

Eine weitere Multicenterstudie zeigt bei 2874 Fällen mit über 70 % Nachkontrollen mit einer durchschnittlichen Nachkontrollzeit von 25 Monaten eine Treffsicherheit von 99,9 %. In dieser Multicenterstudie konnte bei über 98 % der vakuumbioptisch untersuchten Patientinnen mit schlussendlich gutartigem Befund (ohne ADH und ohne LCIS) auch im Nachkontrollintervall eine operative Biopsie vermieden werden.

Dagegen sind die Ergebnisse der primär offenen Biopsie nach bildgesteuerter präoperativer Drahtmarkierung mit anschließender Präparateradiografie deutlich schlechter.

Bei primär offenen Biopsien nach bildgesteuerter präoperativer Drahtmarkierung berichtet die Literatur über falsch negative Ergebnisse in bis zu 2,6 % der Fälle.

Markierungsclips

Bei der Anwendung minimalinvasiver perkutaner Interventionen besteht die Möglichkeit, dass insbesondere sehr kleine Läsionen makroskopisch komplett entfernt werden. Sie könnten für eine nachfolgende Exzision (bei histologischer Sicherung eines Malignoms oder einer sog. B3-Läsion) dann ggf. nicht mehr auffindbar sein. In diesem Falle sollte die Biopsiehöhle am Ende der Untersuchung mit einem Clip markiert werden. Diese Clips können bei gutartigem Ergebnis der Nadelbiopsie in der Brust verbleiben. Bei Notwendigkeit einer Nachresektion kann der Clip aber als Marker für eine präoperative Drahtmarkierung dienen.

Die Clipmarkierung kann in einigen unklaren Fällen helfen, mammografisch, sonografisch und MR-tomografisch auffällige Befunde miteinander zu korrelieren.

Eine weitere wichtige Indikation zur Clipimplantation ist die Markierung eines Tumorbettes vor neoadjuvanter Chemotherapie, da bei gutem Ansprechen der Therapie häufig mit den bildgebenden Verfahren kein Residualtumor mehr nachweisbar ist und somit latente Unklarheit über die OP-Lokalisation herrscht.

Zu beachten ist jedoch die Möglichkeit der Clipmigration. So ist in der Literatur eine Dislokation um 1 cm in 28 % der Fälle und um mehr als 3 cm in 7 % der Fälle beschrieben.

Daher sollte zur Dokumentation der Cliplokalisation unmittelbar postinterventionell eine Mammografie angefertigt werden.

Präoperative Lokalisation

Wenn nach den oben beschriebenen diagnostischen Methoden (einschließlich der minimalinvasiven Biopsie) kein eindeutiges Ergebnis erzielt werden kann, eine minimalinvasive Abklärung nicht möglich ist oder aber das histologische Ergebnis der perkutanen Biopsie dies erfordert, ist die histologische Abklärung des Befundes durch eine offene Biopsie des unklaren Herdes erforderlich. Hierbei ist eine Rate benigner zu malignen Befunden von 0,5 : 1, optimalerweise < 0,2 : 1 anzustreben.

Präoperative Drahtmarkierung

Die präoperative Herdmarkierung nicht palpabler Raumforderungen kann mammografisch, sonografisch oder kernspintomografisch erfolgen.

Entsprechend den Europäischen Leitlinien, den Empfehlungen der EUSOMA und der S3-Leitlinie sollte bei der präoperativen Drahtmarkierung nicht tastbarer Befunde der Draht den Herd penetrieren und diesen um weniger als 1 cm überragen. Falls der Draht den Herd nicht penetriert, sollte die Entfernung zwischen Draht und Herdrand in über 90 % der Fälle maximal 10 mm betragen. Bei nicht raumfordernden Prozessen kann eine Markierung des operationsrelevanten Zielvolumens sinnvoll sein.

Der bildgebende Nachweis einer adäquaten Resektion mittels intraoperativer Präparateradiografie oder Präparatessonografie (in mehr als 95 % der Fälle sollte die Läsion operativ komplett entfernt worden sein) sollte unabhängig vom gewählten Markierungsverfahren erfolgen. Dieses gilt insbesondere für Raumforderungen mit nachweisbaren Mikroverkalkungen.

Präoperative mammografische Herdmarkierung

Klinisch nicht palpable, mammografisch abklärungsbedürftige Befunde müssen präoperativ markiert werden, damit die Entfernung zuverlässig erfolgen kann. Die stereotaktische Lokalisation gilt heute als die Methode der 1. Wahl.

Bei der Drahtmarkierung wird unter mammografischer Kontrolle eine Nadel mit Markierungsdraht eingebracht. Die Spitze des Markierungsdrahtes verankert sich bei Rückzug der Nadel im Gewebe. Nach Drahtmarkierung muss eine Kontrollmammografie in 2 senkrecht zueinander stehenden Ebenen erfolgen. Dadurch ist eine exakte räumliche Orientierung möglich. Dabei ist der kürzest mögliche Zugang von der Hautoberfläche zu wählen.

Einer der Vorteile dieses Verfahrens liegt darin, dass die Markierung auch schon am Vortag der Operation

vorgenommen werden kann. Die Drahtmarkierung gilt heute als „State of the Art" und ist der früher angewandten Markierung mit Farbstoffen vorzuziehen. Farbstoffmarkierungen oder aber einfache Nadelmarkierungen (ohne Markierungsdraht) sollten nur in begründeten Ausnahmen angewandt werden.

Präoperative sonografische Herdmarkierung

Klinisch nicht palpable, sonografisch erkennbare Befunde müssen präoperativ unter sonografischer Kontrolle markiert werden. Bei intraduktalen Läsionen sollten auf jeden Fall Markierungsdrähte verwendet werden, da bei einer Farbstoffmarkierung eine Diffusion in die Gänge stattfinden kann. Eine Präparatessonografie intraoperativ kann die Entfernung des Herdes bestätigen.

Präoperative magnetresonanztomografische Herdmarkierung

Klinisch nicht palpable, nur magnetresonanztomografisch erkennbare, abklärungsbedürftige Befunde müssen unter MRT-Kontrolle präoperativ markiert werden. Hierfür ist eine MR-Interventionsspule mit spezieller Software als Zusatzinvestition erforderlich.

Eine Drahtmarkierung kann in diesem Fall nur mit einem speziellen MRT-kompatiblen Markierungsdraht durchgeführt werden. Weiterhin gibt es auch Markierungsclips, die unter MR-Kontrolle gelegt werden können und sonografisch sichtbar sind. Diese können für eine später geplante Drahtmarkierung sonografisch gesteuert markiert werden. An geeigneten offenen MRT-Geräten kann die MR-Markierung ggf. auch unter „Real-time"-Monitoring mit geringerer Interventionsdauer durchgeführt werden.

Eine neu erprobte Technik der präoperativen Herdmarkierung ist die sogenannte ROLL (radioguided occult lesion localisation), bei welcher die klinisch nicht palpable Läsion präoperativ mithilfe einer radioaktiven Substanz (Technetium-99m-Kolloid) markiert und anschließend intraoperativ analog der Sentinel-Lymphknoten-Biopsie mit einer Gammasonde detektiert werden kann.

Sonderfälle

Diagnostik bei sezernierender Mamille

Die pathologischen Mamillensekretion ist definiert als die spontane, unilaterale Sekretion aus einem Gang, egal ob blutig, serös oder klar. Häufigste Ursache für eine pathologische Sekretion ist das solitäre oder multiple Papillom (bis zu 60 %). In 5–20 % der Fälle liegt der Symptomatik eine maligne Läsion zugrunde, insbesondere bei rein blutiger Sekretion (bis zu 30 % maligne Befunde). Die häufigste Lokalisation dieser malignen Veränderungen ist die terminale duct-lobuläre Einheit, die durchaus weiter von der Mamille entfernt liegen kann.

Ziel und Konsequenz der Diagnostik der pathologischen Mamillensekretion ist die präoperative Herdlokalisation, wenn möglich mit Markierung, damit inadäquate operative Resektionen (sowohl im Sinne einer Über- als auch einer Untertherapie) vermieden werden.

Die zytologische Untersuchung des Mamillensekretes hat lediglich bei positivem Befund einen gesicherten prädiktiven Wert, da ein falsch negativer Befund mit einer Häufigkeit zwischen 30 und 50 % auftritt.

Sonografie bei sezernierender Mamille

Die Duktussonografie mit hohen Frequenzen (10–18 MHz) kann die Galaktografie bei Vorliegen papillärer Läsionen und mamillennahen intraduktalen Papillomen häufig ergänzen bzw. ersetzen. Hierbei ist zu beachten, dass die Duktussonografie zeitlich vor der Galaktografie erfolgt. Bei umschriebenen Veränderungen bietet die Sonografie die einfachste und kostengünstigste Biopsiemethode. Intraduktale Prozesse können sonografisch mit einem Draht oder Clip markiert werden.

Galaktografie bei sezernierender Mamille

Als Indikation der Galaktografie gilt die pathologische Sekretion.

Bei der Galaktografie wird der sezernierende Gang mit einer 30 G-Kanüle sondiert und danach mit bis zu 1 ml eines wasserlöslichen, jodhaltigen Kontrastmittels aufgefüllt.

Obwohl die Galaktografie eine etablierte Untersuchung zur Abklärung der pathologischen Sekretion ist, ergeben sich problematische Aspekte durch die Untersuchungstechnik, die technische Fehlerrate der Galaktografie liegt bei 10–15 %.

Anatomische Varianten der Mamille, intramamilläre Läsionen, eine nicht provozierbare Sekretion, inflammatorische Veränderungen oder eine Kontrastmittelallergie als Kontraindikation bzw. als Folge einer Galaktografie sowie paravasale Kontrastmittelapplikation und intraduktal applizierte Luftbläschen schränken neben den Schmerzen bei der Gangsondierung die Durchführung und Aussagekraft dieser Methode erheblich ein.

Darüber hinaus ist die klinische Wertigkeit der Galaktografie durch die limitierte differenzialdiagnostische Aussagekraft und die Beschränktheit der Bildgebung auf das Gangsystem eingeschränkt. Die Ursache von Gangveränderungen und deren tatsächliche Ausdehnung und Herdläsionen jenseits eines Gangabbruchs sind mit der Galaktografie allein nicht erfassbar. Auch schließt eine unauffällige Galaktografie das Vorliegen eines malignen Herdbefundes nicht sicher aus.

MR-Diagnostik bei sezernierender Mamille

Die direkte MR-Galaktografie ist technisch machbar, hat sich jedoch nicht etabliert. Es gelten die gleichen Einschränkungen der Anwendbarkeit wie bei der Galaktografie. Allein die konventionelle Mamma-MRT mit intravenöser Kontrastmittelgabe weist jedoch gegenüber der Galaktografie bisherigen Studien zufolge eine deutlich höhere Sensitivität und einen höheren NPV auf. Obwohl die Spezifität der MRT immer noch als problematisch angesehen wird, ist die MRT auch hinsichtlich der Spezifität und dem PPV der konventionellen Galaktografie überlegen.

Nach der Empfehlung einer EUSOMA-Arbeitsgruppe wird die MRT eingesetzt, wenn eine Galaktografie nicht durchführbar ist.

Bisherige initiale Studien zur MRT bei pathologischer Sekretion weisen nur geringe Fallzahlen auf, prüfen sehr unterschiedliche Konstellationen und Sequenzkombinationen gegen die konventionelle Galaktografie einerseits und die Kombination von Mammografie und Sonografie andererseits und erhalten unterschiedliche Aussagen zur diagnostischen Wertigkeit.

Ein routinemäßiger Einsatz der MRT bei sezernierender Mamille ist deswegen nicht empfohlen. Die MRT kann jedoch bei negativer konventioneller Diagnostik als Zusatzuntersuchung durchgeführt werden, denn sie bietet bisher die sensitivste Diagnostik, auch jenseits des sezernierenden Ganges.

Die Galaktografie sowie die MR-Diagnostik können aber die selektive Gangexzision nicht ersetzen. Insbesondere die blutige Mamillensekretion sollte über eine chirurgische Gangexzision weiter abgeklärt werden

Für die Therapieplanung der Milchgangsexzision nach *Urban* sollte die Läsion durch die am einfachsten verfügbare Bildgebung markiert und entfernt werden.

Für die Lokalisation galaktografisch auffälliger Areale während der OP kann die alleinige intraoperative Methylenblau-Methode (Milchgangsexzision nach Urban) unzureichend sein, da diese zwar für direkt retromamilläre Veränderungen gut geeignet ist, für weiter distal gelegene Veränderungen jedoch eher problematisch, da die Färbung rasch ins Gewebe übertritt und damit tendenziell zu ausgedehnt reseziert wird.

Aus diesem Grund wird für weiter peripher gelegene Veränderungen die Clipmarkierung nach Galaktografie empfohlen.

Auch eine intraoperativ duktoskopische Darstellung und Drahtmarkierung der Läsion ist möglich.

In den letzten Jahren wurde die endoskopische Untersuchung des sezernierenden Milchgangs, die Duktoskopie, hinsichtlich ihrer Machbarkeit und Aussagekraft mit anderen bildgebenden Methoden verglichen. Die Durchführung einer Duktoskopie gelingt demnach in weit über 90 % der Patientinnen. Die Diagnostik intraduktaler Veränderungen ist ersten Studien zufolge vergleichbar mit der Aussagekraft der Galaktografie. Die Kombination von Galaktografie und Duktoskopie erreicht eine Sensitivität von bis zu 80 %. Die Duktoskopie wird deshalb in einigen Zentren zur Überwachung von High-risk-Patientinnen erprobt.

Die duktoskopische intraduktale Biopsie ist prinzipiell möglich, auch hier ist die technische Erfolgsrate ersten Studien zufolge hoch. Die endoskopisch geführte Biopsie bietet die Möglichkeit einer präoperativen Histologiegewinnung und trägt somit zur besseren OP-Planung bei. Neue Endoskope ermöglichen jetzt die Papillektomie und Laserablation von benignen Läsionen, sodass offene Resektionen eingespart werden können.

Allerdings schließt eine unauffällige Duktoskopie distale Läsionen und intraduktale Veränderungen in obstruierten Gängen und terminalen Gängen nicht aus. Insofern bleibt der zusätzliche Nutzen der übrigen bildgebenden Verfahren, insbesondere der MRT, auch den neuen endoskopischen Verfahren gegenüber bestehen.

Morbus Paget

Das Paget-Karzinom, auch Morbus Paget der Mamille genannt, ist eine seltene Karzinomform im Bereich der Brustwarze. Die Erkrankung geht zumeist von einem tiefer liegenden duktalen Carcinoma in situ oder einem duktalen Mammakarzinom aus, bei der durch Ausbreitung des DCIS/invasiven Karzinoms die Mamille und die umgebende Haut infiltriert sind. Liegt kein anderes Karzinom zugrunde, wird von einem isolierten Paget-Karzinom gesprochen.

Die Barrierefunktion der betroffenen Haut ist gestört. Es kommt zum Austritt eines serösen Exsudats. Der meist einseitige, in der Haut liegende Tumor ähnelt daher zunächst einer entzündlichen Veränderung mit krustig-schuppiger, braunroter Hautoberfläche, manchmal nässend, nicht oder wenig schmerzhaft. In diesem Stadium besteht Verwechslungsgefahr mit einem einfachen Ekzem der Brustwarzen, welches aber meist beidseitig auftritt. Im späteren Stadium kann es zur Mamilleneinziehung kommen.

Diagnostik

Die Diagnose des M. Paget wird klinisch gestellt. Zur Diagnosesicherung sollte eine Hautbiopsie durchgeführt werden. Da die neoplastischen Zellen am zahlreichsten in den basalen Anteilen der Brustwarzenepidermis zu finden sind, ist eine vollständige Biopsie der Haut zur Diagnosesicherung nötig.

Eine lediglich oberflächliche Abschabung oder Abklatschzytologie zur Zellgewinnung ist oft nicht ausreichend und zeigt gelegentlich ein falsch negatives Ergebnis.

Die präoperative Bildgebung sollte neben Sonografie und Mammografie auch die MRT der Mamma beinhalten, da der Morbus Paget der Mamille fast immer mit einem DCIS oder einem invasiven Mammakarzinom vergesellschaftet ist und das Wissen über die genaue Ausdehnung des Karzinoms das operative Vorgehen entscheidend beeinflusst.

Morrogh et al. konnten zeigen, dass durch den zusätzlichen Einsatz der MRT bei histologisch gesichertem M. Paget zwar bei mammografisch sichtbaren Malignomen in der Brust keine zusätzlichen Informationen gewonnen werden konnten, aber in der Mammografie okkult gebliebene intramammäre Karzinome kernspintomografisch detektiert werden konnten. Üblicherweise ist im Bereich der betroffenen Mamille in der MRT eine deutliche und rasche Kontrastmittelanreicherung im Vergleich zur Gegenseite nachweisbar. Allerdings darf die physiologisch nachzuweisende kontinuierliche Kontrastmittelaufnahme im Bereich der Mamillen nicht mit einem M. Paget verwechselt werden. Der kernspintomografische Verdacht eines M. Paget ist jedoch immer klinisch zu überprüfen.

Die Prognose der Patientin wird durch das alleinige Auftreten eines Morbus Paget nicht verschlechtert. Entscheidend sind die Eigenschaften des intramammären Karzinoms/DCIS und der Nodalstatus.

Die Therapie besteht in einer In-sano-Resektion der Mamille sowie einer leitlinienadaptierten Therapie des intramammären Malignoms/DCIS.

Literatur

Leitlinien und gesetzliche Grundlagen

1 Albert US (ed) (2008) Stufe-3-Leitlinie Brustkrebs-Früherkennung in Deutschland. 1. Aktualisierung 2008. Zuckschwerdt, München

2 BMU (2012). Zulässigkeit von Früherkennungsuntersuchungen mit ionisierender Strahlung. Mitteilung vom Februar 2012. http://www.bmu.de/themen/atomenergie-strahlenschutz/strahlenschutz/medizin/frueherkennung/zulaessigkeit-von-frueherkennungsuntersuchungen-mit-ionisierender-strahlung/

3 BMVÄ (Bundesmantelvertrag) Anlage 9.2 BMV-Ä/EKV (2012) Versorgung im Rahmen des Programms zur Früherkennung von Brustkrebs durch Mammographie-Screening. (Stand: 03.04.2012) . http://www.kbv.de/rechtsquellen/2289.html

4 Empfehlung der Gesundheitministerkonferenz www.gesundheitsziele.de

5 Interdisziplinäre S3-Leitlinie für die Diagnostik, Therapie und Nachsorge des Mammakarzinoms Langversion 3.0, Aktualisierung 2012

6 KFE-Richtlinie (Krebsfrüherkennungsrichtlinie des Gemeinsamen Bundesausschusses über die Früherkennung von Krebserkrankungen) (2010) Fassung vom 18.06.2009, zuletzt geändert am 16.12.2010 https://www.jurion.de/de/document/show/0:185540,1/0:137489,124

7 Perry, Broeders M, De Wolf C et al (eds) (2006) European Guidelines for Quality Assurance in Mammography Screening, 4th ed. Office for Official Publications of the European Communities, Luxembourg

Mammografiescreening

8 Baines CJ, Miller AB, Kopans DB et al (1990) Canadian National Breast Screening Study: assessment of technical quality by external review. Am J Roentgenol 155(4): 743–747

9 Becker N, Junkermann H (2008) Nutzen und Risiko des Mammographiescreenings. Dt Ärztebl 105/8: 131–136

10 Brenner H, Heywang-Köbrunner S, Becker N (2010) Re:.[answer to Gigerenzer G, Mata J, Frank R] Public knowledge of benefits of breast and prostate cancer screening in Europe. J Natl Cancer Inst 102(5): 356

11 Broeders, Moss S, Nystrom N et al EUROSCREEN Working Group (2012) The impact of mammographic screening on breast cancer mortality in Europe: a review of observational studies. J Med Screen 19 Suppl1: 14–25

12 Broeders, Moss S, Nystrom L, Njor S, Jonsson H, Lynge E, Paci E, and the EUROSCREEN Working Group (2012) The impact of mammographic screening on breast cancer mortality in Europe: a review of trend studies. J Med Screen 19 Suppl1: 26–32

13 Dillon MF, Hill AD, Quinn CM et al (2004) Surgical intervention in screendetected patients versus symptomatic patients with breast cancer. J Med Screen 11(3): 130–4. Erratum in: J Med Screen;11(4):211

14 Euroscreen Working Group ( ) Summary of the evidence of breast cancer service screening outcomes in Europe and first estimate of the benefit and harm balance sheet. J Med Screen 19 Suppl1: 5–13

15 Gøtzsche PC, Nielsen M (2009) Screening for breast cancer with mammography. Cochrane Database Syst Rev. Oct 7;(4):CD001877

16 Gøtzsche PC, Olsen O (2000) Is screening for breast cancer with mammography justifiable? Lancet 355(9198): 129–34

17 Hendrick RE (2010) Radiation doses and cancer risks from breast imaging studies. Radiology 257(1): 246–253

18 Heywang-Köbrunner SH, Schreer I, Heindel W et al (2008) Bildgebung für die Brustkrebsfrüherkennung. Dt Ärztebl 105: 541–547

19 Heywang-Köbrunner SH, Schreer I, Barter S (eds) (2013) Diagnostic Breast Imaging 3rd ed. Thieme, Stuttgart, New York. in Druck

20 International Agency for Research on Cancer (WHO) (2002) press release no.139 19-03-02 Mammography screening can reduce deaths from breast cancer. www.iarc.fr/en/media-centre/pr/2002/pr139.html

21 Joergenssen KJ, Zahl PH, Goetzsche PC (2010) Breast cancer mortality in organized mammography screening in Denmark: comparative study. BMJ 340: 1–6

22 Joergenssen KJ, Gøtzsche PC (2009) Overdiagnosis in publicly organized mammography screening programmes: systematic review of incidence trends. BMJ 339: b 2587

23 Kalager M, Zelen M, Langmark F et al (2010) Effect of screening mammography on breast cancer mortality in Norway. NEJM 363/13:1203–1209

24 Kooperationsgemeinschaft Mammographie: Evaluationsbericht 2008-2009. Ergebnisse des Mammographie-Screening-Programms in Deutschland. http://www.mammo-programm.de/fachinformationen/qualitaetssicherung.php

25 Kopans DB (2009) Why the critics of screening mammography are wrong. Diagnostic Imaging 31(12): 1–5

26 Marmot M and Independent UK Panel (2012) The benefits and harms of breast cancer screening: an independent review. Independent UK Panel on Breast Cancer Screening. Lancet 380/9855: 1778–1786

27 Njor SH, Olsen AH, Blichert-Toft M et al (2013) Overdiagnosis in screening mammography in Denmark: population based cohort study. BMJ 346: f1064

28 Puliti D, Duffy SW, Miccinesi G, de Koning H, Lynge E, Zappa M, Paci E, EUROSCREEN Working Group (2012) Overdiagnosis in mammographic screening for breast cancer in Europe: a literature review. J Med Screen 19 Suppl1:42–56

29 Samnakay N, Samnakay N, Tinning J, Ives A et al (2005) Rates for mastectomy are lower in women attending a breast-screening programme. ANZ J Surg 75(11): 936–9

30 Schrodi S, Braisch U, Schenkirsch G et al (2013) Veränderungen der Therapie des Mammakarzinoms in Bayern seit Einführung des Mammographie-Screenings. Eine Analyse bayerischer Krebsregisterdaten der Jahre 2000 bis 2008. Gesundheitswesen. Epub ahead of print

31 Tarone RE (1995) The excess of patients with advanced breast cancers in young women screened with mammography in the Canadian National Breast Screening Study. Cancer 75(4): 997–1003

32 van Schoor G, Moss SM, Otten JD et al (2011) Increasingly strong reduction in breast cancer mortality due to screening. Br J Cancer 104(6): 910–4. Epub 2011 Feb 22

33 Yaffe MJ, Mainprize JG (2011) Risk of Radiation-induced breast cancer from Mammographic Screening. Radiology 258,1: 98–105

34 Zahl PH, Gøtzsche PC, Mæhlen J (2011) Natural history of breast cancers detected in the Swedish mammography screening programme: a cohort study. Lancet Oncol 12 (12): 1118–1124

35 Zorzi M, Puliti D, Vettorazzi M et al (2006) Mastectomy rates are decreasing in the era of service screening: a population-based study in Italy (1997-2001). Br J Cancer 95: 1265–1268

Screening in der Hochrisikosituation

36 Boetes C (2010) Update on screening breast MRI in high-risk women. Magn Reson Imaging Clin N Am 18: 241–247, Review

37 Causer PA, Jong RA, Warner E et al (2007) Breast cancers detected with imaging screening in the BRCA population: emphasis on MR imaging with histopathologic correlation. Radiographics (suppl 1): S 165–182

38 Hagen AI, Kvistad KA, Maehle L et al (2007) Sensitivity of MRI versus conventional screening in the diagnosis of BRCA-associated breast cancer in a national prospective series. Breast 16: 367–374

39 Heywang-Köbrunner SH, Hacker A, Sedlacek S (2010) Kontrastmittel-MRT der Brust bei Staging und Früherkennung: Wo benötigen wir sie? Geburtsh Frauenheilk 70: 184–193

40 Kriege M, Brekelmans CT, Boetes C et al (2006) Differences between first and subsequent rounds of the MRISC breast cancer screening program for women with a familial or genetic predisposition. Cancer 106: 2318–2326

41 Kriege M, Brekelmans CT, Boetes C et al (2004) Efficacy of MRI and mammography for breast-cancer screening in women with a familial or genetic predisposition. N Engl J Med 351: 427–437

42 Kuhl CK, Schrading S, Leutner CC et al (2005) Mammography, breast ultrasound, and magnetic resonance imaging for surveillance of women at high familial risk for breast cancer. J Clin Oncol 23: 8469–8476

43 Kuhl C, Weigel S, Schrading S et al (2010) Prospective multicenter cohort study to refine management recommendations for women at elevated familial risk of breast cancer: the EVA trial. J Clin Oncol 28: 1450

44 Leach MO, Boggis CR, Dixon AK et al (2005) Screening with magnetic resonance imaging and mammography of a UK population at high familial risk of breast cancer: a prospective multicentre cohort study (MARIBS). Lancet 365: 1769–1778

45 Lehman CD, Blume JD, Weatherall P et al (2005) International Breast MRI Consortium Working Group. Screening women at high risk for breast cancer with mammography and magnetic resonance imaging. Cancer 103: 1898–1905

46 Lord SJ, Lei W, Craft P et al (2007) A systematic review of the effectiveness of magnetic resonance imaging (MRI) as an addition to mammography and ultrasound in screening young women at high risk of breast cancer. Eur J Cancer 43: 1905–1917

47 Meindl A, Ditsch N, Kast K et al (2011) Hereditary Breast and Ovarian Cancer – New Genes, New Treatments, New Concepts. Dtsch Ärztebl Int 108: 323–330

48 Riedl CC, Ponhold L, Flory D et al (2007) Magnetic resonance imaging of the breast improves detection of invasive cancer, preinvasive cancer, and premalignant lesions during surveillance of women at high risk for breast cancer. Clin Cancer Res 13: 6144–6152

49 Sardanelli F, Podo F, D'Agnolo G et al (2007) Multicenter comparative multimodality surveillance of women at genetic-familial high risk for breast cancer (HIBCRIT study): interim results. Radiology 242: 698–715

50 Sardanelli F, Podo F (2007) Breast MR imaging in women at high-risk of breast cancer. Is something changing in early breast cancer detection? Eur Radiol 17: 873–887

51 Sardanelli F, Podo F, Santoro F et al (2011) High Breast Cancer Risk Italian 1 (HIBCRIT-1) Study. Invest Radiol 46: 94–105

52 Sardanelli F, Boetes C, Borisch B et al (2010) Magnetic resonance imaging of the breast: recommendations from the EUSOMA working group. 46: 1296–1316. Epub 2010 Mar 19

53 Schmutzler RK, Rhiem K, Breuer P et al (2006) Outcome of a structured surveillance programme in women with a familial predisposition for breast cancer. Eur J Cancer Prev 15: 483–489

54 Schrading S, Kuhl CK (2008) Mammographic, US, and MR imaging phenotypes of familial breast cancer. Radiology 246: 58–70

55 Tilanus-Linthorst MM, Obdeijn IM et al (2007) BRCA1 mutation and young age predict fast breast cancer growth in the Dutch, United Kingdom, and Canadian magnetic resonance imaging screening trials. Clin Cancer Res 13: 7357–7362

56 Warner E, Hill K, Causer P (2011) Prospective study of breast cancer incidence in women with a BRCA1 or BRCA2 mutation under surveillance with and without magnetic resonance imaging. J Clin Oncol 29: 1664–1669

57 Warner E, Plewes DB, Hill KA et al (2004) Surveillance of BRCA1 and BRCA2 mutation carriers with magnetic resonance imaging, ultrasound, mammography, and clinical breast examination. JAMA 292: 1317–1325

58 Warner E, Messersmith H, Causer P et al (2008) Systematic review: using magnetic resonance imaging to screen women at high risk for breast cancer. Ann Intern Med 148: 671–679

Mammografie

59 Ciatto S, Houssami N, Bernardi D et al (2013) Integration of 3 D digital mammography with tomosynthesis for population breast-cancer screening (STORM): a prospective comparison study. Lancet Oncol 24: doi:10.1016/S1470-2045(13)70134-7

60 de Gelder R, Fracheboud J, Heijnsdijk EAM, den Heeten G, Verbeek ALM, Broeders MJM, Draisma G, de Koning HJ (2011) Digital mammography screening: Weighing reduced mortality against increased overdiagnosis. Preventive Medicine 53, 134–140

61 Dromain C, Boyer B, Ferre R et al (2013) Computed-aided diagnosis (CAD) in the detection of breast cancer. Eur J Radiol 82: 417-423

62 Fischer U (ed) (2006) ACR-BIRADS®. Deutsche Ausgabe des Breast Imaging Reporting and Data Systems. Thieme, Stuttgart

63 Hellerhoff K (2010) Digitale Brusttomosynthese. Radiologe 50: 991–998

64 Hermann KP, Obenauer S et al (2002) Average glandular dose with amorphous silicon full-field digital mammography – Clinical results. Fortschr Röntgenstr 174: 696–699

65 Heywang-Köbrunner I, Schreer I (2003) Bildgebende Mammadiagnostik, 2. Aufl. Thieme, Stuttgart

66 Houssami N, Skaane P (2013) Overview of the evidence on digital breast tomosynthesis in breast cancer detection. Breast 22: 101–108

67 Karssemeijer N, Otten JD, Verbeek AL et al (2003) Computer-aided detection versus independent double reading of masses in mammograms. Radiology 227: 192–200

68 Pisano E et al (2005) Diagnostic performance of digital versus film mammography for breast cancer screening – The Results of the American College of Radiology Imaging Network (ACRIN) Digital Mammographic Imaging Screening Trial (DMIST). N Engl J Med 353: 1773–1783

69 Qualitätssicherungsvereinbarung nach § 135 Abs. 2 SGB V zur kurativen Mammographie (2006) Dtsch Ärzteblatt 103 (51–52): A3504 http: //www.kbv.de/rechtsquellen/10034.html

70 Schultz-Wendtland R, Hermann KP, Uder M (2010) Digitale Tomosynthese der Brust. Radiologie up2date 3 Thieme Verlag: 1–11

71 Skaane P (2009) Studies comparing screen-film mammography and fullfield digital mammography in breast cancer screening: updated review. Acta Radiol 50: 3–14

72 Skaane P, Bandos AI, Gullien R et al (2013) Comparison of digital mammography alone and digital mammography plus tomosynthesis in a population-based screening program. Radiology 267: 47–56

73 Uhlenbrock DF, Mertelmeier T (2009) Comparison of anode/filter combinations in digital mammography with respect to the average glandular dose. Röfo 181: 249–254

Mamma-Sonografie

74 Berg WA et al (2008) Combined screening with ultrasound and mammography vs. mammography alone in women at elevated risk of breast cancer. JAMA 299: 2151–2163

75 Berg WA, Cosgrove DO, Doré CJ et al (2012) Shearwave elastography improves the specificity of breast US: the BE1 multinational study of 939 masses. Radiology 262(2): 435–49

76 Cho N et al (2006) Differentiating benign from malignant solid breast masses: Comparison of two-dimensional and three-dimensional US. Radiology 240: 26–32

77 Ciurea AI et al (2011) The influence of technical factors on sonoelastic assessment of solid breast nodules. Ultraschall Med 32 (suppl 1): S27–34

78 De Waal JC (2003) Möglichkeiten und Grenzen der Axillasonographie. Onkologie 26 (suppl 2): 127

79 De Waal JC, Sültz D (2002) Bildgebende Verfahren in der Mammadiagnostik. Chir Prax 60: 145–158

80 Deyle S et al (2008) Quantitative und qualitative Analysen der Durchblutung von Mammatumoren mittels Power-Doppler-Ultraschall. Ultraschall in Med 29: 233–238

81 Duda V, Schulz-Wendtland R (2004) Mammadiagnostik, komplementärer Einsatz aller Verfahren. Springer, Heidelberg

82 European Guidelines for Quality Assurance in Breast Cancer Screening and Diagnosis, Fourth Edition. European Community, 2006

83 Hatzung G et al (2008) Ultraschall-Elastographie in der Mammadiagnostik: Größere diagnostische Wertigkeit als mit Mammographie und Sonographie? Ultraschall Med 29: S170

84 Hsiao YH et al (2008) Intra-tumor flow index can predict the malignant potential of breast tumor: Dependent on age and volume. Ultrasound Med Biol 34: 88–95

85 LeCarpentier G et al (2008) Assessment of 3D Doppler US indexes for classification in a test population and fourfold cross-validation scheme. Radiology 249: 463–470

86 Martin KE (2007) Tissue harmonic imaging. Radiology 242: 63–69

87 Merz et al (2009) Indikation und Perspektiven der frauenärztlichen Mamma-Sonographie nach Einführung des Mammographiescreenings in Deutschland. Ultraschall in Med 30: 3–5

88 Mesurolle B et al (2007) Tissue harmonic imaging, frequency compound imaging and conventional imaging: use and benefit in breast sonography. J Ultrasound Med 26: 1041–1051

89 Moon WK et al (2010) Computer-aided analysis of ultrasound elasticity images for classifikation of benign and malignant breast masses. AJR Am J Roentgenol 195: 1460–1465

90 Navarro B et al (2011) Role of elastography in the assessement of breast lesions: preliminary results. J Ultrasound Med 30: 313–321

91 Ohlinger R et al (2008) Pathologische Mamillensekretion (1),Ursachen und Diagnostik. Gyn Prax 32: 609–615

92 Schäfer FKW et al (2008) Realtime US-Elastographie der Mamma–eine prospektive Studie zur Untersuchung von 193 Brusttumoren im Vergleich zur Histopathologie und Zytologie. Senologie 5: 209

93 Schulz-Wendtland R, Bock K, Aichinger U et al (2005) 13 MHz versus 7,5 MHz in der Mamma-Sonographie – Ergebnisse einer prospektiven Multicenterstudie. Ultraschall in Med 26: 209–215

94 Sohn YM et al (2009) Sonographic elastography combined with conventional sonography: how much is it helpful for diagnostic performance? J Ultrasound Med 28: 413–420

95 Tan SM et al (2008) Improving B mode ultrasound evaluation of breast lesions with real-time ultrasound elastography – a clinical approach. Breast 17: 252–257

96 Thomas A, Fischer T, Frey H et al (2006) Real-time elastography – an advanced method of ultrasound: first results in 108 patients with breast lesions. Ultrasound Obstet Gynecol 28: 335–340

97 Watermann D (2009) Neue Kriterien zur Ultraschalldiagnostik der Brust. BI-RADS-analoge DEGUM-Kriterien. Gyn Praxis 33: 77–93

98 Weismann C, Hergan K (2007) Aktueller Stand der 3D-/4D-Volumensonographie der Mamma. Ultraschall Med 28: 273–282

99 Wojcinski S et al (2010) Multicenter study of ultrasound real-time tissue elastography in 779 cases for the assessment of breast lesions: improved diagnostic performance by combining the BIRADS-classification system with sonoelastography. Ultraschall Med 31: 484–491

100 Zhi H et al (2010) Ultrasonic elastography in breast cancer diagnosis: strain ratio vs 5-point scale. Acad Radiol 17: 1227–1233

MR-Mammografie

101 Albert US (ed) (2008) Stufe-3-Leitlinie Brustkrebs-Früherkennung in Deutschland. 1. Aktualisierung 2008. Zuckschwerdt, München. www.senologie.org

102 Bedrosian I, Mick R, Orel SG et al (2003) Changes in the surgical management of patients with breast carcinoma based on preoperative magnetic resonance imaging. Cancer 98: 468–473

103 Berg WA, Gutierrez L, NessAiver MS et al (2004) Diagnostic accuracy of mammography, clinical examination, US, and MR imaging in preoperative assessment of breast cancer. Radiology 233: 830–849

104 Bleicher RJ, Ciocca RM, Egleston BL et al (2008) The influence of routine pre-treatment MRI on time to treatment, mastectomy rate, and positive margins. ASCO 2008 Breast Cancer Symposium

105 Fischer et al (1999) Breast carcinoma: effect of preoperative contrast-enhanced MR Imaging on the therapeutic approach. Radiology 213: 881–888

106 Fischer U, Zachariae O, Baum F et al (2004) The influence of preoperative MRI of the breasts on recurrence rate in patients with breast cancer. Eur Radiol 14: 1725–1731

107 Heywang SH, Hahn D, Schmidt H et al (1986) MR imaging of the breast using Gd-DTPA. J Comp Ass Tomogr 10/2: 199–204

108 Heywang SH, Hilbertz T, Pruss E et al (1988) Dynamische Kontrastmitteluntersuchungen mit FLASH bei Kernspintomographie der Mamma. Digitale Bilddiagnostik 8: 7–13

109 Heywang-Köbrunner SH, Bick U, Bradley WG (2001) International investigations of breast MRI results of a multicentre study. Eur Radiol 11: 531–546

110 Heywang-Köbrunner SH, Möhrling D, Nährig J (2007) The role of MRI before breast conservation. Semin Breast Dis 10/4: 137–144

111 Houssami N, Ciatto S, Macaskill P et al (2008) Accuracy and surgical impact of magnetic resonance imaging in breast cancer staging: systematic review and meta-analysis in detection of multifocal and multicentric cancer. J Clin Oncol 26: 1–11

112 Kuhl CK, Schrading S, Bieling HB et al (2007) MRI for diagnosis of pure ductal carcinoma in situ: a prospective observational study. Lancet 370: 485–492

113 Kuhl CK (2007) The current status of breast imaging. Radiology 244: 356–378, 672–691

114 Lehmann et al (2007) MRI Evaluation of the contralateral breast in women with recently diagnosed breast cancer. N Engl J Med 365: 1295–1303

115 Liberman L, Mason G, Morris EA et al (2006) Does size matter? Positive predictive value of MRI-detected breast lesions as a function of lesion size. AJR 186: 426–430

116 Peters NH, Borel Rinkes IH, Zuithoff NP et al (2008) Meta-analysis of MR imaging in the diagnosis of breast lesions. Radiology 246: 116–124

117 Solin LJ, Orel SG, Hwang WT et al (2008) Relationship of breast magnetic resonance imaging to outcome after breast-conservation treatment with radiation for women with early-stage invasive breast carcinoma or ductal carcinoma in situ. J Clin Oncol 26: 386–391

PET/CT

118 Adler LP, Crowe JP, al-Kaisi NK et al (1993) Evaluation of breast masses and axillary lymph nodes with [F-18] 2-deoxy-2-fluoro-D-glucose PET. Radiology 187: 743–750

119 Avril N, Dose J, Schelling M et al (2001) Glucose metabolism of breast cancer assessed by 18F-FDG PET: histological and immunohistochemical tissue analysis. J Nucl Med 42: 9–16

120 Cook GJ, Houston S, Rubens R et al (1998) Detection of bone metastases in breast cancer by F-18 FDG PET: differing metabolic activity in osteoblastic and osteolytic lesions. J Clin Oncol 16: 3375–3379

121 Goerres GW, Michel SC, Fehr MK et al (2003) Follow-up of women with breast cancer: comparison between MRI and FDG PET. Eur Rad 13: 1635–1644

122 Kostakoglu L, Goldsmith SJ (2003) 18F-FDG PET evaluation of the response to therapy for lymphoma and for breast, lung, and colorectal carcinoma. J Nucl Med 44: 224–239

123 Krause BJ, Buck A, Schwaiger M (2007) Nuklearmedizinische Onkologie. Ecomed Medizin, Landsberg

124 Krause BJ, Beyer T, Bockisch A et al (2007) FDG-PET/CT in der Onkologie. Nuklearmedizin 46: 291–301

125 Schmidt GP, Kramer H et al (2007) Whole-body magnetic resonance imaging and positron emission tomography-computed tomography in oncology. Top Magn Reson Imaging 18: 193–202

Interventionelle Diagnostik

126 Buchberger W, Niehoff A, Obrist P et al (2002) Ultraschallgezielte Stanzbiopsie der Mamma: Technik, Ergebnisse, Indikationen. Radiologe 42: 25–32

127 Burbank F (1997) Stereotactic breast biopsy of atypical ductal hyperplasia and ductal carcinoma in situ lesions: improved accuracy with directional, vacuum assisted biopsy. Radiology 202: 843–847

128 De Waal JC, Sültz D (2002) Bildgebende Verfahren in der Mammadiagnostik. Chir Prax 60: 145–158

129 De Waal JC, Prechtel K et al (2006) Möglichkeiten und Grenzen der Mammadiagnostik unter besonderer Berücksichtigung der perkutanen Stanzbiopsie. Ultraschall Med 27: 456–461

130 Dershaw DD, Liberman L (1998) Stereotactic breast biopsy: indications and results. Oncology 12: 907–916

131 Fahrbach K, Sledge I, Cella C et al (2006) A comparison of the accuracy of two minimally invasive breast biopsy methods: a systematic literature review and meta-analysis. Arch Gynecol Obstet 274: 63–73

132 Heywang-Köbrunner SH, Heinig A, Pickuth D et al (2000) Interventional MRI of the breast: lesion localisation and biopsy. Eur Radiol 10: 36–45

133 Heywang-Köbrunner SH, Schaumlöffel U, Viehweg P et al (1997) Minimally invasive stereotactic vacuum core biopsy (VCB). European Radiology 8/3: 377–385

134 Heywang-Köbrunner SH, Heinig A, Schaumlöffel-Schulze U (1999) MR-guided percutaneous excisional and incisional biopsy (PEIB) of breast lesions. Eur Radiol 9: 1656–1665

135 Heywang-Köbrunner SH, Schreer I, Decker Th et al (2003) Interdisciplinary Consensus on the Use and Technique of Vacuum Assisted Stereotactic Breast Biopsy. Eur J Radiology 2 47/3: 232–236

136 Heywang-Köbrunner SH, Schaumloffel U, Viehweg P et al (1998) Minimally invasive stereotactic vacuum core breast biopsy. Eur Radiol 8: 377–385

137 Heywang-Köbrunner SH, Sinnatamby R, Schreer I and consensus group (2008) Interdisciplinary Consensus on the Uses and Technique of MR-Guided Vacuum Assisted Breast Biopsy (VAB): Results of a European consensus meeting. EJR 72: 289–294

138 Heywang-Köbrunner SH, Schreer I, Decker Th et al (2003) Interdisciplinary consensus on the use and technique of vacuum assisted stereotactic breast biopsy. EJR 47: 232–236

139 Jackman RJ, Nowels K, Rodiguez-Soto J et al (1999) Stereotactic, automated large-core-needle biopsy of nonpalpable breast lesions: False-negative and histological underestimation rates after long-term follow-up. Radiology 210: 799–805

140 Jackmann RJ, Marzoni FA (1997) Needle-localized breast biopsy – Why do we fail? Radiology 204: 677–684

141 Kettritz U, Rotter K, Schreer I (2004) Stereotactic vacuum assisted breast biopsy in 2874 patients: a multicenter study. Cancer 100: 245–251

142 Krainick-Strobel U, Hahn M, Duda VF et al (2005) Konsensusempfehlung zu Anwendung und Indikationen der Vakuumbiopsie der Brust unter Ultraschallsicht. Arbeitsgruppe Minimalinvasive Mammainterventionen. Geburtsh Frauenheilk 5: 526–529

143 Lee C, Philpotts L, Horvath L et al (1999) Follow-up of breast lesions diagnosed as benign with stereotactic core-needle biopsy: Frequency of mammographic change and false-negative rate. Radiology 212: 189–194

144 Liberman L, Dershaw D, Glassman J et al (1997) Analysis of cancers not diagnosed at stereotactic core breast biopsy. Radiology 203: 151–157

145 Liberman L, Dershaw DD, Rosen PP et al (1994) Stereotactic 14-gauge breast biopsy: how many core biopsy specimens are needed? Radiology 192: 793–795

146 Liberman L, Drotman M, Morris EA et al (2000) Imaging-histological discordance at percutaneous breast biopsy. Cancer 12: 2538–2546

147 Nath ME, Robinson TM, Tobon H et al (1995) Automated large-core needle biopsy of surgical removed breast lesions: comparison of samples obtained with 14-, 16-, and 18-gauge needles. Radiology 197: 739–742

148 Perlet C, Heywang-Köbrunner SH, Heinig A et al (2006) MR-guided vacuum-assisted breast biopsy: Results of a European multicenter study in 538 lesions. Cancer 106: 982–990

149 Perlet C, Sittek H, Reiser M et al (2005) Clip marker placement following MR-guided vacuum biopsy of the breast. Radiologe 45: 230–236

150 Rosen EL, Vo TT (2001) Metallic clip deployment during stereotactic breast biopsy: retrospective analysis. Radiology 218: 510–516

151 Schulz-Wentland R, Krämer S, Döringhaus K et al (1997) Interventionelle Techniken in der Mammadiagnostik: sonographisch gezielte Stanzbiopsie. Akt Radiol 7: 30–34

152 Sittek H, Linsmeier E, Perlet C et al (2000) Präoperative Markierung und Biopsie nicht-palpabler Mammaläsionen mit einer Zieleinrichtung am Magnetom Open. Radiologe 40: 1098–1105

153 Sittek H, Perlet C, Schneider P et al (2002) Stereotaktische Vakuum-Biopsie in liegender und sitzender Position. Radiologe 42: 19–24

154 Silverstein M et al (Interdisciplinary Consortium) (2001) International Consensus Conference on Image-Detected Breast Cancer: State Of The Art: Diagnosis And Treatment. J Am Coll Surg 193: 297–302

155 Verkooijen HM, Peeters PH, Buskens E et al (2000) Impact of stereotactic large-core needle biopsy on diagnosis and surgical treatment of nonpalpable breast cancer. Br J Cancer 82: 1017–1021

Präoperative Lokalisation

156 Akerman G, Tulpin L, de Malartic CM et al (2009) Radioguided occult lesion localization in breast cancer (ROLL): new techniques) Gynecol Obstet Fertil 37: 45–49. Epub 2008 Dec 30

157 Gossmann A, Bangard C, Warm M et al (2008) Real-time MR-guided wire localization of breast lesions by using an open 1.0-T imager. Radiology 247: 535–542. Epub 2008 Mar 18

158 Siegmann KC, Speck S, Baur A et al (2009) Performance of a newly developed clip (Tumark Professional) for MRI-guided lesion localization after MRI-guided vacuum-assisted biopsy – first results]. Röfo 181: 147–154. Epub 2009 Jan 8

Sonderfälle

Sezernierende Mamille

159 Albrecht C, Thele F, Grunwald S, Kohlmann T, Hegenscheid K, Utpatel K, Zygmunt M, Ohlinger R (2013) Nipple discharge: role of ductoscopy in comparison with standard diagnostic tests. Onkologie 36(1-2): 12–6. Epub 2013 Jan 28

160 Boisserie-Lacroix M, Adenet C, Trillaud H (2011) [Evaluation of suspicious nipple discharge with MRI: review of 50 cases] J Radiol 92(5): 412–20. Epub 2011 May 7

161 Dinkel HP, Trusen A, Gassel AM et al (2000) Predictive value of galactographic patterns for benign and malignant neoplasms of the breast in patients with nipple discharge. Br J Radiol 73: 706–714

162 Foulkes RE, Heard G, Boyce T, Skyrme R, Holland PA, Gateley CA (2011) Duct excision is still necessary to rule out breast cancer in patients presenting with spontaneous bloodstained nipple discharge. Int J Breast Cancer 495315. Epub 2011 Sep 6

163 Grunwald S, Heyer H, Paepke S (2007) Diagnostic value of ductoscopy in the diagnosis of nipple discharge and intraductal proliferations in comparison to standard methods. Onkologie 30: 243–248

164 Hirose M, Nobusawa H, Gokan T (2007) MR ductography: comparison with conventional ductography as a diagnostic method in patients with nipple discharge. RadioGraphics 27: 183–196

165 Hünerbein M, Raubach M, Gebauer B et al (2006) Ductoscopy and intraductal vacuum assisted biopsy in women with pathologic nipple discharge. Breast Cancer Res Treat 99: 301–307

166 Kamali S, Bender O, Aydin MT, Yuney E , Kamali G (2010) Ductoscopy in the evaluation and mangement of nipple discharge. Ann Surg Oncol 17(3): 778–83

167 Kamali S, Bender O, Kamali GH, Aydin MT, Karatepe O, Yuney E (2012) Diagnostic and therapeutic value of ductoscopy in nipple discharge and intraductal proliferations compared with standard methods. Breast Cancer Jun 6. Epub ahead of print

168 Koskela A, Berg M, Pietiläinen T et al (2005) Breast lesions causing nipple discharge: preoperative galactography-aided stereotactic wire localization. AJR 184: 1795–1798

169 Krämer SC, Rieber A, Görich J et al (2000) Diagnosis of papillomas of the breast: value of magnetic resonance mammography in comparison with galactography. Eur Radiol 10: 1733–1736

170 Kurian AW, Hartman AR, Mills MA et al (2008) Magnetic resonance galactography: a feasibility study in women with prior a breast duct cytology. Breast J 14: 211–214

171 Lorenzon M, Zuiani C, Linda A et al (2011) Magnetic resonance imaging in patients with nipple discharge: should we recommend it? Eur Radiol 21: 899–907

172 Montroni I, Santini D, Zucchini G et al (2010) Nipple discharge: is its significance as a risk factor for breast cancer fully understood? Observational study including 915 consecutive patients who underwent selective duct excision. Breast Cancer Res Treat 123: 895–900

173 Morrogh M, Morris EA, Liberman L (2007) The predictive value of ductography and magnetic resonance imaging in the management of nipple discharge. Ann Surg Oncol 14: 3369–3377

174 Nakahara H, Namba K, Watanabe R et al (2003) A comparison of MR imaging, galactography and ultrasonography in patients with nipple discharge. Breast Cancer 10: 320–329

175 Qin W, Gui G, Zhang K, Twelves D, Kliethermes B, Sauter ER (2012) Proteins and carbohydrates in nipple aspirate fluid predict the presence of atypia and cancer in women requiring diagnostic breast biopsy. BMC Cancer; 12: 52

176 Reiner CS, Helbich TH, Rudas M (2009) Can galactography-guided stereotactic, 11-gauge, vacuum-assisted breast biopsy of intraductal lesions serve as an alternative to surgical biopsy? Eur Radiol 19: 2878–2885

177 Rissanen T, Reinikainen H, Apaja-Sarkkinen M (2007) Breast sonography in localizing the cause of nipple discharge: comparison with galactography in 52 patients. J Ultrasound Med 26: 1031–1039

178 Sardanelli F, Boetes C, Borisch B et al (2010) Magnetic resonance imaging of the breast: recommendations from the EUSOMA working group. Eur J Cancer 46: 1296–1316

179 Schwab SA, Uder M, Schulz-Wendtland R et al (2008) Direct MR galactography: feasibility study. Radiology 249: 54–61

180 Slawson HS, Johnson BA (2001) Ductography: how to and what if? RadioGraphics 21: 133–150

181 Tang SS, Twelves DJ, Isacke CM, Gui GP (2011) Mammary ductoscopy in the current management of breast disease. Surg Endosc 25(6): 1712–22. Epub 2010 Dec 18

M. Paget

182 Morrogh M, Morris EA, Liberman L et al (2008) MRI identifies otherwise occult disease in selected patients with Paget disease of the nipple. J Am Coll Surg 206: 316–321. Epub 2007 Oct 29

183 Siponen E, Hukkinen K, Heikkilä P et al (2010) Surgical treatment in Paget's disease of the breast. Am J Surg 200: 241–246

184 Zheng S, Song QK, Zhao L et al (2012) Characteristics of mammary Paget's disease in China: a nationalwide multicenter retrospective study during 1999–2008. Asian Pac J Cancer Prev 13 (5): 1887–93

Pathologie der Mammakarzinome und der intraepithelialen Proliferationen der Mamma

D. Mayr, B. Högel

Einleitung

"No classification is perfect nor is it likely that it will ever be. All classifications depend on our knowledge of the pathology and histogenesis of the tumours being classified and, since this knowledge is far from perfect or complete, no classification can be other than a reasonable working compromise."
Azzopardi [1]

Die Begutachtung der Pathologie ist die Grundlage für die Behandlung eines Mammakarzinoms. Diese Begutachtung muss leitliniengerecht alle Parameter dokumentieren, die für die Therapie erforderlich sind: Neben dem Tumorstadium nach UICC hat dabei die Bestimmung der Tumorbiologie, basierend auf morphologischen und vor allem molekularpathologischen bzw. immunhistochemischen Parametern, eine zentrale und wachsende Bedeutung für individuelle Therapieentscheidungen.

Nach Leitlinien sollte ein pathologisch-anatomischer Befund folgende Informationen enthalten:
– histopathologischer Typ
– Graduierung (invasives Karzinom und DCIS)
– Tumorgröße (invasives Karzinom und DCIS, ggf. mit Gesamtgröße und Größe der Komponenten)
– Angaben zu Multifokalität/Multizentrizität
– R-Klassifikation und Sicherheitsabstände (ggf. getrennt für DCIS und invasives Karzinom)
– peritumorale (Lymph-)Gefäßinvasion
– pTNM-Klassifikation
– Hormonrezeptorstatus (DCIS und invasives Karzinom)
– HER2-Status (invasives Karzinom)

Im Folgenden werden die Grundlagen der Pathologiebegutachtung dieser Parameter und weiterer Aspekte erläutert.

Aktuell liegen folgende Leitlinien vor (alle im Internet unter http://www.senologie.org):
– European guidelines for quality assurance in breast cancer screening and diagnosis. Fourth Edition. European Commission 2006
– Interdisziplinäre S3-Leitlinie für die Diagnostik, Therapie und Nachsorge des Mammakarzinoms, Aktualisierung 2012 (Hrsg. Kreienberg et al., Leitlinienprogramm Onkologie der AWMF, Deutsche Krebsgesellschaft e.V., Deutsche Krebshilfe e.V.), Zuckschwerdt, München
– S3-Leitlinie „Brustkrebsfrüherkennung in Deutschland" (dort „Anleitung Mammapathologie"), 1. Aktualisierung 2008 (Hrsg. Albert et al.)
– Internationale Richtlinien zur Behandlung von Brustkrebs, Positionspapiere der European Society of Mastology (EUSOMA), (entspricht: EUSOMA Guidelines 1–6)

Histopathologische Klassifikation und Graduierung

Vorbemerkung

Voraussetzung für eine optimale Beurteilbarkeit ist die richtige und ausreichend lange Fixierung des Gewebes. Die Fixierung ist ein chemisch-physikalischer Prozess, der natürliche zeitliche Grenzen hat. Dabei gilt:
– optimale Fixierungszeit: 12–24 Stunden bzw. > 6 Stunden und < 48 Stunden [87]

– Fixans: Formalin, neutral gepuffert, absolute Konzentration ca. 3,5 % in wässriger Lösung (s. u.). Dies ist nicht nur entscheidend für eine gute morphologische Konservierung, sondern auch für die Anwendung molekularpathologischer Untersuchungen (Immunhistochemie, Fluoreszenz-In-Situ-Hybridisierung, RNA-Analysen etc.) [1, 2].

Die Diagnostik und Therapie der Brusterkrankungen ist immer eine multidisziplinäre Aufgabe, sie erfordert in allen Phasen der Diagnostik und Therapie interdisziplinäre Konferenzen.

Die histologische Klassifikation orientiert sich an der aktuellen WHO-Klassifikation [3] und der EU-Leitlinie [4].

Intraepitheliale Proliferationen (Intraepitheliale Neoplasien)

Vorbemerkung zur Terminologie

Der Vorschlag von Autoren der WHO-Klassifikation 2003 neben der bislang gebräuchlichen Terminologie parallel die alternative Terminologie mit dem Begriff der „intraepithelialen Neoplasie" zu verwenden, wurde in der aktuellen Klassifikation (2012) wieder zurückgenommen. Terminologien spiegeln, bis zu einem gewissen Punkt, immer auch Moden wider. Diese alternative Terminologie wird zwar mittlerweile in den WHO-Klassifikationen fast aller Organsysteme verwendet und hat damit Begriffe wie Dysplasie und Carcinoma in situ fast vollständig abgelöst, setzte sich aber in den letzten Jah-

ren bei den intraduktalen Proliferaten der Mamma nicht durch. Sie wurde von *Tavassoli* et al. [5] im neuen AFIP-Atlas of Tumor Pathology 2009 in ihrer modifizierten Form aufgenommen, konnte aber trotzdem keine große Akzeptanz erreichen, da nach WHO-Klassifikation (2012) keine neuen, hilfreichen diagnostischen Kriterien verwendet werden, sondern es sich ausschließlich um einen Wechsel der Terminologie handelt und damit keine Hilfe für eine Verbesserung der Interobservervariabilität ist. Hingegen haben molekulare Untersuchungen begonnen an Bedeutung zu gewinnen, sodass die Klassifikation intraduktaler Proliferationen als Konzept anzusehen ist, das in den nächsten Jahren einer ständigen Modifikation unterliegen wird.

Eine Gegenüberstellung der Terminologien ist in Tabelle 1 zu sehen.

Lobuläre Neoplasien (ehemals lobuläre intraepitheliale Proliferationen/Neoplasien)

Die Begriffe der lobulären intraepithelialen Neoplasien (LIN) Grad 1–3 wurden in der neuen WHO-Klassifikation abgelöst durch den Sammelbegriff der lobulären Neoplasie (LN) und dieser beinhaltet:
– die atypische lobuläre Hyperplasie (ALH), ehemals LIN 1,
– das lobuläres Carcinoma in situ vom klassischen Typ (klassisches LCIS), ehemals LIN 2 und 3
– das pleomorphe lobuläre Carcinoma in situ (pleomorphes CLIS).

Die LN ist eine Proliferation in den terminalen duktolo-lobulären Einheiten und kann eine pagetoide Beteilung terminaler Gänge zeigen.

Tabelle 1. Gegenüberstellung der traditionellen Nomenklatur und der DIN/LIN-Nomenklaturen nach AFIP 2009.

Traditionelle Nomenklatur	Alternative Nomenklatur (nach WHO 2003)	Modifizierte, alternative Nomenklatur (nach AFIP 2009)
Duktale Hyperplasie ohne Atypie (UDH)	duktale Hyperplasie ohne Atypie (UDH)	DIN, low risk
Flache epitheliale Atypie (FEA)	DIN 1A	flat DIN 1
Atypische duktale Hyperplasie (ADH)	DIN 1B	DIN 1 ≤ 2 mm
DCIS, low-grade (grade 1)	DIN 1C	DIN 1 ≥ 2 mm
DCIS, intermediate-grade (grade 2)	DIN 2	DIN 2
DCIS, high-grade (grade 3)	DIN 3	DIN 3
Atypische lobuläre Hyperplasie (ALH)	LIN 1	LIN 1
LCIS (klassische Variante)	LIN 2	LIN 2
LCIS, high-grade (polymorph, Siegelringzellen, azinär/duktal mit Nekrosen)	LIN 3	LIN 3

Die ALH ist zu diagnostizieren, wenn nur ein Teil (bis zu 50 %) der Azini eines Läppchens betroffen sind, beim klassischen LCIS dagegen mehr als 50 % der Azini.

Das klassische LCIS zeigt eine intraepitheliale Proliferation mit geringen bis mittleren Kernatypien, mit und ohne komedoartigen Nekrosen.

Das pleomorphe LCIS hingegen zeigt eine hohe Kernatypie, häufig mit komedoartigen Nekrosen.

Molekularpathologisch umfassen die LN das gesamte Spektrum E-Cadherin-negativer atypischer Epithelproliferationen [3]. Die LN manifestieren sich regelhaft multizentrisch (46–85 %) und bilateral (30–67 %) [5, 6]. Das relative Risiko, bei Vorliegen einer LCIS ein invasives Karzinom zu entwickeln, ist bilateral um den Faktor 4–12 erhöht [4, 7], bei einer ALH liegt es hingegen bei etwa der Hälfte. Innerhalb von 35 Jahren entwickelten ca. 30 % der Frauen ein invasives Karzinom [8, 9]. Das bilaterale Mammakarzinom-Risiko scheint ipsilateral aber höher zu sein: Ipsilaterale invasive Karzinome werden ca. 3,5-mal häufiger beobachtet [9]. Bei LN-Nachweis wird ein lebenslanges Follow-up in jährlichen Intervallen empfohlen. Im Rahmen des Mammografiescreenings ist die ALH und das klassische LCIS in Stanz- oder Vakuumbiopsien meist ein Zufallsbefund. Sie werden als B3-Läsion kategorisiert. Bezüglich des weiteren Procedere ist u. a. relevant, ob die mammografisch auffällige Läsion in der Stanzbiopsie enthalten ist. Wenn dies nicht der Fall ist, sollte in der Regel eine weitere histologische Klärung erfolgen [10]. Es besteht nach Leitlinien bei einer ALH und beim klassischen LCIS keine zwingende Operationsindikation, auch dies muss individuell und interdisziplinär diskutiert werden [3]. Das pleomorphe LCIS ist hingegen als B5-Läsion zu diagnostizieren [12]. Bei einem pleomorphen LCIS ist grundsätzlich eine Exzision empfohlen, da das synchrone Risiko eines invasiven Karzinoms ipsilateral (ipsilokal) bis zu 20 % beträgt, in der Mehrzahl sind es invasiv lobuläre Karzinome [3, 105].

Das pleomorphe LCIS macht aber nur weniger als 10 % der LN in Biopsaten aus, in etwa 50 % sind sie allerdings mit Mikrokalk assoziiert [3, 11, 13].

In bestimmten Fällen ist die Unterscheidung zwischen LN und DCIS morphologisch nicht möglich (DD: klassisches LCIS versus solides/kribriformes DCIS niedrigen Malignitätsgrades sowie DD:

pleomorphes LCIS versus DCIS intermediären Grades mit Nekrose), meist gelingt dies immunhistochemisch (LN: E-Cadherin-negativ und häufig CKβ34E12(903)-positiv; DCIS: E-Cadherin-positiv und CKβ34E12(903)-negativ). Histologisch zweifelhafte Fälle, die sowohl Kriterien der LN als auch des DCIS aufweisen, entsprechen wahrscheinlich bei einer E-Cadherin-Positivität am ehesten einem DCIS, bei E-Cadherin-Negativität einer LN, wobei in etwa 10–15 % der LCIS eine E-Cadherin-Expression nachweisbar ist. Falls eine Unterscheidung zwischen einem LCIS und einem DCIS am Stanzmaterial nicht möglich ist, empfiehlt sich eine höhere B-Kategorie (B4), um eine definitive weitere Abklärung durch Exzisionsbiopsie zu indizieren.

Intraduktale Proliferationen
(duktale intraepitheliale Neoplasien)

Die duktale Hyperplasie ohne Atypie (UDH) zeigt, wenn überhaupt, nur ein minimal erhöhtes Brustkrebsrisiko an (ca. 1,5-fach) [3], sie wird selbst als benigne Läsion betrachtet. In Gegensatz zur ADH hat sie keine Atypien: Sie besteht aus einer Mischpopulation luminaler und myoepithelialer Epithelien (gemischt positiv für basale und luminale Zytokeratine, z. B. CK5, CK5/6, CK14, CK18) [14]. Sie entspricht bei lobulärer Lokalisation im Grunde der Zylinderzellmetaplasie und -hyperplasie ohne Atypie (Columnar cell change and hyperplasia: CCH, s. u.).

Die flache Epithelatypie (FEA) ist streng genommen eine lobulär lokalisierte Läsion, ist aber E-Cadherin-positiv und wird in der WHO-Klassifikation und auch hier deshalb unter den duktalen Läsionen aufgeführt [3]. In der Literatur gib es zahlreiche Synonyme. In der weitverbreiteten Systematik nach *Schnitt* [20] entspricht sie der Zylinderzell-Metaplasie (CCM) mit Atypie sowie der Zylinderzell-Hyperplasie (CCH) mit Atypie. Isoliert vorkommend besitzt die FEA wahrscheinlich nur ein geringes Progressionsrisiko und ist möglicherweise „nur" eine Indikatorläsion für ein gering erhöhtes Brustkrebsrisiko [18–20]. Molekularpathologische Untersuchungen sprechen dafür, dass die FEA die früheste morphologische Manifestation eines niedriggradigen DCIS sein könnte [21]. In der Abgrenzung zu ADH bzw. dem DCIS niedrigen Malignitätsgrades fehlen atypische Wachstumsmuster (Brücken und Mikropapillen), häufiger zeigen sich unmittelbare Übergänge in eine ADH. Alternativ zu

Schnitts weitverbreiteter Definition erlaubt die aktuelle WHO-Klassifikation einzelne (rare) atypische Sekundärstrukturen. Die FEA ist typischerweise ER-positiv, Myoepithelien sind reduziert oder fehlen (CK5/6-negativ). Sie ist meist mit Mikrokalk assoziiert und damit ein typischer Mammografiebefund. Die Inzidenz liegt in Biopsien bei etwa 3 % [15]. Sie ist, ähnlich wie die LN, häufig (ca. 60 %) multifokal und auch bilateral zu finden [16]. Die FEA ist relativ häufig mit einer LN (ca. 50–80 %), einer ADH (15 %) oder einem niedriggradigen DCIS assoziiert. Charakteristisch ist auch die Assoziation in der Umgebung bereits manifester hoch differenzierter invasiver Karzinome (tubulär, lobulär und Mischtypen) [17]. Derzeit existieren keine national oder international anerkannten Leitlinien zum weiteren Vorgehen bei bioptischem Nachweis einer FEA in einer Stanz-/Vakuumbiopsie. Isoliert in einer Stanz- oder Vakuumbiopsie auftretende FEA werden der Kategorie B3 zugeordnet (siehe Abschnitt-Besonderheiten bei Stanz- und Vakuumbiopsien). Bei isolierter FEA in einer Biopsie wird von manchen Autoren aufgrund der in einzelnen Kollektiven relativ häufigen Assoziation mit einem DCIS und invasivem Karzinom obligat eine Exzisionsbiopsie empfohlen [18], andere Autoren hingegen halten dies nur für indiziert, wenn der zur histologischen Abklärung Anlass gebende Befund (i. d. R. Mikrokalk) nicht vollständig entfernt wurde [20]. Auch hier gilt der Grundsatz der interdisziplinären Diskussion und Entscheidungsfindung.

Die atypische duktale Hyperplasie (ADH) ist eine intraduktale Proliferation, die nur durch Größenkriterien von einem DCIS niedrigen Malignitätsgrades abzugrenzen ist. Morphologisch zeigt sie ein DCIS-Wachstumsmuster, das einen Gang entweder anteilig oder vollständig befällt [3]. Nach WHO-Klassifikation stehen gleichberechtigt und meist kongruent die Größenkriterien nach *Page* und nach *Tavassoli* nebeneinander: maximal 2 vollständig befallene Gänge [24] bzw. maximaler Durchmesser der ADH von 2 mm [25], wobei das Größenkriterium 2 mm nur gilt, wenn Gänge vollständig befallen sind. Die gleichartigen morphologischen und molekularbiologischen Veränderungen von ADH und niedriggradigem DCIS legen nahe, dass es sich um ein Kontinuum handelt. Nach Leitlinien erfordert eine ADH-Diagnose in einer Stanzbiopsie die Nachexzision, um eine höhergradige Läsion auszuschließen [19, 22]. Die ADH-Diagnose in Stanzbiopsien ist immer eine vorläufige Diagnose, die Läsion kann erst endgültig am vollständigen Exzidat klassifiziert werden, weshalb nach EU-Leitlinien alternativ in Stanzbiopsien eine Bezeichnung „atypische epitheliale Proliferation vom duktalen Typ" möglich ist [3, 19, 22, 23]. Die ADH zeigt ein „moderat" gesteigertes (ca. 4–5-fach) Mammakarzinom-Risiko an [3]. In der Stanzbiopsie diagnostiziert wird die ADH als B3 klassifiziert. Im Exzidat stellt die Diagnose einer ADH, soweit sie nicht am Resektatrand liegt, in der Regel keine Indikation zu einer Nachresektion dar. Liegt sie am Präparatrand, ist je nach Hauptbefund aufgrund der bestehenden Möglichkeit eines DCIS eine Nachexzision zu diskutieren.

Intraduktale papilläre Läsionen

Die intraduktalen papillären Läsionen wurden in der neuen WHO-Klassifikation um den Begriff des bekapselten papillären Karzinoms ergänzt. Somit gehören in diese Gruppe:
- das intraduktale Papillom (ev. mit ADH, DCIS und LN)
- das intraduktale papilläre Karzinom (Synonym: papilläres DCIS oder nichtinvasives papilläres Karzinom)
- das bekapselte papilläre Karzinom mit und ohne Invasion

Das bekapselte papilläre Karzinom entspricht einem intrazystischen papillären Karzinom mit einer dicken fibrösen Kapsel.

Duktale Carcinomata in situ
(intraduktales Karzinom, duktale intraepitheliale Neoplasie)

Die duktalen Carcinomata in situ (DCIS) sind pathomorphologisch und genetisch eine heterogene Gruppe neoplastischer intraduktaler Proliferationen. Sie sind als fakultative Präkanzerosen invasiver Mammakarzinome anzusehen [26].

Das DCIS ist in über 70 % Mikrokalk-assoziiert. Der Mikrokalk kann jedoch heterogen verteilt sein. Die Mammografie unterschätzt beim DCIS in ca. 30 % die pathologisch ermittelte Ausdehnung [106]. Eine Korrelation von Pathologie und Bildgebung ist deshalb obligatorisch. DCIS ohne Mikroverkalkungen haben ein erhöhtes Risiko für ein Rezidiv bei Brusterhaltung, da häufiger DCIS-Anteile nach OP ver-

bleiben [27]. Bei unbehandeltem DCIS liegt das Risiko eines nachfolgenden invasiven Karzinoms bei 30–50 % [26, 28]. Karzinome entwickeln sich meist innerhalb von 10 Jahren, meist sind sie vom invasiv duktalen Typ und in demselben Quadranten lokalisiert. Der Kerngrad des DCIS korreliert mit:
– Rezidivrate
– Risiko des Übergangs in ein invasives Karzinom
– Ausdehnung
– Resektionsrandstatus [29–34]

Die Häufigkeit synchroner oder metachroner bilateraler Karzinome ist mit 10–15 % beim DCIS geringer als bei den LN, wobei der größte Teil der kontralateralen Läsionen ebenfalls auf In-situ-Läsionen entfällt. Der Nachweis einer Mikroinvasion beim DCIS kann speziell beim DCIS hohen Malignitätsgrades schwierig sein [104]. Das Risiko einer Invasion steigt ab einer Größe von > 2,5 cm signifikant. In 1–4,5 % der DCIS finden sich Lymphknotenmetastasen, das (mikroinvasive) Karzinom bleibt in diesen Fällen aufgrund eines „Sampling-Fehlers" meist okkult. Umstände, die den Nachweis eines (mikroinvasiven) Karzinoms komplizieren, sind eine ausgeprägte periduktale Stromadesmoplasie und Entzündung. Andererseits dürfen letztgenannte Reaktionen eines DCIS nicht zu einer Überdiagnose eines invasiven Karzinoms führen, hier gilt eine Grundregel der UICC-Klassifikation: Im Zweifelsfall ist das niedrigere UICC-Stadium anzugeben. Kritische Fälle erfordern eine umfangreichere Aufarbeitung (s. a. Abschnitt zur pT-Klassifikation):
– Kompletteinbettung
– Schnittstufen
– Immunhistochemie bezüglich Myoepithelmarkern, Basalmembran und invasiven Tumorzellen (z. B. CKpan, HER2, p63, sm-Aktin)

Der M. Paget der Mamille ist ein Adenokarzinom in situ als intraepidermale Ausbreitung in der Mamille/Areola, dem in der Mehrzahl der Fälle ein DCIS zugrunde liegt, mit oder ohne invasiver Komponente. Selten tritt ein M. Paget isoliert auf. Die Prognose wird durch das ggf. assoziierte invasive Mammakarzinom bestimmt (s.a. spezieller Abschnitt im Kapitel „Sonderfälle").

Graduierung (Grading) und Klassifikation der DCIS

Die Graduierung der DCIS ist klinisch relevant, sie korreliert u. a. mit dem Rezidivrisiko (s. o.). Eine international einheitlich verwendete Klassifikation des DCIS existiert derzeit aber nicht. Folgende Graduierungen bzw. Klassifikationen weisen eine statistisch signifikante Korrelation zur Rezidivrate auf und werden derzeit am häufigsten angewendet: Klassifikation der United Kingdom and European Commission Breast Screening Pathology Working Groups (NHSBSP/EU) [35, 36]. Grundlage der NHSBSP/EU-Klassifikation ist die Kerngraduierung (hoch, intermediär, niedrig).

Die aktuelle WHO-Klassifikation empfiehlt, folgende Hauptmerkmale des DCIS zu dokumentieren:
– Kerngrad
– Nekrosen
– Architektur (Komedotyp, kribriformer, papillärer, mikropapillärer, solider Typ)

Daneben wird ein Graduierungssystem vorgeschlagen, das sich in Anlehnung an die Empfehlungen der Konsensuskonferenz zur Klassifikation des DCIS in Philadelphia (1997) im Wesentlichen an der Zytologie bzw. dem Kerngrad und dem Fehlen bzw. Vorhandensein von Nekrosen orientiert (vgl. Tabelle 2) [37, 38, 39]). Für die Kerngraduierung ist neben Kernform und Nukleolen vor allen die Größe der Kerne zu berücksichtigen (40 × Objektiv) (Tabelle 3).

Ausdehnung und Verteilungsmuster der DCIS

Die Bestimmung der Größe eines DCIS ist obligat, speziell für die chirurgische Therapieplanung. Es besteht eine Korrelation zwischen Größe und Rezidivrisiko sowie dem Vorhandensein einer Invasion. Da der Großteil der DCIS nicht palpabel ist, die Mikroverkalkungen heterogen sein können und manchmal fehlen, kann die Größe nur nach vollständiger Exzision des befallenen Mammasegmentes und i. d. R. vollständiger pathologischer Aufarbeitung bestimmt werden. Ein DCIS ist fast immer unizentrisch (98 %), zeigt aber häufig ein multifokales, diskontinuierliches ante- und retrogrades duktales Wachstum (ca. 50 %), wobei die Abstände in > 80 % max. 10 mm betragen und in > 60 % weniger als 5 mm. Dementsprechend treten über 90 % der Lokalrezidive nach brusterhaltender Therapie im gleichen Quadranten auf [41].

Dokumentation des DCIS

Die WHO-Klassifikation empfiehlt die Dokumentation folgender Parameter:

- nukleäres Grading, Vorhandensein von Nekrosen, Architektur
- Resektionsränder
  falls positiv: Angabe ob fokaler oder diffuser Befall
  falls negativ: Sicherheitsabstand (in mm) des DCIS von jedem definierten Absetzungsrand
- Größe (Ausdehnung, Verteilungsmuster – kontinuierlich/diskontinuierlich)
- Mikrokalk (Einzelkalk > 70–150 µm) assoziiert mit DCIS
- Korrelation der pathologisch-anatomischen Befunde mit mammografischem Befund (ggf. Präparatradiografie)

Bestimmung der Hormonrezeptorexpression

Die Bestimmung der Hormonrezeptoren (Östrogen- und Progesteronrezeptor) im DCIS ist erforderlich, da sich hieraus therapeutische Konsequenzen ergeben. Grundlage sind die Ergebnisse der NSABP-B-24-Studie, die unter Tamoxifen eine Reduktion der Rezidivrate beim östrogenrezeptorpositiven DCIS belegen. In dieser Studie wurde für rezeptorpositive DCIS ein Schwellenwert > 10 % definiert [42] (siehe hierzu auch Kapitel „Klinik der In-situ-Karzinome").

University of Southern California/Van Nuys Prognostischer Index (USC/VNPI)

Die Van-Nuys-Klassifikation [33, 43, 44] wird an dieser Stelle nicht mehr detailliert aufgeführt. Sie ist mittlerweile kaum mehr gebräuchlich, da die Therapieleitlinien inzwischen nicht mehr auf diese Klassifikation Bezug nehmen.

Invasive Karzinome

Die histologische Typisierung invasiver Mammakarzinome folgt den Vorgaben der aktuellen WHO-Klassifikation 2012 [3], welche deutliche Änderungen im Vergleich zu 2003 aufweist. Einzelne spezielle histologische Typen zeigen einen günstigeren Verlauf [43, 44]:
- tubuläres Karzinom
- kribriformes Karzinom
- muzinöses Karzinom
- adenoid-zystisches Karzinom

Tabelle 2. Grading des DCIS [3].

Grad	Zytologie/Kerngrad (KG)	Nekrosen	Kalzifikationen	Architektur
Low-grade	kleine, monomorphe Zellen mit uniformen Kernen (KG 1)	–	lamellär	Bögen, kribriform, solide und/oder mikropapillär
Intermediate-grade	Zytologie ähnlich low-grade (KG 1) oder intermediärer Kerngrad (KG 2)	+ −/+	lamellär oder amorph	solide, kribriform, mikropapillär
High-grade	hochgradige Zellatypien mit pleomorphen Kernen (KG 3)	−/+	amorph	eine Zelllage, mikropapillär, kribriform oder solide

Tabelle 3. Nukleäres Grading des DCIS [3].

Kerngrad	Kernform	Kerngröße	Chromatin	Nukleoli	Mitosen
I Gering	monoton und isomorph	1,5–2 Erythrozyten- oder Gangepithel-zellkerndurchmesser	gewöhnlich diffus, fein-körnig	nur gelegentlich	selten
II Intermediär	weder Kerngrad I noch III				
III Hoch	deutlich pleomorph	gewöhnlich > 2,5 Erythrozyten- oder Gangepithelzell-kerndurchmesser	gewöhnlich vesikulär bzw. un-regelmäßig	prominent, häufig multipel	evtl. auffällig

Von einigen Autoren werden auch noch das tubulo-lobuläre und das papilläre Karzinom zu dieser Gruppe gerechnet [45]. Weitere sehr seltene Typen mit günstiger Prognose existieren. An dieser Stelle sei auf die Definition des „reinen" und des „gemischten" Tumortyps hingewiesen. Es ist speziell bei den o. g. Tumoren mit günstiger Prognose wichtig, streng zwischen einem reinen Tumortyp und einem gemischten Typ zu unterscheiden: nur für die reinen Typen gilt i. d. R. die besonders günstige Prognose. Der prozentuale Anteil, der für die Definition des „reinen" Karzinoms gefordert wird, variiert zwischen den Typen. Die o. g. Tumoren günstiger Prognose sind als „rein" zu typisieren, wenn folgende Prozentanteile dem spezifischen Typ entsprechen: tubuläres und kribriformes Karzinom: mindestens 90 %; muzinöses und adenoid-zystisches Karzinom: 100 %. Alle Tumoren, die weniger als 90 % bzw. 100 % des spezialisierten Anteils haben, sind als Mischtypen zu klassifizieren (z. B.: gemischter duktaler Typ (40 %) und tubulärer Typ (60 %)).

Die häufigsten Komponenten bei den Mischtypen sind duktale und lobuläre Anteile, hier gilt: Ein „rei-

Hereditäre Mammakarzinome

Gemäß S3-Leitlinien sollte im Pathologiebefund auf die Möglichkeit eines hereditären Mammakarzinoms hingewiesen werden, wenn sich dies aus der Morphologie ergibt.

Dies betrifft speziell Patientinnen mit einem hereditären Mamma- und Ovarialkarzinom-Syndrom bei Mutationen von BRCA1, BRCA2 und mittlerweile auch BRCA3 (RAD51C). Diese und weitere Gene, wie P53, STK11/LKB1 und PTEN, haben eine hohe Penetranz als Brustkrebsrisiko-Gene.

Unter diesen Genen haben aber letztlich nur die Tumoren mit BRCA1-Mutation einen morphologisch auffälligen Phänotyp, der den Kriterien des Karzinoms mit medullären Eigenschaften am nächsten kommt. Es muss aber betont werden, dass die Sensitivität und Spezifität für die Vorhersage selbst eines BRCA1-assoziierten Mammakarzinoms ohne den klinischen Kontext niedrig ist (< 20 %). Bei den anderen genetischen Konstellationen gibt es derzeit keine stichhaltigen morphologischen Merkmale. Entscheidende Hinweise auf ein hereditäres Mammakarzinom sind die klinischen Parameter, speziell die Familienanamnese. Auch zusätzliche immunhistochemische Untersuchungen können einen genetischen Hintergrund nicht sicher erhärten. Hinweise auf eine BRCA1-Hintergrund können sein:

1. makroskopisch relativ gut umschriebener Tumor
2. hoher Malignitätsgrad, meist G3, aber auch G2
3. fehlende oder minimale Tubulusbildung
4. hohe Mitoserate
5. ausgedehnte Nekrosen
6. begleitendes lymphozytäres Infiltrat

Weitere immunhistochemische Kriterien können sein:

7. Negativität für Östrogenrezeptor, Progesteronrezeptor und HER2 (sog. triple-negatives Karzinom)
8. EGFR-Positivität
9. Positivität für basale Zytokeratine (CK 5/6, CK 14)
10. p53-Positivität

Damit gehören diese Tumoren morphologisch und immunhistochemisch zum sog. „basalen Phänotyp", allerdings ist hier ebenfalls hervorzuheben, dass dessen genetische Typisierung in der Literatur uneinheitlich definiert ist, sowohl was die Daten der cDNA-Expressionsprofile angeht, als auch die Daten der immunhistochemischen Surrogatmarker, die auch nie unabhängig oder prospektiv evaluiert wurden. Eine EU-Expertengruppe von Pathologen hat sich deshalb dagegen ausgesprochen, den Begriff des „basalen Phänotyps" im klinischen Kontext zu verwenden [48, 108]. Noch weniger als bei BRCA1 ist für BRCA2 und BRCA3 die morphologische Definition eines charakteristischen BRCA2- oder -3-Phänotyps möglich. Die BRCA2-assoziierten Karzinome entsprechen dem Spektrum der Karzinome von invasiv duktalen Typ (NOS). Die Vorhersage einer genetischen Konstellation bei Vorliegen von In-situ-Karzinomen ist morphologisch basiert gänzlich unmöglich [49–52].

Bezüglich der klinischen Kriterien einer Indexperson siehe S3-Leitlinie 2008 [109].

ner" duktaler Typ (= duktal NOS/nicht weiter spezifiziert) liegt vor, wenn der duktale Anteil > 50 % beträgt, d. h., in diesen Fällen würde der tubuläre bzw. spezialisierte Anteil nicht genannt werden [3, 35]. Die Systematik ist in Tabelle 4 wiedergegeben.

Das invasive Karzinom „no specific type (NST)", ehemals *invasiv duktales Karzinom* ist mit 40–75 % der häufigste histopathologische Tumortyp unter den Mammakarzinomen. In der Häufigkeit folgen das invasive lobuläre Karzinom mit seinen Subtypen (5–15 %), das medulläre (1–7 %), das tubuläre (1–2 %), das muzinöse (1–2 %) und das papilläre Karzinom (1–2 %). Die weiteren Karzinomtypen treten in einer Häufigkeit von unter 1 % auf.

Das *invasive lobuläre Karzinom* ist häufig mit einer LN assoziiert, speziell LCIS vom pleomorphen Typ [3].

Es werden je nach Wachstumsmuster und Zytologie Subtypen unterschieden: klassisch, alveolär, solide, siegelringzellig, pleomorph (und histiozytoid sowie apokrin). Meist liegt ein gemischter Typ klassisch und alveolär vor. Für die Subtypen wurden unterschiedliche Prognosen beobachtet [46, 47, 48, 49]. Charakteristisch für die lobulären Karzinome ist der Funktionsverlust des E-Cadherins durch eine Mutation im CDH1-Gen [50]. In ca. 90 % ist dieser immunhistochemisch durch einen Expressionsverlust (Negativität) nachweisbar. In den anderen Fällen liegen wahrscheinlich CHD1-Funktionsverluste vor, die auf anderen Mechanismen beruhen. In diesen Fällen bleiben derzeit nur morphologische Kriterien für die Typisierung, ein kleiner Teil bleibt indifferent [3]. Liegen zusätzlich eine LN sowie Multifokalität vor, sind dies weitere Kriterien, die die Diagnose stützen können [107].

Ein *reines muzinöses Karzinom* muss nach der WHO-Klassifikation mehr als 90 % muzinös differenziert sein, alle anderen sind als Mischtypen zu klassifizieren. Es gibt zellreiche und zellarme Varianten. Die Patientinnen haben einen etwas höheren Altersdurchschnitt im Vergleich zu invasiven duktalen Karzinomen.

In der aktuellen WHO-Klassifikation von 2012 wurde die Gruppe der „Karzinome mit medullären Eigenschaften" eingeführt und beinhaltet das medulläre Karzinom, das atypische medulläre Karzinom und das invasive Karzinom NST mit medullären Eigenschaften. Die Diagnose eines *Karzinoms mit me-*

Tabelle 4. WHO-Klassifikation der invasiven Mammakarzinome [3].

Invasives Karzinom, no special type (NST)
– pleomorphes Karzinom
– Karzinom mit osteoklastenartigen Riesenzellen
– Karzinom mit chorionkarzinomartigen Merkmalen
– Karzinom mit melanotischen Merkmalen
Invasives lobuläres Karzinom
Tubuläres Karzinom
Kribriformes Karzinom
Muzinöses Karzinom
Karzinom mit medullären Eigenschaften
Karzinom mit apokriner Differenzierung
Karzinom mit Siegelringzelldifferenzierung
Invasives mikropapilläres Karzinom
Metaplastisches Karzinom
– hoch differenziertes adenosquamöses Karzinom
– fibromatoseartiges metaplastisches Karzinom
– Plattenepithelkarzinom
– Spindelzellkarzinom
– metaplastisches Karzinom mit mesenchymaler Differenzierung
– gemischtes metaplastisches Karzinom
– myoepitheliales Karzinom
Karzinom mit neuroendokrinen Eigenschaften
– neuroendokriner Tumor, gut differenziert
– neuroendokrines Karzinom, schlecht differenziert (kleinzelliges Karzinom)
– Karzinom mit neuroendokriner Differenzierung
Sekretorisches Karzinom
Invasives papilläres Karzinom
Azinuszellkarzinom
Mukoepidermoides Karzinom
Polymorphes Karzinom
Onkozytäres Karzinom
Lipidreiches Karzinom
Glykogenreiches Klarzellkarzinom
Sebazeöses Karzinom

dullären Eigenschaften erfordert nach der WHO-Klassifikation, dass der gesamte Tumor folgende 5 Kriterien teilweise oder komplett erfüllt:

1. expansive Tumorgrenzen (pushing borders) in der gesamten Zirkumferenz (niedrige Objektiv-vergrößerung!)
2. über 75 % „synzytiale/plexiforme" Tumorzellverbände mit relativ großen pleomorphen Tumorzellen
3. mittlere bis hohe Kernpleomorphie
4. keine glandulären oder tubulären Strukturen
5. diffuses lymphoplasmazelluläres Infiltrat, mäßig bis stark ausgeprägt

Das klassische medulläre Karzinom ist sehr selten (< 1 %) und erfüllt alle 5 der o. g. Kriterien, die beiden anderen nur teilweise. Da diese diagnostischen Kriterien häufig schwierig anzuwenden sind und zu einer schlechten Interobserver-Reproduzierbarkeit führen, empfiehlt die WHO-Klassifikation (2012) sie alle in die Gruppe der Karzinome mit medullären Eigenschaften zusammenzufassen. Tumoren dieser Gruppe sind häufig negativ für Östrogen und Progesteron sowie für HER2.

Der große Teil der BRCA1-mutierten Karzinome gehört in diese Gruppe, hingegen zeigen nur circa 13 % der Karzinome mit medullären Eigenschaften eine BRCA1-Mutation [51, 52, 53].

Früher wurde das medulläre Karzinom als ein Karzinom mit besserer Prognose angesehen, die jedoch schlechte Reproduzierbarkeit der Diagnose spiegelt sich in dem häufigeren Gebrauch des Karzinoms mit medullären Eigenschaften wider und der Behandlung gleich der dreifach-negativen Karzinome NST.

Tubuläre Karzinome machen nach alten Statistiken weniger als 2 % der Mammakarzinome aus, sie werden in Mammografiescreening-Populationen aber häufiger gefunden, da ihr Anteil unter den Tumoren < 1 cm höher ist (ca. 8 %).

Das *invasive kribriforme Karzinom* weist ein Wachstumsmuster auf, das dem des intraduktalen kribriformen Karzinoms ähnelt. Es hat ebenfalls eine exzellente Prognose. Eine tubuläre Komponente von 10–50 % ist bei einem klassischen invasiven kribriformen Karzinom zulässig, vorausgesetzt, das kribriforme Muster herrscht vor. Fälle mit einer andersartigen Komponente sollten als gemischte Typen bezeichnet und entsprechend spezifiziert werden.

Histologische Graduierung (Grading) invasiver Karzinome

Alle invasiven Mammakarzinome müssen graduiert [3] werden. Die korrekte Graduierung ist bezüglich der prognostischen Aussage wichtiger als die Typisierung. Die Graduierung korreliert signifikant mit Lymphknotenstatus, Rezidivrate, Mortalitätsrate und Rezeptorstatus. Die histopathologische Graduierung erfolgt nach *Elston* und *Ellis* in der modifizierten Graduierung von *Bloom* und *Richardson* [43, 53]. Voraussetzung für eine exakte Graduierung ist eine gute Fixierung des Tumors, deshalb sollte die Bestimmung grundsätzlich an primär fixiertem und in Paraffin eingebettetem Tumorgewebe erfolgen. Grundlage der Beurteilung sind histologische und zytologische Kriterien, die semiquantitativ beurteilt werden: Tubulusbildung, Kernpleomorphie und Mitoserate (vgl. Tabelle 5). Für eine korrekte Quantifizierung der Mitoserate ist der individuelle Gesichtsfelddurchmesser jedes Mikroskops zu berücksichtigen (vgl. Tabelle 6) (der Gesichtsfelddurchmesser errechnet sich aus der Sehfeldzahl (nicht der Vergrößerung!) des Okulars, dividiert durch die Objektivvergrößerung, dieser Quotient entspricht dem Gesichtsfelddurchmesser in mm). Mitosen werden in 10 High Power Fields (HPF = 400-fache Mikroskopvergrößerung) in tumorzellreichen Arealen mit der höchsten mitotischen Aktivität des Tumors bestimmt. Nur eindeutige Mitosefiguren werden gezählt. Eine Graduierung ist grundsätzlich bei guter Formalinfixierung auch an Stanzbiopsien möglich und stimmt mit der am Operationspräparat in ca. 70 % überein. Diskrepanzen beruhen am ehesten auf einer möglichen Tumorheterogenität [54].

Anmerkung: Als Plausibilitätskontrolle zur Überprüfung der eigenen Graduierung ist es hilfreich zu bedenken, dass in Populationen mit symptomatischen Mammakarzinomen das Verhältnis von Tumoren der Grade 1, 2 und 3 bei etwa 2 : 3 : 5 liegt. In Screeningpopulationen ist die Rate von Grad-1-Tumoren wesentlich höher und von Grad-3-Tumoren deutlich niedriger [35]. Eine vorzügliche Zusammenfassung mit histologischen Referenzbildern zur nukleären Graduierung findet sich auf der Homepage des NHSBSP (http://www.cancerscreening.nhs.uk/breast-screen/publications/nhsbsp58-poster.pdf).

Tabelle 5. Kriterien des Gradings für das Mammakarzinom nach *Elston* und *Ellis* [55].

Merkmale	Kriterien		Scorewerte
Tubulusausbildung	> 75 %		1
	10–75 %		2
	< 10		3
Kernpolymorphie	gering		1
	mittelgradig		2
	stark		3
Mitoserate[a]	0–5/10 HPF		1
	6–11/10 HPF		2
	≥ 12/10 HPF		3
Summenscore:			3–9
Summenscore	Malignitätsgrad	G-Gruppe	Definition
3, 4, 5	gering	G1	gut differenziert
6, 7	mäßig	G2	mäßig differenziert
8, 9	hoch	G3	schlecht differenziert

[a] HPF = High Power Field; Berücksichtigung der individuellen Gesichtsfeldgröße für die Zuordnung der Scorewerte entsprechend *Elston* und *Ellis* [55]. Die hier angegebenen Kriterien gelten für einen Gesichtsfelddurchmesser von 0,45 mm entsprechend einem einfachen Lichtmikroskop mit Sehfeldzahl 18 ohne Großfeldtubus.

Tabelle 6. Zuordnung der Punktwerte für die Mitosezahl in Abhängigkeit von der Gesichtsfeldgröße des verwendeten Mikroskops [55].

	Mikroskop		
	Nikon Labophot	Leitz Ortholux	Leitz Diaplan
Objektiv	40	25	40
Gesichtsfelddurchmesser (mm)	0,44	0,59	0,63
Fläche des Gesichtsfeldes (mm²)	0,152	0,274	0,312
Mitosezahl[a]			
1 Punkt	0–5	0–9	0–11
2 Punkte	6–10	10–19	12–22
3 Punkte	≥ 11	≥ 20	≥ 23

[a] in 10 Gesichtsfeldern der Tumorperipherie

Intraduktale Tumorkomponente

Besteht bei einem invasiven Mammakarzinom zusätzlich eine DCIS-Komponente und reicht diese mindestens 1 mm über seine Grenzen hinaus, muss dies im Befundbericht angegeben werden [4]. Histopathologisch erfolgt diese Angabe in Prozentwerten, gemessen im Vergleich zur maximalen Fläche der invasiven Komponente. Ein DCIS-Anteil von über 25 % wird als extensive intraduktale Komponente (EIC) bezeichnet. Liegt ein DCIS-Anteil im Verhältnis 4 : 1 zur invasiven Komponente (< 20 %) vor, spricht man von prädominanter intraduktaler Komponente (PID), in diesen Fällen liegt meist ein multifokales invasives duktales Karzinom vor. Eine EIC wird häufiger bei jüngeren Patientinnen beobachtet und ist ein Risikofaktor für ein Lokalrezidiv, ist also ein therapieentscheidender Parameter [55].

Residualtumor(R)-Klassifikation und Sicherheitsabstände

Die pTNM-Klassifikation muss leitliniengemäß durch die Residualtumor(R)-Klassifikation [56] ergänzt werden. Der Pathologe definiert damit den Bezug des Tumors zu den definitiven Resektionsrändern des Präparates. Bei einem positiven Resektionsrand wird unterschieden, ob ein makroskopischer (R2) oder mikroskopischer Befall (R1) vorliegt. R0 bedeutet, dass weder makroskopisch noch mikroskopisch Tumoranteile am Resektionsrand nachweisbar sind.

Bei invasiven und intraduktalen Karzinomen (DCIS) wird bei tumorfreien Resektionsrändern (R0) der makroskopisch gemessene Abstand zu den Resektionsrändern am histologischen Präparat mikroskopisch überprüft. Eine mikroskopische Untersuchung muss dabei mindestens orientierend vorgenommen werden, abhängig von Tumortyp und Befundkonstellation. Beim DCIS ist bei brusterhaltendem Vorgehen meist eine komplette Einbettung des Präparates notwendig.

Der Sicherheitsabstand zu den Resektionsrändern (ventral, dorsal, medial, lateral, kranial, kaudal), speziell zum nächstgelegenen Resektionsrand, ist in metrischen Maßen anzugeben. Dies bezieht sich bei invasiven Karzinomen normalerweise auf die infiltrierende Komponente. Dabei dürfte der Sicherheitsabstand zum Resektionsrand (RR) von entscheidender Bedeutung für das Rezidivrisiko nach brusterhaltender Therapie sein [57]. Es sollten daher die Sicherheitsabstände zu den orientierbaren Resektionsrändern immer getrennt für die invasive Komponente und die DCIS-Komponente angegeben werden.

Die Diskussion um die Sicherheitsabstände ist nach wie vor nicht abgeschlossen [62, 116]. Gemäß der „S3-Leitlinie zur Diagnostik, Therapie und Nachsorge des Mammakarzinoms" ist die komplette Exstirpation des Tumors mit einem histologisch tumorfreien Resektionsrand (R0) die Basis der Therapie aller nicht fortgeschrittenen Mammakarzinome. Der mikroskopisch gemessene Sicherheitsabstand zwischen Tumor und Resektionsrand sollte 1 mm oder mehr für das invasive Karzinom bzw. dessen intraduktale Tumorkomponente [58] und 2 mm oder mehr für das reine intraduktale Karzinom (DCIS) betragen [59]. Beim invasiven Karzinom kann das Vorliegen einer intraduktalen Komponente, insbesondere wenn diese mehr als 25 % der Gesamtfläche einnimmt (EIC, extensive intraduktale Komponente), das Lokalrezidivrisiko steigern [59]. Unbestritten ist in jedem Fall, dass ein befallener Resektionsrand inakzeptabel ist [61, 116].

Bei lobulären Neoplasien (LN) ist die Berücksichtigung des Resektionsrandes nach WHO-Klassifikation [3] nur für das pleomorphe LCIS relevant (vgl. dazu oben), für das klassische LCIS mit komedoartigen Nekrosen ist dies nach wie vor unklar und sollte interdisziplinär diskutiert werden.

Peritumorale Lymphgefäßinvasion

Der Nachweis einer Lymphgefäßinvasion (L1) ist ein prognostisch signifikanter Parameter für das Risiko eines lokalen Tumorrezidivs. Darüber hinaus ist sie auch ein ungünstiger Prognosemarker nodalnegativer Mammakarzinome [62]. Allerdings ist die Diagnostik der Lymphgefäßinvasion rein morphologisch nicht nur schlecht reproduzierbar, sondern auch nicht trainierbar [63, 110]. Es wird empfohlen, eine Lymphgefäßinvasion morphologisch anzunehmen, wenn nicht mehr als 75 % der Querschnittfläche eines von Endothel ausgekleideten Gefäßes Tumorzellverbände enthalten. Die Immunhistochemie (CD31, CD34, D240/Podoplanin) verbessert die Diagnostik, ist aber derzeit nicht Standard und zudem zeit- und kostenintensiv [110]. Nur das peritumorale Gewebe außerhalb des invasiven Tumors sollte bei der Frage nach einer Lymphgefäßinvasion beurteilt werden, da nur dies ein relevanter histopathologischer Befund ist [64]. Nur eine peritumorale Lymphgefäßinvasion, die mindestens 5 mm über die Invasionsfront des Tumors hinausreicht und in multiplen, ektatischen Lymphgefäßen nachzuweisen ist, sollte als „Lymphangiosis carcinomatosa" bezeichnet werden. In allen übrigen Fällen ist die Bezeichnung „peritumorale Lymphgefäßinvasion" vorzuziehen.

Aus Gründen der Vereinheitlichung der Tumordokumentation ist es sinnvoll, nicht nur das Vorhandensein einer Lymphgefäßinvasion (L1) zu dokumentieren, sondern auch deren fehlender Nachweis (L0).

Die dermale Lymphgefäßinvasion ist häufig mit dem klinischen Bild eines inflammatorischen Karzinoms assoziiert und sollte gesondert dokumentiert werden. Es erfolgt dann eine Klassifikation als pT4d [56].

Besonderheiten bei Stanz- und Vakuumbiopsien

Die Gewebszylinder sind vollständig einzubetten und Schnittstufen histologisch nach Paraffineinbettung zu untersuchen. Eine Schnellschnittdiagnostik an den Gewebszylindern ist ungeeignet (Leitlinien NHSBSP [60, 66, 67]), bei Screeningläsionen kontraindiziert. Insbesondere bei der Untersuchung von stereotaktisch gewonnenem Material nicht palpabler Läsionen empfiehlt sich die Anfertigung von mindestens 4 H&E-Schnittstufen [65].

Es empfiehlt sich aus Gründen der Vereinheitlichung der Befunde grundsätzlich, alle Stanz-/Vakuumbiopsien zusätzlich zur Klartextdiagnose ergänzend entsprechend der sog. B-Klassifikation zu kategorisieren. Dies ist im Rahmen des Mammografiescreenings obligat erforderlich. Dabei erfolgt eine Klassifikation entsprechend der jeweiligen pathologisch-anatomischen Diagnose in eine der 5 Kategorien B1 bis B5. Dieses Beurteilungsschema wurde von der National Coordinating Group for Breast Screening Pathology (NHSBSP) und der E. C. Working Group on breast screening pathology empfohlen. (Ausführliche Erläuterung der Bewertungskriterien im Internet auf der Homepage des NHSBSP: http://www.cancerscreening.nhs.uk/breastscreen/ publications/nhsbsp50.pdf: „Guidelines for nonoperative diagnostic procedures and reporting in breast cancer"; Kurzfassung siehe [66].)

– B1: Nicht verwertbar oder ausschließlich Normalgewebe: Die B1-Kategorie sollte zur Dokumentation der Qualität der übersandten Stanzbiopsien gemäß den Vorgaben des Mammografiescreeningprogramms in B1-a: nicht verwertbar und B1-b: ausschließlich Normalgewebe untergliedert werden. Der ausschließliche Nachweis von Normalgewebe kann ein Hinweis dafür sein, dass die auffällige Läsion nicht repräsentativ erfasst wurde (Ausnahme: Hamartom, Lipom).

– B2: Benigne: U. a. fibrös-zystische Mastopathie, Fibroadenom, sklerosierende Adenose, periduktale Mastitis

– B3: Benigne: aber mit unsicherem biologischem Potenzial: Läsionen, die in der Biopsie eine benigne Histologie zeigen können, die aber heterogen sein können oder bei denen das Risiko für assoziierte maligne Läsionen besteht, dazu zählen u. a. radiäre Narbe, Papillom, lobuläre Neoplasie (ALH, klassisches LCIS), FEA, Phylloides-Tumor. Ebenso zählen zur B3-Kategorie Läsionen,

bei denen die Abgrenzung benigne versus maligne aufgrund quantitativer Kriterien nicht möglich ist (ADH vs. DCIS).

– B4: Malignitätsverdächtig: Gewebeproben, bei denen der dringende Verdacht auf ein Karzinom besteht (DCIS oder invasiv), die aber etwa technisch bedingt (z. B. Quetsch- oder Fixierungsartefakte) nicht eindeutig diagnostisch beurteilt werden können, werden am besten unter B4 klassifiziert. In diesem Sinn sollten auch atypische, offensichtlich neoplastische Zellen, die in Blutkoageln liegen oder dem äußeren Rand der Stanzzylinder angelagert sind, unter B4 klassifiziert werden. Auch Befunde, die technisch bedingt nicht weiter immunhistochemisch differenziert werden können, sollten bei entsprechendem Verdachtsgrad unter B4 klassifiziert werden. Ist eine Unterscheidung zwischen LCIS und DCIS nicht sicher möglich oder liegt nach Immunhistochemie eine Hybridläsion vor, ist die Klassifikation unter B4 möglich.

– B5: Maligne: Eindeutig maligne Läsionen werden in dieser Kategorie aufgeführt, Mammakarzinome oder nichtepitheliale Neoplasien der Mamma (Sarkome, selten maligne Lymphome oder Metastasen). Daneben können auch lobuläre Neoplasien (LCIS) in diese Gruppe klassifiziert werden.

In Stanzbiopsien kann es zur artefiziellen Verlagerung von benignen oder malignen Epithelzellverbänden in das Stroma und/oder die Gefäße kommen. Im Einzelfall kann es schwierig sein, dies von einer echten Stroma- und/oder Gefäßinvasion zu unterscheiden. Trotzdem sollte das Auftreten von Tumorzellkomplexen in peritumoralen Gefäßen in Stanzbiopsien und/oder konsekutiven Exzidaten im Befund aufgeführt werden.

Bearbeitung von Operationspräparaten

Vorbemerkung

Die korrekte pathologisch-anatomische Beurteilung setzt eine sorgfältige und standardisierte Bearbeitung der Operationspräparate voraus. Dabei hängen Umfang und Aufwand von der Art der vorliegenden Läsion ab. Ein palpabler, makroskopisch erkennbarer Tumor erfordert i. d. R. nur die Einbettung eines Tumorquerschnittes einschließlich der Resektionsränder für eine adäquate histopathologische Begutachtung.

Demgegenüber ist der Aufwand bei der Untersuchung einer nicht palpablen Läsion (z. B. nach MR-gestützter Drahtmarkierung) in der Regel viel höher. Dazu gehören auch Mikrokalk-assoziierte Läsionen. Sie erfordern meist die komplette Einbettung eines Segmentexzidates und u. U. die gezielte vollständige Aufarbeitung einzelner Paraffinblöcke nach Präparatradiografie.

Voraussetzungen

Eine exakte, leitliniengerechte Bearbeitung und pathologisch-anatomische Begutachtung ist nur möglich, wenn die Operationspräparate bestimmte Voraussetzungen erfüllen:
– Die Operationspräparate sind vom Operateur eindeutig topografisch zu markieren (z. B. mit verschiedenfarbigen Fäden).
– Das Operationsmaterial ist ohne vorherige Gewebeentnahme an den Pathologen zu übersenden.
– Wird von dem Tumor (oder anderem Gewebe) Material entnommen, sollte dies i. d. R durch den Pathologen erfolgen. Bei der Materialentnahme ist zu berücksichtigen, dass die pathologische Diagnostik und Klassifikationen eines Tumors (pTNM, R-Status etc.) keinesfalls beeinträchtigt werden dürfen.

Schnellschnittuntersuchung

Die intraoperative Schnellschnittuntersuchung an Gefrierschnitten kann eine anschließende ausführliche Untersuchung anhand von Paraffinschnitten nicht ersetzen, da diagnostische Qualität und Aussagefähigkeit des Schnellschnittmaterials gegenüber dem Paraffinmaterial eingeschränkt sind (z. B. Diagnose eines DCIS, Graduierung). Bei Verdacht auf ein DCIS alleine aufgrund mammografischer Befunde ist wegen der notwendigen ausgedehnten Untersuchung an zahlreichen Schnitten eine Schnellschnittuntersuchung i. d. R. nicht angebracht (s. a. Kapitel „Klinik der In-situ-Karzinome"). In diesem Fall sollte auch auf die Entnahme von Gewebe für biochemische Untersuchungen verzichtet werden, um alles Gewebe für die Paraffinschnittuntersuchung etwa auch zum Nachweis mikroinvasiver Herde zur Verfügung zu haben.

Die Indikation zur Schnellschnittuntersuchung ist zurückhaltend und i. d. R. nur bei intraoperativen

Konsequenzen zu stellen. Voraussetzungen für einen Schnellschnitt sind:
– Die Läsion ist palpabel oder markiert.
– Die Läsion ist groß genug (im Allgemeinen > 10 mm).
– Läsionen, die im Mammografiescreening entdeckt wurden, sind grundsätzlich nicht für eine Schnellschnittuntersuchung geeignet [35].

Ziel der Schnellschnittuntersuchung ist die intraoperative Beurteilung der Parameter, die das primäre operative Vorgehen unmittelbar beeinflussen:
– die Dignität der Läsion (benigne oder maligne); wenn möglich Unterscheidung zwischen nichtinvasivem und invasivem Karzinom
– Größe eines Tumors
– Erkennung multipler Tumorherde
– vorläufige, orientierende Beurteilung des Abstandes eines Tumors zum nächstgelegenen Resektionsrand [69]

Tumorexzisionsbiopsien und Segmentexzidate

Im Hinblick auf eine brusterhaltende Therapie sind die im Folgenden aufgeführten Befunde wichtig:

Beurteilung der Resektionsränder

Die topografische Markierung der Oberfläche des Exzidates erfolgt durch geeignete Farbstoffe, bevor das Präparat aufgeschnitten und Material für die histologische Untersuchung entnommen wird (zum Schnellschnitt oder zur Paraffineinbettung). Sowohl am Schnellschnitt als auch an zusätzlich immer angefertigten Paraffinschnitten lässt sich der Resektionsrand darstellen und der Abstand zum Tumor messen (s. o.).

Intraduktaler Tumoranteil

Es hat sich gezeigt, dass Tumoren mit einer extensiven intraduktalen Komponente (EIC) (s. o.) ein erhöhtes Lokalrezidivrisiko nach Tumorexzision und primärer Radiotherapie aufweisen, wobei auch hier die Frage des Abstandes zum Resektionsrand die wesentliche Rolle spielen dürfte (s. o.). Dieser Befund sollte deshalb möglichst bereits bei der intraoperativen Schnellschnittuntersuchung angegeben werden, soweit es der Tumortyp des DCIS und die Qualität des Schnellschnittpräparates erlauben, wobei die Rate falsch negativer Schnellschnittbefunde für DCIS signifikant höher ist als für invasive Karzinome [67].

Multifokalität/Multizentrizität

Der Begriff der Multifokalität bezeichnet das Auftreten getrennter Karzinomherde in einem Quadranten, der Begriff der Multizentrizität das Auftreten getrennter Karzinomherde in verschiedenen Quadranten, wobei nach wie vor keine international einheitliche Definition dieser Begriffe vorliegt. Da eine solche topografische Grenzziehung in der Praxis keinen anatomischen Grenzen folgt, Multifokalität ist definiert als Auftreten getrennter Herde in einem Abstand von weniger als 4 cm, die seltenere Multizentrizität ist als Auftreten getrennter Herde in einem Abstand von mindestens 4 cm definiert. Da besonders häufig bei Karzinomen mit ausgedehnter DCIS-Komponente multiple invasive Herde vorliegen und In-situ-Anteile auch auf andere Segmente (retrograd) ausgedehnt sein können, ist darauf besonders zu achten. Eine Korrelation mit der Bildgebung ist auch hier grundlegend.

Die Unterscheidung zwischen Multifokalität und Multizentrizität ist für die weitere operative Therapieentscheidung wichtig.

Mastektomiepräparate

An Mastektomiepräparaten werden außer dem Haupttumor bzw. ggf. den Exzisionshöhlenrändern alle palpatorisch und/oder makroskopisch malignitätsverdächtigen Areale untersucht sowie die Beziehung zu den Weichgewebsresektionsrändern (die retroareoläre Region wird speziell bei subkutaner Mastektomie untersucht, wegen der Bedeutung für die mögliche Erhaltung des Mamillenkomplexes). Bei Präparaten einer modifiziert radikalen Mastektomie erbringt die histologische Untersuchung makroskopisch und palpatorisch unauffälliger Quadraten oder der Mamille i. d. R. keine therapierelevanten Befunde und ist deshalb, abhängig von den Ressourcen, nicht unbedingt notwendig [70].

Axilläre Lymphknotendissektate

Die Lymphknoten sollten möglichst getrennt nach Level untersucht werden (falls entsprechend klinisch markiert). Alle makroskopisch negativen Lymphknoten sollten vollständig eingebettet werden, es wird empfohlen, Lymphknoten ab einer Größe über 5 mm zu halbieren bzw. zu lamellieren (Scheibendicke 3–5 mm). Bei makroskopisch nicht befallenen Lymphknoten sollten mindestens zwei Schnittstufen angefertigt werden [35], um die genaue Zahl der untersuchten und der tumorbefallenen Lymphknoten zu bestimmen und ggf. auch Mikrometastasen (entsprechend pN1mi) oder isolierte Tumorzellen (pN0(i+)) erfassen zu können.

Sentinel-Lymphknoten-Biopsien (SLNB)

Der Nodalstatus der/des Sentinel-Lymphknoten(s) (SLN) hat einen hohen prädiktiven Wert für den axillären Lymphknotenstatus [71]. Die Anforderungen an die qualitätsgesicherte Durchführung der SLNB wurden von der Deutschen Gesellschaft für Senologie in einer interdisziplinären Konsensusempfehlung formuliert [72]. Dieser Konsensus enthält auch eine Empfehlung zur pathologisch-anatomischen Aufarbeitung der SLN.

Alle makroskopisch negativen SLN müssen vollständig eingebettet werden, SLN von einer Größe über 5 mm werden halbiert bzw. lamelliert (Scheibendicke 3–5 mm). Makroskopisch befallene SLN werden nur repräsentativ untersucht, alle makroskopisch nicht befallenen SLN werden in mindestens 6 Schnittstufen z. B. im Abstand von 500 μm gestuft. Die SLN werden routinemäßig nur mit H&E-Färbung untersucht. Der Einsatz der Immunhistochemie ist optional (i. d. R. im Rahmen von Studien). Molekularpathologische Zusatzuntersuchungen zum Nachweis isolierter Tumorzellen oder von Mikrometastasen sind experimentell, da die prognostische Bedeutung dieser Befunde derzeit offen ist [72, 73].

Derzeit besteht generell noch kein Konsens zur prognostischen Bedeutung und therapeutischen Relevanz von Mikrometastasen und isolierten Tumorzellen in axillären Lymphknoten beim Mammakarzinom [74]. Die Rationale für die Mindestanforderungen dieser Konsensusempfehlung ist der Nachweis der prognostisch relevanten Makrometastasen (> 2 mm), auf deren Basis die pT-Klassifikation beruht. Eine systematische Suche nach Metastasen < 2 mm (Mikrometastasen) sei angesichts des hohen Aufwandes und des nur geringen Vorteils aus Sicht der Autoren nicht zu empfehlen, das Protokoll gewährleiste aber den Nachweis von 70 % der Mikrometastasen (250 μm Größe). Eine signifikante Erhöhung der Sensitivität ergibt sich nur durch erheblichen Mehraufwand mit kompletter Aufarbeitung des SLN [72].

Es besteht eine positive Korrelation zwischen pT- und SLN-Status, wie auch zwischen der Größe der SLN-Metastasen und dem Befall der Restaxilla [73]. Die intraoperative Untersuchung der SLN ist üblich und wird bei entsprechenden logistischen Voraussetzungen heute routinemäßig durchgeführt. Sie erfolgt meist orientierend, z. B. ein H&E-Schnitt pro Lamelle/Lymphknotenhälfte, damit möglichst wenig diagnostisches Gewebe technisch bedingt verloren geht und ggf. für die qualitativ bessere zusätzliche Untersuchung am Paraffinmaterial verbleibt. Auch der höhere Zeitaufwand des Schnellschnittes ist zu berücksichtigen. Die Rate falsch negativer Befunde beträgt etwa 20 % bei nachfolgender Fixierung des Restmaterials und Bearbeitung nach Paraffineinbettung in Schnittstufen (s. o.). Immerhin kann aber auf diese Art der Mehrheit der Patientinnen eine zweizeitige Axilladissektion erspart werden.

Es gibt einige Fallstricke bei der histopathologischen Beurteilung von Lymphknoten, z. B. gibt es Berichte über die passive (manipulative) Verschleppung von Drüsenepithelien der Mamma in Sentinel-Lymphknoten nach Feinnadelpunktion und Stanzbiopsie (in 1,2 % bzw. 3 %) [74].

Die Nomenklatur sollte sich nach den Vorgaben der aktuellen pTNM-Klassifikation der UICC (2009) [43] richten. Sie definiert erstmalig einheitlich die Begriffe Mikrometastasen und isolierte Tumorzellen. Basiert die pN-Klassifikation alleine auf dem Befund eines SLNB, wird dies mit dem Zusatz (sn) gekennzeichnet (pN0(sn)).

Wird ein Sentinel-Lymphknoten vor neoadjuvanter Therapie untersucht, so ist er nach UICC pathologisch als cN zu klassifizieren! Dies wird damit begründet, dass auf diese Weise das Tumorstadium vor Beginn der neoadjuvanten Therapie von dem posttherapeutischen Stadium ypN abgegrenzt werden kann [111].

Beurteilung und pathologisch-anatomische Befunde nach neoadjuvanter Chemotherapie

Die Bestimmung der Ausdehnung und Art eines Tumorrestes nach primärer/neoadjuvanter Therapie ist nur durch die Pathologie definitiv möglich, sie ist Voraussetzung für die weitere Therapieplanung [75, 82, 83, 84, 85].

Die Information über eine vorausgegangene neoadjuvante Chemotherapie ist für die pathologische Untersuchung essenziell. Das Präparat muss vom Operateur wie üblich orientiert und markiert werden. Es sollten unbedingt detaillierte Informationen über die prätherapeutische Tumorausdehnung vorliegen. Ggf. kann präoperativ oder postoperativ eine geeignete Markierung (z. B. Drahtmarkierung) des Tumorlagers erfolgen.

Die Resektionsränder müssen vom Pathologen mit Tusche oder einer anderen zuverlässigen Methode markiert werden. Ein Präparateradiogramm des Resektates kann meist hilfreich sein und sollte wenn möglich vorliegen, um die Ausdehnung des Tumorlagers besser zu bestimmen.

Die Bearbeitung der Operationspräparate erfolgt in Analogie zum Vorgehen bei primärer Operation, wobei die Anzahl der einzubettenden Gewebsproben erfahrungsgemäß den Aufwand erheblich übersteigt, der bei Operationspräparaten ohne vorhergehende Chemotherapie notwendig ist. Die pathologische Beurteilung des Tumorlagers kann insbesondere schwierig sein bei ausgedehnter Fibrose wegen einer Mastopathie oder/und aufgrund einer Regression.

Die makroskopische Beschreibung beinhaltet standardmäßig die Angabe der Größe der/des tumorverdächtigen Areale/s mit Abstand zu allen Absetzungsrändern (ventral, dorsal, medial, lateral, kranial und kaudal). Die Anfertigung von Skizzen zur Orientierung und Rekonstruktion ist hier dringend zu empfehlen! Bei brusterhaltendem Vorgehen sollte, wenn möglich, das gesamte Resektat nach Lamellierung in 3–5 mm dicke Scheiben aufgearbeitet werden. Wenn das Präparat dafür zu groß ist, dann muss mindestens das makroskopisch/palpatorisch und ggf. radiologisch auffällige u. U. markierte Areal eingebettet werden.

Die Bezeichnung der Kapseln muss eine Rekonstruktion der Tumorgröße erlauben und zwar über die Anzahl der Kapseln und die Ausdehnung des Tumors in den entsprechenden Kapseln.

In Fällen, in denen pathologisch-anatomisch eine komplette Tumorregression vorliegt, sollte das Tumorbett (ggf. in der Ausdehnung vor Chemotherapie!) sehr sorgfältig untersucht werden, um jeden noch so kleinen Residualtumor zu erkennen. Gegebenenfalls müssen ergänzende Nacheinbettungen erfolgen.

Charakteristische histopathologische Regressionszeichen und damit auch Zeichen, dass Entnahmen aus dem Tumorlager vorliegen, sind: narbenartiges fibröses Gewebe meist ohne Drüsengewebe, herdförmige Schaumzellen und auch lymphozytäre Infiltrate, Blutungsresiduen (Siderin), Fremdkörpergranulome und auch fibrosierte und obliterierte Gänge mit Mikrokalk bei Regression einer DCIS-Komponente.

Die *Präparation und Isolierung aller Lymphknoten* bzw. palpabler oder sichtbarer Herdbefunde mit üblicher Beschreibung ist erforderlich. Alle Lymphknoten ab 0,5 cm Größe werden komplett eingebettet, in Lamellen von ca. 3–5 mm Dicke. Die Befundung von mindestens 3 Schnittstufen wird gefordert, bei eindeutig positivem Befund weniger, bei Regression ggf. weitere Schnittstufen, um auch hier residuale Tumorinfiltrate nachzuweisen. Außerhalb von Studien erfolgt in der Regel keine immunhistochemische Zusatzuntersuchung auf isolierte Tumorzellen in Lymphknoten. Falls ein Sentinel-Lymphknoten entfernt wurde, erfolgt die Aufarbeitung entsprechend den Leitlinien der Dt. Gesellschaft für Senologie und der Deutschen Krebsgesellschaft (s. o.).

Pathologischer Befund

Der Befundbericht muss dieselben Informationen enthalten wie der Bericht primär operierter Karzinome (siehe Einleitung). Die neoadjuvanten Chemotherapien induzieren im unterschiedlichen Ausmaß eine Tumorregression, die sich im Wesentlichen in 3 unterschiedlichen Mustern manifestieren kann:
– keine Regression
– komplette Regression (bezüglich des invasiven Karzinoms – eine DCIS-Komponente kann u. U. in den alten Tumorgrenzen persistieren)
– partielle Regression, entweder in den alten Tumorgrenzen oder in einem kleineren (geschrumpften) Tumorlage; der Tumor kann dabei nach Chemotherapie sekundär auch in multiplen kleinen Herden vorliegen, ohne dass ein multifokales Wachstum im eigentlichen Sinne besteht, es gilt dann der Gesamtdurchmesser des Tumorlagers als endgültige Tumorgröße für die ypT-Klassifikation; liegt lediglich eine Lymphangiosis carcinomatosa vor und kein solider invasiver Resttumor, dann erfolgt die T-Klassifikation nach UICC als „ypT0, L1"

Unabhängig von der Definition der Tumorregression wurde gezeigt, dass der Nachweis multifokaler mikroskopischer Tumorresiduen mit einer höheren Lokalrezidivrate nach brusterhaltender Therapie einhergeht [76]. Folglich sollte das Vorliegen solcher unregelmäßig verstreuter Tumorresiduen im ursprünglichen Tumorbett dokumentiert werden. Bei der pTNM-Klassifikation ist das Präfix y (ypT) voranzustellen, um deutlich zu machen, dass die Klassifikation nach neoadjuvanter Chemotherapie erfolgte.

Patientinnen mit einer pathologisch-anatomischen Komplettremission (pCR), d. h einer Remission des Primärtumors und auch ggf. vorliegender Lymphknotenmetastasen nach neoadjuvanter Chemotherapie, haben eine signifikant bessere Überlebenschance als solche mit partieller Remission [77–84]. Die Bestimmung von Tumorgröße, Tumormorphologie (Regressionsmuster), Lymphgefäßinvasion und Resektionsstatus ermöglicht die Identifikation von Patientinnen mit einem erhöhten Risiko für ein lokoregionäres Rezidiv [82, 86].

Die Tumorregression sollte entsprechend einer etablierten pathologischen Klassifikation erfolgen, z. B. nach *Sinn* et al. [80] (vgl. Tabelle 7). Nach der UICC-Klassifikation liegt eine komplette Remission (pCR) nur vor, wenn Primärtumor und Lymphknoten tumorfrei bezüglich eines invasiven Karzinoms sind.

Zusatzuntersuchungen

Hormonrezeptorbestimmung und humaner epidermaler Wachstumsfaktorrezeptor 2 (HER2)

Die Bestimmung des Hormonrezeptorstatus und des HER2-Status erfolgt i. d. R. am Paraffinmaterial, vorzugsweise bereits am Stanzmaterial. Die Immunhistochemie und FISH/CISH/SISH sind methodisch gleichermaßen abhängig von der Qualität des Paraffinmaterials. Voraussetzung für eine qualitativ und quantitativ zuverlässige Bestimmung ist an erster Stelle die optimale Fixierung, die sofort nach Entnahme erfolgen sollte (OP-Präparate/Biopsie). Standardfixans ist Formaldehyd (Formalin) als 3,5%ige, bei pH 7 gepufferte, wässrige Lösung. Schnellschnittmaterial ist grundsätzlich weniger gut geeignet. Als optimale Fixierungszeit werden 12–24 Stunden [87, 88] bzw. 6–72 Stunden [112] empfohlen. Vorgefertigte Paraffinschnitte sollten nicht länger als 6 Wochen bis zur Untersuchung gelagert werden [87].

Die Zuverlässigkeit der angewandten Verfahren muss sichergestellt sein. Daher werden die Verwendung standardisierter Testkits nach Angaben der Hersteller empfohlen (s. u.), ebenso standardisierte Protokolle, interne Kontrollen, und Testvalidierungen sowie regelmäßige Teilnahmen an externen Qualitätssicherungsmaßnahmen (z. B. im Rahmen der Qualitätssicherungsinitiative in der Pathologie (QuIP) der Deutschen Gesellschaft für Pathologie und des Bundesverbandes Deutscher Pathologen). Eine ständige interne Qualitätskontrolle, z. B. auch in Form von Plausibilitätskontrollen (z. B. Rate positiver und negativer HER2-Fälle) ist eine einfache Routinekontrolle, die auch vom technischen Personal durchgeführt werden kann. Die Zertifizierung oder Akkreditierung eines Labors ist sicher ein Schritt zu einer Qualitätskontrolle [87–91].

Ergebnisse im Grenzwertbereich sollten am Operationsresektat überprüft werden [90, 92].

Jeder diagnostische Fall muss von einem spezialisierten Facharzt gesehen und überprüft werden.

Hormonrezeptorbestimmung

Bei allen invasiven Mammakarzinomen und i. d. R. auch bei den DCIS (vgl. Abschnitt DCIS) ist im Rahmen der Primärdiagnostik die Bestimmung des Östrogenrezeptors (-alpha) (ER) und Progesteronrezeptors (PR) obligat durchzuführen. Dieser Hormonrezeptorstatus ist prädiktiv für das Ansprechen auf eine adjuvante endokrine Therapie, auch im Vergleich zu früher üblichen Extraktionsassays [94].

Als Ergebnis der immunhistologischen Untersuchung wird obligatorisch der Prozentsatz der positiven Tumorzellkerne getrennt für den Östrogen- und den Progesteronrezeptor angegeben [95].

Gemäß ASCO/CAP-Guidelines 2010 [112] und St. Gallen-Konsens 2011 wird zwischen dem hormonsensitiven und nicht hormonsensitiven Mammakarzinom unterschieden [96, 97]. Als Schwellenwert der rezeptorpositiven (hormonsensitiven) Tumoren wird mittlerweile die Anfärbung von mindestens 1(!) % der Zellkerne festgelegt. Rezeptornegative Tumoren (< 1 % Kernanfärbung) werden als endokrin nicht ansprechbar angesehen [93]. Neben der Angabe des Prozentwertes kann optional der bisher übliche sog. immunreaktive Score (IRS) angegeben werden (nach Allred oder Remmele-Score [98]). Dieser Score ist das Produkt aus Färbeintensität (Score 0–3) und Prozentsatz positiver Zellen (Score 0–4), ergibt also Scorewerte zwischen 0 und 12 (vgl. Tabelle 8). Bei der Färbeintensität ist der vorherrschende Intensitätsgrad maßgebend.

Bestimmung des HER2-Status

Eine Bestimmung des HER2-Status ist Routinestandard beim neu diagnostizierten Mammakarzinom. Der HER2-Status ist ein prädiktiver Parameter für

Tabelle 7. Regressionsgrad nach *Sinn* et al. [80].

Regressionsgrad 0	kein Effekt
Regressionsgrad 1	vermehrte Tumorsklerose mit herdförmiger resorptiver Entzündung und/oder deutliche zytopathische Effekte
Regressionsgrad 2	weitgehende Tumorsklerose mit nur fokal noch nachzuweisendem, evtl. auch multifokalem, minimal invasivem Resttumor (≤ 0,5 cm), häufig ausgedehnte intraduktale Tumorausbreitung
Regressionsgrad 3	kein invasiver Resttumor
Regressionsgrad 4	kein Resttumor

das Ansprechen auf Trastuzumab (Herceptin®). Der HER2-Status wird immunhistochemisch (IHC) und mit Fluoreszenz-In-situ-Hybridisierung (FISH), Chromogen-In-situ-Hybridisierung (CISH) oder Silber-In-situ-Hybridisierung (SISH) am Paraffinmaterial bestimmt.

Immunhistochemie

Das semiquantitative Bewertungssystem, der sog. DAKO-Score wurde an die Leitlinien der American Society of Clinical Oncology (ASCO), des National Comprehensive Cancer Networks (NCCN) und des College of American Pathologists (CAP) angepasst [88] und wird aktuell für die quantitative Beurteilung der HER2-Immunhistochemie empfohlen (siehe Tabelle 9). Abweichend von den bisher gebräuchlichen Kriterien des sog. „DAKO-Score" gilt jetzt ein strengeres Beurteilungskriterium für den positiven Status: Score 3+ bei > 30 % intensiver, uniformer, vollständiger Membranreaktion (siehe Tabelle 8).

Fluoreszenz-In-situ-Hybridisierung, Chromogen-In-situ-Hybridisierung und Silber-In-situ-Hybridisierung

Zum Nachweis der Genamplifikation sind neben der FISH auch die CISH und SISH zugelassen. Auch hier wurden die bisher bestehenden Kriterien an die Leitlinien der American Society of Clinical Oncology (ASCO), des National Comprehensive Cancer Networks (NCCN) und des College of American Pathologists (CAP) angepasst [88, 93]: Derzeit wird der Test mit (F)ISH als positiv gewertet, wenn das Verhältnis der HER2-Gensignale zu den Chromosom17- Signalen (CEP17) ≥ 2,2 ist. Ein (F)ISH-Test nur mit einer HER2-Locussonde (ohne CEP17-Kon-

Tabelle 8. Immunreaktiver Score (IRS) nach *Remmele* und *Stegner* [98].

Prozentsatz positiver Tumorzellkerne		× Färbeintensität		= IRS
Keine positiven Kerne	0 Punkte	keine Farbreaktion	0 Punkte	0–12 Punkte
< 10 % positive Kerne	1 Punkt	schwache Färbereaktion	1 Punkt	
10–50 % positive Kerne	2 Punkte	mäßige Färbereaktion	2 Punkte	
51–80 % positive Kerne	3 Punkte	starke Färbereaktion	3 Punkte	
> 80 % positive Kerne	4 Punkte			

Tabelle 9. Bewertung HER2-Immunhistochemie, FISH und CISH.

Immunhisto-chemie Score	Reaktionsmuster	Bewertung
0+	keine Färbereaktion oder ≤ 10 % der invasiven Tumorzellen mit Markierung der Zellmembran	negativ
1+	> 10 % der invasiven Tumorzellen mit schwacher inkompletter Markierung der Zellmembran	negativ
2+	> 10 % der invasiven Tumorzellen mit zirkulärer Markierung der Zellmembran; Färbeintensität gering bis mittelgradig oder starke zirkuläre Markierung der Zellmembran in < 30 %	schwach positiv (geringe HER2-Überexpression)
3+	> 30 % der invasiven Tumorzellen mit zirkulärer Markierung der Zellmembran; Färbeintensität stark	stark positiv (starke HER2-Überexpression)
FISH/CISH-Analyse Amplifikation		
Positiv	HER2/CEP17-Quotient > 2,2 oder mehr als 6 Gensignale pro Tumorzellkern	
Zweifelhaft	HER2/CEP17-Quotient 1,8–2,2 oder 4–6 Gensignale pro Tumorzellkern	
Negativ	HER2/CEP17-Quotient < 1,8 oder < 4 Gensignale pro Tumorzellkern	

trolle) zeigt dann eine Amplifikation an, wenn > 6 Kopien des HER2-Gens pro Tumorzelle vorliegen. Bei Quotienten zwischen 1,8 und 2,2 oder bei 4–6 Kopien des HER2-Gens pro Tumorzelle ist der Amplifikationsstatus im Grenzbereich (Borderlinekategorie). In diesen Fällen wird eine Auszählung weiterer Tumorzellen, eine Wiederholung der Untersuchung, eine Ergänzung des CEP17 oder, falls noch nicht erfolgt, eine Durchführung der Immunhistochemie empfohlen. Somit lassen sich eventuell Fälle mit Polysomien von Amplifikationen abgrenzen. Eine Polysomie wird in etwa 8 % aller Patientinnen vorgefunden, ist aber derzeit keine Indikation für die Therapie mit Trastuzumab. Bleibt der Amplifikationsstatus auch nach Wiederholung und/oder Ergänzungsuntersuchungen unklar, sind diese Tumoren bei einem Quotienten ≥ 2 als amplifiziert zu klassifizieren (aktueller Testalgorithmus siehe Abbildung 1). Nach einem aktuellen Votum deutscher Experten zur St.-Gallen-Konferenz Juni 2011 sollte als Schwellenwert 2 beibehalten werden. Der Anteil dieser Patientinnen liegt nur bei ca. 3 %, sie zeigen in der Immunhistochemie i. d. R. einen Score 2+ [99–103].

Bis zu 15 % der getesteten Mammakarzinome entsprechen immunhistochemisch dem Score 2+ und sind damit nicht sicher einzuordnen, aber nur in etwa 24 % dieser Fälle ist eine Genamplifikation nachzuweisen [90].

Die Übereinstimmung zwischen dem HER2-Status von Primärtumor und Metastasen ist hoch (80–100 %) (Übersicht bei [90]). Es gibt jedoch inzwischen mehrere Untersuchungen, die über eine Konversion des HER2-Status bei primär nicht amplifizierten Tumoren in Metastasen berichten, sodass eine Nachtestung von Metastasengewebe im Einzelfall zu diskutieren ist, wenn sich daraus unmittelbar therapeutische Konsequenzen ergeben [101]). Umgekehrt wird beschrieben, dass Metastasen, die sich unter Herceptin® entwickelten, einen Verlust der HER2-Überexpression und -Amplifikation zeigen können. Die Ursache und Konsequenz dieses Phänomens ist derzeit unklar [102].

Kommerzielle Test-Kits versus In-Haus-Tests

Die verfügbaren Tests sind in der EU und teilweise auch den USA als In-vitro-Diagnostika zugelassen. Sie müssen exakt nach den Angaben der Hersteller

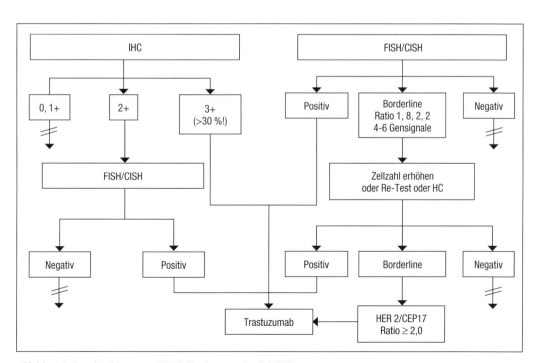

Abbildung 1. Testalgorithmus zur HER2-Bestimmung (nach [105]).

verwendet werden. Eine Standardisierung und Qualitätskontrolle der Tests muss dabei gewährleistet sein. Die Auswertung richtet sich nach den jeweiligen Kriterien der entsprechenden Methode und kann sich u. U. über die Zeit ändern [90]. Auch kommerzielle Testsysteme sind keine Gewähr für ein korrektes Testergebnis. In-Haus-Tests, also Tests, die in einzelnen Labors etabliert werden und individuell aus kommerziellen Einzelkomponenten zusammengestellt werden, haben den Nachteil, dass hier noch größere Sorgfalt auf die Durchführung zu verwenden ist, da sie nicht vorgegeben ist und die Methoden – und damit auch die Fallstricke – sehr vielfältig sind. Grundsätzlich sollten immer externe und wenn möglich interne Kontrollen als methodische Endkontrolle zur Verfügung stehen, z. B. in Form von Tissue Micro Arrays. Besonders bei In-Haus-Tests ist eine externe Kontrolle für jeden individuellen Testfall (d. h. auf jedem Objektträger) zu empfehlen, da sie im Gegensatz zu Chargenkontrollen eine bessere individuelle Kontrolle und gleichzeitig auch eine Referenz etwa zur Quantifizierung bietet. Auch fertige Test-Kits und Laborautomaten sind nicht fehlerfrei. Automaten können z. B. durch die Einzelinkubation der Testfälle, durch die individuelle Beschickung der Objektträger mit Reagenzien im Einzelfall variable Ergebnisse liefern. Deshalb müssen auch automatisierte Systeme streng kontrolliert werden.

Invasionsfaktoren uPA/PAI-1

Ein niedriger uPA/PAI-1-Wert (urokinase-type plasminogen activator (uPA) and plasminogenactivator inhibitor type 1) spricht für ein niedriges Rezidivrisiko. Bei Patientinnen mit einem nodalnegativen G2-Karzinom und daraus resultierendem unklaren Rezidivrisiko kann die Bestimmung des uPA/PAI-1-Wertes hilfreich sein und abhängig vom Wert (niedrig oder hoch) eine adjuvante Chemotherapie ersparen oder indizieren und somit eventuell Kosten sparen [118, 119, 120, 121]).

Der Invasionsfaktor uPA/PAI-1 lässt sich nur am Frischmaterial oder am tiefgefrorenen Tumormaterial mithilfe des ELISA bestimmen. Immunhistochemische Analysen ergeben keine verlässlichen Werte.

Molekulare Typisierung invasiver Mammakarzinome
(siehe auch Kapitel „Hereditäre Mammakarzinome")

Anhand von Gensignaturen bzw. Expressionsprofilen wurden 4 verschiedene Karzinomsubtypen definiert, welche sich in ihrem klinischen Verlauf und Therapieansprechen unterscheiden [108, 109]: Basal-like (BRCA und sporadisch), HER2+, Luminal A und Luminal B. In der Folge wurden als Surrogatmarker dieser Expressionsprofile immunhistochemische Signaturen beschrieben, die diese analog unterscheiden sollen. Diese genetische Typisierung ist in der Literatur uneinheitlich definiert, was die Schwellenwerte bezüglich der Definition hinsichtlich der Positivität und Negativität immunhistochemischer Marker betrifft. Die Daten der immunhistochemischen Surrogatmarker wurden nie unabhängig und prospektiv evaluiert:

– Triple-negativer, Basal-like (BRCA bzw. sporadischer) Typ: ER/PR−, Proliferationsrate (Ki-67) 50–60 %, HER2−/EGFR+, BRCA1/2+ bzw. − , p53/cMYC+
– HER+-Typ: ER/PR−/+, HER2+
– Luminal-A-Typ: ER+/PR+, Proliferationsrate (Ki-67) < 14 %, HER2− (als Prototyp des Luminal-A-Typs kann damit das invasiv lobuläre Karzinom angesehen werden)
– Luminal-B-Typ: ER+/PR− Proliferationsrate (Ki-67) > 14 %, HER2−/+

Es sei darauf hingewiesen, dass unter den diskriminierenden Parametern auch die Proliferationsrate (Ki-67) nicht endgültig und prospektiv evaluiert ist. Alternativ wird ein Schwellenwert von 10 % diskutiert, um niedrig proliferierende von hoch proliferierenden Karzinomen zu unterscheiden.

Zusammenfassend lässt sich feststellen, dass die Therapieempfehlungen im aktuellen St. Gallen-Konsensus dieser Klassifikation folgen [117], hingegen die aktuellen S3-Leitlinien weder die klinische Anwendung des Ki-67 noch die immunhistochemische Subklassifikation empfehlen.

Molekulargenetische Typisierung
mittels Oncotype DX® oder MammaPrint®

Die Untersuchungen dieses RT-PCR basierten Multigen-Assay erfolgen an RNA-Extrakten aus formalinfixiertem Paraffingewebe (FPET) [113]. Dieser nicht neue Ansatz unterstreicht die Bedeutung der optimalen und standardisierten Fixierung für zukünftige Therapiestudien. Die Untersuchung verschiedener Genexpressionen soll zu einer besseren prognostischen Risikoabschätzung führen und damit ggf. das therapeutische Vorgehen beeinflussen und das Ergebnis verbessern.

Auswahl und Gewichtung der untersuchten Gene für die Ermittlung des „Recurrence-Score" überraschen indes wenig, es sind allen voran die Proliferationsmarker (Ki-67), HER2-Status und Steroidrezeptoren (ER/PR). Entsprechend korreliert der „Recurrence-Score" des Oncotype DX® auch gut mit einem analogen Score, basierend auf den immunhistochemischen Parametern [114]. Für den Oncotype DX® kann formalinfixiertes Paraffinmaterial verwendet werden, der MammaPrint® hingegen lässt sich nur an Frischmaterial durchführen.

Prospektiv randomisierte Studien in USA und Europa überprüfen zurzeit die Aussagekraft dieser beiden kommerziellen Tests, die Ergebnisse werden für 2015 erwartet. Trotzdem wird heute schon der Oncotype DX® sowohl im St.-Gallen-Konsensus, als auch in den aktuellen ASCO- und NCCN-Leitlinien bei nodalnegativen, östrogenpositiven Karzinomen zur besseren Prognoseabschätzung und daraus resultierenden Therapieplanung empfohlen.

In den aktuellen S3-Leitlinien wird aufgrund fehlender bzw. mangelhafter Evidenzüberprüfungen explizit darauf hingewiesen, dass keine Empfehlung zur Therapieentscheidung auf dem Boden von Genexpressionsanalysen ausgesprochen wird.

Archivierung

Eine Aufbewahrungspflicht von Tumorparaffinblöcken über mindestens 15 Jahre wird in den Leitlinien für die Zertifizierung von Brustzentren durch die Deutsche Krebsgesellschaft und die Deutsche Gesellschaft für Senologie zwingend gefordert. Grundsätzlich ist dringend empfohlen, tumorhaltige Gewebeblöcke zu archivieren und für eventuelle spätere Untersuchungen aufzubewahren, auch wenn derzeit keine gesetzliche Aufbewahrungspflicht für Gewebeblöcke besteht.

pTNM-Klassifikation

Die pTNM-Klassifikation der Karzinome erfolgt am Operationspräparat anhand der pathologisch-anatomischen bzw. histopathologischen Befunde. Die definitive pathologische Klassifikation des Primärtumors (pT) setzt die Untersuchung eines exzidierten Tumors voraus, der makroskopisch im Gesunden entfernt wurde (R0 oder R1). Bei mikroskopischem Befall eines oder mehrerer Resektionsränder ist eine pT-Klassifikation zulässig [56]. Die pTNM-Klassifikation des Mammakarzinoms ist in Tabelle 10 zusammengefasst.

Die pTNM-Klassifikation eines Karzinoms nach neoadjuvanter Chemotherapie wird mit dem Präfix y(p) gekennzeichnet. Tumorrezidive werden mit dem Präfix r(p) bezeichnet.

pT-Klassifikation

Mikroinvasion: Die Mikroinvasion (pT1mic) ist auch nach der aktuellen UICC-Klassifikation [58] definiert als Invasion ≤ 1 mm, unabhängig von der Zahl der invasiven Herde. Die Größe der Herde wird nicht addiert, die Anzahl der Herde wird in Klammern angegeben (z. B. pT1mic(3)). Die Graduierung eines mikroinvasiven Karzinoms ist kritisch zu sehen, da sie nicht nach den erforderlichen Kriterien möglich ist. Es wird deshalb von manchen Autoren empfohlen, darauf zu verzichten [111].

Multiple invasive Karzinome: Ein Mindestabstand wird nicht gefordert, um multiple Tumoren zu diagnostizieren, ein makroskopischer Abstand unter 5 mm entspricht aber häufig einer asymmetrischen, z. B. länglichen Tumorform und erfordert die histologische und ggf. bildgebende Korrelation. Die pT1–4-Stadien basieren auf der Tumorgröße der invasiven Komponente des Mammakarzinoms, auch wenn eine größere In-situ-Komponente vorliegt. Bei multiplen simultanen Tumoren in einer Brust wird der Tumor mit der höchsten pT-Kategorie klassifiziert und die Multiplizität oder Zahl der Tumoren in Parenthese aufgeführt, d. h. z. B. „pT2(m) oder pT2(5)". Simultane bilaterale Karzinome werden separat klassifiziert. Wenn ein neuer Primärtumor innerhalb von 2 Monaten diagnostiziert wird, wird dieses neue Karzinom als synchron aufgefasst (Kriterien des SEER-Programms, National Cancer Institute, USA [115]).

Tumorinfiltration von Haut und Brustwand: Ein pT4a-Stadium liegt erst vor, wenn eine Infiltration der Rippen oder Interkostalmuskulatur vorliegt, dies gilt nicht für die Infiltration der Pektoralismuskula-

Tabelle 10. pTNM-Klassifikation des Mammakarzinoms (7. Auflage 2009 [56]).

pT – Primärtumor

pTX	Primärtumor kann nicht beurteilt werden
pT0	kein Anhalt für Primärtumor
TiS	Carcinoma in situ
pTiS (DCIS)	duktales Carcinoma in situ
pTis (LCIS)	lobuläres Carcinoma in situ
pTiS (Paget)	Paget-Erkrankung der Brustwarze ohne nachweisbaren Tumor

Anmerkung:
Die Paget-Erkrankung, kombiniert mit einem nachweisbaren Tumor, wird entsprechend der Größe des Tumors klassifiziert.

pT1	Tumor 2 cm oder weniger in größter Ausdehnung
pT1mic	Mikroinvasion von 0,1 cm oder weniger in größter Ausdehnung
pT1a	mehr als 0,1 cm, aber nicht mehr als 0,5 cm in größter Ausdehnung
pT1b	mehr als 0,5 cm, aber nicht mehr als 1 cm in größter Ausdehnung
pT1c	mehr als 1 cm, aber nicht mehr als 2 cm in größter Ausdehnung
pT2	Tumor mehr als 2 cm, aber nicht mehr als 5 cm in größter Ausdehnung
pT3	Tumor mehr als 5 cm in größter Ausdehnung
pT4	Tumor jeder Größe mit direkter Ausdehnung auf Brustwand oder Haut

Anmerkung:
Die Brustwand schließt die Rippen, die interkostalen Muskeln und den vorderen Serratusmuskel ein, nicht aber die Pektoralis-Muskulatur.

pT4a	mit Ausdehnung auf die Brustwand
pT4b	mit Ödem (einschließlich Apfelsinenhaut), Ulzeration der Brusthaut oder Satellitenmetastasen der Haut derselben Brust
pT4c	Kriterien 4a und 4b gemeinsam
pT4d	entzündliches (inflammatorisches) Karzinom

pN – Regionäre Lymphknoten

pNX	regionäre Lymphknoten können nicht beurteilt werden (zur Untersuchung nicht entnommen oder früher entfernt)
pN0	keine regionalen Lymphknotenmetastasen[a]
pN1mic	Mikrometastase (größer als 0,2 mm, aber nicht größer als 2 mm in max. Ausdehnung)
pN1	Metastase(n) in 1–3 ipsilateralen axillären Lymphknoten und/oder ipsilaterale Lymphknoten entlang der A. mammaria interna mit mikroskopischer(en) Metastase(n), die bei der Sentinel-Lymphknoten-Dissektion entdeckt wurden, aber nicht klinisch erkennbar[b] waren
pN1a	Metastase(n) in 1–3 ipsilateralen axillären Lymphknoten, zumindest eine größer als 2 mm in max. Ausdehnung
pN1b	Lymphknoten entlang der A. mammaria interna mit mikroskopischer(en) Metastase(n), die bei der Sentinel-Lymphknoten-Dissektion entdeckt wurden, aber nicht klinisch erkennbar waren
pN1c	Metastasen in 1–3 ipsilateralen axillären Lymphknoten und ipsilaterale Lymphknoten entlang der A. mammaria interna mit mikroskopischer(en) Metastase(n), die bei der Sentinel-Lymphknoten-Dissektion entdeckt wurden, aber nicht klinisch erkennbar waren

pN2	Metastase(n) in 4–9 ipsilateralen axillären Lymphknoten oder in klinisch erkennbaren[c] ipsilateralen Lymphknoten entlang der A. mammaria interna ohne axilläre Lymphknotenmetastasen
pN2a	Metastasen in 4–9 ipsilateralen axillären Lymphknoten, zumindest eine größer als 2 mm in max. Ausdehnung
pN2b	Metastase(n) in klinisch erkennbaren ipsilateralen Lymphknoten entlang der A. mammaria interna ohne axilläre Lymphknotenmetastasen
pN3	Metastasen in mindestens 10 ipsilateralen axillären Lymphknoten; oder in ipsilateralen infraklavikulären Lymphknoten; oder in klinisch erkennbaren Lymphknoten entlang der A. mammaria interna mit mindestens einer axillären Lymphknotenmetastase; oder mehr als 3 axilläre Lymphknotenmetastasen mit klinisch nicht erkennbarer(en), mikroskopisch nachweisbarer(en) Metastase(n) in Lymphknoten entlang der A. mammaria interna; oder Metastase(n) in ipsilateralen supraklavikulären Lymphknoten
pN3a	Metastase(n) in mindestens 10 ipsilateralen axillären Lymphknoten (zumindest eine größer als 2 mm in max. Ausdehnung) oder in ipsilateralen infraklavikulären Lymphknoten
pN3b	Metastase(n) in klinisch erkennbarem(en) Lymphknoten entlang der A. mammaria interna bei Vorliegen von mindestens einer axillären Lymphknotenmetastase; oder Metastasen in mehr als 3 axillären Lymphknoten und in Lymphknoten entlang der A. mammaria interna, nachgewiesen durch Sentinel-Lymphknoten-Dissektion, aber nicht klinisch erkennbar
pN3c	Metastase(n) in ipsilateralen supraklavikulären Lymphknoten

Anmerkungen:

[a] Fälle, bei denen nur isolierte Tumorzellen in regionalen Lymphknoten nachgewiesen werden, werden als pN0 (i+) klassifiziert. Isolierte Tumorzellen sind definiert als einzelne Tumorzellen oder kleine Ansammlungen von Zellen, die in ihrer größten Ausdehnung 0,2 mm nicht überschreiten und gewöhnlich mittels Immunhistochemie oder molekularen Methoden entdeckt werden. Manchmal können sie mittels H&E-Färbung verifiziert werden. Isolierte Tumorzellen zeigen typischerweise keine Hinweise auf eine metastatische Aktivität, d. h. Proliferation oder Stromareaktion.

[b] Nicht klinisch erkennbar = nicht entdeckt im Rahmen der klinischen Untersuchung oder mit bildgebenden Untersuchungsverfahren (ausgenommen Lymphszintigrafie).

[c] Klinisch erkennbar = entdeckt im Rahmen der klinischen Untersuchung oder mit bildgebenden Untersuchungsverfahren (ausgenommen Lymphszintigrafie) oder makroskopisch vom Pathologen erkannt.

pM – Fernmetastasen

pMX	Vorliegen von Fernmetastasen kann nicht beurteilt werden
pM0	keine Fernmetastasen
pM1	Fernmetastasen

tur! Die pT4b-Kategorie gilt nur in Zusammenhang mit dem klinischen Befund Ödem der Brust(haut) oder Ulzeration oder Satellitenknoten, sie gilt nicht für die isolierte Infiltration der Dermis.

Inflammatorisches Karzinom: Nach UICC wird es als Stadium pT4d als klinisch-pathologisches Krankheitsbild gesehen und erfordert das Vorliegen von Erythem und Ödem und i. d. R. kutane Lymphgefäßinvasion. Zu unterscheiden ist es, soweit möglich, von dem lokal fortgeschrittenen Mammakarzinom mit Ödem ohne Inflammation. In Abgrenzung zum Stadium pT4b wird beim inflammatorischen Karzinom eine Ausdehnung auf mindestens ein Drittel der Brusthaut definiert.

Der alleinige histologische Nachweis einer Infiltration von Haut oder Mamille ohne makroskopischen Nachweis eines Ödems, einer Ulzeration oder von Satellitenknoten der Haut reicht nicht für die Klassifikation pT4 aus! Da zum Zeitpunkt der pathologischen Untersuchung am Mastektomiepräparat ein Ödem der Haut eventuell nicht zu erkennen ist, sollte die Klassifikation unter Berücksichtigung entsprechender Information von klinischer Seite erfolgen.

pN-Klassifikation

Eine pathologische Klassifikation der regionären Lymphknoten (pN) erfordert mindestens die Entfernung und Untersuchung der unteren axillären Lymphknoten (Level I). Es sollten mindestens 6 Lymphknoten entfernt werden, eine pN-Klassifikation ist aber unabhängig von der Zahl entfernter Lymphknoten immer möglich (Sentinel-Lymphknoten!). Wurden 2 Level untersucht, beträgt die Mindestanzahl 10 Lymphknoten. Die Untersuchung von Sentinel-Lymphknoten wird durch das Suffix „(sn)" bezeichnet: „pN 0(0/2)(sn)" (nur SLN wurde untersucht), oder pN1a (1/15), pN(sn) (1/2) (SLN und Axilla wurden untersucht, nur 1 SLN enthielt eine Makrometastase). Die Untersuchung von Lymphknoten mittels Immunhistochemie ist optional, molekularpathologische Methoden sind experimentell und nur im Rahmen von Studien vorzunehmen. Die Bedeutung des Nachweises von isolierten Tumorzellen oder Tumorzell-RNA/DNA ist derzeit nicht gesichert. Gemäß den Vorgaben der UICC [56] sind isolierte Tumorzellen oder kleine Tumorzellcluster (< 0,2 mm), die morphologisch (H&E-Färbung) oder auch mittels Immunhistochemie nachgewiesen wurden, als pN0(i+) zu klassifizieren.

Wie bereits in der vorausgehenden 6. Auflage der UICC-Klassifikation werden auch in der aktuellen Klassifikation ipsilaterale supraklavikuläre Lymphknoten noch als regionäre Lymphknoten (pN1-Station) definiert. Zervikale Lymphknoten gelten, wie bereits in der vorhergehenden Auflage, als Fernmetastasen (M1), ebenso kontralaterale Lymphknotenmetastasen an der Arteria mammaria interna und jede andere Lymphknotenmetastase. Es sind nach UICC-Klassifikation üblicherweise 6 oder mehr Lymphknoten zu untersuchen, die pN-Klassifikation erfolgt unabhängig von ihrer Anzahl.

Mikrometastasen (pN1mi): Mikrometastasen sind definiert als Tumorzellverbände größer 0,2 mm und maximal 2 mm. Die Stromadesmoplasie ist kein Unterscheidungskriterium, lediglich die Tumorgröße im Lymphknoten, auch wenn sie im Randsinus liegen. Multiple Mikrometastasen in einem Lymphknoten werden nicht addiert.

Isolierte Tumorzellen pNo(i+): Isolierte Tumorzellen sind Einzelzellen oder Cluster unter 0,2 mm. Liegt eine ausgedehnte Infiltration von solchen Einzelzellen vor (z. B. lobuläres Karzinom), so wird nach UICC-Klassifikation eine Höchstzahl von 200 Tumorzellen in einer Schnittebene definiert bis zu der die Klassifikation als pN0(i+) erfolgt. Eine über 200 Zellen hinausgehende Anzahl von Tumorzellen wird als Mikrometastasen definiert (pN1mi).

pM-Klassifikation

Die pM-Kategorie erfordert die histopathologische Bestätigung einer Fernmetastase. Das Skelett ist in Abhängigkeit von Tumorstadium und Rezeptorstatus das am häufigsten befallene Organsystem, wobei bis zu 20 % der Patientinnen mit Mammakarzinom Knochenmetastasen entwickeln.

Eine Untersuchung von Knochenmarkaspiraten erfolgt in manchen Zentren im Rahmen von Studien zur Suche nach disseminierten Karzinomzellen. Die bisher vorliegenden Daten über Patientinnen mit sog. Mikrometastasen bzw. Nachweis isolierter Tumorzellen im Knochenmark geben keinen ausreichenden Hinweis auf eine schlechtere Prognose, um damit eine andere Therapieempfehlung begründen zu können [99]. Der Nachweis von Zytokeratin-positiven Zellen im Knochenmarkaspirat stellt per se keine Metastasierung dar (pM0(i+)).

Resektionsstatus

Die R-Klassifikation ist nach den Leitlinien möglichst immer anzugeben. Unabhängig davon sollten die Sicherheitsabstände in metrischen Angaben zu allen bezeichneten Absetzungsrändern angegeben werden (ventral, dorsal, kranial, kaudal, medial, lateral) (siehe ausführliche Darstellung unter Abschnitt „Residualtumor(R-)Klassifikation und Sicherheitsabstände").

Bei Nachweis eines DCIS oder LCIS wird dies nach UICC-Klassifikation als R1 (DCIS) bzw. R1 (LCIS) kodiert, um es von dem R1-Status des invasiven Karzinoms zu unterscheiden. Eine Lymphgefäßinvasion am zirkulären Resektatrand, z. B. auch der Haut, qualifiziert ebenfalls als R1.

Literatur

1   Azzopardi JG (1979) The histogenesis of ‚early' carcinoma. In: Azzopardi JG (ed) Problems in breast pathology. WB Saunders, London, pp 92–112

2 Wheeler JE, Enterline HT (1976) Lobular carcinoma of the breast in situ and infiltrating. Pathol Annu 11: 161–188

3 WHO (2003) World Health Organization Classification of Tumours. Pathology and Genetics of Tumours of the Breast and Female Genital Organs. In: Tavassoli FA, Devilee P (eds). IARC Press, Lyon, pp 9–112

4 European Communities; Perry N, Broeders M, de Wolf C et al (eds) (2006) European guidelines for quality assurance in breast cancer screening and diagnosis. Fourth Edition. Luxembourg

5 Tavassoli FA, Eusebi V (eds) (2009) Tumors of the mammary gland. AFIP Atlas of tumor pathology, series 4, 2009 ,American registry of pathology

6 Haagensen CD, Lane N, Lattes R et al (1978) Lobular neoplasia (so called lobular carcinoma in situ) of the breast. Cancer 42: 737–769

7 Newman W (1966) Lobular carcinoma of the female breast. Report of 73 cases. Ann Surg 164: 305–314

8 Rosen PP, Senie R, Schottenfeld D et al (1979) Non-invasive breast carcinoma: frequency of unsuspected invasion and implications for treatment. Ann Surg 189: 377–382

9 Andersen JA (1974) Lobular carcinoma in situ. A long-term follow-up in 52 cases. Acta Pathol Microbiol Scand [A] 82: 519–533

10 Bodian CA, Perzin KH, Lattes R (1996) Lobular neoplasia. Long term risk of breast cancer and relation to other factors. Cancer 78: 1024–1034

11 Mc Laren B, Schuyler P, Sanders M (2006) Excellent survival, cancer type, and Nottingham grade after lobular hyperplasia on initial breast biopsy. Cancer 107: 1227–1233

12 Amendoeira I (2006b) Quality assurance guidelines for pathology: Open biopsy and resection specimens. In: Perry NM (ed) European guidelines for quality assurance in breast cancer screening and diagnosis. Office for Official Publications of the European Communities, pp 256–311

13 Bratthauer GL, Tavassoli FA (2002a) Lobular intraepithelial neoplasia: previously unexplored aspects assessed in 775 cases and their clinical implications. Virchows Arch 440: 134–138

14 Amendoeira I (2006a) Quality assurance guidelines for pathology: Cytological and histological non-operative procedures. In: Perry NM (ed) European guidelines for quality assurance in breast cancer screening and diagnosis. Office for Official Publications of the European Communities, pp 221–256

15 Wellings SR, Jensen HM, Marcum RG (1975) An atlas of subgross pathology of the human breast with special reference to possible precancerous lesions. J Natl Cancer Inst 55: 231–273

16 Otterbach F, Bankfalvi A, Bergner S et al (2000) Cytokeratin 5/6 immunohistochemistry assists the differential diagnosis of atypical proliferations of the breast. Histopathology 37: 232–240

17 Nährig J (2008) Practical problems in breast screening. Columnar cell lesions including flat epithelial atypia and lobular neoplasia. Pathologe 29 (suppl 2): 172–177

18 Leibl S, Regitnig P, Moinfar F (2007) Flat epithelial atypia (DIN 1a, atypical columnar change): an under-diagnosed entity very frequently coexisting with lobular neoplasia. Histopathology 50: 859–865

19 Rosen PP (2009) Rosen's breast pathology, 3rd edition. Lippincott-Raven, Philadelphia

20 Schnitt SJ (2003) The diagnosis and management of pre-invasive breast disease: Flat epithelial atypia – classification, pathologic features and clinical significance. Breast Cancer Res 5: 263–268

21 Reis-Filho JS, Lakhani SR (2003) The diagnosis and management of pre-invasive breast disease: genetic alterations in pre-invasive lesions. Breast Cancer Res 5: 313–319

22 Pinder SE, Reis-Filho JS (2006) Non operative breast pathology: columnar cell lesions. J Clin Pathol 60: 1307–1312

23 Simpson PT, Gale T, Reis-Filho JS et al (2005) Columnar cell lesions of the breast: the missing link in breast cancer progression? A morphological and molecular analysis. Am J Surg Pathol 29: 734–746

24 Moinfar F (2007) Low-grade ductal intraepithelial neoplasia (WHO: DIN1b, Atypical Ductal Hyperplasia). In: Moinfar F (ed) Essentials of diagnostic breast pathology. Springer, Berlin Heidelberg New York Tokyo, pp 74–76

25 Liberman L, Cohen MA, Dershaw DD et al (1995) Atypical ductal hyperplasia diagnosed at stereotaxic core biopsy of breast lesions: an indication for surgical biopsy. AJR Am J Roentgenol 164: 1111–1113

26 Page DL, Dupont WD, Rogers LW et al (1985) A typical hyperplastic lesions of the female breast. A long-term follow-up study. Cancer 55: 2698–2708

27 Tavassoli FA, Norris HJ (1990) A Comparison of the results of long-term follow-up for a typical intraductal hyperplasia and intraductal hyperplasia of the breast. Cancer 65: 518–529

28 Collins LC, Tamimi RM, Baer HJ et al (2005) Outcome of patients with ductal carcinoma in situ untreated after diagnostic biopsy: results from the Nurses' Health Study. Cancer 103: 1778–1784

29 Goldstein NF, Kestin L, Vicini F (2000) Intraductal carcinoma of the breast: pathologic features associated with local recurrence in patients treated with breast-conserving therapy. Am J Surg Pathol 24: 1058–1067

30 Bratthauer GL, Moinfar F, Stamatakos MD et al (2002) Combined E-cadherin and high molecular weight cytokeratin immunoprofile differentiates lobular, ductal, and hybrid mammary intraepithelial neoplasias. Hum Pathol 33: 620–627

31 Lagios MD (1995) Heterogeneity of duct carcinoma in situ (DCIS): relationship of grade and subtype analysis to local recurrence and risk of invasive transformation. Cancer Lett 90: 97–102

32 Boyages J, Delaney G, Taylor R (1999) Predictors of local recurrence after treatment of ductal carcinoma in situ: a meta-analysis. Cancer 85: 616–628

33 Fisher ER, Dignam J, Tan-Chiu E et al (1999) Pathologic findings from the National Surgical Adjuvant Breast Project (NSABP) eight-year update of Protocol B-17: intraductal carcinoma. Cancer 86: 429–438

34 Silverstein MJ, Lagios MD, Groshen S et al (1999) The influence of margin width on local control of ductal carcinoma in situ of the breast (see comments). N Engl J Med 340: 1455–1461

35 Silverstein MJ, Poller DN, Waisman JR et al (1995) Prognostic classification of breast ductal carcinoma-in-situ. Lancet 345: 1154–1157

36 Badve S, A'Hern RP, Ward AM (1998) Prediction of local recurrence of ductal carcinoma in situ of the breast using five histological classifications: a comparative study with long follow-up. Hum Pathol 29: 915–923

37 Perry N, Broeders M, de Wolf C (eds) (2006) European guidelines for quality assurance in breast cancer screening and diagnosis. Fourth Edition (2006). Office for Official Publications of the European Communities, Brussels

38 National Coordinating Group for Breast Screening Pathology (1995) Pathology Reporting in Breast Screening. Breast Screening Publications, Sheffield, U.K.

39 The Consensus Conference Committee (1997) Consensus Conference on the classification of ductal carcinoma in situ. Cancer 80: 1798–1802

40 Lagios MD (1990) Duct carcinoma in situ. Pathology and treatment. Surg Clin North Am 70: 853–871

41 Faverly DR, Burgers L, Bult P et al (1994) Three dimensional imaging of mammary ductal carcinoma in situ: clinical implications. Semin Diagn Pathol 11: 193–198

42 Allred DC, Bryant J, Land S et al (2002) Estrogen receptor expression as a predictive marker of the effectiveness of tamoxifen in the treatment of DCIS: Findings from NSABP protocol B-24. Breast Cancer Res Treat 76 (suppl 1): S36

43 Silverstein MJ, Lagios MD, Craig PH et al (1996) A prognostic index for ductal carcinoma in situ of the breast. Cancer 77: 2267–2274

44 Silverstein MJ (2003) The University of Southern California/Van Nuys prognostic index for ductal carcinoma in situ of the breast. Am J Surg 186: 337–343

45 Ellis IO, Galea M, Broughton N et al (1992) Pathological prognostic factors in breast cancer. II. Histological type. Relationship with survival in a large study with long-term follow-up. Histopathology 20: 479–489

46 Rosen PP, Groshen S, Kinne DW et al (1993) Factors influencing prognosis in node-negative breast carcinoma: analysis of 767 T1N0M0/T2N0M0 patients with long-term follow-up. J Clin Oncol 11: 2090–2100

47 Fisher ER, Anderson S, Redmond C et al (1993) Pathologic findings from the National Surgical Adjuvant Breast Project protocol B-06. 10-year pathologic and clinical prognostic discriminants. Cancer 71: 2507–2514

48 DiCostanzo D, Rosen PP, Gareen I et al (1990) Prognosis in infiltrating lobular carcinoma. An analysis of "classical" and variant tumors. Am J Surg Pathol 14: 12–23

49 Dixon JM, Anderson TJ, Page DL et al (1982) Infiltrating lobular carcinoma of the breast. Histopathology 6: 149–161

50 Sørlie T, Perou CM, Tibshirani R et al (2001) Gene expression patterns of breast carcinomas distinguish tumor subclasses with clinical implications. Proc Natl Acad Sci U S A. 98: 10869–10874

51 Palacios J, Robles-Frias MJ, Castilla MA et al (2008) The molecular pathology of hereditary breast cancer. Pathobiology 75: 85–94

52 Honrado E, Benitez J, Palacios J (2006a) Histopathology of BRCA1- and BRCA2-associated breast cancer. Oncol Hematol 59: 27–39

53 Honrado E, Osorio A, Palacios J et al (2006b) Pathology and gene expression of hereditary breast tumors associated with BRCA1, BRCA 2 and CHEK2 gene mutations. Oncogene 25: 5837–5845

54 Lakhani SR, Reis-Filho JS, Fulford L et al (2005) Prediction of BRCA 1 status in patients with breast cancer using estrogen receptor and basal phenotype. Clin Cancer Res 11: 5175–5181

55 Elston CW, Ellis IO (1991) Pathological prognostic factors in breast cancer. I. The value of histological grade in breast cancer: experience from a large study with long-term follow-up. Histopathology 19: 403–410

56 Harris GC, Denley HE; Pinder SE et al (2003) Correlation of histologic prognostic factors in core biopsies and therapeutic excisions of invasive breast carcinoma. Am J Surg Pathol 27: 11–15

57 Schnitt SJ, Connolly JL, Khettry U et al (1987) Pathologic findings on re-excision of the primary site in breast cancer patients considered for treatment by primary radiation therapy. Cancer 59: 675–681

58 UICC (2009) TNM classification of malignant tumours. Wiley-Blackwell, Inc., New York

59 Connolly JL, Boyages J, Nixon AJ et al (1998) Predictors of breast recurrence after conservative surgery and radiation therapy for invasive breast cancer. Mod Pathol 11: 134–139

60 Guidelines for Non-Operative Diagnostic Procedures and Reporting in Breast Cancer Screening (2001) NHS Cancer Screening Programmes, NHSBP Publication No. 50., Sheffield 2001

61 Schnitt SJ, Abner A, Gelman R et al (1994) The relationship between microscopic margins of resection and the risk of local recurrence in patients with breast cancer treated with breast-conserving surgery and radiation therapy. Cancer 74: 1746–1751

62 Dunne C, Burke JP, Morrow M, Kell MR (2009) Effect of margin status on local recurrence after breast conservation and radiation therapy for ductal carcinoma in situ. J Clin Oncol 27: 1615–1620

63 Dillon et al (2006) Ann Surg Oncol 13: 333–339, Übersicht bei Singletary (2002) Am J Surg 184: 383–393)

64 Lee A, Pinder S, Macmillan R et al (2006) Prognostic value of lymphovascular invasion in women with lymph node negative invasive breast carcinoma. Eur J Cancer 42: 357–362

65 Ellis IO, Coleman D, Wells C et al (2006) Impact of a national external quality assessment scheme for breast pathology in the UK. J Clin Pathol 59: 138–145

66 Rosen PP (2009) Rosen's breast pathology, third edition. Lippincott-Williams & Wilkins, Philadelphia

67 Heywang-Kobrunner SH, Schreer I, Decker T et al (2003) Interdisciplinary consensus on the use and technique of vacuum-assisted stereotactic breast biopsy. Eur J Radiol 47: 232–236

68 Ellis IO, Humphreys S, Michell M et al; UK National Coordinating Commmittee for Breast Screening Pathology; European Commission Working Group on Breast Screening Pathology (2004) Best Practice No 179. Guidelines for breast needle core biopsy handling and reporting in breast screening assessment. J Clin Pathol 57: 897–902

69 Cabioglu N, Hunt KK, Sahin AA et al (2007) Role for Intraoperative margin assessment in patients undergoing breast conserving surgery. Ann Surg Oncol 14: 1458–1471

70 Sikand K, Lee AHS, Pinder SE et al (2005) Sections of the nipple and quadrants in mastectomy specimens for carcinoma are of limited value. J. Clin Pathol 58: 543–545

71 Sandrucci S, Casalegno PS, Percivale P et al (1999) Sentinel lymph node mapping and biopsy for breast cancer: a review of the literature relative to 4791 procedures. Tumori 85: 425–434

72 Kuehn T, Bembenek A, Büchels H et al (2004) Wächterlymphknotenbiopsie beim Mammakarzinom: interdisziplinärer Konsensus der Deutschen Gesellschaft für Senologie für eine qualitätsgesicherte Anwendung in der klinischen Routine. Nuklearmedizin 43: 4–9 oder http://www.senologie.org/download/pdf/konsensuspapier_sentinel.pdf

73 Schwartz GF, Giuliano AE, Veronesi U (2002) Proceedings of the consensus conference on the role of sentinel lymph node biopsy in carcinoma of the breast, April 19–22, 2001, Philadelphia, Pennsylvania. Cancer 94: 2542–2551

74 Rovera F, Frattini F, Chiappa C et al (2010) The role of micrometastatic disease in sentinel lymph node in breast cancer. Breast J 16 (suppl 1): S26–28

75 Farshid G, Pradhan M, Kollias J et al (2000) Computer simulations of lymph node metastasis for optimizing the pathologic examination of sentinel lymph nodes in patients with breast carcinoma. Cancer 89: 2527–2537

76 Schwartz GF, Hortobagyi GN, Masood S et al; Consensus Conference Committee (2004) Proceedings of the consensus conference on neoadjuvant chemotherapy in carcinoma of the breast, April 26–28, 2003, Philadelphia. Hum Pathol 35: 781–784

77 Viale G, Zurrida S, Maiorano E et al (2005) Predicting the status of axillary sentinel lymph nodes in 4351 patients with invasive breast carcinoma treated in a single institution. Cancer 103: 492–500

78 Moore KH, Thaler HT, Tan LK et al (2004) Immunohistochemically detected tumor cells in the sentinel lymph nodes of patients with breast carcinoma: biologic metastasis or procedural artifact? Cancer 100: 929–934

79 Chen AM, Meric-Bernstam F, Hunt KK et al (2004) Breast conservation after neoadjuvant chemotherapy: the MD Anderson cancer center experience. J Clin Oncol 22: 2303–2312

80 Sinn HP, Schmid H, Junkermann H et al (1994) Histologic regression of breast cancer after primary (neoadjuvant) chemotherapy. Geburtsh Frauenheilk 54: 552–558

81 Wolmark N, Wang J, Mamounas E et al (2001) Preoperative chemotherapy in patients with operable breast cancer: nine-year results from National Surgical Adjuvant Breast and Bowel Project B-18. J Natl Cancer Inst Monogr 30: 96–102

82 van der Hage JA, van de Velde CJ, Julien JP et al (2001) Preoperative chemotherapy in primary operable breast cancer: results from the European Organization for Research and Treatment of Cancer trial 10902. J Clin Oncol 19: 4224–4237

83 Kuerer HM, Newman LA, Smith TL et al (1999) Clinical course of breast cancer patients with complete pathologic primary tumor and axillary lymph node response to doxorubicin-based neoadjuvant chemotherapy. J Clin Oncol 17: 460–469

84 Fisher B, Bryant J, Wolmark N et al (1998) Effect of preoperative chemotherapy on the outcome of women with operable breast cancer. J Clin Oncol 16: 2672–2685

85 Chevallier B, Roche H, Olivier JP et al (1993) Inflammatory breast cancer. Pilot study of intensive induction chemotherapy (FEC-HD) results in a high histologic response rate. Am J Clin Oncol 16: 223–228

86 Ogston KN, Miller ID, Payne S et al (2003) A new histological grading system to assess response of breast cancers to primary chemotherapy: prognostic significance and survival. Breast 12: 320–327

87 Werner M, Chott A, Fabiano A et al (2000) Effect of formalin tissue fixation and processing on immunohistochemistry. Am J Surg Pathol 24: 1016–1019

88 Wolff AC, Hammond MEH, Schwartz JN et al (2007) American Society of Clinical Oncology/College of American Pathologists Guideline Recommendations for Human Epidermal Growth Factor Receptor 2 Testing in Breast Cancer. J Clin Oncol 25: 118–145

89 van de Vijver MJ, Rueschoff J, Penault-Llorca F et al (2003) Chromogenic in-situ hybridisation (CISH)

compared with FISH and IHC for detection of HER2 gene amplification: an international validation ring study. Breast Cancer Res Treat 82 (suppl 1)

90 Rüdiger T, Höfler H, Kreipe HH et al (2003) Interlaboratory trial 2000 "Immunohistochemistry" of the German Society for Pathology and the Professional Association of German Pathologists. Pathologe 24: 70–78

91 von Wasielewski R, Mengel M, Wiese B et al (2002) Tissue array technology for testing interlaboratory and interobserver reproducibility of immunohistochemical estrogen receptor analysis in a large multicenter trial. Am J Clin Pathol 118: 675–682

92 Striebel JM, Bhargava R, Hosbinski C et al (2008) The equirocally amplified HER2 FISH result on breast core biopsy; indications for further sampling do affect patient management. Am J Clin Pathol 129: 383–390

93 Goldhirsch A, Glick JH, Gelber RD et al (2005) Meeting highlights: international expert consensus on the primary therapy of early breast cancer 2005. Ann Oncol 16: 1569–1583

94 Regan MM, Viale G, Mastropasqua MG et al (2006) Re-evaluating adjuvant breast cancer trials: assessing hormone receptor status by immunohistochemical versus extraction assays. J Natl Cancer Inst 98: 1571–1581

95 Goldhirsch A, Wood WC, Gelber RD et al (2003) Meeting highlights: updated international expert consensus on the primary therapy of early breast cancer. J Clin Oncol 21: 3357–3365

96 Goldhirsch A, Wood WC, Gelber RD et al (2007) 10th St. Gallen conference. Progress and promise: highlights of the international expert consensus on the primary therapy of early breast cancer 2007. Ann Oncol 18: 1133–1144

97 Harvey JM, Clark GM, Osborne CK et al (1999) Estrogen receptor status by immunohistochemistry is superior to the ligand-binding assay for predicting response to adjuvant endocrine therapy in breast cancer. J Clin Oncol 17: 1474–1481

98 Remmele W, Stegner HE (1987) Recommendation for uniform definition of an immunoreactive score (IRS) for immunohistochemical estrogen receptor detection (ER-ICA) in breast cancer tissue. Pathologe 8: 138–140

99 Hofmann M, Gaiser T, Kneitz H et al (2004) HER2-Status asessment by chromogenic in situ-hybridization (CISH) demonstrates high sensitivity for predicting response to Herceptin. San Antonio Breast Cancer Conference. 4-12-2004 (abstr 1037)

100 Bilous M, Morey A, Armes J et al (2006) Chromogenic in situ hybridisation testing for HER2 gene amplification in breast cancer produces highly reproducible results concordant with fluorescence in situ hybridisation and immunohistochemistry. Pathology 38: 120–124

101 Regitnig P, Schippinger W, Lindbauer M et al (2004) Change of HER2/new status in a subset of distant metastases from breast carcinomas. J Pathol 203: 918–926

102 Pectasides D, Gaglia A, Arapantoni-Dadioti P et al (2006) HER2/new status of primary breast cancer and corresponding metastatic sites in patients with advanced breast cancer treated with trastuzumab-based therapy. Anticancer Res 26(1B): 647–653

103 Harris L, Fritsche H, Mennel R et al (2007). American Society of clinical oncology 2007 updates of recommendations for the use of tumor markers in breast cancer. J Clin Oncol 25: 5287–5312

104 Lagios MD (1997) Microinvasion of ductal carcinoma in situ. In: Silverstein MJ (ed) Ductal carcinoma in situ. Williams&Wilkins, Baltimore, p 241–246

105 Kreienberg et al (2008) Deutsche Krebsgesellschaft e.V., Interdisziplinäre S3-Leitlinie für die Diagnostik, Therapie und Nachsorge des Mammakarzinoms, 1. Aktualisierung 2008. Zuckschwerdt München

106 Thomas J, Evans A, Macartney J et al; Sloane Project Steering Group (2010) Radiological and pathological size estimations of pure ductal carcinoma in situ of the breast, specimen handling and the influence on the success of breast conservation surgery: a review of 2564 cases from the Sloane Project. Br J Cancer 102: 285–293

107 Da Silva L, Parry S, Reid L et al (2008) Aberrant expression of E-cadherin in lobular carcinomas of the breast. Am J Surg Pathol 32: 773–783

108 Badve S, Dabbs DJ, Schnitt SJ et al (2011) Basal-like and triple-negative breast cancers: a critical review with an emphasis on the implications for pathologists and oncologists. Mod Pathol 24: 157–167. Epub 2010 Nov 12. Review

109 Meindl A, Ditsch N, Kast K (2011) Hereditary breast and ovarian cancer: new genes, new treatments, new concepts. Dtsch Ärztebl Int 108: 323–330

110 Mohammed RAA, Martin SG, Mahmmod AM et al (2011) Objective assessment of lymphatic and blood vascular invasion in lymph node-negative breast carcinoma: findings from a large case series with long-term follow-up. J Pathol 223: 358–365

111 Sinn HP, Helmchen B, Wittekind CH (2010) TNM classification of breast cancer: changes and comments on the 7th edition. Pathologe 31: 361–366

112 Hammond MEH, Hayes DF, Dowsett M et al (2010) American Society of Clinical Oncology/College of American Pathologists Guideline Recommendations for Immunohistochemical Testing of Estrogen and Progesterone Receptors in Breast Cancer. J Clin Oncol 112: 2784–2795

113 Mamounas EP, Tang G, Fisher B et al (2010) Association between the 21-Gene recurrence score assay and risk of locoregional recurrence in node-negative, estrogen receptor-positive breast cancer: Results from NSABP B-14 and NSABP B-20. J Clin Oncol 28: 1677–1683

114 Flanagan MB, Dabbs DJ, Brufsky AM et al (2008) Histopathologic variables predict Oncotype DX™ Recurrence Score. Mod Pathol 21: 1255–1261

115 The SEER program. Coding and staging manual 2004, revision 1. NIH Pub Nr 04-5581. U.S. Department of Health and Human Services. National Institutes of Health. National Cancer institute. Ed: Carol Hahn Johnson, BS, CTR. Page 7

116 National comprehensive cancer Network (NCCN) Guidelines TM, version 2.2011, Breast cancer. www.nccn.org

117 Goldhirsch A, Wood WC, Coates AS et al (2011) strategies for subtypes - dealing with the diversity of breast cancer: highlights of the St Gallen international expert consensus of the primary therapy of early breast cancer 2011. Ann Oncol 22 (8):1736–1747

118 Harbeck N, Kates RE, Look MP et al (2002) Enhanced benefit from adjuvant chemotherapy in breast cancer patients classified high-risk according to urokinase-type plasminogen activator (uPA) and plasminogen activator inhibitor type 1 (n = 3424). Cancer Res 62 (16):4617–4622

119 Harbeck N, Schmitt M, Meisner C et al (2009) Final 10-year analysis of prospective multicenter chemo N0 trial for validation of ASCO-recommended biomarkers uPA/PAI-1 for therapy decision making node-negative breast cancer. J Clin Oncol (27):15s (suppl; abstr. 511)

120 Jacobs VR, Kates RE, Kantelhardt E et al (2013) Health economic impact of risk group selection according to ASCO-recommended biomarkers uPA/PAI-1 in node-negative primary breast cancer. Breast Cancer Res Treat 138: 839–850

121 Harbeck N, Wuerstlein R (2013) Mammakarzinom-individualisierte Therapiekonzepte. Internist 54: 194–200

Klinik der In-situ-Karzinome

F. Edler von Koch, C. Gabka, S. Keim, M. Kolben, P. Schaffer, H. Scheithauer, O. Steinkohl

Einführung

Das duktale Carcinoma in situ (DCIS) macht im Einzugsgebiet des Tumorzentrums München 11,0 % aller neu diagnostizierten Mammakarzinome aus (Daten des Tumorzentrums München 2012). In Ländern mit Mammografiescreening-Programmen liegt die Inzidenz bei 15–20 % aller im Rahmen dieser Programme erfassten Läsionen [1]. Nach Angabe des deutschen Mammographiescreening-Programms wurde in Bayern in den Jahren 2007–2008 ein Anteil von 19,3 % bei den DCIS erreicht.

Das gemeinsame histopathologische Merkmal der In-situ-Karzinome ist der fehlende Nachweis der Stromainvasion (intakte Basalmembran).

Die In-situ-Karzinome teilen sich in zwei Subklassen auf: das duktale Carcinoma in situ (DCIS, 90–95 % aller In-situ-Karzinome) und das lobuläre Carcinoma in situ oder LCIS (früher: lobuläre intraepitheliale Neoplasie). Diese beiden Untergruppen stellen sowohl morphologisch als auch im Hinblick auf Diagnostik, biologisches Verhalten und therapeutische Konsequenzen zwei voneinander zu trennende Entitäten dar. Das histologische Merkmal eines duktalen Carcinoma in situ ist eine erhöhte epitheliale Proliferation, eine geringe bis hochgradige zelluläre Atypie und eine regelmäßig vorhandene, aber nicht obligate Tendenz der Progression zu einem invasiven Karzinom. Die Progressionsrate zum invasiven Karzinom wird in der Literatur mit 28–50 % angegeben [2, 3, 4]. Das Kriterium für die Diagnose eines manifesten invasiven Karzinoms ist rein histologisch und beruht auf dem Nachweis einer Stromainvasion. Hierzu stehen histologische und immunhistologische Kriterien zur Verfügung (siehe dazu Kapitel „Pathologie der Mamakarzinome").

Das LCIS ist weder bezüglich ihres biologischen Verhaltens noch des therapeutischen Vorgehens mit dem duktalen Carcinoma in situ vergleichbar. Es wurde durch die WHO-Klassifikation 2003 aus der eigentlichen Gruppe der In-situ-Karzinome entfernt (siehe dazu Kapitel „Pathologie der Mammakarzinome").

Duktales Carcinoma in situ (DCIS)

Histopathologie

(siehe auch Kapitel „Pathologie der Mammakarzinome")

Das DCIS ist eine heterogene Erkrankung, die durch die WHO-Klassifikation von 2003 nach praktischen histopathologischen Kriterien einer einheitlichen Einteilung und einem standardisierten Grading zugeführt wurde. Das Grading stützt sich primär auf zytologische bzw. Zellkernveränderungen (Kerngrading), zusätzlich stellen intraluminale Nekrosen ein wichtiges Kriterium dar. Die traditionelle Einteilung nach histologischen Wachstumsmustern tritt in ihrer Bedeutung zurück. Von wesentlicher Bedeutung und essenziell für den histologischen Befundbericht sind exakte Angaben zum Abstand der Läsion zu den Rändern. Das DCIS wird grundsätzlich in die Grade 1 bis 3 eingeteilt. Es ist nicht ungewöhnlich, wenn unterschiedliche Grade in ein und derselben Läsion auftreten. In solchen Fällen sollte das Verhältnis der unterschiedlichen Grade zueinander angegeben werden [5].

Besondere Beachtung fanden die retrospektiven Untersuchungen der Arbeitsgruppe um *Silverstein* aus Van Nuys [6], USA, die zur Abschätzung des Rezidivrisikos die Van-Nuys-Klassifikation (1995) und den Van-Nuys-Prognostic-Index (VNPI, 1996) entwickelt hat.

Heutzutage spielt der VNPI bei der Therapieentscheidung keine Rolle mehr.

Multizentrizität

Die unterschiedlichen Angaben hinsichtlich Häufigkeit und Bedeutung der Multifokalität und Multizentrizität dürften in erster Linie mit Unterschieden in der Begriffsdefinition und Gewebeaufarbeitung zusammenhängen. Die Beobachtung einer Multizentrizität in bis zu 30 % der Mastektomiepräparate steht in vermeintlichem Widerspruch zu der klinischen Beobachtung, dass 96 % der Lokalrezidive nach brusterhaltender Therapie im selben Quadranten auftreten.

Faverly und Mitarbeiter [7] haben das Wachstumsmuster intraduktaler Karzinome dreidimensional rekonstruiert. Multizentrizität wird von dieser Arbeitsgruppe als Abstand von mindestens 4 cm zwischen 2 Herden definiert.

Das DCIS tritt üblicherweise nicht multizentrisch, sondern typischerweise segmental auf, zeigt aber häufig ein multifokales bzw. diskontinuierliches Ausbreitungsmuster (was durch die zweidimensionale histologische Aufarbeitungstechnik oft auch nur vorgetäuscht wird). Der Abstand zwischen den Herden übersteigt jedoch selten 1 cm. Multizentrizität nach obiger Definition (nach der WHO-Klassifikation 2003 ist der Abstand zwischen 2 Herden mit 5 cm definiert) scheint nur in 1–2 % vorzuliegen.

Okkulte Invasion

Die Gefahr einer okkulten Invasion ist v. a. abhängig von der Größe der Läsion [8]. Entsprechend tritt sie bei makroskopisch fassbaren Läsionen häufiger auf als bei den nur lichtmikroskopisch diagnostizierten DCIS. Die Wahrscheinlichkeit eines invasiven Wachstums nimmt mit der Größe der Läsion zu. Bei einer Größe < 2,5 cm lässt sich nur in seltenen Fällen eine Invasion nachweisen (retrospektive Daten).

Zur Frage der Aufarbeitung des Präparates siehe Kapitel „Pathologie der Mammakarzinome".

Diagnosestellung und Operation

Die Verdachtsdiagnose DCIS ergibt sich in der Regel aufgrund von mammografisch festgestellten Mikrokalzifikationen. Wichtig ist zu beachten, dass die Ausdehnung des DCIS häufig über die Verkalkungen hinausgeht. Im Einzelfall kann die Magnetresonanztomografie (MRT) Zusatzinformationen geben. Die Sensitivität liegt laut Literatur zwischen 38 und 100 %. Diese Zahlen sind jedoch aufgrund des teilweise hochselektionierten Patientenklientels auf die klinische Routine nicht übertragbar [9, 10]. Eine mammografische Verdachtsdiagnose sollte primär durch minimalinvasive Techniken (z. B. stereotaktische Vakuumstanzbiopsie) gesichert werden. Bei stanzbioptisch gesichertem DCIS muss zwingend eine offene Operation folgen.

Die Standardbehandlung des DCIS ist die brusterhaltende Operation mit anschließender Radiatio. Dabei sollte die Resektion des betroffenen Brustdrüsenanteils von der Haut bis zur Pektoralisfaszie durchgeführt werden. Bei ausreichend weit in sano erfolgter Resektion und günstiger Relation zwischen Tumorausdehnung und Brustgröße kann auch bei Multizentrizität die brusterhaltende Therapie erwogen werden.

Nach brusterhaltender Operation sollte jede Patientin mit DCIS zur Beratung und Indikationsstellung einem Strahlentherapeuten vorgestellt werden.

Ist eine brusterhaltende Operation mit ausreichendem Sicherheitsabstand nicht möglich, sollte der gesamte Drüsenkörper entfernt werden.

Die Lokalisation des betroffenen Gebietes erfolgt bei nicht eindeutig palpablen Befunden mittels präoperativer Markierung. Der erste Schritt besteht in der möglichst vollständigen Exzision des suspekten Gewebebezirks. Die derzeit aktuelle Therapieleitlinie der DKG und AGO empfiehlt einen Sicherheitsabstand von mindestens 2 mm. Die Reduktion des geforderten Sicherheitsabstandes von früher 10 auf jetzt 2 mm geht auf die Daten von *Dunne* zurück. Hier wurde 2009 in einer retrospektiven Analyse ein Sicherheitsabstand von 2 mm bei postoperativer Bestrahlung als ausreichend beschrieben [11].

Dabei ist jedoch zu berücksichtigen, dass der Abstand zur Haut und zur Faszie auch geringer sein darf, da es sich hier um anatomische Begrenzungen handelt.

Für eine topografische Zuordnung durch den Pathologen sollte das Exzidat eindeutig markiert werden.

Vor der histologischen Aufarbeitung sollte bei Mikroverkalkungen eine Präparateradiografie durchgeführt und mit der Mammografie verglichen werden, um die vollständige Entfernung des verdächtigen Areals, insbesondere des Mikrokalkes, zu dokumentieren. Die Präparateradiografien sollten dem Pathologen für die Aufarbeitung des Gewebes zur Verfügung gestellt werden.

Entsprechend den aktuellen Leitlinien ist eine Schnellschnittuntersuchung nicht palpabler Läsionen grundsätzlich abzulehnen. In seltenen Fällen kann sie zur Sicherung eines invasiven Karzinoms gerechtfertigt sein, falls dadurch eine definitive, einzeitige Operation erreicht werden kann. In jedem Fall müssen jedoch folgende Kriterien erfüllt werden:
– Das mammografisch suspekte Areal muss makroskopisch eindeutig identifiziert werden können.
– Das Areal muss groß genug sein (mindestens 10 mm), um die Fixierung und Weiterverarbeitung eines ausreichenden Gewebestücks ohne vorheriges Einfrieren zu erlauben.

Intraduktale Karzinome können zwar im Schnellschnitt erkannt werden, aber die endgültige Diagnosestellung mit Beurteilung der Resektionsränder bleibt der Aufarbeitung des primär fixierten und in Paraffin eingebetteten Materials vorbehalten. In einer Studie mit 179 Patientinnen mit DCIS und Mastektomie konnte bei vollständiger Aufarbeitung an 20 Präparaten (11,2 %) ein invasiver Tumor festgestellt werden [12].

Axilläre Lymphonodektomie und Sentinel-Lymphonodektomie beim DCIS

Bei zuverlässigem Ausschluss einer Invasion ist eine Lymphknotenoperation nicht indiziert. In der Literatur werden beim DCIS in 0–2 % befallene Lymphknoten angegeben, hier ist von einer übersehenen, sog. okkulten Invasion auszugehen. Diese Tatsache betont die Bedeutung einer sorgfältigen histopathologischen Aufarbeitung des Präparates [13].

Die Rolle der Sentinel-Lymphonodektomie bei großem DCIS, DCIS mit Mikroinvasion oder bei geplanter Mastektomie wurde bisher in Studien nur unzureichend geklärt. In der Leitlinie der AGO (3/2013) wurden folgende Indikationen beschrieben:
– Bei DCIS und Indikation zur Mastektomie sollte zur Vermeidung einer sekundären, dann notwendigerweise klassischen Axilladissektion primär eine Sentinel-Operation durchgeführt werden.
– Bei einer Ausdehnung > 5 cm oder > 2,5 cm und high-grade kann primär eine Sentinel-Operation durchgeführt werden.

Prognosefaktoren für das Lokalrezidiv

Als wichtigster Prognosefaktor für das Lokalrezidiv wird der tumorfreie Sicherheitsabstand [11, 14, 15] angesehen, gefolgt vom nukleären Differenzierungsgrad und anderen histopathologischen Kriterien wie dem Anteil an Komedonekrosen. Bei ungefähr 40–66 % der Lokalrezidive handelt es sich um invasive Karzinome [16]. Der Anteil der invasiven Karzinome an den lokalen Rezidiven galt lange Zeit als Argument für die Mastektomie, um ein Höchstmaß an Sicherheit zu erreichen. Mittlerweile wird jedoch ein differenziertes Vorgehen unter Berücksichtigung der Histopathologie und insbesondere des Sicherheitsabstands angestrebt. Das Alter der Patientin wurde zunehmend als Prognosefaktor in der Behandlung des DCIS etabliert [17]. Bei sehr jungen Patientinnen (< 40 Jahre) haben *Cutuli* et al. [18] in einer retrospektiven Analyse der Daten von 9 Zentren in Frankreich mit 705 Fällen relativ hohe Lokalrezidivraten sowohl nach alleiniger Operation und R0-Resektion (3/7, 43 %) als auch nach adjuvanter Strahlentherapie und R0-Resektion (6/25, 24 %) beobachtet (medianes Follow-up 7 Jahre). Ähnliche Ergebnisse konnten auch in der retrospektiven Analyse von *Tunon de Lara* et al. [19] gezeigt werden. *Alvaro* et al. fanden bei Patientinnen unter 40 Jahren signifikant häufiger ein multizentrisches DCIS (29,3 % der Fälle p = 0,004) [20].

Eine Übersicht über mögliche und etablierte Prognosefaktoren beim DCIS ist für die Leitlinie der AGO zusammengestellt worden (Tabelle 1).

Tabelle 1. DCIS – Prognosefaktoren für das lokale und lokoregionäre Rezidiv (aus AGO-Mamma 3/2013).

Prognosefaktor	Oxford LOE	Grad	AGO
Resektionsränder	1a	A	++
Residualer tumorasso-ziierter Mikrokalk	2b	C	++
Alter	1a	A	++
Größe	1a	A	++
Grading	1a	A	++
Komedonekrose	1a	A	++
Architektur	2b	C	+
Diagnostische Methode	1a	A	++
Fokalität	1a	A	++
(mod.) Van Nuys Prognose Index	2b	C	+/–
Palpables DCIS	2b	C	+/–
Palpabel + COX-2+p16+Ki-67+	2b	C	+/–
Palpabel + ER-HER2+Ki-67+	2b	C	+/–
HER2-Überexpression	1a	B	+/–
ER/PgR (positiv vs. negativ)	1a	B	+/–
DCIS-Score	2c	C	+/–
DCIS mit Mikroinvasion – Behandung analog zum invasiven Karzinom	3b	C	++

Strahlentherapie des DCIS

Die adjuvante Strahlentherapie ist unverzichtbarer Teil des Gesamtkonzeptes bei brusterhaltender Therapie des DCIS. Sowohl das NSABP-B-17-Studien-Update von 2011 [21] als auch die EORTC-Studie von 2006 an über 1000 randomisierten Patientinnen [22] zeigen eine ca. 50%ige Risikoreduktion für invasive und nichtinvasive Rezidive. Subgruppen, die nicht von der Strahlentherapie profitiert hatten, konnten nicht identifiziert werden. Dies zeigten auch *Viani* [23], *Smith* et al. [24] und ein weiterer Überblick randomisierter Studien der EBCTCG von 2010 an über 3700 Patientinnen [25].

Die Diskussion, ob man bei frühen Stadien oder älteren Patientinnnen auf eine adjuvante Strahlentherapie verzichten kann, kommt durch Untersuchungen wie von *Silverstein* et al. [14], die bei 133 retrospektiv ausgewerteten Patientinnen mit weit im Gesunden resezierten (> 1 cm) DCIS lediglich eine Rezidivrate von 3 % nach 8 Jahren gesehen haben. Eine 2006 publizierte Untersuchung [26] an 158 Patientinnen mit niedrigem Risiko (Sicherheitssaum > 1 cm, Tumor < 2,5 cm und Grading 1–2) wurde allerdings wegen der hohen Rezidivrate (12 % in 5 Jahren) vorzeitig beendet.

Rezidive können auch Jahre nach Therapie auftreten (z. B. Hughes et al., nach 5 Jahren 6 %, nach 7 Jahren >10 %) [27], sodass für diese Niedrigrisikogruppe für eine Aussage über die lokale Kontrolle eine entsprechend lange Nachbeobachtungszeit gefordert werden muss [28].

Zusammenfassend kann man für die Gruppe der DCIS-Patientinnen sagen, dass die adjuvante Strahlentherapie nach Brusterhalt Standard sein sollte, ein Verzicht darauf nur im individuellen Fall (z. B. höheres Alter, vorliegende Komorbiditäten, freie Resektionsränder > 1 cm, niedriges Grading sowie Tumoren < 2,5 cm) nach entsprechender Beratung und Aufklärung der Patientin möglich ist.

Wichtig zu erwähnen ist auch, dass die in den Leitlinien akzeptierten knappen freien Resektionsränder von 2 mm nur dann ausreichen, wenn Patientinnen nach brusterhaltender Operation eine Bestrahlung erhalten [11] (http:/www.ago-online.de/de/fuer-mediziner/leitlinien/mamma/).

Eine Strahlentherapie ist nach Mastektomie bei DCIS in der Regel nicht indiziert [29].

Boost bei jungen Patientinnen (< 45 Jahren) mit DCIS

Da junge Patientinnen ein besonders hohes Risiko für Lokalrezidive nach brusterhaltender Operation haben [30], wurde in der Studie von *Omlin* [31] der Wert einer lokalen Dosiserhöhung im Tumorbett (Boost) bei Patientinnen unter 45 Jahren untersucht. Die mediane Nachbeobachtungszeit betrug 72 Monate (Range 1–281). 15 % der Patientinnen hatten ein Lokalrezidiv. Das lokalrezidivfreie 10-Jahres-Überleben betrug 46 % für die nicht adjuvant strahlentherapierte Gruppe, jedoch 72 % für die Radiotherapiegruppe ohne, bzw. 86 % für die

Radiotherapiegruppe mit Boost. Die Unterschiede zwischen allen 3 Gruppen waren statistisch hochsignifikant (p < 0,0001). Das Alter, der Resektionsstatus und die Bestrahlungsdosis waren signifikante Prädiktoren für das rezidivfreie Überleben. Die S3-Leitlinie äußert sich nicht zu einer Dosiserhöhung im Tumorbett, da aber die gute Verträglichkeit durch den Einsatz bei den invasiven Karzinomen bekannt ist, darf ein Boost bei der jüngeren Hochrisikopatientin großzügig eingesetzt werden.

Technik und Dosierung der Strahlentherapie bei DCIS

Zur Technik und Dosierung der strahlentherapeutischen Behandlung verweisen wir auf das Kapitel „Radioonkologische Behandlung". Ein Boost im Tumorbett von 9–16 Gy (5 × 1,8–2,0 Gy/Wo) kann in besonderen Risikokonstellationen sinnvoll sein (z. B. knappe Resektion, sehr junge Patientin) [31].

Adjuvante Systemtherapie beim DCIS

Das Lokalrezidivrisiko kann durch die Kombination von postoperativer Strahlentherapie und Tamoxifengabe signifikant gesenkt werden. Die Hinzunahme von Tamoxifen in der adjuvanten Therapie des DCIS reduziert das Risiko eines kontralateralen Karzinoms um etwa 50 % (also von ca. 4 % auf 2 %). Nach den Ergebnissen der NSABP-B-24-Studie wird durch die adjuvante Tamoxifentherapie auch eine Reduktion des ipsilateralen Karzinomrisikos erreicht, dabei kann jedoch nur das Risiko eines invasiven Karzinoms signifikant gesenkt werden (von 9,5 % auf 6 %), nicht das Risiko eines DCIS [32, 33]. Eine mögliche Ursache für diese Tatsache ist die hohe Rate hormonrezeptornegativer DCIS-Fälle in dieser Studie (Die Tamoxifengabe wurde hormonrezeptorunabhängig empfohlen.). Interessant war hierbei auch, dass die Effektivität von Tamoxifen bei Patientinnen unter 50 Jahren höher war (38 % Risikosenkung vs. 22 %).

Folgt man den Daten der NSABP-P-1-, IBIS-I- und B-24-Studien, so ist der positive Effekt von Tamoxifen nur bei vorhandenen Östrogenrezeptoren nachzuweisen [33, 34, 35]. Auch in anderen Untersuchungen (Royal Marsden) konnte der Zusammenhang zwischen präventiver Tamoxifenwirkung und Hormonrezeptorstatus bestätigt werden [36]. Die Bestimmung der Hormonrezeptoren sollte deshalb auch beim DCIS Bestandteil der diagnostischen Routine sein.

Bei positivem Hormonrezeptor ist eine Tamoxifentherapie möglich. Im Fall einer allgemeinen Empfehlung zur Tamoxifenbehandlung nach brusterhaltender DCIS-Therapie würde ein Großteil der Patientinnen eine nebenwirkungsbehaftete und in einigen Fällen bedrohliche Therapie mit dem Risiko der Entwicklung eines Endometriumkarzinoms oder von Thromboembolien erhalten. Eine Tamoxifentherapie bei negativem Hormonrezeptor ist auf Basis der vorliegenden Daten nicht zu begründen.

Der Einsatz von Aromatasehemmern beim DCIS wird derzeit in einer internationalen Studie (IBIS II) untersucht. Die Rekrutierung wurde im Januar 2012 mit 6844 eingeschlossenen Patientinnen beendet, Ergebnisse liegen noch nicht vor. Außerhalb kontrollierter Studien sollten Aromatasehemmer derzeit beim DCIS nicht eingesetzt werden.

Zur Wirksamkeit einer Trastuzumabtherapie (Herceptin®) bei Vorliegen einer HER2/neu-Überexpression an DCIS-Gewebe liegen derzeit keine Erkenntnisse vor. Ein Einsatz außerhalb kontrollierter Studien ist deshalb nicht indiziert.

Nach Mastektomie ist eine systemische adjuvante Therapie nur im Sinne einer Prävention des kontralateralen Karzinoms zu begründen.

Rezidive beim DCIS: Prognose und Therapie

Die intramammären Rezidive sind in etwa der Hälfte der Fälle invasiv. Bei Nachweis eines invasiven Karzinoms sollte entsprechend den hierzu vorliegenden Empfehlungen verfahren werden. Bei einem lokalen DCIS-Rezidiv nach brusterhaltender Therapie stehen die Reexzision, Reexzision mit nachfolgender Radiatio der Brust (falls noch nicht bestrahlt wurde) oder die Mastektomie als Therapieoptionen zur Verfügung [37]. Zur brusterhaltenden Rezidivtherapie gibt es derzeit keine Publikationen, die größere Kollektive umfassen. Untersuchungen mit kleineren Fallzahlen [38] zeigten jedoch keine signifikante Verschlechterung der Prognose.

Nachsorge

Die regelmäßige Nachsorge nach DCIS dient der frühzeitigen Erkennung nichtinvasiver und invasiver ipsi- und kontralateraler Karzinomherde. Sie wird bzgl. Bildgebung und klinischer Untersuchung analog zum invasiven Karzinom durchgeführt (siehe auch Kapitel „Nachsorge"). Die erste Mammografie der erkrankten Brust nach Operation und Radiatio sollte 6 Monate nach Abschluss der Bestrahlung erfolgen.

Lobuläres Carcinoma in situ (LCIS)

(Bisher: lobuläre Neoplasie, lobuläre intraepitheliale Neoplasie)

Die Diagnose LCIS ergibt sich in der Regel als Zufallsbefund bei der histologischen Abklärung eines klinischen, bei apparativen Untersuchungen verdächtigen bzw. unklaren Mammabefundes. Das LCIS gilt als Indikator für ein erhöhtes ipsi- und kontralaterales Brustkrebsrisiko. Das Risiko der Entwicklung eines invasiven Karzinoms bei Vorliegen eines LCIS liegt bei etwa 1 % pro Jahr beidseits [39]. Das pleomorphe LCIS und das LCIS mit Nekrose und extensiver Beteiligung der Lobuli werden als maligne Läsionen (B5a) eingestuft und auch entsprechend therapiert.

Therapie

Entsprechend den Empfehlungen der AGO muss das LCIS grundsätzlich nicht offen biopsiert werden.

Eine offene Biopsie sollte jedoch erfolgen, wenn nach Korrelation mit der Bildgebung keine eindeutige Assoziation möglich ist. Auch ist zu beachten, dass in der Umgebung eines LCIS häufig höhergradige, maligne Veränderungen als eigentliches Korrelat eines Bildgebungsbefundes vorliegen.

Bei Vorliegen eines LCIS am Resektionsrand, auch im Rahmen der Exzision eines malignen Befundes, ist eine Nachresektion nicht erforderlich.

Eine adjuvante Nachbestrahlung der Brust ist nicht indiziert, da das LCIS als wenig strahlensensibel gilt. Im weiteren Verlauf der Nachbeobachtung sollten jährlich Mammografien erfolgen. Betroffene Patientinnen sollten über das mit der Erkrankung verbundene erhöhte Risiko eines invasiven Karzinoms aufgeklärt werden. Eine Anschlussbehandlung mit Tamoxifen, wie in der NSABP P1-Studie erfolgt [33], ist insbesondere im Rahmen klinischer Studien zu diskutieren.

Literatur

1 Ernster VL, Ballard-Barbash R, Barlow WE et al (2002) Detection of ductal carcinoma in situ in women undergoing screening mammography. J Natl Cancer Inst 94: 1546–1554

2 Collins LC, Tamimi RM, Baer HJ et al (2005) Outcome of patients with ductal carcinoma in situ untreated after diagnostic biopsy: results from the Nurses′ Health Study. Cancer 103: 1778–1784

3 Betsill WL Jr, Rosen PP, Liebermann PH et al (1978) Intraductal carcinoma. Long-term follow-up after treatment by biopsy alone. JAMA 239: 1863–1867

4 Page DL, Dupont WD, Rogers LW et al (1995) Continued local recurrence of carcinoma 15–25 years after a diagnosis of low grade ductal carcinoma in situ of the breast treated only by biopsy. Cancer 78: 1197–1200

5 van Dongen JA, Fentiman IS, Harris JR et al (1989) In-situ breast cancer: the EORTC consensus meeting. Lancet 2(8653): 25–27

6 Silverstein MJ (2003) The University of Southern California/Van Nuys prognostic index for ductal carcinoma in situ of the breast. Am J Surg 186: 337–343

7 Faverly DR, Burgers L, Bult P et al (1994) Three dimensional imaging of mammary ductal carcinoma in situ: clinical implications. Semin Diagn Pathol 11: 193–198

8 Lagios MD, Westdahl PR, Margolin FR et al (1982) Duct carcinoma in situ. Relationship of extent of non-invasive disease to the frequency of occult invasion, multicentricity, lymph node metastases, and short-term treatment failures. Cancer 50: 1309–1314

9 Schouten van der Velden AP, Schlooz-Vries MS, Boetes C et al (2009) Magnetic resonance imaging of ductal carcinoma in situ: what is its clinical application? A review. Am J Surg 198: 262–269. Epub 2009 Apr 16

10 Lee YS, Mathew J, Dogan BE et al (2011) Imaging features of micropapillary DCIS: correlation with clinical and histopathological findings. Acad Radiol 18: 797–803. Epub 2011 Mar 21

11 Dunne C, Burke JP, Morrow M et al (2009) Effect of Margin Status on Local Recurrence After Breast Conservation and Radiation Therapy for Ductal carcinoma In Situ. J Clin Oncol 27: 1615–1620

12 Dominguez FJ, Golshan M, Black DM et al (2008). Sentinel node biopsy is important in mastectomy for ductal carcinoma in situ. Ann Surg Oncol 15: 268–273. Epub 2007 Sep 22

13 Kelly TA, Kim JA, Patrick R et al (2003) Axillary lymph node metastases in patients with a final diagnosis of ductal carcinoma in situ. Am J Surg 186: 368–370

14 Silverstein MJ, Lagios MD, Groshen S et al (1999) The influence of margin width on local control of ductal carcinoma in situ of the breast. N Engl J Med 340: 1455–1461

15 Schwartz GF (2001) The current treatment of ductal carcinoma in situ. Breast J 7: 308–310

16 Meijnen P, Oldenburg HS, Peterse JL et al (2008) Clinical outcome after selective treatment of patients diagnosed with ductal carcinoma in situ of the breast. Ann Surg Oncol 15: 235–243. Epub 2007 Nov 7

17 Vicini FA, Recht A (2002) Age at diagnosis and outcome for women with ductal carcinoma-in-situ of the breast: a criticial review of the literature. J Clin Oncol 20: 2736–2744

18 Cutuli B, Cohen-Solal-le Nir C, de Lafontan B et al (2002) Breast conserving therapy for ductal carcinoma in situ of the breast: The French Cancer Center's experience. Int J Radiat Oncol Biol Phys 53: 868–879

19 Tunon de Lara C, Lemanski C et al (2010) Ductal carcinoma in situ of the breast in younger women: A subgroup of patients at high risk. Eur J Surg Oncol 36:1165–1171

20 Alvaro R, Lari SA, Roses RE et al (2012) Biology, treatment, and outcome in very young and older women with DCIS. Ann Surg Oncol 19:3777–4784

21 Wapnir IL, Dignam JJ et al (2011) Long-term outcomes of invasive ipsilateral breast tumor recurrences after lumpectomy in NSABP B-17 and B-23 randomized clinical trials for DCIS. J Natl Cancer Inst 103: 478–488. Epub 2011 Mar 11

22 Bijker N, Meijnen P, Peterse JL et al (2006) EORTC Breast Cancer Cooperative Group; EORTC Radiotherapy Group; Bijker N, Meijnen P, Peterse JL et al (2006) Breast-conserving treatment with or without radiotherapy in ductal carcinoma-in-situ: ten-year results of European Organisation for Research and Treatment of Cancer randomized phase III trial 10853 – a study by the EORTC Breast Cancer Cooperative Group and EORTC Radiotherapy Group. J Clin Oncol 24: 3381–3387. Epub 2006 Jun

23 Viani G A, Stefano EJ, Afonso SL et al (2007) Breast-conserving surgery with or without radiotherapy in women with ductal carcinoma in situ: a meta-analysis of randomized trials. Rad Oncol 2: 28

24 Smith BD, Haffty BG, Buchholz TA et al (2006) Effectiveness of radiation therapy in older women with ductal carcinoma in situ. J Natl Cancer Inst 98: 1302–1310

25 EBCTCG, Correa C, Mc Gale P, Taylor C et al (2010) J Natl Cancer Inst Monogr.41:162–77

26 Wong JS, Kaelin CM, Troyan SL et al (2006) Prospective study of wide excision alone for ductal carcinoma in situ of the breast. J Clin Oncol 24: 1031–1036

27 Hughes LL, Wang M, Page DL et al (2009) Local excision alone without irradiation for ductal carcinoma

in situ of the breast: A Trial of the Eastern Cooperative Oncology Group. J Clin Oncol 27: 5319–5324

28 Solin LJ (2010) The impact of adding radiation treatment after breast conservation surgery for ductal carcinoma in situ of the breast. J Natl Cancer Inst 41: 187–192

29 Childs SK, Chen YH, Duggan MM et al (2013) Impact of margin status on local recurrence after mastectomy for ductal carcinoma in situ. Int J Radiat Oncol Biol Phys. 2013 Mar 15; 85(4):948–52.

30 Holmberg L, Garmo H, Granstrand B et al (2008) Absolute risk reductions for local recurrence after radiotherapy after sector resection for ductal carcinoma in situ of the breast. J Clin Oncol 26(8): 1247–52

31 Omlin A, Amichetti M, Azria D et al (2006) Boost radiotherapy in young women with ductal carcinoma in situ: a multicentre, retrospective study of the Rare Cancer Network. Lancet Oncol 7: 652–656

32 Chan KC et al (1999) Tamoxifen for intraductal cancer. Lancet 354(9185): 1211–1212

33 Fisher B, Costantino JP, Wickerham DL et al (2005) Tamoxifen for the prevention of breast cancer: current status of the National Surgical Adjuvant Breast and Bowel Project P-1 study. J Natl Cancer Inst 97: 1652–1662

34 Allred D et al (2002) Estrogen receptor expression as a predictive marker of the effectiveness of tamoxifen in the treatment of DCIS: findings from NSABP Protocol B-24. 25th Annual San Antonio Breast Cancer Symposium, December 11–14th, abstr 30

35 Cuzick J, Forbes JF, Sestak I et al; International Breast Cancer Intervention Study I Investigators (2007) Long-term results of tamoxifen prophylaxis for breast cancer-96-month follow-up of the randomized IBIS-I trial. J Natl Cancer Inst 99: 272–282

36 Powles T, Eeles R, Ashley S et al (1998) Interim analysis of the incidence of breast cancer in the Royal Marsden Hospital tamoxifen randomised chemoprevention trial. Lancet 352(9122): 98–101

37 Solin LJ, Fourquet A, Vicini FA et al (2001) Salvage treatment for local recurrence after breast-conserving surgery and radiation as initial treatment for mammographically detected ductal carcinoma in situ of the breast. Cancer 91: 1090–1097

38 Kurtz JM (1994) Assessment of the risks associated with the breast-conserving treatment of ductal in situ carcinoma. Strahlenther Onkol 170: 60–62

39 Fisher ER, Land SR, Fisher B et al (2004) Pathologic findings from the National Surgical Adjuvant Breast and Bowel Project: twelve-year observations concerning lobular carcinoma in situ. Cancer 100: 238–244

Prognostische und prädiktive Faktoren

B. Rack, M. Braun, G. Schaller, N. Harbeck, J. Jückstock, R. Knitza, S. Paepke, G. Schaller, C. Schindlbeck, O. J. Stötzer, R. Würstlein

Die Wahrnehmung der prognostischen und prädiktiven Faktoren beim Mammakarzinom hat sich in den letzten Jahren grundlegend gewandelt. Noch vor wenigen Jahren galt die Ausdehnung des Tumors, beschrieben als Tumorgröße und Nodalstatus, als wichtigster Prognosefaktor und bestimmte maßgeblich die Therapie. Diese mechanistische Wahrnehmung hat sich jedoch verändert und die essenzielle Bedeutung der Tumorbiologie für den weiteren Verlauf der Erkrankung sowie für die Notwendigkeit und das Ansprechen auf verschiedene Systemtherapien sind in den Vordergrund gerückt. Damit haben auch verschiedene moderne prognostische und prädiktive Faktoren an Bedeutung gewonnen und finden zunehmend Einsatz in der klinischen Routine.

Grundlage für die Beurteilung der Tumorbiologie bilden die sogenannten intrinsischen Typen des Mammakarzinoms, die durch RNA-Expressionsprofile definiert sind. Dabei wurden von *Perou* erstmals die folgenden Subtypen klassifiziert: Luminal-A-Karzinome, die sich durch einen positiven ER- und/oder PR-Status und eine niedrige Proliferationsrate auszeichnen, ebenfalls hormonrezeptorpositive Luminal-B-Karzinome mit niedrigerer Hormonrezeptorexpression und häufig ungünstigem Grading, basal-like Karzinome mit negativem Östrogen-, Progesteron- und HER2-Status (triple-negativ) und HER2-positive Karzinome [1]. Auch wenn es derzeit keine allgemein akzeptierte Übertragung der Genexpressionsprofile in die immunhistochemischen Untergruppen gibt, werden diese häufig im klinischen Alltag stellvertretend herangezogen. Diese Mammakarzinomsubtypen bilden eine der wichtigsten Grundlagen für die Einschätzung der Prognose der Erkrankung sowohl bei der individuellen Patientin als auch für die Auswahl der optimalen Systemtherapie. Die Auswahl zielgerichteter Therapieansätze, wie endokrine Therapien und HER2-zielgerichtete Ansätze werden in Abhängigkeit vom entsprechenden Mammakarzinomtyp appliziert. Darüber hinaus spielen sie aber auch eine entscheidende Rolle bei der Entscheidung für oder gegen eine adjuvante Chemotherapie.

Molekularbiologische Faktoren

Östrogen-/Progesteronrezeptor

Zur prognostischen Bedeutung der Hormonrezeptoren liegen überwiegend ältere Daten vor, da Patientinnen mit HR-positiven Tumoren seit den 1990er Jahren meist eine antiöstrogene Therapie erhalten und damit der „reine" prognostische Effekt nicht mehr ermittelbar ist. Es zeigte sich ein um etwa 5–10 % besseres rezidivfreies und Gesamtüberleben bei ER-positiven Tumoren [2]. Auch metastasieren rezeptornegative Tumoren häufiger in ungünstige Lokalisationen wie Leber und Gehirn, während ER-positive Tumoren eher Knochenmetastasen verursachen. Das Ausmaß der Östrogen- und Progesteronrezeptorexpression korreliert mit der Prognose, wobei keine eindeutigen Cut-offs definiert sind. Die prognostische Vorhersagekraft des Hormonrezeptorstatus nimmt mit der Dauer der Nachbeobachtungszeit ab.

Inzwischen überwiegt eindeutig die prädiktive Bedeutung der Rezeptorbestimmung hinsichtlich einer antihormonellen Therapie. Diese ist bereits bei geringer Expression (> 1 % bzw. IRS > 1) indiziert. Eine adjuvante Tamoxifentherapie bei rezeptorpositiven Tumoren vermag die Sterblichkeit um 31 % zu senken [3]. Je höher hingegen die Hormonrezeptorexpression ist (entsprechend Luminal-A-Typ), desto geringer ist das Ansprechen auf eine neoadjuvante Chemotherapie.

Die Bedeutung der Expression des Progesteronrezeptors wird widersprüchlich gesehen. Zwar scheinen Patientinnen mit ER+/PR−-Tumoren eine etwas schlechtere Prognose im Vergleich zu ER+/PR+-Tumoren zu haben, andererseits profitieren auch Pat. mit ER−/PR+-Tumoren von einer antiöstrogenen Therapie [4]. Aus diesem Grunde und aufgrund der geringen Nebenwirkungen sehen sowohl die ASCO-Guidelines als auch die deutschen Empfehlungen eine antihormonelle Therapie auch bei ER−/PR+-Patientinnen vor.

HER2

Der „Human Epithelial Growth Factor Receptor 2 (HER2)" gehört zu einer Familie von 4 transmembranären Wachstumsfaktorrezeptoren, die nach Aktivierung und Interaktion untereinander mittels Tyrosinkinase-Aktivität Signale an den Zellkern vermitteln. 12–32 % der Mammakarzinome zeigen eine Überexpression bzw. Genamplifikation von HER2, was zu vermehrter Mitose, Inhibition

von Apoptose, Neoangiogenese, Tumorzellmigration und Invasion führt [5]. Dementsprechend zeigten Arbeiten zu HER2 zuerst dessen prognostische Bedeutung auf. In einer Studie an 2026 nodalnegativen Patientinnen hatten diejenigen mit HER2-positiven Tumoren ein um 10 % erniedrigtes rezidivfreies Überleben nach 10 Jahren [6]. Eine HER2-Überexpression geht mit einem verminderten Ansprechen auf Tamoxifen einher. Der Einsatz von Aromatasehemmern bei einer gleichzeitigen Expression des Östrogenrezeptors und einer Überexpression von HER2 scheint dagegen vorteilhaft zu sein. Im Hinblick auf die Effizienz einer Chemotherapie ist die Wirksamkeit von CMF auch bei Patientinnen mit einer HER2-Überexpression gegeben, jedoch sind anthrazyklin- und taxanhaltige Therapien bei diesen Patientinnen wirksamer [7].

Die Empfehlungen der ASCO und der europäischen Fachgesellschaften sehen die routinemäßige Bestimmung des HER2-Status mittels IHC oder Fluoreszenz/chromogener In-situ-Hybridisierung (FISH/CISH) jedoch nur hinsichtlich der prädiktiven Aussagekraft für das Ansprechen einer anti-HER2-zielgerichteten Therapie vor. Zahlreiche Studien konnten zeigen, dass die Hinzunahme des Anti-HER2-Antikörpers Trastuzumab zu einer Standard-

Tabelle 1. Übersicht über die wichtigsten prognostischen (Prog.) und prädiktiven (Präd.) Faktoren.

Faktor	Prog.	Präd.	Therapie
Alter (< 35 Jahre ungünstig)	X		Chemotherapie
Menopausenstatus	X	X	Art des Hormonentzugs bei hormonsensitivem TM
Tumorgröße	X		
Nodalstatus	X	(X)	Chemotherapie
Histologischer Tumortyp (muzinös, tubulär, papillär etc.)	X		
Peritumoraler Lymphgefäßeinbruch (L1)	X		
Peritumoraler Blutgefäßeinbruch (V1)	X		
Grading	X		
Hormonrezeptoren	X	X	antihormonelle Therapie
HER2	X	X	HER2-zielgerichtete Therapien
Ki-67	X	(X)	Chemotherapie
uPA/PAI-1	X	X	Chemotherapie
Genexpressionsanalysen	X	(X)	Chemotherapie
pCR nach neoadjuvanter Therapie	X	X	

chemotherapie das Ansprechen bzw. das Outcome bei HER2-positiven Tumoren deutlich verbessert [8]. Kaum ein anderer Bereich der medikamentösen Therapie des Mammakarzinoms hat seitdem eine derartige Dynamik entwickelt wie die Anti-HER2-Therapie, sowohl in der (neo-)adjuvanten als auch metastasierten Situation. Das Wachstum von Mammakarzinomen mit HER2-Genamplifikation oder -3+Überexpression (IHC) ist durch Anti-HER2-Antikörper (Trastuzumab), HER1-/HER2-Tyrosinkinasehemmer (Lapatinib), HER2-/HER3-Dimerisationshemmer (Pertuzumab) oder Trastuzumabzytostatika-Konjugate (Trastuzumab-Emtansine, T-DM1) hemmbar, weitere Substanzen sind in Testung. Die optimale Therapieabfolge oder Kombinationen der Anti-HER2-Substanzen untereinander sind zum Teil Gegenstand laufender Studien.

Dennoch sind auch die HER2-Testverfahren und die Indikation zur Anti-HER2-Therapie nicht unumstritten. So gibt es Diskrepanzen zwischen Genamplifikation und Rezeptorexpression, die HER2-Expression kann intratumoral variieren, Primärtumor und Metastasen zeigen zum Teil unterschiedliche HER2-Positivität und es kann sich der HER2-Status von zirkulierenden Tumorzellen in bis zu 32 % unterscheiden [9]. Es gibt zudem Hinweise, dass auch Tumoren mit geringerer HER2-Expression auf eine Anti-HER2-Therapie ansprechen könnten [10]. Auch diese Frage wird Gegenstand zukünftiger Studien sein.

Die extrazelluläre Domäne (ECD) des HER2-Rezeptors kann teilweise abgespalten sein und frei im Serum zirkulieren. Mehrere Studien haben die Frage untersucht, ob die Änderung des Serum-ECD-Levels mit dem Ansprechen auf eine Trastuzumabtherapie korreliert [11]. Aufgrund der inkonsistenten Datenlage wird diese Untersuchung derzeit nicht routinemäßig empfohlen.

Neue Faktoren

Genexpressionsanalysen (z. B. PAM50, Oncotype DX®, MammaPrint und EndoPredict®)

Die systematische Untersuchung von Expressionsmustern tausender Gene in Brusttumoren mithilfe von cDNA-Microarrays haben zu einer neuen Klassifizierung von Brustkrebs geführt [1, 12]. Diese Genexpressionsmuster spiegeln die Heterogenität der verschiedenen Mammkarzinome wider und können als prognostische Marker bezüglich des rezidivfreien und des Gesamtüberlebens dienen. Einige Genexpressionsanalysen sind außerdem in der Lage, die Wahrscheinlichkeit des Ansprechens einzelner Medikamente vorauszusagen. Die untersuchten Gene sind in allen Genmutationsanalysen mehrheitlich mit der Zellproliferation, der Tumorinvasion und der Östrogen- und HER2-Rezeptoraktivität assoziiert.

Derzeit sind verschiedene diagnostische Tests kommerziell erhältlich, die größtenteils unterschiedliche Gen-Panels zur Grundlage haben. Beispielhaft sollen hier die folgenden Multigenarrays kurz beschrieben werden.

PAM50

Die ursprünglich an Frischgewebe durchgeführte Analyse, die zur Entwicklung der Subtypen von Mammakarzinomen geführt hat [1], wurde zum Zwecke einer Standardisierung und zur besseren Reproduzierbarkeit weiterentwickelt. Hierdurch entstand der PAM50-Test, der am Paraffinmaterial durchführbar und bei dem das Gen-Panel von ursprünglich knapp 500 auf 50 Gene reduziert wurde [13]. Der Test berechnet ein Risk of Recurrence (ROR) und wurde in verschiedenen Studien prospektiv/retrospektiv überprüft [14–16] und seine prognostische Wertigkeit wurde belegt. Seine prädiktive Aussagekraft konnte bisher nur für bestimmte intrinsische Subtypen nachgewiesen werden, mit teilweise widersprüchlichen Ergebnissen. Die Datenlage ist aufgrund der sehr heterogenen Studienpopulation insgesamt noch nicht ausreichend.

Oncotype DX®

Oncotype DX® ist ein diagnostischer Test, mit dessen Hilfe die Wahrscheinlichkeit eines Rezidivs bei der Primärtherapie des hormonrezeptorpositiven Mammakarzinoms bestimmt wird [17]. Darüber hinaus gibt der Test Auskunft über den vermutlichen Nutzen einer antihormonellen Therapie sowie einer adjuvanten Chemotherapie. Dies gelingt auch im nodalpositiven Kollektiv, wenngleich dies bisher nur in einer relativ kleinen Studie gezeigt wurde [18]. Aus formalinfixiertem Tumorgewebe wird mittels qRT-PCR die Expression von 21 Genen bestimmt. Mithilfe eines mathematischen Algorithmus wird aus dem Aktivierungszustand der untersuchten Gene der sog. Recurrence Score (RS) ermittelt, der einen Wert zwischen 1 und 100 erreichen kann. Je höher der Wert ist, desto ausgeprägter ist das Risiko, innerhalb von 10 Jahren ein Rezidiv zu erleiden. Patientinnen mit einem niedrigen Recurrence Score (< 18) profitieren nicht von einer Chemotherapie, während jene mit einem hohen Score (> 31) einen deutlichen Nutzen davon haben. Die intermediate-risk Gruppe mit einem RS von 18 bis 31 bildet eine Grauzone, die derzeit in Studien weiter abgeklärt wird [19]. Die Ergebnisse der prospektiven TAILORx-Studie werden in Kürze erwartet.

MammaPrint

MammaPrint beruht auf dem gleichen Funktionsprinzip wie die vorgenannten Genexpressionsanalysen [20, 21] und basiert auf der Untersuchung der Expression von 70 Genen. Er unterscheidet eine low-risk und eine high-risk Gruppe und dies, gezeigt an retrospektiven Analysen, unabhängig von der Therapie. MammaPrint ist als einziger Microarray-basierter Test von der amerikanischen FDA zugelassen. Eine prospektive Untersuchung wurde bisher nicht durchgeführt. Prospektiv wird die Wertigkeit des MammaPrint in der MINDACT-Studie untersucht. Ursprünglich war der Test ausschließlich an Frischgewebe durchführbar, was sein Handhabung für die breite Anwendung erschwerte. Mittlerweile wird der Test laut Firmenangaben auch an Paraffinmaterial angeboten.

EndoPredict®

Der EndoPredict®-Test beruht auf der Analyse von 8 karzinombezogenen und 3 Referenzgenen. Der somit ermittelte Score reicht von 0 bis 15 und unterscheidet mit einem Cut-off-Wert von 5 eine low- und eine high-risk Gruppe. Im sog. EpiClin-Test wird der Score mit den klinischen Faktoren Tumorgröße und Nodalstatus kombiniert, wodurch die Validität des alleinigen EndoPredict®-Testes verbessert wird. Prospektiv/retrospektiv getestet wurde Endo-Predict® am Material hormonrezeptorpositiver Mammakarzinome postmenopausaler Patientinnen in zwei großen randomisierten Phase-III-Studien [22]. Der Test kann mit einer hohen Sensitivität und Spezifität dezentral durchgeführt werden [23].

Alle aufgeführten Tests wurden von der AGO aktuell mit einem ± beurteilt. Dies bedeutet, dass der jeweilige Test im Einzelfall durchgeführt werden

kann. Hiermit sind ausschließlich die Luminal-Tumoren gemeint. Eine eindeutige Empfehlung für alle Patientinnen (HER2+, triple-negativ oder hoch nodalpositiv) kann aufgrund der bisherigen Datenlage nicht ausgesprochen werden.

Nach Meinung der Autoren kann der Einsatz der Genexpressionsanalysen momentan insbesondere bei nodalnegativen Patientinnen mit einem hormonrezeptorpositiven/HER2/neu-negativen, mäßig differenzierten Mammakarzinom empfohlen werden, wenn z. B. die Bestimmung von uPA/PAI-1 aufgrund technischer Probleme nicht durchführbar sein sollte und eine Entscheidung für oder gegen eine Chemotherapie ohne zusätzliche Tests nicht getroffen werden kann.

uPA, PAI-1

Tumorassoziierte Proteolysefaktoren wie der Plasminogenaktivator vom Urokinasetyp (uPA) und sein Inhibitor PAI-1 (Plasminogenaktivator-Inhibitor Typ 1) sind am Abbau des Tumorstromas und der Basalmembran beteiligt und tragen gemeinsam mit dem uPA-Rezeptor (uPA-R) zur Invasions- und Metastasierungsfähigkeit der Tumorzellen bei. Die Bestimmung von uPA und PAI-1 erfolgt ausschließlich mittels standardisierter ELISAs im Tumorfrischgewebe, das unverzüglich nach Entnahme in flüssigem Stickstoff oder bei −80 °C gelagert werden muss. Andere Bestimmungsmethoden sind nicht für den klinischen Einsatz validiert. Hohe Konzentrationen von uPA und/oder PAI-1 im Primärtumor korrelieren mit einem erhöhten Metastasierungsrisiko und einem kürzeren Gesamtüberleben [24]. Hinsichtlich der prädiktiven Bedeutung konnte gezeigt werden, dass Mammakarzinompatientinnen mit einem hohen uPA/PAI-1 einen deutlich größeren Nutzen von einer adjuvanten Chemotherapie haben als Patientinnen mit einem niedrigem uPA/PAI-1 [25]. Als einziger neuer Biomarker wurde uPA/PAI-1 prospektiv in einer klinischen Therapiestudie in Bezug auf seine prognostische und prädiktive Bedeutung validiert. Die 10-Jahres-Nachbeobachtungsergebnisse der Chemo-N0-Studie [26] zeigen zweifelsfrei, dass uPA/PAI-1 beim nodalnegativen Mammakarzinom eine Niedrigrisikogruppe (uPA und PAI-1 niedrig) definieren kann, die aufgrund ihrer guten Prognose von einer adjuvanten Chemotherapie kaum profitieren würden. Bei Hochrisikopatientinnen (uPA und/ oder PAI-1 hoch) kann eine adjuvante Chemotherapie das Rezidivrisiko um etwa 40 % reduzieren. Entsprechend der aktuellen ASCO- und AGO-Leitlinien kann uPA/PAI-1 als Entscheidungskriterium beim nodalnegativen Mammakarzinom mit unklarer Indikation für eine Chemotherapie auch außerhalb von Studien herangezogen werden [27]. Empfohlen wird die Testung bei Patientinnen mit nodalnegativem, endokrin sensitivem und HER2-negativem G2 Mammakarzinom. Der Einsatz des uPA/PAI-1-Testes ist im deutschen Gesundheitssystem kosteneffektiv [28].

Ki-67

Die Zellteilung ist das unmittelbare Ziel für eine Chemotherapie. Ki-67 ist ein Protein, das nur während der Zellteilung im Zellkern exprimiert wird. Mithilfe immunhistologischer Verfahren ist es leicht nachweisbar [29]. In Prozent gemessen ist Ki-67 ein kontinuierlicher Faktor, bei dem die Frage nach dem klinisch relevanten Schwellenwert (Cut-off) immer wieder diskutiert wird. Bei der Bestimmung gibt es noch große methodische Probleme [30]. Der starre und nicht prospektiv validierte Grenzwert von 14 % (St. Gallen 2011) wurde im St.-Gallen-Konsensus 2013 relativiert. Wahrscheinlich ist ein Wert von 5–10 % als niedrig proliferierend einzustufen, ein Wert über 20 oder 25 % als hoch proliferativ. Zum Vergleich: Das gesunde Brustdrüsengewebe weist eine Ki-67-Expression von < 3 % auf. Ein hoher Ki-67-Wert spricht für den Einsatz einer taxanhaltigen Chemotherapie bei östrogenrezeptorpositiven Tumoren. Bei der neoadjuvanten Therapie korrelieren hohe Ki-67-Werte im Primärtumor mit höheren pCR-Raten, hohe Ki-67-Werte nach neoadjuvanter Chemotherapie jedoch mit einer schlechten Prognose. Seine größte klinische Bedeutung hat Ki-67 momentan bei der Abgrenzung von Luminal-A- vs. Luminal-B-Tumoren. Diese kann jedoch aufgrund der methodischen Probleme nur in den o. g. Randgruppen alleine anhand von Ki-67 vorgenommen werden – in der großen Gruppen mittlerer Ki-67-Werte (10–20 %) sollten zusätzliche Kriterien verwendet werden, um z. B. eine Chemotherapieindikation zu treffen.

Serologische Tumormarker

Assays für die Tumormarker CA 15-3 und CA 27.29 weisen beide das zirkulierende MUC-1-Antigen

nach. In 3 großen Studien mit insgesamt über 4600 Patientinnen mit lokal begrenzten Mammakarzinomen waren erhöhte CA 15-3- bzw. CA 27.29-Spiegel mit einer ungünstigeren Prognose assoziiert [31–33]. Da die therapeutischen Konsequenzen aber bisher nicht klar definiert sind, wird derzeit eine Bestimmung dieser Marker in Frühstadien der Erkrankung nicht empfohlen. Obwohl in mehreren Studien durch die regelmäßige Bestimmung von CA 15-3 bzw. CA 27.29 der frühzeitige Nachweis eines Rezidivs bzw. von Metastasen gezeigt werden konnte, bleibt unklar, ob dadurch der Krankheitsverlauf positiv beeinflusst werden kann. Beide Marker werden daher derzeit nicht für das Nachsorgemonitoring empfohlen. Für den Nutzen der Bestimmung von CEA (carcino-embryonales Antigen) gibt es im nicht metastasierten Krankheitsstadium keine validen Daten [34].

In der metastasierten Situation finden sich in 50–60 % der Fälle erhöhte CEA-Spiegel und in über 75 % erhöhte CA 15-3- respektive CA 27.29-Konzentrationen. Es besteht in der Regel eine positive Korrelation des Markerverlaufs mit dem Fortschreiten der Erkrankung. Die Bestimmung des erhöhten Tumormarkers kann daher in Ergänzung zur bildgebenden Restagingdiagnostik eingesetzt werden. Falls der Nachweis einer Metastasierung einer bildgebenden Diagnostik nicht zugänglich ist, kann ausschließlich der Tumormarkerverlauf als einziger Kontrollparameter zur Verlaufskontrolle herangezogen werden.

Disseminierte Tumorzellen im Knochenmark und zirkulierende Tumorzellen im Blut

Der Nachweis disseminierter Tumorzellen im Knochenmark von Patientinnen mit nicht metastasiertem Mammakarzinom ist mit einer Prognoseverschlechterung hinsichtlich nicht nur des rezidivfreien, sondern auch des Gesamtüberlebens verbunden. Dies wird durch die Auswertung einer Vielzahl von Daten belegt [35, 36]. Vorhandene disseminierte Tumorzellen sind jedoch nicht gleichbedeutend mit einer schon bestehenden (Mikro-)Metastasierung im Knochen, sondern können ein möglicher erster Schritt hierzu sein (vgl. Kapitel „Pathologie der Mammakarzinome"). Bestimmte molekulare Eigenschaften (unter anderem die Expression von Stammzellmarkern) können eine relevante Rolle bei der Metastasierung spielen.

Ein wesentlich leichter zugängliches Kompartiment zur Bestimmung isolierter Tumorzellen ist das periphere Blut. *Cristofanilli* et al. beschrieben im Rahmen einer prospektiven Studie, dass der Nachweis von mehr als 5 Tumorzellen im Blut mit einem signifikant kürzeren Überleben bei metastasierten Patientinnen assoziiert ist [37]. Dies konnte mittlerweile durch eine Vielzahl von Studien bestätigt werden. Die prognostische Relevanz gilt somit als gesichert unter Verwendung von CellSearch® und des Cut-off-Levels von 5 CTCs/7,5 ml Blut. Das frühe Erkennen einer Progression unter Therapie ist eine weitere relevante Fragestellung. Hier konnte ebenfalls gezeigt werden, dass die Tumorzellpersistenz unter laufender First-line-Therapie mit einer besonders schlechten Prognose assoziiert ist [38]. Der Nutzen einer frühen Erkennung einer Progression mit der Konsequenz einer Therapieumstellung ist jedoch nicht abschließend geklärt.

Mehrere Studien konnten auch eine prognostische Relevanz des Nachweises von CTCs bei Patientinnen mit primärem Mammakarzinom zeigen [39–42]. Allerdings gibt es keine Bestätigung, dass aus diesen vorläufigen Ergebnissen therapeutische Konsequenzen zum Vorteil für die Patientinnen gezogen werden können.

Neben dem einfachen Nachweis der CTCs gewinnt die weitere Charakterisierung der isolierten Tumorzellen zunehmend an Bedeutung. Zum Beispiel können Hormonrezeptoren, HER2 oder andere Antigene sowie Stammzellmarker auf den einzelnen Tumorzellen nachgewiesen werden. Dadurch lassen sich Einblicke über mögliche Veränderungen tumorbiologischer Faktoren im Rahmen der Metastasierung gewinnen und neue Ansatzpunkte für gezielte Therapien identifizieren [33, 34]. Neuere Studien hierzu, die zudem Therapieinterventionen bieten, sind z. B. die DETECT III-Studie für Patientinnen mit metastasiertem Mammakarzinom, HER2-negativem Primärtumor und HER2-positiven CTCs sowie die demnächst anlaufenden Studien DETECT IV für Patientinnen mit hormonrezeptorpositivem, HER2-negativem metastasiertem Brustkrebs und HER2-negativen CTCs und die EORTC-Treat-CTC für Patientinnen mit HER2-negativem Tumor in der Adjuvanz.

Generelle Therapieempfehlungen für die Klinik lassen sich aus dem CTC-Status derzeit noch nicht ableiten. Die AGO empfiehlt jedoch in bestimmten Einzelfällen den Einsatz des FDA-zertifizierten CellSearch®-Systems zur Unterstützung der klinischen Entscheidungsfindung, vor allem in der Metastasierung. Derzeit sollte folglich die Detektion von CTCs außerhalb von Studien aufgrund der noch jungen Datenlage und der fraglichen klinischen Konsequenz nur in begründeten Einzelfällen, insbesondere in der metastasierten Situation, eingesetzt werden.

pCR

Die AGO-Empfehlung 2013 (www.ago-online.de) nimmt in die Reihe der prognostischen Faktoren auch die pathologic complete response rate (pCR) nach neoadjuvanter Chemotherapie mit einer ++ Empfehlung auf. Dies bezieht sich nach aktuellen Metaanalysen insbesondere auf hormonrezeptorpositive G3-Tumoren, HER2-positive oder triple-negative Karzinome [43]. Darüberhinaus wird das frühe sonografische Ansprechen als prädiktiv bewertet. Die pCR ist aktuell definiert als Tumorfreiheit für invasive Anteile sowie nodalnegativer Lymphknotenstatus bei der OP nach Abschluss der vollständigen neoadjuvanten Systemtherapie; DCIS-Anteile im Exzisionsgewebe werden bei der Definition nicht berücksichtigt. Bei der vergleichenden Bewertung von Studienergebnissen sollte die verwendete Definition der pCR-Pathologie beachtet werden.

Laut aktueller Studienlage werden derzeit insbesondere beim kombinierten Einsatz zielgerichteter Therapien (TRYPHAENA-Studie) und einer neoadjuvanten Chemotherapie pCR-Raten von über 65 % gezeigt [44]. Ebenfalls insbesondere beim HER2-positiven Karzinom liegen in aktuellen Studien Daten für eine Übersetzung der pCR-Rate in ein besseres RFS und OS vor [45] (OS: 95 % versus 84 %), wobei das Nicht-Erreichen einer pCR der stärkste Prädiktor für Mortalität war (HR 4,15; 95 % CI 1,39–12,38). Dabei spielen Faktoren wie Alter oder Ethnologie eine bisher nicht weiter geklärte Rolle bzgl. Rückfallrisiko [46]. Zu den Erkenntnissen der prognostischen und (s.o.) prädiktiven Relevanz der pCR haben die deutschen Neoadjuvanzstudien maßgeblich beigetragen [47].

Ein möglicher Faktor zur frühen Prädiktion einer pCR kann KI-67 sein, dieser wird in aktuellen Studien (z. B. ADAPT) bereits als dynamischer Marker für eine frühe Prognoseeinschätzung und individuellere Planung der Systemtherapie eingesetzt.

Derzeit wird diskutiert, inwieweit die pCR-Rate unter Berücksichtigung der vorhandenen Daten ein zusätzliches Kriterium zur Bewertung im Rahmen der Zulassungsverfahren neuer Medikamente sein kann.

Die pCR stellt uns vor weitere Herausforderungen, zum einen bezüglich der Radikalität des lokaltherapeutischen Vorgehens, aber insbesondere bei der Fragestellung einer erweiterten Post-Neo-Adjuvanz bei Nicht-Erreichen der pCR, genauso wie ein mögliches Beenden der (adjuvanten) Systemtherapie bei pCR (z. B. bei geplanter einjähriger Trastuzumabtherapie) [48].

Ausblick

Mithilfe der Molekularbiologie werden mehr und mehr Details des komplexen Tumorgeschehens aufgeklärt. Das Interesse gilt den Informationsübermittlungswegen in der Tumorzelle, den Strukturproteinen, aber auch der unmittelbaren Umgebung des Tumors, dem sog. Microenvironment. Die Kenntnis dieser Zusammenhänge führt zur Zulassung einer Vielzahl neuer – und in der Regel teurer – Medikamente mit denen hochselektiv in das Krankheitsgeschehen eingegriffen werden kann. Diese Entwicklung ermöglicht einerseits eine hohe Behandlungseffizienz, andererseits offenbaren sich dadurch auch neue Beschränkungen. Die Rückführung eines komplexen Krankheitsgeschehens auf nur einen (oder wenige) Faktoren und die entsprechende monokausale Behandlung wird dadurch mehr und mehr zur Fiktion. Individuelle Kombinationen mehrerer zielgerichteter Medikamente, die das Tumorgeschehen, aber auch dessen Umgebung beeinflussen, werden die Behandlungseffizienz deutlich erhöhen. Voraussetzung hierfür ist der Nachweis der entsprechenden Zielproteine oder deren aktivierter Gene mithilfe entsprechender Testverfahren. Allerdings müssen für die Validierung dieser Tests neue mathematische Verfahren entwickelt werden. Die Auswertung individueller, multifaktorieller Prozesse entzieht sich statistischen Betrachtungen. Fuzzy-Logik und Netzwerktheorie sind Beispiele, mit denen komplexe Funktionsabläufe betrachtet und bewertet werden können. Erst die Kombination aus differenziertem Nachweis von molekularen Faktoren, ihre adäquate Bewertung im Individualfall und dem darauf basierende Einsatz zielgerichteter Medikamente werden zu einer individuellen, effizi-

enten, aber auch bezahlbaren Behandlung des Mammakarzinoms – und anderer Malignome – führen.

Zusammenfassung

Im neuen tumorbiologischen Verständnis des Mammakarzinoms wird die Erkrankung zunehmend als eine Vielzahl verschiedener Untergruppen mit sehr divergierender Prognose und differentem Therapiebedarf wahrgenommen. Während die Bestimmung von Östrogen-, Progesteron- und HER2-Rezeptoren weiterhin eine essenzielle Rolle bei der Wahl zielgerichteter Therapeutika spielt, können neue Methoden wie uPA/PAI-1 und Genexpressionsanalysen helfen, den weiteren Verlauf der Erkrankung besser abzuschätzen. Insbesondere bei hormonrezeptorpositiven, nodalnegativen G2-Karzinomen können diese Marker zur Entscheidung bzgl. einer adjuvanten Chemotherapie herangezogen werden. Nach neoadjuvanter Chemotherapie ist die pCR-Rate eine der wichtigsten prognostischen Faktoren. Tumormarker und in Einzelfällen auch zirkulierende Tumorzellen können beim metastasierten Mammakarzinom zur Therapieverlaufskontrolle beitragen.

Literatur

1 Perou et al (2000) Nature 406(6797): 747–752
2 Fisher B et al (1988) Relative worth of estrogen or progesterone receptor and pathologic characteristics of differentiation as indicators of prognosis in node negative breast cancer patients: findings from National Surgical Adjuvant Breast and Bowel Project Protocol B-06. JCO 6(7): 1076–1087
3 Early Breast Cancer Trialists Collaborative Group (2005) Effects of chemotherapy and hormonal therapy for early breast cancer and recurrence and 15-year survival: an overview of the randomised trials. Lancet 365: 1687–1717
4 Stendahl M (2006) High progesterone receptor expression correlates to the effect of adjuvant tamoxifen in premenopausal breast cancer patients. Clin Cancer Res 12(15): 4614
5 Holbro T, Civenni G, Hynes NE (2003) The ErbB receptors and their role in cancer progression. Exp Cell Res 284(1): 99–110
6 Chia S, Norris B, Speers C et al (2008) Human epidermal growth factor receptor 2 overexpression as a prognostic factor in a large tissue microarray series of node-negative breast cancers. J Clin Oncol 26(35): 5697
7 Yarden Y (2001) Biology of HER2 and its importance in breast cancer. Oncology 61 Suppl 2: 1–13

8 Slamon DJ, Leyland-Jones B, Shak S et al (2001) Use of chemotherapy plus a monoclonal antibody against HER2 for metastatic breast cancer that overexpresses HER2. N Engl J Med 344(11): 783

9 Fehm et al (2010) HER2 status of circulating tumor cells in patients with metastatic breast cancer: a prospective, multicenter trial. Breats Cancer Res Treat 124(2): 403–412

10 Paik S, Kim C, Wolmark N (2008) HER2 status and benefit from adjuvant trastuzumab in breast cancer. N Engl J Med 358(13): 1409

11 Lennon S, Barton C, Banken L et al (2009) Utility of serum HER2 extracellular domain assessment in clinical decision making: pooled analysis of four trials of trastuzumab in metastatic breast cancer. J Clin Oncol 27(10): 1685

12 Sorlie et al (2001) Proc Natl Acad Sci U S A 98(19): 10869–10874

13 Parker et al (2009) J Clin Oncol 27(8):1160–1167. doi: 10.1200/JCO.2008.18.1370

14 Martín M, Prat A, Rodríguez-Lescure A et al (2013) PAM50 proliferation score as a predictor of weekly paclitaxel benefit in breast cancer. Breast Cancer Res Treat 138(2): 457–466

15 Chia et al (2012) A 50-gene intrinsic subtype classifier for prognosis and prediction of benefit from adjuvant tamoxifen. Clin Cancer Res 18(16): 4465–4472

16 Cheang et al (2012) Responsiveness of intrinsic subtypes to adjuvant anthracycline substitution in the NCIC.CTG MA.5 randomized trial. Clin Cancer Res 18(8): 2402–2412

17 Paik et al (2004) A multigene assay to predict recurrence of tamoxifen-treated, node-negative breast cancer. N Engl J Med 351(27): 2817–2826. Epub 2004 Dec 10

18 Albain et al (2010) Prognostic and predictive value of the 21-gene recurrence score assay in postmenopausal women with node-positive, oestrogen-receptor-positive breast cancer on chemotherapy: a retrospective analysis of a randomised trial. Lancet Oncol 11(1): 55–65

19 Gianni et al (2005) Gene expression profiles in paraffin-embedded core biopsy tissue predict response to chemotherapy in women with locally advanced breast cancer. J Clin Oncol 23(29): 7265–7277

20 vant Veer et al (2002) Gene expression profiling predicts clinical outcome of breast cancer. Nature 415(6871): 530–536

21 van de Vijver et al (2002) A gene-expression signature as a predictor of survival in breast cancer. N Engl J Med 347(25): 1999–2009

22 Filipits et al (2011) A new molecular predictor of distant recurrence in ER-positive, HER2-negative breast cancer adds independent information to conventional clinical risk factors. Clin Cancer Res 17(18): 6012–6020

23 Denkert et al (2012) Decentral gene expression analysis for ER+/Her2- breast cancer: results of a profi-

ciency testing program for the EndoPredict assay. Virchows Arch 460(3): 251–259

24 Look MP, van Putten WLJ, Duffy MJ et al (2002) Pooled analysis of prognostic impact of uPA and PAI-1 in 8,377 breast cancer patients. J Natl Cancer Inst 94:1 16–128

25 Harbeck N, Kates RE, Look MP et al (2002) Enhanced benefit from adjuvant systemic chemotherapy in breast cancer patients classified high-risk according to uPA and PAI-1 (n = 3,424). Cancer Res 62: 4617–4622

26 Harbeck N, Schmitt M, Meisner C et al (2013) Ten-year analysis of the prospective multicentre Chemo-N0 trial validates American Society of Clinical Oncology (ASCO)-recommended biomarkers uPA and PAI-1 for therapy decision making in node-negative breast cancer patients. Eur J Cancer Mar 13 [Epub ahead of print]

27 Harris L, Fritsche H, Mennel R et al (2007) American Society of Clinical Oncology 2007 update of recommendations for the use of tumor markers in breast cancer. J Clin Oncol 25: 5287–5312

28 Jacobs VR, Kates RE, Kantelhardt E et al (2013) Health economic impact of risk group selection according to ASCO-recommended biomarkers uPA/PAI-1 in node-negative primary breast cancer. Breast Cancer Res Treat 138: 839–850

29 Gerdes J, Schwab U, Lemke H et al (1983) Production of a mouse monoclonal antibody reactive with a human nuclear antigen associated with cell proliferation. Int J Cancer 31: 13–20

30 Dowsett M, Nielsen TO, A'Hern R et al (2011) Assessment of Ki67 in Breast Cancer: Recommendations from the International Ki67 in Breast Cancer Working Group. J Natl Cancer Inst 103: 1656–1664

31 Ebeling FG, Stieber P, Untch M et al (2002) Serum CEA and CA15.3 as prognostic factors in primary breast cancer. Br J Cancer 86(8): 1217–1222

32 Gion M, Boracchi P, Dittadi R et al (2002) Prognostic role of serum CA15.3 in 362 node-negative breast cancers: An old player for a new game. Eur J Cancer 38(9): 1181–1188

33 Pestrin M, Bessi S, Galardi F et al (2009) Correlation of HER2 status between primary tumors and corresponding circulating tumor cells in advanced breast cancer patients. Breast Cancer Res Treat 118: 523–530

34 Nadal R, Lorente JA, Rosell R et al (2013) Relevance of molecular characterization of circulating tumor cells in breast cancer in the era of targeted therapies. Expert Rev Mol Diagn 13: 295–307

35 Braun S, Vogl FD, Naume B et al (2005) A pooled analysis of bone marrow micrometastasis in breast cancer. N Engl J Med 353: 793–802

36 Janni W, Vogl FD, Wiedswang G et al (o.J.) Persistence of Disseminated Tumor Cells in the Bone Marrow of Breast Cancer Patients Predicts Increased Risk for Relapse – A European Pooled Analysis. Clin Cancer Res 17: 2967–2976

37 Cristofanilli M, Budd GT, Ellis MJ et al (2004) Circulating tumor cells, disease progression, and survival in metastatic breast cancer. N Engl J Med 351(8): 781–791

38 Cristofanilli M, Hayes DF, Budd GT et al (2005) Circulating tumor cells: a novel prognostic factor for newly diagnosed metastatic breast cancer. J Clin Oncol 23: 1420–1430

39 Rack BK, Schindlbeck C, Andergassen U et al (2010) Use of circulating tumor cells (CTC) in peripheral blood of breast cancer patients before and after adjuvant chemotherapy to predict risk for relapse: The SUCCESS trial. J Clin Oncol 28: abstract 1003

40 Pachmann K, Camara O, Kavallaris A et al (2008) Monitoring the response of circulating epithelial tumor cells to adjuvant chemotherapy in breastcancer allows detection of patients at risk of early relapse. J Clin Oncol 26: 1208–1215

41 Pierga JY, Bidard FC, Mathiot C et al (2008) Circulating tumor cell detection predicts early metastatic relapse after neoadjuvant chemotherapy in large operable and locally advanced breast cancer in a phase II randomized trial. Clin Cancer Res 14: 7004–7010

42 Lucci A, Hall CS, Lodhi AK et al (2012) Circulating tumour cells in non-metastatic breast cancer: a prospective study. Lancet Oncol 13: 688–695

43 von Minckwitz G, Untch M, Blohmer JU et al (2012) Definition and impact of pathologic complete response on prognosis after neoadjuvant chemotherapy in various intrinsic breast cancer subtypes. J Clin Oncol 30: 1796–1804

44 Schneeweiss A, Chia S, Hickish T et al (2013) Pertuzumab plus trastuzumab in combination with standard neoadjvant anthracycline-containing and anthracycline-free chemotherapy regimens in patients with HER2-positive early breast cancer: a randomized phase II cardiac safety study (TRYPHAENA). Ann Oncol 24(9): 2278–2284

45 Kim MM, Allen P, Gonzalez-Angulo AM et al (2013) Pathologic compelte response to neoadjuvant chemotherapy with trastuzumab predicts for improved survival in women with HER2-overexpressing breast cancer. Ann Oncol 24(8): 1999–2004

46 Ju NR, Jeffe DB, Keune J, AFT R (2013) Patient and tumor characteristics associated with breast cancer recurrence after complete pathologic response to neoadjuvant chemotherapy. Breast Cancer Res Treat 137(1): 195–201

47 Loibl S, Jackisch C, Gade S et al (2012) Neoadjuvant chemotherapy in the very young 35 years of age or younger. Cancer Res 72 (24 Suppl.): 96s

48 Von Minckwitz G, Untch M, Loibl S (2013) Update on neoadjuvant / preoperative therapy of breast cancer: experiences from the German Breast Group. Curr Opin Obstet Gynecol 25/(1): 65–73

Das hereditäre Mammakarzinom

N. Ditsch, D. Rjosk-Dendorfer, S. Maurer, I. Rühl, A. Meindl

Für die Entstehung von Brustkrebs werden multiple molekulare Ereignisse genetischer und epigenetischer Art verantwortlich gemacht. In etwa 15–20 % der Fälle handelt es sich um eine erblich familiäre Erkrankung im engeren Sinne. Dabei ist etwa die Hälfte auf Mutationen in hochpenetranten Genen zurückzuführen. Des Weiteren sind moderat penetrante und niedrig penetrante Gene identifiziert worden, die im Rahmen komplexerer Erbgänge wesentlich zum Erkrankungsrisiko beitragen. Die relevanten zugrunde liegenden Erbgänge und wichtigsten prädisponierenden Gene für erblichen Brustkrebs werden im Folgenden dargestellt.

Mutationen in hochpenetranten Genen (monogener Erbgang)

Bei einem monogenen Erbgang wird die Mutation heterozygot, also auf einer Genkopie, an männliche und weibliche Nachkommen gleichermaßen mit einer Wahrscheinlichkeit von 50 % weitergegeben. Hauptvertreter sind dafür die Gene BRCA1 und BRCA2 (BRCA für breast cancer), die als Tumorsuppressorgene an der DNA-Reparatur beteiligt sind [1, 2].

Es gibt noch weitere hochpenetrante Gene für Brustkrebs, die jedoch nur in etwa 2,5 % der familiären Brustkrebserkrankungen (also 0,5 % aller Brustkrebsfälle) verändert sind und sich meistens im Zusammenhang mit bestimmten Syndromen manifestieren [1]. So kann sich zum Beispiel eine Mutation im TP53-Gen als Li-Fraumeni-Syndrom exponieren, welches mit dem Auftreten von Brustkrebs in besonders jungem Alter mit anderen malignen Tumoren wie Sarkomen, Hirntumoren und Leukämien assoziiert ist. Oder auch eine Mutation im PTEN-Gen, das

beim Cowden-Syndrom unter anderem zusammen mit Schilddrüsenmalignomen und Endometriumkarzinomen auftritt.

Vor Kurzem gelang es Vertretern des Deutschen Konsortiums für erblichen Brust- und Eierstockkrebs in Zusammenarbeit mit anderen Wissenschaftlern, ein drittes Gen für Brust- und Eierstockkrebs zu identifizieren [3]. Damit wurde der Beweis erbracht, dass es weitere Risikogene für Brust- und Eierstockkrebs gibt, die allerdings nur selten in einer Population mutiert sind. Neuere Daten weisen darauf hin, dass RAD51C-Genmutationen in der Brust eher moderat pentetrant sind und deswegen eher als Risikogen bezeichnet werden sollten. Aufgrund des deutlich erhöhten Risikos für Eierstockkrebs wird die Untersuchung aber innerhalb des Konsortiums für BRCA1/2-negative Familien angeboten.

Mutationen in weiteren, einzelnen Risikogenen (z. B. RAD50, STK11) spielen aufgrund ihres seltenen Vorkommens (< 1 %) noch keine Rolle in der Diagnostik, wenn nicht weitere Faktoren hinzukommen. Aussagen über die klinische Relevanz sind hier noch nicht suffizient möglich, da die geringen Fallzahlen bisher keine präzise Bestimmung der Erkrankungswahrscheinlichkeit zulassen. Aktuell gehen wir davon aus, dass ca. 35 % aller familiär gehäuften, also 7,5 % aller Fälle von Brustkrebs, monogen verursacht werden. Davon entfallen zwei Drittel, also ca. 5 %, auf BRCA1/2, ca. 0,5 % auf syndromassoziierte Gene, ca. 0,5 % auf RAD51 und -Paraloge und weitere ca. 1,5 % auf noch unbekannte Gene. Neue technologische Entwicklungen wie z. B. Exom-Sequenzierung [4] erlauben zukünftig vermutlich eine zeitnahe Identifizierung und Charakterisierung solcher Gene.

Cave: Wichtig ist, dass alle neuen Hochrisikogene erst validiert und hinsichtlich der klinischen Bedeutung untersucht werden. Dies muss innerhalb wissenschaftlicher Projekte, wie es z. B. gegenwärtig für RAD51C innerhalb des Konsortiums geschieht, erfolgen.

Mutationen und Varianten in moderat penetranten/niedrig penetranten Genen (polygener oder oligogener Erbgang)

Die übrigen 62,5 % der familiären (also weitere 12,5 % aller) Brustkrebsfälle werden am ehesten durch das Zusammenwirken von Genmutationen mit moderater oder niedriger Penetranz verursacht [2, 5]. Hierbei spielen unter anderem erneut heterozygote Mutationen eine Rolle, z. B. Mutationen in den Genen CHEK2, PALB2, ATM oder RAD51C/D, die mit einer Risikoerhöhung von bis zu etwa 40 % einhergehen können. Die alleinige Auswirkung von Veränderungen in diesen Genen auf das Brustkrebsrisiko ist also nicht ausreichend. Daher ist eine Kombination mit Niedrigrisikovarianten erforderlich, um zur Erkrankung zu führen (polygener Erbgang). Beispielhaft ist das Risikogen FGFR2 (fibroblast growth factor receptor 2) zu nennen, das über genomweite Assoziationsstudien identifiziert werden konnte [6, 7]. Varianten in diesem Gen können zwar bei Nichterkrankten wie Erkrankten gefunden werden, kommen aber bei Letzteren signifikant häufiger vor. Sie führen zu einer Veränderung der Proteinmenge und nicht zur Veränderung des Proteins, wie es bei den klassischen genetischen Mutationen der Fall ist. Einige weitere Genvarianten (z. B. TOX3, MAP3K1, LSP1 etc.) sind bereits identifiziert und gehen mit einer Risikoerhöhung von ca. 1 bis 3 % bei heterozygoter Variante und ca. 2 bis 6 % bei homozygoter Anlage einher [7]. Die Erkenntnisse über diese Kategorie der Genvarianten nehmen stetig zu und für die klinische Beratung und Risikoeinschätzung sind diese Daten möglicherweise bald anwendbar [8]. Dort, wo es nicht möglich ist, wird der ausschlaggebende Wert für das Vorliegen einer Risikosituation als lebenslanges Risiko (lifetime risk) von $\geq$ 30 % oder Heterozygotenrisiko von $\geq$ 20 % definiert. In solchen Fällen erfolgt eine modifizierte intensivierte Früherkennung. Neu hinzugekommen ist auch, dass auch eine oligogene Ursache nicht mehr auszuschließen ist. Dabei würde die

Brustkrebserkrankung durch das Zusammenwirken weniger moderat penetranter Genvarianten verursacht.

Cave: Gegenwärtig liegen Daten bezüglich klinischer Relevanz von Mutationen in moderat penetranten Genen nur für CHEK2-Mutationen vor. Allerdings muss hier noch das Risiko für das kontralaterale Mammakarzinom und das Risiko für das seltene Pankreaskarzinom in Studien ermittelt werden [9]. Sämtliche derzeit bekannte Niedrigrisikovarianten sind nicht geeignet, ein genetisches Risiko in Risikofamilien vorherzusagen. Es wird aber gegenwärtig überprüft, ob spezifische Kombinationen von Niedrigrisikovarianten eventuell mit einer klinisch relevanten Risikoerhöhung einhergehen. Dies kann nur in prospektiven Studien, die für die deutsche Population nur innerhalb des Konsortiums möglich sind, erfolgen.

BRCA-Struktur und -Funktion

Als Hauptvertreter der hochpenetranten Gene und damit wesentlicher Bestandteil der Routinediagnostik im Rahmen der klinischen Patientenversorgung soll im Folgenden ein Überblick über die Struktur und Funktion von BRCA1 und BRCA2 gegeben werden [10]. Als klassische Tumorsuppressorgene spielen sie eine wichtige Rolle in zentralen Reparaturvorgängen der DNA, sodass eine Mutation hier zum Funktionsverlust und konsekutiver genomischer Instabilität führen kann. Zur vollständigen Inaktivierung kommt es durch den Verlust des 2. Wildtyp-Allels in einer einzelnen Zelle des Brust- oder Eierstockgewebes. Dies kann im Tumor durch einen Verlust der Heterozygotie nachgewiesen werden. Aus der Tatsache der vollständigen Inaktivierung des BRCA1- oder BRCA2-Proteins in bestimmten erblichen Tumoren ergeben sich bestimmte therapeutische, aus der Tatsache der hohen Penetranz prädisponierender Mutationen in BRCA1 und BRCA2 operative Konsequenzen.

Die meisten BRCA-Veränderungen können im Rahmen einer Sequenzierung des Gesamtgens eindeutig kategorisiert werden. In einigen Fällen werden aber Veränderungen im Sinne von sogenannten „unklaren Varianten" (UV) nachgewiesen [11]. Diese bedürfen einer weiteren Charakterisierung mit zusätzlichen Methoden (s. u.).

BRCA1

Das BRCA1-Gen liegt auf Chromosom 17q21 und besteht aus 22 kodierenden Exons, die für die Bildung eines Proteins von 1863 Aminosäuren verantwortlich sind. Es wurde bereits 1994 durch *Miki* et al. identifiziert [12] und ist seither Gegenstand ausgedehnter Untersuchungen [13]. Weltweit sind inzwischen über 2000 Mutationen beschrieben, das Mutationsspektrum in einzelnen Ländern, wie z. B. Deutschland, ist aber weniger komplex. Bereits die Größe und Anzahl funktionell relevanter Domänen des BRCA1-Gens ließen zahlreiche Aufgaben vermuten, die mittlerweile gut charakterisiert sind. So spielt es unter anderem durch homologe Rekombination eine Schlüsselrolle in der DNA-Reparatur und übernimmt eine „Wachturmfunktion" im Zellzyklus. Mit diesen Funktionen ist BRCA1 Teil einer großen „Überwachungsmaschinerie", dem sog. BASC (für BRCA1-associated genome surveillance complex), der als Sensor für DNA-Schäden fungiert [14].

Auswirkung von Mutationen im BRCA1-Gen

Der Nachweis einer BRCA1-Mutation in einer Familie mit mehreren Erkrankungen geht mit einem Lebenszeitrisiko von bis zu 80 % für ein Mammakarzinom und einem Lebenszeitrisiko von bis zu 55 % für ein Ovarialkarzinom einher. Das mittlere Erkrankungsalter der Patientinnen mit einer BRCA1-Mutation liegt mit Mitte bis Ende Vierzig und um eine Lebensdekade niedriger als bei vorliegender BRCA2-Mutation und sogar ca. zwei Dekaden niedriger als bei sporadischen Fällen [15, 16].

Tumorprofil und Prognose bei BRCA1-Mutation

BRCA1-positive Mammakarzinome zeichnen sich im Vergleich zu BRCA2-positiven oder sporadischen Karzinomen in der Regel durch einen „basalen epithelialen Phänotyp" aus [17]. Diese Tumoren zeigen neben einer schlechten Differenzierung (d. h. hohes Grading, G3), die sich aber mit steigendem Alter zugunsten der niedrigen Werte zu verschieben scheint [18], einen höheren Prozentsatz an soliden Tumorkomponenten. Außerdem sind geringere Tubulin-Formationen, p27(Kip1)-Proteinanteile und Cyclin-E-Expressionen beschrieben, was Hinweise auf therapeutische Ansätze bietet (s. u.). Über zwei Drittel der Tumoren sind „triple-negativ" [18], wo-

bei die Häufigkeit eines hormonrezeptornegativen Befundes mit dem Alter abzunehmen scheint. Im Gegensatz zu den sporadischen Formen mit Zuordnung von 1 % zum histopathologisch medullären Typ machen BRCA1-positive Formen 5–10 % der histologischen Subtypen aus [19, 18]. Interessanterweise können auch vergleichbare histopathologische Besonderheiten bei einer kleinen Subgruppe von sporadischen Mammakarzinomen identifiziert werden, was eventuell in Zukunft die therapeutischen Schritte beeinflussen könnte [20]. Bezüglich der Prognose der Patientinnen mit einem BRCA1-assoziierten Karzinom im Vergleich zu Patientinnen mit sporadisch auftretenden Karzinomen liegen mehrere Studien mit widersprüchlichen Ergebnissen vor. Die oben genannte triple-negative Tumorbiologie wird mit einer schlechteren Prognose assoziiert, bietet jedoch andererseits neue therapeutische Optionen mit vielversprechenden Ergebnissen, weil z. B. eine besondere Sensibilität gegenüber neoadjuvanter Chemotherapie zu bestehen scheint [21, 22]. Während der axilläre Lymphknotenstatus bei sporadischen Karzinomen einen klaren Zusammenhang zur Prognose aufweist, hat er bei BRCA-assoziierten Karzinomen keine vergleichbare Bedeutung. So konnte eine groß angelegte Studie keinen engen Zusammenhang zwischen Tumorgröße und Nodalstatus, wie vom sporadischen Mammakarzinom bekannt, aufzeigen [23]. Interessanterweise zeigen triple-negative Mammakarzinome ohne BRCA1-Protein ein besseres Überleben nach Anthrazyklingabe [24] oder ein besseres Ansprechen bei Cisplatintherapie [25]. Ein längeres Überleben muss aber hier noch gezeigt werden [26].

Bei BRCA1-Mutationen zeigen Untersuchungen an Tiermodellen bereits gute Ergebnisse für Kombinationstherapien mit Carboplatin und PARP-Inhibitoren [27]. Eine aktuelle Auswertung des Deutschen Konsortiums weist einen positiven Effekt für die Hinzunahme von Carboplatin in adjuvanter/neoadjuvanter Situation auf die pCR-Rate auf (Rhiem et al.) [28].

Kontralaterale Karzinome treten mit einer Häufigkeit von bis zu 44 % im Gegensatz zu familiären Fällen ohne Nachweis einer Mutation mit 17 % und sporadischen Formen [29] auf (nach einem medianen Zeitintervall von 5,2 Jahren), Tumoren nach ER-negativem Primärbefund in der Regel früher als nach ER-positivem Befund [18].

BRCA2

Das BRCA2-Gen liegt auf Chromosom 13q13 und besteht aus 26 kodierenden Exons, die für die Bildung eines Proteins von 3416 Aminosäuren verantwortlich sind. Kloniert wurde es erstmals 1995 von *Wooster* et al. [30]. Seine Hauptaufgabe ist ebenfalls die mittels homologer Rekombination vermittelte Reparatur von Doppelstrangbrüchen, insbesondere durch die direkte Interaktion mit den Proteinen RAD51 und PALB2, wodurch es an den Ort des DNA-Schadens transportiert wird. Dort bleibt es so lang in inaktiver Form gebunden, bis es zum Einsatz kommt. Somit scheint BRCA2 eine Regulatorfunktion für die Zellzyklusprogression mit besonderer Betonung der mitotischen Kontrollstellen zu besitzen [31, 32].

Auswirkungen von Mutationen im BRCA2-Gen

Bei vorliegender BRCA2-Mutation in einer Risikofamilie ist die lebenslange Erkrankungswahrscheinlichkeit mit ca. 60–70 % für das Mammakarzinom und bis zu 25 % für das Ovarialkarzinom im Vergleich zur BRCA1-Mutation etwas geringer. Frauen mit vorliegender BRCA2-Mutation weisen durchschnittlich ein höheres Lebensalter als BRCA1-Mutationsträgerinnen [33] auf. Im Unterschied zum BRCA1-Gen gibt es hier auch weit mehr sog. unklare Varianten (unclassified variants = UVs). Das sind genetische Veränderungen, die zum Austausch einer einzelnen Aminosäure führen und deren Charakter durch weitergehende Untersuchungen, wie z. B. „Loss-of-heterozygosity"-Analysen im entsprechenden Tumor, Segregationsanalysen in der entsprechenden Familie, Anwendung von speziellen Computerprogrammen sowie dem Studium von Publikationen [34, 35] und speziellen Datenbanken, die auch das Deutsche Konsortium eingerichtet hat, geklärt werden müssen.

Tumorprofil und Prognose bei BRCA2-Mutation

BRCA2-Tumoren sind im Gegensatz zu BRCA1-Mammakarzinomen eher den sporadisch auftretenden Mammakarzinomen ähnlich, wenngleich auch sie tendenziell ein höheres Grading und geringere Tubulin-Formationen aufweisen. Es kommen gehäuft G2/G3-Tumoren vor, der Hormonrezeptorstatus (Östrogen- und Progesteronrezeptorstatus) ist überdurchschnittlich häufig positiv, wobei die Tumoren in höherem Alter häufiger positive Werte aufweisen als bei Ersterkrankung in jüngerem Alter. Die Tumoren sind sowohl duktalen als auch lobulären Ursprungs [36, 18]. DCIS-Anteil, Nodalstatus und Tumorgröße weisen Parallelen zu sporadischen Karzinomen auf. Bezüglich der Prognose ließ sich bisher kein Unterschied zu den sporadischen Mammakarzinomfällen nachweisen [37], dies scheint sich aber zu ändern [38].

Kontralaterale Karzinome treten ähnlich wie bei BRCA1-Mutationen häufiger auf, im Gegensatz zu familiären Fällen ohne Nachweis einer Mutation im BRCA1/2-Gen bzw. sporadischen Fällen und nach einem medianen Zeitraum von 5,0 Jahren [18, 29].

Das Mammakarzinom des Mannes

Mit einer Inzidenz von 1 pro 100 000 pro Jahr in Deutschland stellt das Mammakarzinom des Mannes eine Rarität dar, und in nur 5–10 % findet sich eine BRCA2-Mutation [39]. Ist der männliche Brustkrebs allerdings innerhalb einer Familie mit einem weiblichen Mamma- oder mit einem Pankreaskarzinom assoziiert, wird das Vorliegen einer Mutation im BRCA2-Gen sehr viel wahrscheinlicher (ca. 20–30 %). Nur in einzelnen Fällen wurde dafür bis jetzt eine BRCA1-Mutation beschrieben. Der BRCA2-Mutationsnachweis bei einem Mann ist mit einem etwa 5–10%igen Lebenszeitrisiko für ein Mammakarzinom vergesellschaftet, was jedoch bei einem Basisrisiko ohne Mutation von weniger als 1 Promille eine relevante Risikoerhöhung darstellt [40, 41]. BRCA2-assoziierte männliche Mammakarzinome sind vergesellschaftet mit hohem Tumorgrad, progesteronrezeptornegativen und HER2-positiven Befunden [42]. Die intensivierte Früherkennung beim Mann mittels Tastuntersuchung und Sonografie wird derzeit noch uneinheitlich gehandhabt, sollte aber ab dem 50. Lebensjahr empfohlen werden. Eine generelle Empfehlung zur Durchführung der Mammografie für männliche Mutationsträger gibt es nicht, da die Daten aufgrund der geringen Fallzahlen noch unzureichend sind. Aufgrund der leider häufig erst späten Diagnosestellung hat der an einem Brustkrebs erkrankte Mann oft eine stadienbedingt schlechte Prognose [43]. Die Therapie entspricht jedoch der auch bei weiblichen Betroffenen eingesetzten [44].

RAD51C: ein neues Risikogen für Brust- und/oder Eierstockkrebs

Nachdem fast über 15 Jahre keine weiteren Risikogene für erblichen Brust- und Eierstockkrebs identifiziert werden konnten, war eine gängige Hypothese, dass die familiären Fälle ohne BRCA-Mutationen im Wesentlichen durch die kombinierte Aktion von Niedrigrisikovarianten, unter unwesentlicher Beteiligung moderat penetranter Varianten, erklärt werden können [45]. Eine gegensätzliche bzw. ergänzende Hypothese dazu ist, dass auch hier die Niedrigrisikovarianten eine begleitende Rolle spielen und es vielmehr auf noch unbekannte moderat oder hochpenetrante Gene ankommt. Diese These wird jetzt durch zwei aktuelle Befunde gestützt:

1. Die moderat penetranten Genmutationen, wie z. B. im CHEK2-Gen, haben eine höhere Penetranz als ursprünglich angenommen und können einen monogenen Erbgang widerspiegeln [46].

2. Durch die Beschreibung von RAD51C als neuem Risikogen bei Brust- und Eierstockkrebs [3], es ist wie BRCA2, PALB2 oder BRIP1 ebenfalls ein Fanconi-Anämie-Gen und spielt wie diese zusammen mit BRCA1 eine Rolle in der DNA-Reparatur.

Nachdem unsere und andere Gruppen [47] bisher nur pathogene Mutationen bei Familien mit Brust- und Eierstockkrebs gefunden haben, wurden nun auch pathogene Veränderungen bei Familien in Australien, Spanien oder Deutschland mit ausschließlich Brustkrebs gefunden. Da sie aber zumindest in unserer Population selten bleiben dürften, wäre hier eine Aufnahme in die Routinediagnostik verfrüht.

Interdisziplinäre Beratung, Risikofeststellung und Betreuung: Hochrisikopatientinnen in den Zentren

Wichtige Voraussetzung für die optimale Betreuung von Familien mit erhöhtem Risiko für eine familiäre Brust- und Eierstockkrebserkrankung ist die Identifizierung derselben durch die primär behandelnden Ärzte, d. h. in der Regel die niedergelassenen Kollegen/innen der Gynäkologie, der hausärztlichen Versorgung oder der Brustzentren. Entsprechend den S3-Leitlinien für Brustzentren sollen Hochrisikopatientinnen und/oder deren Verwandte an spezialisierte Zentren überwiesen werden. Hauptgrund dafür ist, dass es sich bei erblichen Mammakarzinomen um eine spezielle Erkrankung handelt, deren Vorsorge und Therapie nur in einem speziellen klinischen „Setting" evidenzbasiert erfolgen kann. Die Beratung und Betreuung genetischer Hochrisikopatientinnen basiert auf 6 Säulen:

1. **Beratungsgespräch:** Es umfasst die Disziplinen Humangenetik und Gynäkologie mit eingehender Aufklärung über Vererbungsmodus und Darlegung der Wahrscheinlichkeit einer Mutation in den BRCA1/2-Genen auf der Basis empirisch ermittelter Mutationshäufigkeiten, die Aufklärung über die Möglichkeit eines anderen monogenen Erbganges oder oligogenen Vererbungsmodus, einer klinischen Beratung zu speziellen intensivierten Früherkennungsmaßnahmen und die Erörterung von Präventionsmöglichkeiten. Eine psychoonkologische Mitbetreuung wird allen Ratsuchenden angeboten. Ziel der Beratung ist neben der Identifizierung des individuellen Risikoprofils die Vermittlung aller benötigten Informationen für die ratsuchenden Familien. Die Verknüpfung eines evtl. bestehenden genetischen Risikos mit evtl. notwendigen klinischen Interventionen ist nur auf diese Weise möglich.

2. **Gen-Testung:** Im Rahmen der Regelversorgung wird eine genetische Diagnostik der BRCA1/2-Gene folgenden Patientinnen bzw. Ratsuchenden angeboten, wenn folgende Voraussetzungen innerhalb einer Linie vorliegen:

   a. bei Erkrankungen von genau 2 Familienmitgliedern an Mammakarzinom, wenn 1 davon im Alter von 51 Jahren oder früher erkrankt ist

   b. bei altersunabhängiger Erkrankung von 3 Familienmitgliedern an Mammakarzinom

   c. bei Erkrankungen an sowohl Mamma- als auch Ovarialkarzinom in der Familie

   d. bei Erkrankung an einseitigem Mammakarzinom im Alter von 36 Jahren und früher

   e. bei Erkrankung an beidseitigem Mammakarzinom, wobei mindestens 1 Erkrankung vor dem 51. Lebensjahr stattgefunden hat

   f. bei Erkrankung derselben Frau an Mamma- und Ovarialkarzinom

   g. bei Erkrankung eines Mannes und einer Frau an Mammakarzinom

   h. bei Erkrankung von 2 Frauen an Eierstockkrebs

   i. bei Nichterkrankten, sofern das errechnete Heterozygotenrisiko größer als 20 % oder das errechnete lebenslange Erkrankungsrisiko größer 30 % ist

Hierbei handelt es sich um die Einschlusskriterien des Deutschen Konsortiums für familiären Brust- und Eierstockkrebs. Als Einschlusskriterium wurde ursprünglich eine 10% ige empirische Mutationswahrscheinlichkeit (größter Wert des Konfidenzintervalls) vorgegeben.

Das Deutsche Konsortium bietet aktuell begleitende wissenschaftliche Projekte an, um auf der Basis statistisch gesicherter Daten modifizierte Einschlusskriterien festzulegen. Frauen mit triple-negativem Mammakarzinom und einem Alter zwischen 36 und 51 Jahren [48] sowie Familien mit singulärem Ovarialkarzinom wird der genetische Test innerhalb wissenschaftlicher Untersuchungen angeboten, ebenso bei singulärer Erkrankung eines Mannes an einem Mammakarzinom die Testung auf eine BRCA2-Mutation.

Die absolute Notwendigkeit einer weiteren Validierung gilt für die genetische Testung der selten mutierten Gene, wie z. B. RAD51C, CHEK2 und PALB2. Deren Mutationshäufigkeit in der deutschen Population und klinische Konsequenz werden deswegen weiterhin in begleitenden Projekten validiert.

Schließlich müssen noch die sogenannten „Modifier", die den Erkrankungsbeginn bei Brust-, aber auch bei Eierstockkrebs, bei BRCA-Mutationsträgerinnen beeinflussen, validiert werden [49–51]. Auch dazu gibt es ein Projekt innerhalb des Deutschen Konsortiums, das dabei mit internationalen Konsortien zusammenarbeitete. Sind die o. g. Voraussetzungen erfüllt, wird der Indexpatientin bzw. dem Indexpatienten (erkranktes Familienmitglied) der genetische Test angeboten und das Ergebnis zeitnah (Fast-Track im Fall einer Konsequenz für die operative oder Chemotherapie mit Testung innerhalb einer Woche) mitgeteilt. Nach deutschem Gendiagnostikgesetz ist es nicht erlaubt, das Testergebnis dem behandelnden Gynäkologen oder Hausarzt mitzuteilen. Nur die getestete bzw. die von ihr autorisierte Person erhält den Befund in schriftlicher Form, und das Ergebnis wird im Rahmen der Befundmitteilung ausführlich erläutert.

3. **Umsetzung der Konsequenzen der Gen-Testung durch Früherkennung und/oder prophylaktische Maßnahmen**

Zurückhaltung gegenüber der Durchführung interdisziplinärer Beratung bezüglich des familiären Risikos und nachfolgender Testung wurde bisher oft durch die angebliche mangelnde klini-

sche Konsequenz gerechtfertigt. Dieses Argument verliert zunehmend an Bedeutung, da Hochrisikopersonen nicht nur in ein engmaschiges Früherkennungsprogramm eingebunden werden, sondern auch bereits erkrankte Mutationsträgerinnen die MRT-Diagnostik (Kernspintomografie) als fixen Bestandteil ihrer Nachsorge erhalten. Außerdem hilft die Klärung des Mutationsstatus bei der gezielten Empfehlung prophylaktischer Maßnahmen wie Adnexektomie und/ oder Mastektomie (s. u.).

Die Mitteilung des Testergebnisses kann für ein bisher gesundes Familienmitglied bedeuten:

a. Ausschluss einer BRCA1- oder BRCA2-Mutation für die gesunde Ratsuchende bei nachgewiesener Mutation der erkrankten Person (Indexpatient) in der Familie → es ist keine intensivierte Früherkennung oder operative Maßnahme notwendig.

b. Belastung bei Vorliegen einer BRCA1/2-Mutation bei der noch gesunden Frau → Einleitung der intensivierten Früherkennung nach den aktuell vom Deutschen Konsortium anhand statistischer Auswertungen von über 13 000 Familien verfassten neuen Kriterien (s. u.) und/oder ggf. prophylaktische operative Maßnahmen. Während die intensivierte Früherkennung nur an einem der Zentren des Deutschen Konsortiums von der Krankenkasse übernommen wird, können prophylaktische Operationen auch außerhalb durchgeführt werden.

c. Unsicherheit bezüglich des genauen Risikos bei negativem Testergebnis der Indexpatientin (Risikoeinschätzung anhand des Stammbaums bleibt bestehen) → Einleitung der intensivierten Früherkennung unter neu definierten bestimmten Voraussetzungen (s. u. und Tabelle 1 und 2). Allerdings ist in der Regel keine Empfehlung zur Adnexektomie und Mastektomie der kontralateralen Brust erforderlich.

d. Für eine bereits an Brustkrebs erkrankte Indexpatientin kann die Mitteilung des Testergebnisses bedeuten:

i. BRCA1/2-Nachweis: Bedeutet einerseits ein deutlich erhöhtes Ovarialkarzinomrisiko, aber andererseits – durch die Empfehlung einer prophylaktischen Adnexektomie – die Möglichkeit der fast vollständigen Risikoreduktion und gleichzeitig der partiellen Risikoreduktion für die Erkrankung der kontralateralen Brust. Adjuvant bzw. neoadjuvant besteht die Möglichkeit des Einsatzes von Platinderivaten, mittelfristig bei Rezidiven oder Metastasen eventuell der Einsatz von PARP-Inhibitoren.

ii. Verbesserung des Nachsorgemanagements durch Hinzunahme der Kernspintomografie etc.

iii. alternativ: Nachweis eines BRCA1/2-negativen Status, der bestimmte Interventionen sehr wahrscheinlich überflüssig macht: z. B. keine Interventionen, wenn in der Familie das Heterozygotenrisiko < 20 % ist oder nur Früherkennung, wenn das Heterozygotenrisiko > 20 % ist. Nur noch in speziellen Fällen wird eine intensivierte Früherkennung notwendig sein.

4. **Umsetzung der Konsequenzen des Gentests in der Therapie**

Zusätzlich ergeben sich auch vermehrt therapeutische Konsequenzen aus bisherigen klinischen Studien zur Therapie BRCA1/2-positiver Mamma- und Ovarialkarzinome. Die Hinzunahme von Platinderivaten (derzeit noch im Off-Label-Use) zu bisherigen Therapien wird aktuell vom Konsortium ausgewertet und könnte eine Verbesserung der Therapiemöglichkeit für Mutationsträgerinnen bedeuten. Dies gilt auch vor allem für die in der metastasierten Situation bereits vielversprechenden Ergebnisse zu PARP-Inhibitoren. Damit werden sich zunehmend zukünftige Therapieansätze von jenen der sporadischen Fälle unterscheiden. Dies wird dann eine Erweiterung der Untersuchungen auch für Trägerinnen von RAD51C, CHEK2, PALB2 im Unterschied zu singulären und BRCA1- und BRCA2-positiven und BRCA-negativen Fällen bedeuten. Deshalb sollte in Hochrisikofamilien möglichst vor der Festlegung einer Therapie die genetische Diagnostik durchgeführt werden. Dies gilt selbstverständlich auch für die prophylaktischen Maßnahmen.

5. **Risikoberechnungen für BRCA1/2-negative Familien**

Für Familien mit belasteter Anamnese und negativ auf BRCA1/2-Mutationen oder andere bekannte Mutationen (z. B. CHEK2 oder PALB2) [52, 53] getestete Indexpatienten muss das genetische Risiko, das über zusätzliche klinische Interventionen (also über die normale Nachsorge hinaus) entscheidet, durch Verwendung von Risi-

koberechhnungsprogrammen ermittelt werden. Dazu erfolgt nach Erstellung des Stammbaumes die Berechnung der Wahrscheinlichkeit einer monogenen oder „pseudomonogenen" Vererbung in der Familie. Hierfür stehen verschiedene speziell entwickelte Computerprogramme zur Verfügung, die unterschiedliche Stärken und Schwächen besitzen [54–56]. In Deutschland wird das Programm Cyrillic 2.1.3 benutzt, aktuelle Untersuchungen weisen aber gegenwärtig BOADICEA und BRCAPRO als zuverlässige Tests aus [57]. Durch das Programm erhält man Informationen über das Heterozygotenrisiko und das Lebenszeitrisiko für die einzelnen Personen der Familie. Dies ist wichtig um festzustellen, ob die genetische Analyse einer gesunden erstgradig Verwandten infrage kommt oder die klinische Überwachung von erkrankten oder nichterkrankten Frauen aus Hochrisikofamilien (jeweils Heterozygotenrisiko > 20 %, Lebenszeitrisiko > 30 %) indiziert sind.

Alle diese Programme weisen unterschiedliche Stärken und Schwächen auf: So kann z. B. Cyrillic 2.1.3 nicht unterscheiden zwischen Genmutationen, die bereits ein erhöhtes Risiko vor dem 51. Lebensjahr oder erst nach dem 51. Lebensjahr bedeuten. Damit hat eine erstgradig verwandte Tochter einer Indexpatientin, die aus einer Familie mit nur prämenopausal erkrankten Mitgliedern kommt, zwar ein hohes Heterozygotenrisiko, benötigt aber wahrscheinlich noch keine intensivierte Früherkennung, wenn keine BRCA1/2-Mutation in der Familie nachgewiesen wurde. Andererseits berechnet z. B. BOADICEA das Heterozygotenrisiko zu stark nur in Hinsicht auf das Vorliegen einer BRCA1/2-Mutation und lässt die Wahrscheinlichkeit weiterer unbekannter hochpenetranter Gene oder pseudomonogener Erbgänge außer Acht. Weitere Validierungen dieser Risikoberechnungsprogramme sind deshalb dringend erforderlich, ebenso müssen klinische Konsequenzen für BRCA1/2-negative Risikopatientinnen durch Dokumentation innerhalb der Zentren ermittelt werden. Nur so könnte ein deutlich erhöhtes Risiko für ein kontralaterales Mammakarzinom v. a. bei BRCA1-Mutationsträgerinnen [58, 59] und ein deutlich niedrigeres Risiko, welches dem der sporadischen Fälle entspricht, für Nichtmutationsträgerinnen [29] ermittelt werden. Schließlich ist für die exakte Ermittlung solcher genetischen Risiken die sorgfältige Dokumentation der Daten aus den Familien der Erkrankten erforderlich. Dies ist ebenfalls nur durch eine Zusammenarbeit von Gynäkologen und Humangenetikern möglich [60].

6. **Psychoonkologische Betreuung bei BRCA-Mutationsträgerinnen und familiären Hochrisikopatientinnen**

Eine familiäre Häufung von malignen Erkrankungen bedeutet immer eine starke psychische Belastung für alle Familienmitglieder. Im Rahmen des interdisziplinären Beratungs- und Betreuungskonzeptes wird daher Betroffenen und Ratsuchenden aus Hochrisikofamilien gleichermaßen eine psychologische Betreuung durch Experten für familiäre Krebserkrankungen angeboten. Ein psychodiagnostisches „Screening" mittels eines standardisierten Fragebogens dient der Erkennung hoher „Belastungsscores" bereits vor der Beratung und kann Hinweise auf den Bedarf einer psychologischen Unterstützung durch die speziell geschulten Fachkräfte geben. Auch wenn die Datenlage über die psychischen Folgen der genetischen Testung nur langsam zunimmt und die Follow-up-Zeiten noch kurz sind, ist in der Mehrzahl der Fälle eine Abnahme der Ängste nach einer genetischen Beratung zu beobachten [61]. Eine aktuelle Veröffentlichung zum „reproduktiven decision making" unterstreicht die Relevanz der genetischen Testung und deren Einfluss auf die Familienplanung im Alter zwischen 18 und 45 Jahren [62]. Bei der genetischen Testung selbst als Zielkriterium sind die Ergebnisse inhomogen und zeigen einen besonders hohen Belastungsscore für diejenigen Patientinnen an, die das Testergebnis nicht abfragten [63]. Auch die Datenlage bezüglich der psychischen Konsequenzen und Entwicklungen des Körperbildes für Jugendliche und junge Erwachsene aus Familien mit BRCA-Mutationen nimmt zu und unterstützt die Beratenden im Umgang mit diesen Fragen [61]. Spezielle Untersuchungen zu der Beratung männlicher Mutationsträger und zur Bedeutung genetischer Untersuchungen für die Beziehung ratsuchender Paare laufen erst zögerlich an, stellen aber eine wichtige Bereicherung für die Beratung der Familien dar [65].

Zusammenfassung

Im Rahmen der interdisziplinären Beratung in den oben genannten Spezialsprechstunden der Zentren wird professionelle Hilfestellung zur Entscheidungsfindung für und gegen die genetische Testung gegeben. Die Betreuung der Patientinnen beinhaltet Unterstützung bei der Ergebnismitteilung, im Früherkennungsprogramm, bei ggf. gewünschten prophylaktischen Operationen und im Erkrankungsfall, sodass Ratsuchende und Betroffene mit der komplexen psychischen Belastung durch familiären Brust-/Eierstockkrebs nicht auf sich allein gestellt sind. Vermehrt existieren auch Selbsthilfegruppen, die auch den Bedürfnissen junger Hochrisikopatientinnen gerecht werden und die Arbeit in den Zentren unterstützen.

BRCA-Mutation und Reproduktion

Durch die möglichst frühzeitige Identifikation von Frauen, die einem Hochrisikokollektiv angehören, gewinnt auch die Beratung bezüglich Antikonzeption und Familienplanung an Bedeutung im klinischen Alltag. In einem Review von *A. Fishman* [66] wurde gezeigt, dass reproduktive Faktoren, wie Parität, Stillen, Antikonzeption und endokrine Behandlungen bei Kinderwunsch einen von der Normalbevölkerung differenten Einfluss zu haben scheinen. Im Alltag wird man zunehmend mit der Frage nach dem Einsatz oraler Kontrazeptiva bei jungen Mädchen und Frauen aus Risikofamilien (oft ohne ein kalkuliertes/bekanntes Risiko geschweige denn Mutationsstatus) konfrontiert. Mädchen aus (scheinbaren) Risikofamilien wurde nicht selten die Einnahme der Pille untersagt. Bei BRCA1-Mutationsträgerinnen galt die Einnahme oraler Kontrazeptiva bisher als zusätzlicher Risikofaktor für ein Mammakarzinom, besonders bei einer Einnahme vor dem 30. Lebensjahr [66–67]. Für BRCA2-positive Frauen zeichneten sich bezüglich des Mammakarzinom-Risikos bisher weder Vor- noch Nachteile durch die Verwendung hormoneller Kontrazeptiva ab [68].

Seit der Etablierung von niedrig dosierten hormonellen Kontrazeptiva zeigen bisherige Daten kein erhöhtes Risiko für beide Gruppen, sogar ein potenzieller protektiver Effekt wird diskutiert [69, 70]. Die Anzahl der Studien zum sicheren Einsatz steigt – eine von *Lee* et al. veröffentlichte Fall-Kontroll-Studie an 94 Mutationsträgerinnen zeigte erneut keinen negativen Einfluss durch die Einnahme moderner oraler Kontrazeptiva sowohl bei BRCA1- als auch bei BRCA2-Mutationsträgerinnen [71]. Für junge Frauen aus Hochrisikofamilien, in denen keine Mutation nachgewiesen werden konnte, liegen keine speziellen Untersuchungen vor, sodass in Anlehnung an die vorhandenen Daten zu Mutationsträgerinnen verfahren werden sollte. Insgesamt scheint der Einsatz einer oralen Antikonzeption gerechtfertigt. Bezüglich der Frage, ob eine Kinderwunschtherapie bei Mutationsträgerinnen durch die verwendeten stimulierenden Hormonpräparate einen negativen Effekt auf das Karzinomrisiko haben könnte, existieren sehr wenige Daten, die dies jedoch nicht bestätigen [72]. Das Thema Kinderwunschtherapie wird zunehmend relevant vor dem Hintergrund aktueller (allerdings an noch kleinem Patientinnenkollektiv) erhobener Daten mit dem Hinweis auf eine Assoziation einer BRCA1-Mutation und einer okkulten primären Ovarialinsuffizienz. Die Studie wies einen signifikanten Nachteil für das Ansprechen einer Kinderwunschtherapie bei Frauen mit vorliegender BRCA1-Mutation im Vergleich zu BRCA2-positiv getesteten und nicht getesteten Frauen nach [73].

BRCA-Mutation und Hormonersatztherapie

Die Substitution von Hormonen in der Postmenopause ist in den letzten Jahren durch entsprechende Studiendaten zur Erhöhung des Mammakarzinom-Risikos in den Fokus der Kritik geraten. Eine Untersuchung von *Eisen* et al. zeigte aber im Gegensatz dazu, dass vor allem bei postmenopausalen BRCA1-Mutationsträgerinnen sogar ein erniedrigtes Risiko für die Entwicklung eines Mammakarzinoms bestand [74]. Grundsätzlich muss also unterschieden werden, ob es sich um die Therapie von Wechseljahresbeschwerden oder aber um eine Hormonersatztherapie im engeren Sinne handelt. Gerade bei bisher nicht erkrankten Mutationsträgerinnen ist die Frage nach der Unbedenklichkeit von HRT umso dringlicher, da der Bedarf aufgrund der wachsenden Anzahl an prophylaktischen Adnexektomien bei prämenopausalen Frauen stark ansteigt. Bezüglich der hormonellen Behandlung von Mutationsträgerinnen liegen nur wenige Daten vor, bisher gab es jedoch keinen Hinweis, dass der durch prophylaktische operative Maßnahmen gewonnene Nutzen durch den Einsatz einer HRT zunichte gemacht werden könnte

[75]. Dieser scheinbar paradoxe Effekt ließ zunächst systematische Mängel der Studien befürchten, könnte sich aber durch die spezielle Zellbiologie dieses Kollektivs erklären lassen, da die Expression von BRCA1 unter Östrogeneinfluss steigt und so höhere Spiegel des Wildtyp-Proteins zur genomischen Stabilität beitragen könnten [74, 76]. Schon allein aufgrund des Osteoporoserisikos darf prämenopausalen Frauen nach einer prophylaktischen Adnexektomie nach heutigem Kenntnisstand die HRT nicht vorenthalten werden. Sie wird derzeit vom Konsortium den Mutationsträgerinnen im Alter zwischen 40 und 50 Jahren nach erfolgter prophylaktischer Adnexektomie sogar empfohlen. Über die geeignete Form der HRT sowie insbesondere die Anwendungsdauer liegen noch keine Daten für Risikopatientinnen vor. Bei allen Frauen sollte die Indikation je nach Alter und Behandlungsdauer regelmäßig überprüft werden [77, 78]. Nach einer Brustkrebserkrankung sollte keine HRT erfolgen (siehe Kapitel „Hormonelle Substitutionstherapie und Mammakarzinom").

BRCA-Mutation und assoziierte Karzinome

Nach der initialen Charakterisierung von BRCA1 und BRCA2 wurde ihre Rolle in der Krebsentstehung generell eher überschätzt und für die unterschiedlichsten Tumorerkrankungen in den Familien verantwortlich gemacht [79]. Mit wachsender Kenntnis über die Folgen einer Mutation konnte auch hier eine Konkretisierung der Konsequenzen für die Familienmitglieder erfolgen und insbesondere eine Entlastung der männlichen Mutationsträger erreicht werden: Trotz divergenter Angaben in der internationalen Literatur konnten im Fall einer BRCA1-Mutation bisher außer beim Ovarialkarzinom keine klaren Zusammenhänge zu anderen Tumorerkrankungen identifiziert werden [80]. Für BRCA2-Mutationsträger/innen wird ein gehäuftes Vorkommen von Kolon-, Prostata- und (wenn auch in seltenen Fällen) Pankreaskarzinomen beschrieben [81–83]. Bisher ist bekannt, dass die Inzidenz für Pankreaskarzinome bei BRCA2-Mutationsträgern verdoppelt ist, für BRCA1-Mutationsträger zeigt sich ein gering erhöhtes Risiko [9, 84]. Prostatakarzinome kommen gehäuft bei Familien mit einer BRCA2-Mutation vor, die Prognose von Prostatakarzinomen in BRCA2-mutationsbelasteten Familien scheint sogar schlechter zu sein als bei sporadische Formen [85]. Daher scheint eine PSA-Bestimmung ab dem 50. Lebensjahr sinnvoll zu sein [86]. Wichtig ist zu beachten, dass die Häufigkeit assoziierter Tumoren noch stärker von populationsspezifischen „Modifiern" (Niedrigrisikovarianten) abhängig ist und deswegen Ergebnisse aus anderen Populationen nicht ohne Weiteres auf unsere übertragbar sind. So reichen auch die Daten zum Kolonkarzinom nicht aus, um hier spezielle Früherkennungsprogramme für BRCA1/2-Mutationsträger zu empfehlen.

Eine koreanische Studie konnte eine signifikant erhöhte Rate an unterschiedlichen Krebserkrankungen innerhalb einer Familie feststellen, wenn gleichzeitig eine BRCA-Mutation in der Familie nachgewiesen worden war. Die Ergebnisse zeigten allerdings starke Schwankungen im Vergleich zu Statistiken in Europa und sind daher nicht einfach übertragbar [87, 88].

Prävention bei familiärem Mammakarzinom

Primäre Prävention (Reduktion des Erkrankungsrisikos)

Die primäre Prävention hat die größtmögliche Verhinderung des Ausbrechens einer Erkrankung zum Ziel. Im konkreten Fall der familiären Brust- und Eierstockkrebserkrankung gibt es hier prinzipiell drei mögliche Ansatzpunkte:
- „konservative" präventive Maßnahmen (Lifestyle)
- prophylaktische Operationen
- Chemoprävention

Diese Maßnahmen werden im Folgenden detailliert erläutert.

Lebensstil

Für BRCA1- und auch BRCA2-Mutationsträgerinnen wird nach der Erkrankung an einem Mammakarzinom ein bis zu 2-fach erhöhtes Risiko für eine Diabeteserkrankung beschrieben [89]. Es liegen mittlerweile Studienergebnisse vor, die den Nutzen eines gesundheitsfördernden Lebensstils im Hinblick auf die Reduktion des Krebsrisikos, auch für Hochrisikopatientinnen, nachwiesen [90]. Dabei steht neben der Vermeidung von Übergewicht mit einer „gesunden" (insbesondere fettarmen) Ernäh-

rung der gemäßigte Ausdauersport im Mittelpunkt [91]. Es wurden auch bereits einzelne Nahrungsbestandteile untersucht, wobei hier aber unterschiedliche Studienergebnisse resultierten. Allgemein konnten Studien mit ausgewogenen, kalorienbilanzierten Nahrungsplänen positive Effekte erzielen. Fettreiche Ernährung und Alkoholgenuss waren konstant mit einer Risikoerhöhung assoziiert. *Nkondjock* et al. konnten in Studien nachweisen, dass eine Kalorienrestriktion zur Verminderung des Erkrankungsrisikos von BRCA-Mutationsträgerinnen führte [92].

Die Studienlage für alle Brustkrebspatientinnen bezüglich sportlicher Aktivität zeigte neben einer Primärprophylaxe im Sinne einer Risikoreduktion auch im Krankheitsfall eine Verbesserung therapiebedingter Beschwerden und einen prognostisch günstigeren Verlauf [93, 94]. Auch wenn insgesamt nur wenige Studien bezüglich der Effektivität der einzelnen Aspekte des Lebensstils für BRCA-Mutationsträgerinnen gesondert vorliegen, sollte die Beratung von Hochrisikofamilien immer die Wichtigkeit der Lebensstilanpassung beinhalten. Hierzu gibt es eine prospektive irische Untersuchung [95]. Nicht zuletzt können hier die Ratsuchenden selbst aktiv zur Risikoreduktion beitragen, was zusätzlich zum medizinischen Nutzen positive psychologische Effekte hat, indem die häufig empfundene Machtlosigkeit gegenüber dem eigenen „genetischen Schicksal" reduziert werden kann.

Prophylaktische Operationen

Die Entscheidung für prophylaktische operative Maßnahmen bedeutet die maximal mögliche Risikoreduktion. Aktuell entscheiden sich in Deutschland nur etwa 10–15 % der Hochrisikopatientinnen für einen solchen Schritt, während in anderen europäischen Ländern sowie international die Annahme deutlich höher ist (bis zu 40 %), wobei die Anzahl mit verbesserter Konkretisierung der assoziierten Risikoreduktion steigt [96]. Die Akzeptanz für prophylaktische Operationen ist dabei umso höher, je ausgeprägter die Erkrankungssituation in der eigenen Familie bereits ist [97]. Wiederum entscheiden sich auch bereits erkrankte Frauen deutlich häufiger für weitere prophylaktische operative Schritte als nicht erkrankte Hochrisikopatientinnen [98]. Infrage kommen die prophylaktische beidseitige Mastektomie sowie die prophylaktische beidseitige Adnexektomie.

Durch die prophylaktische Mastektomie kann nach großen Metaanalysen eine Risikoreduktion von etwa 95 % erreicht werden [99], eine prospektive Studie konnte nach einer Beobachtungszeit von 3 Jahren sogar eine Risikoreduktion von 100 % zeigen. In der Kontrollgruppe ohne Mastektomie hatten 7 % der Frauen ein Mammakarzinom entwickelt [100]. Die Methoden der prophylaktischen Brustoperation schließen neben einer kompletten Mastektomie (allgemein abgekürzt als PBM für prophylactic bilateral mastectomy) auch die hautsparende (skin-sparing) Mastektomie (SSM) bzw. Varianten des Erhalts der Mamille (NSM) oder des gesamten Areolakomplexes (ASM) ein. Während die beiden letztgenannten Verfahren zwar vorteilhafte plastisch-rekonstruktive Ergebnisse hervorbringen, sind sie bezüglich der onkologischen Sicherheit noch nicht so ausreichend evaluiert, dass eine generelle Empfehlung ausgesprochen werden könnte, zumal insbesondere die Nachbeobachtungszeiten noch zu kurz sind. Die bisher existierenden Studiendaten weisen jedoch ebenfalls auf eine vertretbare onkologische Sicherheit hin [101, 102]. Ein simultaner Wiederaufbau mittels Eigengewebe oder Implantaten ist bei allen Formen der prophylaktischen Brustdrüsenentfernung möglich und wird von den meisten Patientinnen gewählt [103]. Hierbei ist die schnellste und einfachste Methode der Sofortrekonstruktion die Implantation von Silikongelimplantaten. Die Verwendung von texturierten, anatomisch geformten, mit kohäsivem Gel gefüllten Silikonimplantaten hat zu einer deutlichen Verbesserung des Rekonstruktionsergebnisses mit diesem Verfahren geführt. Das Implantat wird im oberen Anteil unter den Musculus pectoralis major eingebracht und hat somit eine ordentliche Weichteilbedeckung. Für den unteren Pol des Implantates sollte ebenfalls eine zusätzliche Abdeckung gefunden werden. Diese kann im Einsatz azellulärer Matrixprodukte (z. B. Strattice®, Tiloop®) bestehen.

Zur Brustrekonstruktion kann auch körpereigenes Gewebe verwendet werden. Man unterscheidet hierbei die Wiederherstellung mit gestielten Haut-Muskel-Lappen sowie mit freien mikrovaskulären Gewebetransplantaten. Bei den gestielten myokutanen Lappenplastiken werden am häufigsten der Musculus-latissimus-dorsi-Lappen und der quere Unterbauchlappen (TRAM-Flap, transverse rectus abdominis myocutaneus flap) verwendet. In Kombination mit einem Implantat ist der Latissimus-dorsi-Lappen sicherlich das autologe Gewebe, welches nach wie

vor weltweit am häufigsten zur Brustrekonstruktion verwendet wird. Um die Nachteile der Hebung großer Muskelanteile zu überwinden, hat in den letzten 20 Jahren eine kontinuierliche Entwicklung stattgefunden, welche die sogenannten Perforatorlappen hervorbrachten. Bei diesen modernen Lappenplastiken handelt es sich um reine Haut-Fett-Lappen-Plastiken mit einem definierten Gefäßstiel, der einen mikrochirurgischen Gewebetransfer möglich macht. Die Muskulatur verbleibt intakt und die Hebedefektmorbidität wird gesenkt. Trotz des initial erhöhten Aufwands für die Patientin ist das ästhetische Langzeitresultat einer Eigengewebsrekonstruktion nicht zu überbieten. Beispiele für Perforatorlappenplastiken sind der DIEP(deep inferior epigastric artery perforator)-Lappen vom Unterbauch und der S-GAP(superior gluteal artery perforator)-Lappen vom Gesäß.

Abschließend lässt sich sagen, dass die Sofortrekonstruktion durch Implantate oder Eigengewebe ein hohes Niveau erreicht hat und verlässliche, gute Ergebnisse erzielt. Dies sollte den Patientinnen die Angst vor den Folgen einer beidseitigen Mastektomie in zunehmendem Maße nehmen.

Die prophylaktische Adnexektomie gewinnt zunehmend an Bedeutung, da hierdurch nicht nur eine effektive Risikoreduktion von bis zu 96 % bezüglich des Ovarialkarzinomrisikos erreicht wird, sondern auch das Mammakarzinom-Risiko insbesondere für Frauen bis zum 50. Lebensjahr halbiert werden kann [100, 104]. Das Ausmaß der Risikoreduktion scheint dabei auch abhängig vom betroffenen Gen zu sein. In einer prospektiven Studie mit über 1000 Patientinnen von *Kauff* et al., veröffentlicht 2008 im Journal of Clinical Oncology, wurde die Risikoreduktion für Brustkrebs durch die bilaterale Adnexektomie bei BRCA1-Mutationsträgerinnen mit 55 % beziffert, während sie bei BRCA2-Trägerinnen bei 72 % lag [105]. *Domchek* et al. wiesen eine Risikoreduktion von 37 % im Fall einer BRCA1-Mutation und von 64 % im Fall einer BRCA2-Mutation nach [100].

Für die Entwicklung eines Ovarialkarzinoms nach prophylaktischer Adnexektomie gilt die höchste Risikoreduktion bei Durchführung bis zum 40. Lebensjahr, was aufgrund des jüngeren Erkrankungsalters und unterschiedlichen Risikoprofils ebenfalls besonders für BRCA1-Mutationsträgerinnen wichtig ist [106]. *Michelsen* et al. veröffentlichten eine

Studie nach einer medianen Nachbeobachtungszeit von 6 Jahren seit der Operation über Patientinnen, die sich einer prophylaktischen Salpingo-Oophorektomie unterzogen hatten. Die Patientinnen zeigten eine gute Zufriedenheit mit der Maßnahme, obwohl in der überwiegenden Zahl der Fälle somatische Beschwerden im Sinne von Wechseljahressymptomen bestanden [107]. Bezüglich des operativen Vorgehens steht entweder die laparoskopische prophylaktische bilaterale Oophorektomie (PBO) oder die Salpingo-Oophorektomie (PBSO) zur Auswahl. Es hat sich die Entfernung der Ovarien mitsamt der Tuben (PBSO) bewährt, da somit die größte onkologische Sicherheit gewährleistet ist [108]. In manchen Studien sind zusätzlich eine Spülzytologie sowie Peritonealprobeexzisionen durchgeführt worden [109].

Eine differenzierte histologische Aufarbeitung ist unerlässlich und zeigt zeitweilig okkulte Malignome [110]. Eine zusätzliche Hysterektomie bietet keine zusätzliche direkte onkologische Sicherheit. Sie wird lediglich diskutiert, da hier die Möglichkeit einer alleinigen Östrogen-HRT im Gegensatz zur sonst notwendigen Kombination von Östrogen und Gestagen gegeben ist [111]. Ob eine Übertragung dieser Daten aus Studien der allgemeinen Population jedoch auf Mutationsträgerinnen zulässig ist, bleibt unklar und rechtfertigt nicht diese Ausweitung der Operation mit entsprechendem Risiko an verbundener Morbidität. Eine HRT nach PBSO ist möglich und relativiert den Nutzen der Operation nicht (s. o.).

Chemoprävention

Die drastischen Maßnahmen prophylaktischer Operationen stoßen auf verständliche Ablehnung bei vielen Risikopatientinnen und verstärken den Drang nach medikamentösen Ansätzen. Seit vielen Jahren wurden Studien zum Nutzen diverser Therapeutika durchgeführt, die bereits in der Mammakarzinomtherapie bewährt sind. So untersuchte die NSABP-P1-Studie den Einsatz von Tamoxifen und konnte eine Risikoreduktion für Mammakarzinome von bis zu 45 % nachweisen [112]. Allerdings scheinen diese Daten nur für BRCA2-Mutationsträgerinnen zu gelten. Für BRCA1-Mutationen gibt es außerdem Hinweise aus In-vitro-Studien, dass Tamoxifen in BRCA1-depletierten Zellen einen unerwünschten agonistischen Effekt haben könnte [113].

Das Risiko für die Entwicklung eines Ovarialkarzinoms konnte weder bei BRCA1- noch BRCA2-Mutationsträgerinnen gesenkt werden. Hauptkritikpunkt an diesen Untersuchungen ist neben der schlechten „Compliance" aufgrund des ungünstigen Nebenwirkungsprofils eine bevorzugte Risikoreduktion hormonrezeptorpositiver Karzinome. Studien zur präventiven Einnahme von Aromatasehemmern (AI) bei Mutationsträgerinnen liegen noch nicht in der endgültigen Auswertung vor, aber auch hier ist die „Compliance" aufgrund unerwünschter Wirkungen ein wichtiger Aspekt. Auch kommt die Chemoprävention mit Aromataseinhibitoren in der Postmenopause in der Regel zu spät, da in der jetzigen Geburtenkohorte bereits 50 % der Frauen bis zum 50. Lebensjahr erkrankt sind. Die internationale IBIS-II-Studie, die den Einsatz des Aromatasehemmers Anastrozol bei nicht erkrankten Hochrisikopatientinnen untersucht, hat bereits über 4000 Patientinnen eingeschlossen und befindet sich aktuell am Ende der Rekrutierungsphase. Endgültige Ergebnisse liegen aktuell noch nicht vor [114]. Vereinzelt werden auch nicht endokrine Medikamente auf ihren Nutzen für die Chemoprävention hin untersucht [115].

Für die Zukunft ist eine medikamentöse Prävention durch die Einnahme von PARP-Inhibitoren zu erhoffen, die aktuell in klinischen Studien bei bereits erkrankten Mutationsträgerinnen erprobt werden und ein sehr günstiges Nebenwirkungsprofil haben (s. u.). Hier müssen allerdings noch langfristige Daten zum Nebenwirkungsspektrum abgewartet werden, da die durch PARP-Inhibitoren verursachte erhöhte chromosomale Instabilität auch eine Tumorinitiation verursachen könnte.

Sekundäre Prävention – Neue Empfehlungen des Deutschen Konsoritums

Die meisten Patientinnen mit einer genetischen Disposition für die Entwicklung eines Mammakarzinoms entscheiden sich für die sekundäre Prävention mittels intensivierter Mammadiagnostik. Hierdurch wird eine Reduktion des Mortalitätsrisikos durch eine frühzeitige Diagnose, analog zu den Daten des Mammografiescreenings, erhofft [116]. Aufgrund der hohen Prävalenz und des jungen Erkrankungsalters ist ein intensives und frühzeitig beginnendes Screening bei BRCA1- und BRCA2-Mutationsträgerinnen indiziert. Nach aktueller Datenauswertung des „Deutschen Konsoritums für erblichen Brust-

und Eierstockkrebs" von über 13 000 Familien wird in diesem Jahr die aktuelle Empfehlung für BRCA1- und -2-Mutationträgerinnen und für Frauen ohne BRCA1- und -2-Mutation, aber mit familiärer Belastung, angepasst. Tabelle 1 und Tabelle 2 demonstrieren die Unterschiede im Früherkennungsprogramm für die jeweiligen Gruppen, welche auch die seltener auftretenden Mutationen in RAD51C, RAD51D, CHEK2 und PALB2 erstmals berücksichtigen. Während das Früherkennungsprogramm bei BRCA1- und BRCA2-Mutationsträgerinnen im Alter von 25 Jahren bzw. 5 Jahre vor dem frühesten Erkrankungsalter in der Familie (bei Erkrankung unter dem 30. Lebensjahr) beginnt und längstens bis zur Vollendung des 70. Lebensjahres fortgeführt werden sollte, wird nicht erkrankten Frauen mit Risikosituation – aber ohne Nachweis einer pathogenen Mutation im BRCA1- oder BRCA2-Gen – die Früherkennung ab dem 30. Lebensjahr oder aber auch 5 Jahre vor dem frühesten Erkrankungsalter angeboten, wenn Brustkrebs in der Familie im Alter von unter 35 Jahren aufgetreten ist, sie werden ab dem 50. Lebensjahr in die Regelversorgung entlassen. Dies beruht auf der nur noch sehr geringfügig erhöhten Brustkrebsinzidenz nach dem 50. Lebensjahr in dieser Gruppe [28]. Die höchsten Detektionsraten werden durch die Kombination von Mammografie, Sonografie und MRT erzielt.

Im Fall folgender Ereignisse endet die intensivierte Früherkennung/Nachsorge:

– Beidseitige therapeutische oder prophylaktische Mastektomie: In diesem Fall wird im Verlauf nochmals eine MRT durchgeführt, um den postoperativen Befund zu dokumentieren. Danach muss entschieden werden, ob die Diagnostik weitergeführt werden sollte. Die Patientinnen sollten sich 1 ×/Jahr am jeweiligen Zentrum zur Nachuntersuchung vorstellen.
– Systemische Metastasierung, unabhängig davon, ob es sich um Metastasen eines Mammakarzinoms oder eines Ovarialkarzinoms handelt.
– Nichtteilnahme an dem Programm über einen Zeitraum von mehr als 24 Monaten

Mammografie

Während in der Allgemeinbevölkerung eine Mortalitätsreduktion an Mammakarzinom durch ein flächendeckendes Mammografiescreening gezeigt werden konnte, ist der alleinige Einsatz bei Trägerinnen einer pathogenen Mutation im BRCA1- oder BRCA2-Gen oder bei Hochrisikopatientinnen nicht indiziert. Bei den oft jungen Patientinnen ist die Sensitivität der Mammografie durch die hohe Parenchymdichte herabgesetzt. Zusätzlich muss das strahlenbedingte Erkrankungsrisiko bei Hochrisikopa-

Tabelle 1. Früherkennungsmaßnahmen für BRCA1- und BRCA2-Mutationsträgerinnen (Empfehlungen des „Deutschen Konsortiums für Erblichen Brust- und Eierstockkrebs, 2013).

Beginn	Ende	MRT	Mammografie	Sonografie
25 Jahre oder 5 Jahre vor frühestem Erkrankungsalter in der Familie	mindestens bis 50. Lebensjahr und längstens bis 70. Lebensjahr	1 ×/Jahr	alle 1–2 Jahre ab 40. Lebensjahr in Abhängigkeit von MRT und Sonografie und Drüsenparenchymdichte	2 ×/Jahr (nach MRT)

Tabelle 2. Früherkennungsmaßnahmen für Risikopatientinnen ohne Nachweis einer pathognen Mutation in einem Hochrisikogen* (Empfehlungen des „Deutschen Konsortiums für Erblichen Brust- und Eierstockkrebs, 2013).

Beginn	Ende	MRT	Mammografie	Sonografie
30 Jahre oder 5 Jahre vor frühestem Erkrankungsalter in der Familie	bis 50. Lebensjahr, danach Regelversorgung	1 ×/Jahr	alle 1–2 Jahre ab 40. Lebensjahr in Abhängigkeit von MRT und Sonografie und Drüsenparenchymdichte	1 ×/Jahr (nach MRT) ggf. 2 ×/Jahr

* In den seltenen Fällen mit Vorliegen einer Mutation in den für Brustkrebs moderat penetranten Genen RAD51C, RAD51D, CHEK2, PALB2 wird die Früherkennung in Analogie empfohlen.

tientinnen insbesondere mit BRCA2-Mutation als erhöht angenommen werden. Hier ist wegen der teilweisen Assoziation mit Mikrokalk die mammografische Sensitivität deutlich besser als bei BRCA1-Mutationsträgerinnen, bei denen sie meist sehr gering ist. Eine höhere Strahlensensibilität bei Hochrisikopatientinnen wird aufgrund der genbedingten Störung von Reparaturmechanismen vermutet. Zudem nimmt die Strahlensensibilität in jungen Jahren generell deutlich zu.

Da die Zahl der alleinig in der Mammografie entdeckten Karzinome sehr gering ist, sollte diese daher bei allen Frauen im Früherkennungsprogramm im Alter von unter 40 Jahren nur noch in Einzelfällen und nach individueller Nutzen-Risiko-Abwägung durchgeführt werden. Die Durchführung vor dem 40. Lebensjahr ist gerechtfertigt, wenn z. B. die MRT- bzw. sonografische Untersuchung nicht möglich oder nur eingeschränkt beurteilbar ist oder unklare Befunde, kontrollbedürftige Befunde (insbesondere Mikrokalk) vorliegen und natürlich im Rahmen der Nachsorge bei Z. n. Mammakarzinomerkrankung.

Wegen der höheren Sensitivität im dichten Gewebe und der geringeren Strahlendosis sollte bei Hochrisiko und bei jüngeren Frauen heute ausschließlich die volldigitale Mammografie alle 1–2 Jahre in Abhängigkeit der Beurteilbarkeit der anderen Untersuchungsverfahren und der Drüsenparenchymdichte (ACR-Wert) eingesetzt werden [117]. Aufgrund der bekannten Häufung eines DCIS bei BRCA2-Mutationsträgerinnen wird hier die Indikation zur Mammografie großzügiger zu stellen sein als bei BRCA1-Mutationsträgerinnen. Sofern möglich, ist eine Untersuchung nach MRT zu empfehlen, um die Ergebnisse der MRT-Untersuchung in die Entscheidung für die Notwendigkeit der Mammografie einfließen zu lassen. In Abhängigkeit der Risikokonstellation und Vorbefunde kann eine Mammografie auch nur in einer Ebene (MLO) durchgeführt werden.

Sonografie

Die zusätzlich zur Mammografie durchgeführte Sonografie erhöht vor allem bei dichtem Parenchym die Detektionsraten gegenüber der alleinigen Mammografie [118]. Allerdings wird auch für die Sonografie eine unbefriedigende Sensitivität von 40–45 % berichtet. Verschiedene Studien zeigen, dass bei Einsatz der Kernspintomografie der Nutzen einer zusätzlichen Sonografie gering ist. In den großen Studien, die neben Mammografie und Sonografie auch die MRT zum Hochrisikoscreening einsetzen, wurden lediglich wenige Prozent der Karzinome allein durch die Sonografie entdeckt, wobei falsch positive Raten im Ultraschall von bis zu 89 % beschrieben wurden [119–121]. Dies gilt insbesondere für Frauen ohne BRCA1- und BRCA2-Mutation. In diesem Kollektiv kann daher das Intervall auf Einjahresabstände erweitert werden. Allerdings behält die Sonografie zur Spezifitätserhöhung vor allem kernspintomografischer Befunde weiterhin ihren Stellenwert [122]. Sie sollte daher nach der MRT im Sinne einer „Second-look"-Sonografie durchgeführt werden und ist bei BRCA1- und BRCA2-Mutationsträgerinnen weiterhin halbjährlich empfohlen.

MRT bzw. Kernspintomografie

Die MRT ist nach aktueller Datenlage und den Erfahrungen des Konsortiums das derzeit wichtigste Verfahren zur Früherkennung von Mammakarzinomen bei Risikopatientinnen. Über 90 % der im Rahmen der Früherkennung mittels multimodaler Bildgebung detektierten Karzinome sind in der MRT erkennbar. Durch die MRT entsteht keine Strahlenbelastung und die Sensitivität wird durch das dichte Parenchym bei jungen Frauen nicht beeinflusst. In den acht größten Studien betrugen die kumulativen Sensitivitäten von Mammografie, Sonografie und MRT 35, 40 und 82 %, wobei > 33 % der Karzinome ausschließlich mithilfe der Kernspintomografie entdeckt wurden [115, 116, 120]. In neueren Studien konnte gezeigt werden, dass DCIS in der MRT doppelt so häufig diagnostiziert werden können wie in der Mammografie [119, 120, 123]. Zusätzlich können auch vermehrt Vorstadien (ADH) nachgewiesen werden. *Warner* et al. konnten zeigen, dass der jährliche Einsatz der MRT bei Hochrisikopatientinnen die Inzidenz von fortgeschrittenen Mammakarzinomstadien (II–IV) signifikant reduzieren kann [124].

Für alle bildgebenden Verfahren konnte gezeigt werden, dass die diagnostische Wertigkeit vom Genotyp abhängig ist. So haben BRCA-assoziierte Tumoren häufig ein fibroadenomartiges benignes Erscheinungsbild [119], was in der Vergangenheit zu Fehldiagnosen geführt hat. Des Weiteren wissen wir mittlerweile, dass BRCA1-assoziierte Tumoren ein schnelleres Wachstum aufweisen, welches sich in einer höheren Rate an Intervallkarzinomen äußert. Aus den vorliegenden Daten ergibt sich die Notwendigkeit der MRT als primäres diagnostisches Verfahren, an das sich Sonografie und ggf. Mammografie anschließen sollten. Entsprechend der EUSOMA-Empfehlungen sollte das Hochrisikoscreening ausschließlich von akkreditierten Brustzentren durchgeführt werden [125]. Die Anforderungen an die durchführende Untersuchungseinheit sind damit hoch und werden zukünftig durch regelmäßige und zufällig ausgewählte zentrale Stichprobenkontrollen anhand der in der zentralen Datenbank des Deutschen Konsortiums dokumentierten Untersuchungen überprüft. Zusätzlich sind bestimmte technische Voraussetzungen, ein Erfahrungsnachweis von mindestens 150 MRT-Mammauntersuchungen/Jahr sowie die Verfügbarkeit MRT-gesteuerter invasiver Verfahren vorgeschrieben [121, 125].

Bislang existieren keine Daten, ob der Einsatz der MRT bei Hochrisikopatientinnen die Mortalität senken kann, es ist jedoch bewiesen, dass mittels MRT die Karzinome häufiger in Frühstadien diagnostiziert werden können [116, 121].

Erhebung der Follow-up-Daten

Bei folgenden Patientinnen erfolgt die strukturierte Betreuung zur Erhebung von Follow-up-Daten:
– Patientinnen mit Ersterkrankung an Brustkrebs während der Betreuung im Rahmen der intensivierten Früherkennung
– Patientinnen mit Z. n. beidseitiger prophylaktischer Mastektomie
– Personen mit nachgewiesener pathogener Mutation in einem Hochrisikogen oder einem moderat penetranten Gen für Brustkrebs

Tertiäre Prävention (Begrenzung von Krankheitsfolgen)

Diese wird durch die verschiedenen Formen der Therapie von Brustkrebs im Sinne von Chemotherapie, Radiatio, endokriner Therapie sowie Rehabilitationsmaßnahmen gewährleistet und sie unterscheidet sich zunehmend von den Maßnahmen bei sporadischen Mammakarzinomen.

Operative Therapie des BRCA-positiven Mammakarzinoms

Bezüglich der Sicherheit der unterschiedlichen operativen Verfahren (Mastektomie bzw. brusterhaltende Therapie mit anschließender Radiatio) bei erkrankten Mutationsträgerinnen wurden bereits zahlreiche Studien durchgeführt. Danach konnte in kleinen, meist monozentrischen Studien zwar ein erhöhtes Risiko für ein ipsilaterales Mammakarzinom bei Mutationsträgerinnen im Vergleich zu Patientinnen mit sporadischem Mammakarzinom festgestellt werden, insgesamt zeigte sich bis dato aber kein signifikanter Unterschied, der eine Modifikation des klinischen Vorgehens rechtfertigt [126, 127]. Auch wenn experimentelle Ansätze eine erhöhte Sensibilität mutationstragender Körperzellen gegenüber ionisierenden Strahlen aufweisen und ein erhöhtes Karzinomrisiko in bestrahltem Gewebe plausibel erscheint, existieren neben gegensätzlichen präklinischen Daten bisher keine ausreichenden Studien über die Relevanz dieser Überlegungen für den klinischen Alltag [128]. Wichtig sind diese Untersuchungen auch im Hinblick auf das empfohlene Mammografiescreening für Mutationsträgerinnen [129].

Die Empfehlung zur adjuvanten Therapie sollte die aktuelle Datenlage berücksichtigen. Derzeit gibt es keine weltweit einheitlichen Empfehlungen zur operativen Therapie bei nachgewiesenem Mammakarzinom [75]. Die Indikation zur brusterhaltenden Therapie bzw. Ablatio der erkrankten Brust sowie zur adjuvanten Radiatio bei Hochrisikopatientinnen und Mutationsträgerinnen mit Mammakarzinom kann daher noch analog den Kriterien beim sporadischen Mammakarzinom gestellt werden [130, 131] aufgrund vergleichbarer Daten mutierter und sporadischer Formen zum ipsilateralen Rezidiv [58]. Die Datenlage für ein kontralaterales Mammakarzinom ist eindeutig und weist in fast allen Studien einheitliche Ergebnisse zur 2- bis 3-fachen Risikoerhöhung sowohl für BRCA-positive Frauen als auch für Hochrisikopatientinnen ohne nachgewiesene Mutation gegenüber sporadischen Fällen auf [59, 115, 132, 133]. *Graeser* et al. konnten erstmals in der Auswertung der Daten des deutschen Kollektivs ein signifikant höheres Risiko für BRCA1- im Vergleich zu BRCA2-Mutationsträgerinnen nachweisen [58]. Diesem relevanten Risiko steht die zunehmende Anzahl prophylaktischer Adnexektomien, eine damit einhergehende Halbierung des

Mammakarzinom-Risikos sowie eine verbesserte, risikoadaptierte intensivierte Früherkennung gegenüber.

Systemische Therapie des BRCA-positiven Mammakarzinoms

Während bisher die systemische Therapie der Patientinnen mit BRCA-mutationsassoziiertem Mammakarzinom meist analog der Therapie bei sporadischen Karzinomfällen erfolgt, zeichnen sich schrittweise bedeutende Faktoren ab, die diese Ansätze in der Zukunft modifizieren könnten. Insbesondere die primär systemische/neoadjuvante Therapie zeichnet sich als gute Therapiemodalität ab, da hier eine gute Ansprechrate mit überproportionaler klinischer Komplettremission bei BRCA1/2-Mutationsträgerinnen nachgewiesen wurde [134]. In einer im März 2009 veröffentlichten Studie zur primär systemischen Therapie konnte eine brusterhaltende Therapie bei 82 % der Mutationsträgerinnen durchgeführt werden, wogegen dies nur bei 63 % der sporadischen Karzinome der Fall war [135]. Auch hier müssen randomisierte Studien folgen, um diese Ergebnisse zu bestätigen.

Bezüglich der Effektivität einzelner Chemotherapeutika ist die Datenlage noch nicht ausgereift, z. B. legt der geringere Anteil von Tubulin-Formationen, die sich vor allem bei BRCA1-, aber auch in etwas geringerem Maße bei BRCA2-assoziierten Karzinomen nachweisen lässt, eine verminderte Ansprechrate der Medikamente nahe, die dort ihren Angriffspunkt haben. Insbesondere betrifft dies die Taxane (Paclitaxel, Docetaxel), die einen festen Bestandteil der Chemotherapie von Mamma- und Ovarialkarzinomen darstellen [136]. Die klinischen Daten zum Nutzen der Anthrazykline sind erfreulich positiv [137, 138], was aufgrund von In-vitro-Experimenten anders erwartet wurde. Die Substanzklasse der Platinderivate gewinnt verstärkt an Bedeutung, da hier verbesserte Ansprechraten zu verzeichnen sind, erklärlich durch den Wirkmechanismus der DNA-Crosslinks und -Doppelstrangbrüche [134, 139, 140]. So zeigte eine Studie mit 102 BRCA1-Trägerinnen eine mit 83 % signifikant höhere pCR-Rate nach der Behandlung mit Cisplatin im Vergleich zur herkömmlichen Therapie mit AC (22 % Ansprechrate) [25]. *Sirohi* et al. konnten für triple-negative im Vergleich zu nicht triple-negativen Tumoren in der metastasierten Situation einen Überlebensvorteil verzeichnen [141]. Weitere randomisierte klinische

Studien sind wiederum unerlässlich, um eine optimale Systemtherapie für Mutationsträgerinnen zu identifizieren. Die Entwicklung innovativer Targets auf Molekularebene lässt weitere Erfolge erwarten [142, 143].

Die besondere Rolle der PARP-Inhibitoren

Die wichtigste und bisher am besten untersuchte Strategie für die Therapie mutationsassoziierter Karzinome und potenzielle zukünftige Chemoprävention ist der Einsatz von Poly-(ADP-ribose)-Polymerase (PARP)-Inhibitoren [144, 145]. Die Aufgabe dieses Enzymkomplexes mit bisher mindestens 17 bekannten Mitgliedern ist das Ausschneiden von Basenpaaren, einem Schlüsselelement in der Reparatur von DNA-Einzelstrangbrüchen. Ist PARP inaktiv, sind chromosomale Instabilität, Zellzyklusarrest und resultierende Apoptose die Folge. Ein Funktionsausfall von BRCA1 oder BRCA2 sensibilisiert Zellen gegenüber einem Aktivitätsverlust von PARP, was augenscheinlich eine Persistenz von DNA-Läsionen hervorruft, die üblicherweise durch homologe Rekombination repariert werden. Dementsprechend folgten erste In-vitro-Experimente, die BRCA-mutierte Zellen bis zu 3-mal sensibler gegenüber PARP-Inhibitoren zeigten. Die Konsequenz war die Übertragung in klinische Studien in Kombination mit Zytostatika, um als Chemosensitizer zu wirken [146, 147]. Eine Phase-I-Studie bei Patientinnen mit BRCA-Mutation und Ovarialkarzinom zeigte ein vielversprechendes Ansprechen bei gleichzeitig sehr günstigem Nebenwirkungsprofil [148]. Ebenso stellten *Tutt* et al. eine Phase-II-Studie vor [150], in der BRCA1/2-Mutationsträgerinnen mit fortgeschrittenem, vorbehandeltem Mammakarzinom mit 2 unterschiedlichen Dosierungen des oralen PARP-Inhibitors Olaparib behandelt wurden. Es zeigte sich eine Ansprechrate (nach RECIST-Kriterien) von 41 % in der „Intention-to-treat"-Analyse und ein medianes progressionsfreies Überleben von 5,7 Monaten bei guter Verträglichkeit. Weiterführende Studien sind initiiert und werden die Rolle der PARP-Inhibitoren auch als Chemosensitizer für nicht BRCA-bedingte Malignome konkretisieren. Insgesamt gibt das günstige Nebenwirkungsprofil der PARP-Inhibitoren Hoffnung auf eine verbesserte Behandlungsmöglichkeit (nicht nur) mutationsassoziierter Karzinome und macht sie möglicherweise zu geeigneten Kandidaten für den Einsatz in der Chemoprävention [150, 145].

Zusammenfassung

Ziele der aufgeführten Maßnahmen sind die Identifizierung von Personen mit einem hohen Erkrankungsrisiko, die Feststellung des tatsächlich bestehenden Risikos und eine intensive, risikoadaptierte und spezifische Betreuung der Betroffenen, die eine Verhinderung des Ausbruchs der Erkrankung bzw. die Verbesserung des Krankheitsverlaufs durch rechtzeitige Diagnostik zur Aufgabe haben. Aufgrund der speziellen Problematik und des begrenzten Patientenkollektivs ist eine Zentrumsversorgung der Familien in enger Zusammenarbeit mit den betreuenden Kolleginnen und Kollegen unverzichtbar, da hier folgende Aspekte gewährleistet sind:

1. interdisziplinäre Betreuung durch Spezialisten aus den Bereichen Gynäkologie, Humangenetik, Psychoonkologie und bildgebende Diagnostik
2. dauerhafte Betreuung der Familien in enger Zusammenarbeit mit den niedergelassenen Kollegen zur Gewährleistung indizierter Früherkennungsmaßnahmen und Beobachtung von Krankheitsverläufen
3. zeitnahe Zusammenführung der gewonnenen Ergebnisse durch eine zentrale EDV-basierte Datenerhebung zur prospektiven Evaluation der präventiven Maßnahmen
4. rasche Umsetzung neuer Forschungsergebnisse (z. B. im Rahmen zentrumsübergreifender klinischer Studien oder dem Nachweis neuer Risikogene)

Auf diesem Wege werden die erhobenen Daten der im Rahmen des (bis 2004 über die Deutsche Krebshilfe und seit 2005 durch die Regelversorgung finanziert) Konsortiumsprojektes „Erblicher Brust- und Eierstockkrebs", vor dem Hintergrund der internationalen Studienlandschaft, zur weiteren Verbesserung der Betreuung von Hochrisikofamilien beitragen.

Literatur

1 Turnbull C, Rahman N (2008) Genetic predisposition to breast cancer: past, present, and future. Annu Rv Genomics Hum Genet 9: 321–345
2 Ripperger T, Gadzicki D, Meindl A et al (2009) Breast cancer susceptibility: current knowledge and implications for genetic counselling. Eur J Hum Genet 17: 722–731
3 Meindl A, Hellebrand H et al (2010) Germline mutations in breast and ovarian cancer pedigrees establish RAD51C as a human cancer susceptibility gene. Nat Genet 42: 470–474
4 Metzker ML (2010) Sequencing technologies – the next generation. Nat Rev Genet 11: 31–46
5 Smith P, McGuffog L et al (2006) For the Breast Cancer Susceptibility Collaboration-A genome wide linkage search for breast cancer susceptibility genes. Genes Chromosomes Cancer 45: 646–655
6 Hunter DJ, Yeager M et al (2007) A genome wide association study identifies alleles in FGFR2 associated with risk of sporadic postmenopausal breast cancer. Nat Genet 39: 870–874
7 Easton DF, Pooley KA et al (2007) Genome-wide association study identifies novel breast cancer susceptibility loci. Nature 447: 1087–1093
8 Eccles D, Tapper W (2010) The influence of common polymorphisms in breast cancer. Cancer Treat Res 155: 15–32
9 Iqbal J, Ragone A, Lubinski J et al (2012) The incidence of pancreatic cancer in BRCA1 and BRCA2 mutation carriers. BR J Cancer 107: 2005–2009
10 King MC, Mandell JB (2003) Breast and ovarian cancer risks due to inherited mutations in BRCA1 and BRCA2. Science 302: 643–646
11 Gómez García EB, Oosterwijk JC (2009) A method to assess the clinical significance of unclassified variants in the BRCA1 and BRCA2 genes based on cancer family history. Breast Cancer Res 11: R8
12 Miki Y, Swensen J et al (19949 a strong candidate for the breast and ovarian cancer susceptibility gene BRCA1. Science 266: 66–71
13 Ormiston W (1996) Hereditary breast cancer. Eur J Cancer Care 5: 13–20. Review
14 Venkitaraman AR (2009) Linking the cellular functions of BRCA genes to cancer pathogenesis and treatment. Annu Rev Pathol 4: 461–487
15 Antoniou AC, Pharoah PD et al (2005) Breast and ovarian cancer risks to carriers of the BRCA1 5382insC and 185delAG and BRCA2 6174delT mutations: a combined analysis of 22 population based studies. J Med Genet 42: 602–603
16 Antoniou AC, Pharoah PD et al (2003) Average risks of breast and ovarian cancer associated with BRCA1 or BRCA2 mutations detected in case series unselected for family history: a combined analysis of 22 studies. Am J Hum Genet 72: 1117–1130
17 Foulkes WD, Stefansson IM et al (2003) Germline BRCA1 mutations and a basal epithelial phenotype in breast cancer. J Natl Cancer Inst 95: 1482–1485
18 Mavaddat N, Barrowdale D, Andrulis IL et al (2012) Pathology of breast and ovarian cancers among BRCA1 and BRCA2 mutation carriers: results from the Consortium of Investigators of modifiers of BRCA1/2 (CIMBA). Cancer Epidemiol Biomarkers Prev 21: 134

19 Gadzicki D, Schlegelberger B (2009) Histopathological criteria and selection algorithms for BRCA1 genetic testing. Cancer Genet Cytogenet.189: 105

20 Miyoshi Y, Murase K et al (2008) Basal-like subtype
and BRCA1 dysfunction in breast cancers. Int J Clin
Oncol 13: 395–400

21 Kassam F, Clemons M (2009) Survival outcomes for
patients with metastatic triple-negative breast cancer:
implications for clinical practice and trial design. Clin
Breast Cancer 9: 29–33

22 Uhm JE, Im YH (2009) Treatment outcomes and clinicopathologic characteristics of triple-negative breast
cancer patients who received platinum-containing
chemotherapy. Int J Cancer 124: 1457–1462

23 Foulkes WD, Narod SA (2003). Disruption of
the expected positive correlation between breast tumor size and lymph node status in BRCA-1 related
breast carcinoma. Cancer 98: 1569–1577

24 Gonzalez-Angulo AM, Timms KM et al (o. J.) Incidence and outcome of BRCA mutations in unselected
patients with triple-receptor-negative breast cancer.
Clin Cancer Res 17: 1082–1089

25 Byrski T, Gronwald J et al (o. J.) Pathologic complete
response rates in young women with BRCA1-postive
breast cancers after neoadjuvant chemotherapy. J Clin
Oncol 28: 375–379

26 Clark AS, Domchek SM (2011) Clinical management
of hereditary breast cancer syndromes. J Mammary
Gland Biol Neoplasia 16: 17–25

27 Clark CC, Weitzel JN, o`Connor TR (2012) Enhance-
ment of synthetic lethality via combinations of ABT-
888, a PARP inhibitor, and carboplatin in vitro and in
vivo using BRCA1 and BRCA2 isogenic models.
Mol Cancer Ther 11: 1948–1958

28 Rhiem et al (2013) Senologie, Manuskript in Vorbe-
reitung

29 Rhiem K, Engel C, Graeser M et al (2012) The risk of
contralateral breast cancer in patients from BRCA1/2
negative high risk families as compared to patients
from BRCA1 or BRCA2 positive families: a retrospective cohort study. Breast Cancer Res 14: R156

30 Wooster R, Lancaster J et al (1995) Identification of
the breast cancer susceptibility gene BRCA2. Nature
378: 789–92

31 Patel KJ, Lee H et al (1998) Involvement of BRCA2
in DNA repair. Mol Cell 1: 347–357

32 Buisson R, Dion-Cote AM et al (2010) Cooperation
of breast cancer proteins and piccolo BRCA2 in stim-
ulating homologous recombination. Nat Struct Mol
Biol 17: 1247–1254

33 Brekelmans CTM, Klijn JGM (2007) Tumour characteristics, survival and prognostic factors of hereditary
breast cancer from BRCA2, BRCA1- and non-BR-
CA1/2 families as compared to sporadic breast cancer
cases. Eur J Cancer 43: 867–876

34 Easton DF, Deffenbough AM et al (2007) A systematic genetic assessment of 1,433 sequence variants of
unknown clinical significance in the BRCA1 and

BRCA2 breast cancer-predisposition genes. Am J
Hum Genet 81: 873–883

35 Borg A, Haile RW et al (o. J.) Characterization of
BRCA1 and BRCA2 deleterious mutations and variants of unknown clinical significance in unilateral
and bilateral breast cancer: The WECARE study.
Hum Mut 31: E1200–E1240

36 Honrado E, Palacios J (2005) The molecular pathology of hereditary breast cancer: genetic testing and
therapeutic implications. Mol Pathol 18: 1305–1320

37 Verhoog LC, Klijn JG (2000) Prognostic significance
of germline BRCA2 mutations in hereditary breast
cancer patients. J Clin Oncol 18 (suppl): 119S–124S

38 Paradiso A, Formenti S (2011) Hereditary breast cancer: clinical features and risk reduction strategies.
Ann Oncol 22 (suppl 1): i31–i36

39 Fiala L, Coufal O, Fait V et al (2010) Male breast cancer – our experience. Rozhl Chir 89: 612–618

40 Haraldsson K, Loman L, Zhang Q et al (1998)
BRCA2 germline mutations are frequent in male
breast cancer patients without a family history of the
disease. Cancer Res 58: 1367–1371

41 Liede A, Karlan BY, Narod SA (2004) Cancer risks
for male carriers of germline mutations in BRCA1 or
BRCA2: a review of the literature. J Clin Oncol 22:
735–742

42 Ottini L, Silvestri V, Rizzolo P et al (2012) Clinical
and pathologic characteristics of BRCA-positive and
BRCA-negative male breast cancer patients: results
from a collaborative multicenter study in Italy. Breast
Cancer Res Treat 134: 411–418

43 Kwiatkowska E, Mackiewicz A et al (2003) BRCA2
mutations and androgen receptor expression as independent predictors of outcome of male breast cancer
patients. Clin Cancer Res 9: 4452–4459

44 Heinig J, Jackisch Ch, Rody A et al (2002) Clinical
management of breast cancer in males: a report of
four cases. Eur J Obstetr Gynecol Reprod Biol: 67–73

45 Turnbull C, Rahman N (2008) Genetic predisposition
to breast cancer: past, present, and future. Ann Rev
Genom Hum Genet 9: 321–345

46 Weischer   M,   Bojesen   SE   et   al   (2008)
CHEK2*1100delC genotyping for clinical assessment of breast cancer risk: meta-analyses of 26,000
patient cases and 27,000 controls. J Clin Oncol 26:
542–548

47 Pelttari LM, Heikkinen T et al (2011) RAD51C is a
susceptibility gnee for ovarian cancer. Hum Mut online doi: 10.1093/hmg/ddr229

48 Robertson L, Hanson H, Seal S et al (2012) BRCA1
testing should be offered to individuals with triple-
negative breast cancer diagnosed below 50 years. Br J
Cancer 106: 1234–1238

49 Antoniou AC, Spurdle AB et al (2008) Common
breast cancer-predisposition alleles are associated
with breast cancer risk in BRCA1 and BRCA2 mutation carriers. Am J Hum Genet 82: 937–948

50 Ramus SJ, Kartsonaki C et al (2011) Genetic variation at 9p22.2 and ovarian cancer risk for BRCA1 and

BRCA2 mutation carriers. J Natl Cancer Inst 103: 105–116

51 Antoniou AC, Wang X et al (2010) A locus on 19p13 modifies risk of breast cancer in BRCA1 mutation carriers and is associated with hormone receptor negative breast cancer in the general population. Nat Genet 42: 885–892

52 Dufault MD, Betz B et al (2004) Limited relevance of the CHEK2 gene in hereditary breast cancer. Int J Cancer 110: 320–325

53 Hellebrand H, Sutter C et al (2011) Germline mutations in the PALB2 gene are population specific and occur with low frequencies in familial breast cancer. Hum Mut 32: E2176–E2188

54 Jacobi CE, van Asperen CJ (2009) Differences and similarities in breast cancer risk assessment models in clinical practice: which model to choose? Breast Cancer Res Treat.115: 381–390

55 Lindor NM, Hopper JL (2007) Predicting BRCA1 and BRCA2 gene mutation carriers: comparison of LAMBDA, BRCAPRO, Myriad II, and modified Couch models. Fam Cancer 6: 473–482

56 Antoniou AC, Easton DF et al (2008) The BOADI-CEA model of genetic susceptibility to breast and ovarian cancers: updates and extensions. Br J Cancer 98: 1457–1466

57 Fischer C, Kuchenbäcker K, Engel C et al (2013) Evaluating the performance of the breast cancer genetic risk models BOADICEA, IBIS, BRCAPRO and Claus for predicting BRCA1/2 mutation carrier probabilities: a study based on 7352 families from the German Herdeitary Brast and Ovarian Cancer Consortium. J Med Genet 50: 360–367

58 Graeser M, Engel Ch et al (2009) Contralateral breast cancer risk in BRCA1 and BRCA2 mutation carriers. J Clin Oncol 27: 1–6

59 Mavaddat N, Peock S, Frost D et al (2013) Cancer risks for BRCA1 and BRCA2 mutation carriers: results from prospective analysis of EMBRACE. J Natl Cancer Inst 105(11): 812–822

60 Evans GR, Lallo F (2010) Development of a scoring system to screen for BRCA1/2 mutations. Methods Mol Biol 653: 237–247

61 Schlich-Bakker KJ, Ausems MG (2006) A literature review of the psychological impact of genetic testing on breast cancer patients. Pati Educ Couns. 62: 13–20

62 Donnelly LS, Watson M, Moynihan C et al (2013) Reproductive decision-making in young female carriers of BRCA mutation. Hum Reprod 28: 1006–1012

63 Hutson SP (2003) Attitudes and psychological impact of genetic testing, genetic counseling, and breast cancer risk assessment among women at increased risk. Oncol Nurs Forum 30: 241–246

64 Bradbury AR, Daugherty CK (2009) Learning of your parent's BRCA mutation during adolescence or early adulthood: a study of offspring experiences. Psychooncology 18: 200–208

65 Stromsvik N, Gjengedal E et al (2009) Men in a women`s world of hereditary brest an ovarian cancer

– a systematic review. Familial Cancer, Springer January 2009

66 Fishman A (2010) The effects of parity, breastfeeding, and infertility treatment. Review. Int J Gyn Cancer 20: S31–S33

67 Pasanisi P, Berrino F et al (2009) Oral contraceptive use and BRCA penetrance: a case-only study. Cancer Epidemiol Biomarkers Prev 18: 2107–2113

68 Grabrick DM, Cerhan JR et al (2000) Risk of breast cancer with oral contraceptive use in women with a family history of breast cancer. JAMA 284: 1791–1798

69 Milne RL, Knight JA et al (2005) Oral contraceptive use and risk of early-onset breast cancer in carriers and noncarriers of BRCA1 and BRCA2 mutations. Cancer Epidemiol Biomarkers Prev 14: 350–356

70 Haile RW; kConFab Investigators; Ontario Cancer Genetics Network Investigators, Whittemore AS. (2006) BRCA1 and BRCA2 mutation carriers, oral contraceptive use, and breast cancer before age 50. Cancer Epidemiol Biomarkers Prev15: 1863–1870

71 Lee LJ, Alexander B et al (2011) Clinical outcome of triple-negative breast cancer in BRCA1 mutation carriers and non-carriers. Cancer doi: 10.1002/cncr.25911

72 Kotsopoulos J, Narod SA et al for the Hereditary Breast Cancer Clinical Study Group (2008) Infertility, treatment of infertility, and the risk of breast cancer among women with BRCA1 and BRCA2 mutations: a case control study. Cancer Causes Control 19: 1111–1119

73 Oktay K, Kim JY, Barad D et al (2010) Association of BRCA1 mutations with occult primary ovarian insufficiency: a possible explanation for the link between infertility and breast/ovarian cancer risks. J Clin Oncol. 28(2): 240–244

74 Eisen A, Narod SA et al for the Hereditary Breast Cancer Clinical Study Group (2008) Hormone therapy and the risk of breast cancer in BRCA1 mutation carriers. J Natl Cancer Inst 100: 1361–1367

75 Finch A, Evans G, Narod SA (2012) BRCA carriers, prophylactic salpingo-oophorectomy and menopause: clinical management considerations and recommendations. Womens Health (Lond Engl) 8: 543–555

76 Kotsopoulos J, Narod SA et al (2006) Hormone replacement therapy and the risk of ovarian cancer in BRCA1 and BRCA2 mutation carriers. Gynecol Oncol 100: 83–88

77 Armstrong K, Weber B et al (2004) Hormone replacement therapy and life expectancy after prophylactic oophorectomy in women with mutations: a decision analysis. J Clin Oncol 22: 1045–1054

78 Rebbeck TR, Weber BL et al (2005) Effect of short term hormone replacement therapy on breast cancer risk reduction after bilateral prophylactic oophorectomy in BRCA1 and BRCA2 mutation carriers: the PROSE study group. J Clin Oncol 23: 7804–7810

79 Scott R, Armstrong B et al (2002) BRCA2 mutations in a population based series of patients with ocular melanoma. Int. J Cancer 102: 188–191

80 Hubert A, Manor O et al (1999) The Jewish Ashkenazi founder mutations in the BRCA1/BRCA2 genes are not found at an increased frequency in Ashkenazi patients with prostate cancer. Am J Hum Genet 65: 9212–9224

81 Edwards SM, Meitz J et al (2003) Two percent of men with early onset prostate cancer harbor germline mutations in the BRCA2 gene. Am J Hum Genet 72: 1–12

82 Niell B, Gruber S et al (2004) BRCA1 and BRCA2 founder mutations and the risk of colorectal cancer. J Natl Cancer Inst 96: 15–21

83 Hahn S, Sina-Frey M et al (2003) BRCA2 germline mutations in familial pancreatic carcinoma. J Natl Cancer Inst 95: 214–221

84 Hruban RH, Canto M et al (2010) Update on familial pancreatic cancer. Adv Surg 44: 293–311

85 Thorne H, Willems AJ, Niedermayr E et al (2011) Decreased prostate cancer-specific survival of men with BRCA2 mutations from multiple breast cancer families. Cancer Prev Res 4(7): 1002–1010

86 Mitra AV, Bancroft EK et al (2011) Targeted prostate cancer screening in men with mutations in BRCA1 and BRCA2 detects agresssive prostate cancer: preliminary analysis of the results of the IMPACT study. BJU Int 107: 28–39

87 Noh JM, Choi DH, Baek H et al (2012) Associations between BRCA mutations in high-risk breast cancer patients and familial cancers other than breast or ovary. J Breast Cancer 15: 283–287

88 Friedenson B (o. J.) BRCA1 and BRCA2 pathways and the risk of cancers other than breast or ovarian. MedGenMed 7: 60–70

89 Bordeleau L, Lipscombe L, Libinski J et al (2011) Diabetes and breast cancer among women with BRCA1 and BRCA2 mutations. Cancer 117: 1812–1818

90 Coyle YM (2009) Lifestyle, genes, and cancer. Methods Mol Biol 472: 25–56

91 Ghadirian P, Narod S et al (2009) Breast cancer risk in relation to the joint effect of BRCA mutations and diet diversity. Breast Cancer Res Treat 117: 417–422

92 Nkondjock A, Ghadirian P (2007) Diet quality and BRCA-associated breast cancer risk. Breast Cancer Res Treat 103: 361–369

93 White SM, Courneya KS et al (2009) Translating Physical Activity interventions for Breast Cancer Survivors into practice: An Evaluation of randomized controlled trials. Ann Behav Med 37: 10–19

94 Peel JB, Blair SN et al (2009) A prospective study of cardiorespiratory fitness and breast cancer mortality. Med Sci Sports Exerc 41: 742–748

95 Guinan EM, Hussey J, McGarrigle SA et al (2013) A prospective investigation of predictive and modifiable risk factors for breast cancer in unaffected BRCA1 and BRCA2 gene carriers.BMC Cancer 13: 138. doi: 10.1186/1471-2407-13-138

96 Metcalfe KA, Narod SA et al (2008) International variation in rates of uptake of preventive options in BRCA1 and BRCA2 mutation carriers. Int J Cancer 122: 2017–2022

97 Metcalfe KA, Narod SA et al (2008) Family history as a predictor of uptake of cancer preventive procedures by women with a BRCA1 or BRCA2 mutation. Clin Genet 73: 474–479

98 Metcalfe KA, Narod SA; Hereditary Breast Cancer Clinical Study Group (2008) Predictors of contralateral prophylactic mastectomy in women with a BRCA1 or BRCA2 mutation: the Hereditary Breast Cancer Clinical Study Group. J Clin Oncol 26: 1093–1097

99 Isern AE, Ringberg A et al (2008) Aesthetic outcome, patient satisfaction, and health-related quality of life in women at high risk undergoing prophylactic mastectomy and immediate breast reconstruction. J Plast Reconstr Aesthet Surg 61: 1177–1187

100 Domchek SM, Friebel TM et al (2010) Association of risk-reducing surgery in BRCA1 or BRCA2 mutation carriers with cancer risk and mortality. JAMA 304: 967–975

101 Rebbeck TR, Friebel T, Lynch HT et al (2004) Bilateral prophylactic mastectomy reduces breast cancer risk in BRCA1 and BRCA2 mutation carriers: the PROSE Study Group. J Clin Oncol 22: 1055–1062

102 Garcia-Etienne CA, Borgen PI (2006) Update on the indications for nipple-sparing mastectomy. J Support Oncol 4: 225–230

103 Heitmann C, Schmutzler R, Richter-Heine I et al (2009) Brustrekonstruktionen durch Eigengewebe bei familiärer Disposition (BRCA1/2-Mutationsträgerinnen). Senologie 6: 203–209

104 Eisen A, Lubinski J, Klijn et al (2005) Breast cancer risk following bilateral oophorectomy in BRCA1 and BRCA2 mutation carriers: an international case-control study. J Clin Oncol 23: 7491–7496

105 Rebbeck TR, Domchek SM et al (2009) Meta-analysis of risk reduction estimates associated with risk-reducing salpingo-oophorectomy in BRCA1 or BRCA2 mutation carriers. J Natl Cancer Inst. 101: 80–87

106 Metcalfe KA (2009) Oophorectomy for breast cancer prevention in women with BRCA1 or BRCA2 mutations. Womens Health 5: 63–68

107 Michelsen TM, Dahl AA et al (2009) A controlled study of mental distress and somatic complaints after risk –reducing salpingo-oophorectomy in women at risk for hereditary breast ovarian cancer. Gynecol Oncol 113: 128–133

108 Finch A, Lubinski J et al (2006) Salpingo-oophorectomy and the risk of ovarian, fallopian tube, and peritoneal cancers in women with a BRCA1 or BRCA2 mutation. JAMA 296: 185–192

109 Colgan TJ, Rosen B et al (2002) Peritoneal lavage cytology: an assessment of its value during prophylactic oophorectomy. Gyn Oncol J 85: 395–403

110 Powell CB, Chen LM et al (2005) Risk-reducing sal-pingo-oophorectomy in BRCA mutation carriers: role of serial sectioning in the detection of occult malignancy. J Clin Oncol 23: 127–132

111 Gabriel CA, Domchek SM et al (2009) Use of total abdominal hysterectomy and hormone replacement therapy in BRCA1 and BRCA2 mutation carriers undergoing risk-reducing salpingo-oophorectomy. Fam Cancer 8: 23–28

112 King MC, Fisher B, National Surgical Adjuvant Breast and Bowel Project (2001) Tamoxifen and breast cancer incidence among women with inherited mutations in BRCA1 and BRCA2: National Surgical Adjuvant Breast and Bowel Project (NSABP-P1) Breast Cancer Prevention Trial. JAMA 286: 2251–2256

113 Wen J, Li R, Lu Y, Shupnik MA (2009) Decreased BRCA1 confers tamoxifen resistance in breast cancer cells by altering estrogen receptor-coregulator interactions. Oncogene 28: 575–586

114 Sestak I, Cuzick J (2012) Preventive therapy for breast cancer. Curr Oncol Rep 14(6): 568–573. doi: 10.1007/s11912-012-0273-5

115 Goss PE (2003) Breast cancer prevention: clinical trials strategies involving aromatase inhibitors. J Steroid Biochem Mol Biol 86: 487–493

116 Riedl CC, Ponhold L et al (2010) New information on high risk breast screening. Radiologe 11: 955–963

117 Hendrick RE, Pisano ED et al (2010) Comparison of acquisition parameters and breast dose in digital mammography and screenfilm mammography in the American Colllege of Radiology Imaging Network digital mammographic imaging screening trial. Am J Roentgenol 194: 362–369

118 Kolb TM, Lichy J et al (2002) Comparison of the performance of screening mammography, physical examination, and breast US and evaluations of factors that influence them: an analysis of 28.825 patients evaluations. Radiology 225: 165–175

119 Kuhl C, Weigel S et al (2010) Prospective multicenter cohort study to refine management recommendations for women at elevated familial risk of breast cancer: the EVA trial. J Clin Oncol 28: 1450–1457

120 Riedl CC, Ponhold L et al (2007) Magnetic resonance imaging of the breast improves detection of invasive cancer, preinvasive cancer, and premalignant lesions during surveillance of women at high risk for breast cancer. Clin Cancer Res 13: 6144–6152

121 Heywang-Köbrunner SH, Schreer I, Heindel W et al (2008) Imaging studies for the early detection of breast cancer. Dtsch Ärztebl Int 105: 541–547

122 Sim LS, Hendriks JH et al (2005) US correlation for MRI-detected breast lesions in women with familial risk of breast cancer. Clin Radiol 60: 801–806

123 Warner E, Causer P et al (2011b) Improvement in DCIS detection rates by MRI over time in a high risk breast screening study. Breast 17: N1: 9–17

124 Warner E, Hill K et al (2011a) Prospective study of breast cancer incidence in women with a BRCA1 or

BRCA2 mutation under surveillance with and without magnetic resonance imaging. J Clin Oncol 29: 1664–1669

125 Sardanelli F, Boetes C et al (2010) Magnetic resonance imaging of the breast. Recommendations from the EUSOMA working group. Eur J Cancer 46: 1296–1316

126 Kriege M, Brekelmans CT et al (2004) Efficacy of MRI and mammography for breast cancer screening in women with a familial or genetic predisposition. N Engl J Med 351: 427–437

127 Pierce LJ, Weber BL et al (2006) Ten-year multi-institutional results of breast conserving surgery and radiotherapy in BRCA1/2-associated stage I/II breast cancer. J Clin Oncol 124: 2437–2443

128 Baeyens A, Thierens H et al (2004) Chromosomal radiosensitivity in BRCA1 and BRCA2 mutation carriers. Int J Radiat Biol. 80: 745–756

129 Berrington de Gonzalez A, Robson M et al (2009) Estimated risk of radiation-induced breast cancer from mammographic screening for young BRCA mutation carriers. J Natl Cancer Inst 101: 205–209

130 Turnbull C, Eeles R et al (2006) Radiotherapy and genetic predisposition to breast cancer. Clin Oncol (R Coll Radiol) 18: 257–267

131 Pierce L (2002) Radiotherapy for breast cancer in BRCA1/BRCA2 carriers: clinical issues and management dilemmas. Semin Radiat Oncol 12: 352–361

132 Metcalfe K, Lynch H, Ghadirian P et al (2004) Contralateral breast cancer in BRCA1 and BRCA2 mutation carriers. J Clin Oncol 22: 2328–2333

133 Kirova YM, Fourquet A et al for the Institute Curie Breast Cancer Study Group (2005) Risk of breast cancer recurrence and contralateral breast cancer in relation to BRCA1 and BRCA2 mutation status following breast-conserving surgery and radiotherapy. Eur J Cancer 41: 2304–2311

134 Byrski T, Narod SA et al (2009) Response to neoadjuvant therapy with cisplatin in BRCA1-positive breast cancer patients. Breast Cancer Res Treat 115: 359–363

135 Fourquet A, Stoppa-Lyonnet et al for the Institut Curie Breast Cancer Study Group (2009) Familial Breast Cancer: Clinical Response to Induction Chemotherapy or Radiotherapy Related to BRCA1/2 Mutations Status. Am J Clin Oncol 32: 127–131

136 Foulkes WD (2006) BRCA1 and BRCA2: chemosensitivity, treatment outcomes and prognosis. Fam Cancer 5: 135–142

137 Liedtke C, Mazouni C et al (2008) Response to neoadjuvant therapy and long-term survival in patients with triple-negative breast cancer. J Clin Oncol 26: 1275–1281

138 Perez EA, Moreno-Aspita A, Aubry-Thompson E et al (2010) Adjuvant therapy of triple negative breast cancer. Breast Cancer Res Treat 120: 285–291

139 Imyanitov EN (2009) Breast cancer therapy for BRCA1 carriers: moving towards platinum standard? Hered Cancer Clin Pract 7: 8

140 Wysocki PJ, Mackiewicz A et al (2008) Primary resistance to docetaxel-based chemotherapy in metastatic breast cancer patients correlates with a high frequency of BRCA1 mutations. Med Sci Monit 14: SC7–10

141 Sirohi B, Arnedos N et al (2008) Platinum-based chemotherapy in triple-negative breast cancer. Ann Oncol 19: 1847–1852

142 Smith KL, Isaacs C (2011) BRCA Mutation Testing in Determining Breast Cancer Therapy. Cancer J 17(6): 492–499

143 Domchek SM, Mitchell G, Lindemann GJ et al (2011) Challenges to the development of new agents for molecularly defined patient subsets: lessons from BRCA1/2-associated breast cancer. JCO 29: 4224–4226

144 Bryant HE, Helleday T et al (2005) Specific killing of BRCA2-deficient tumours with inhibitors of poly (ADP-ribose) polymerase. Nature 434: 913–917

145 Ashworth A. (2008) A synthetic lethal therapeutic approach: poly (ADP) ribose polymerase inhibitors for the treatment of cancers deficient in DNA double-strand break repair. J Clin Oncol 26: 3785–3790

146 Daemen A, Wolf DM, Korkola JE et al (2012) Cross-platform pathway-based analysis identifies markers of response to the PARP inhibitor olaparib. Brest Cancer Res Treat 135: 505–517U

147 Hay T, Clarke AR et al (2009) Poly (ADP-ribose) polymerase-1 inhibitor treatment regresses autochthonous Brca2/p53-mutant mammary tumors in vivo and delays tumor relapse in combination with carboplatin. Cancer Res 69: 3850–3855

148 Plummer R, Calvert H et al (2008) Phase I study of the poly (ADP-ribose) polymerase inhibitor, AG014699, in combination with temozolomide in patients with advanced solid tumors. Clin Cancer Res 14: 7917–7923

149 Tutt A, Robson M et al (2010) Oral poly (ADP-ribose) polymerase inhibitor olabarip in patients with BRCA1 or BRCA2 mutations and advanced breast cancer: a proof of concept trial. Lancet 376: 235–244

150 Iglehart JD, Silver DP (2009) Synthetic lethality – a new direction in cancer-drug development. N Engl J Med 361: 189–191

Operative Therapie des primären Mammakarzinoms und Rekonstruktionsverfahren

D. Dian, C. Anthuber, B. Ataseven, I. Bauerfeind, V. von Bodungen, M. Braun, F. Edler von Koch, J. Engel, V. Fink, C. Gabka, U. Hamann, M. Hamann, I. Himsl, C. Höß, C. Kern, M. Kolben, H.J. Kowolik, B. Löhrs, M. Mosner, M. Niemeyer, S. Paepke, M. Perabò, M. Schwoerer, O. Steinkohl, C. Taskov, E. Weiß, C. Wolf

Vorbemerkung zu den Operationsverfahren

Die operative Therapie des Mammakarzinoms ist durch eine Individualisierung des Vorgehens gekennzeichnet, abhängig von der klinischen Untersuchung, von der bildgebenden Diagnostik, vom vorliegenden histopathologischen Befund, von der Relation von Tumorgröße zu Brustvolumen und dem Wunsch der Patientin. Folgende Vorgehensweisen sind prinzipiell möglich:
- brusterhaltende Therapie (BET) = Tumorexzision (ggf. in Kombination mit plastisch-chirurgischen Eingriffen)
- Mastektomie oder modifiziert radikale Mastektomie (MRM), ggf. mit simultanem (oder sekundärem) Wiederaufbau
- unabhängig von BET oder ablativer Therapie erfolgt eine Sentinel-Lymphknoten-Entfernung (SLNB, sentinel lymph node biopsy) und/oder Axilladissektion (ALND)

Es gehört zu den Aufgaben der behandelnden Ärzte, ihre Patientinnen frühzeitig über die verschiedenen Operationsverfahren zu informieren und sie in den Entscheidungsprozess einzubeziehen.

Nach den Leitlinien der EUSOMA (European Society of Mastology) und den Anforderungen an zertifizierte deutsche Brustzentren sollte die Diagnose bei palpablen Tumoren bei über 90 % und bei klinisch okkulten Tumoren bei über 70 % aller Patientinnen präoperativ histologisch gesichert sein. Viele Studien haben belegt, dass mit diesem Procedere keine erhöhten Lokalrezidivraten verbunden sind. Intraoperativ können Messung der Tumorgröße und Beurteilung der Resektionsränder durch die Schnellschnittuntersuchung des Resektats erfolgen. Zudem kann unfixiertes Tumormaterial für die Bestimmung weiterer biologischer Faktoren asserviert werden, sofern hierdurch nicht die diagnostische Beurteilung eingeschränkt wird.

In der endgültigen histopathologischen Beurteilung ist die Sicherung (Beschreibung) tumorfreier Resektionsränder obligat. Die Angabe der minimalen Resektatabstände (für den invasiven Tumor und das DCIS) sind unabdingbare Voraussetzung für die Qualitätssicherung.

Brusterhaltende Therapie (BET)

Auf der Basis der Kenntnisse über die Tumorbiologie hat sich in Verbindung mit einer modernen Strahlentherapie das brusterhaltende Behandlungskonzept etabliert. Die Rationale dieses Konzeptes ist es, die onkologisch adäquate Resektion des Tumors bei möglichst intaktem Erscheinungsbild und normaler Konsistenz der Brust zu gewährleisten. Verschiedene Langzeitstudien haben hinsichtlich Rezidivfreiheit und Überlebenszeit gezeigt, dass die brusterhaltende Therapie (mit radioonkologischer Behandlung) bei angemessener Indikationsstellung und Technik der modifiziert radikalen Mastektomie gleichwertig ist.

Standard der brusterhaltenden Primärbehandlung ist die Kombination von chirurgischer Tumorentfernung (Tumorektomie, Segmentresektion, Quadrantenresektion) mit Abklärung der ipsilateralen Lymphknoten (SLNB und/oder ALND) und Bestrahlung des verbleibenden Parenchyms der Brust. Voraussetzungen sind richtige Indikationsstellung, operative Erfahrung und eine enge Kooperation der

Operateure mit Pathologen, Radiologen, Nuklear-medizinern und Strahlentherapeuten.

Indikationen zur brusterhaltenden Behandlung:
- Eine BET ist durchführbar, sofern onkologische Tumorfreiheit (siehe Schnittränder) mit akzeptablem ästhetischen Ergebnis erzielt werden kann.
- Als Sicherheitsabstand zwischen Tumor und Resektionsrand gilt mindestens 1 mm für die invasive Tumorkomponente (auch bei begleitendem DCIS).
- Für das alleinige DCIS ist ein Resektatabstand von mindestens 2 mm zu fordern.

Kontraindikationen für die brusterhaltende Behandlung sind:
- ungünstige Relation von Tumorgröße zu Brustvolumen
- Kontraindikationen für eine Bestrahlung (z.B. extreme Makromastie, Wunsch der Patientin)
- inkomplette Tumorentfernung auch nach (evtl. mehrmaliger) Nachresektion
- multizentrisches Karzinom mit diffusen Herden, ausgedehnten intraduktalen Anteilen, schwerer Beurteilbarkeit der Brust
- inflammatorisches Karzinom

Relative Indikationen:
- Multizentrisches Karzinom (bei umschriebenen Tumoren, Fehlen einer ausgedehnten intraduktalen Komponente, gute Beurteilbarkeit der Brust in der Bildgebung)
- Situationen mit histologischer Komplettremission nach PST bei ursprünglich inflammatorischen Karzinomen und Fehlen einer Rötung

Das invasiv lobuläre Mammakarzinom, ein zentraler Tumorsitz sowie eine umschriebene Hautinfiltration stellen keine Kontraindikationen für die brusterhaltende Therapie dar.

Im epidemiologischen Einzugsgebiet des Tumorregisters München liegt die Rate brusterhaltender Operationen bei allen Tumorstadien und Altersgruppen bei 76 %.

Ab einer Entfernung von 20–30 % des Drüsengewebes oder mehr ist häufig mit einem eingeschränkten ästhetischen Ergebnis zu rechnen (z. B. Hauteinziehungen, Verziehungen des Mamillen-Areola-Komplexes (MAK), Asymmetrie).

Bei diesen Patientinnen können durch eine Tumorektomie in Kombination mit einer Reduktionsplastik

onkologisch sichere und ästhetisch befriedigende Operationsergebnisse erreicht werden, zumal sich dadurch eine bessere Ausgangssituation für die Strahlentherapie ergibt, da das Problem der inhomogenen Dosisverteilung bei voluminöser Brust vermindert wird.

Bei weniger als 10 % der brusterhaltend behandelten Patientinnen kommt es in den ersten 10 Jahren nach der Operation zu intramammären Rezidiven. Verschiedene Studien haben in retrospektiven Untersuchungen hierfür Risikofaktoren definiert: in univariaten Analysen zeigten sich Tumorgröße, Resektionsrand, Alter (< 50 Jahre), Lymphangiosis carcinomatosa, Grading, extensive intraduktale Komponente und positive axilläre Lymphknoten als signifikante Einflussparameter.

Mit einer bogenförmigen Schnittführung lassen sich in der Regel die ästhetisch günstigsten Ergebnisse erzielen. Eine Schnittführung direkt über dem Tumor ist nicht zwingend. Im Ausnahmefall kann für die unteren Quadranten der Brust eine radiäre Schnittführung gewählt werden.

Bei Verdacht auf Hautinfiltration, Fixierung des Tumors an der Haut und bei hautnahem Tumorsitz sollte zur späteren histologischen Dokumentation eines tumorfreien Resektionsrandes nach ventral eine Hautspindel über dem Tumor in die Resektion eingeschlossen werden.

Das Operationspräparat muss für die histopathologische Untersuchung unter Angabe der Seitenlokalisation an mindestens 2 Stellen eindeutig markiert werden, um bei unvollständiger Tumorentfernung die gezielte Nachresektion zu ermöglichen. Um auch größere Tumoren mit gutem ästhetischen Ergebnis brusterhaltend operieren zu können, haben sich Drüsenkörperverschiebelappen mit Mobilisation und Rekonfiguration des Brustdrüsenkörpers bewährt. Insbesondere bei plastisch-chirurgischer Rekonfiguration oder wenn der Hautschnitt weit entfernt vom Tumorbett liegt, sollte die Clipmarkierung der Resektionsgrenzen im Hinblick auf die Planung der nachfolgenden Radiatio erfolgen.

Behandlung bei Fernmetastasierung

Die Entfernung des Primärtumors ist bei Fernmetastasierung eine Einzelfallentscheidung. Hierbei ist nach Möglichkeit der Brusterhalt anzustreben, da die

Prognose bei diesen Patientinnen im Allgemeinen nicht durch den Lokalbefund bestimmt wird. Eine R0-Resektion ist jedoch anzustreben. Eine Axilladissektion oder Sentinel-Lymphonodektomie ist nicht indiziert. Eine axilläre Lymphknotenentfernung sollte nur bei Beschwerden erfolgen.

In mehreren groß angelegten retrospektiven Untersuchungen konnten trotz vorliegender M1-Situation für Patientinnen, bei denen der Primärtumor komplett entfernt wurde, verbesserte Überlebensraten gezeigt werden im Vergleich zu Patientinnen ohne Resektion des Primärtumors bzw. bei Resektion non in sano (Khan et al., Rapiti et al.). Inwieweit bei diesen retrospektiven Analysen ein Selektionsbias eine Rolle spielt, bleibt unklar.

Resektion nicht palpabler Gewebeveränderungen

Die Exstirpation nicht palpabler suspekter oder histologisch gesicherter Mammaveränderungen sollte nach präoperativer Markierung bildgebend (mammografisch, sonografisch oder kernspintomografisch) erfolgen.

Die Vollständigkeit der Exstirpation von Mikrokalzifikationen oder nicht tastbaren Herden wird durch die Präparatradiografie oder -sonografie überprüft. In diesem Fall sollten der radiologische Befund und das Präparatradiogramm dem Pathologen zur endgültigen Beurteilung unbedingt vorliegen (siehe Kapitel „Screening und Diagnostik"). Bei sonografisch markierten Läsionen sollte die Vollständigkeit des Befundes durch eine intraoperative Präparatsonografie geprüft werden.

Mastektomie

Obwohl sich die brusterhaltende Therapie weltweit zum operativen Standardverfahren entwickelt hat und die Indikationen zunehmend weiter gestellt werden, bleibt für 20–30 % der Patientinnen die modifiziert radikale Mastektomie oder Mastektomie mit SLNB die Therapie der Wahl. Die Entfernung der gesamten Brust bedeutet aufgrund der Veränderung des weiblichen Körperbildes für viele Frauen eine erhebliche psychische Belastung. Diese Belastung kann jedoch heute durch die Wiederherstellung der Brust in derselben Operationssitzung – oder auch zu einem späteren Zeitpunkt – vermindert werden.

Nachdem kontrollierte Studien gezeigt haben, dass rekonstruktive Verfahren keinen negativen Einfluss auf den Krankheitsverlauf haben, wurde der Wiederaufbau der Brust nach Mastektomie zu einem integralen Bestandteil des operativen Therapiekonzepts. Durch die Wiederherstellung des äußeren Erscheinungsbildes kann das Selbstwertgefühl der betroffenen Patientinnen erheblich gesteigert und damit die Lebensqualität wesentlich verbessert werden. Im Rahmen der OP-Planung sollten daher die plastisch-rekonstruktiven Verfahren berücksichtigt werden.

Die Umschneidung der Mamma erfolgt – wenn nach Lage des Tumors möglich – in quer-ovalärer, leicht nach lateral ansteigender Verlaufsrichtung. Das Hautareal über dem Tumor sollte mitreseziert werden, wenn der Tumor knapp unter der Haut liegt. Bei Tumorsitz im oberen äußeren Quadranten ergibt sich dabei häufig eine schräge bzw. diagonale Schnittführung. Bei einem simultanen Wiederaufbau kann die Mastektomie auch hautsparend oder über einen rein perimamillären Zugang erfolgen. In Studien unterscheidet sich die Lokalrezidivrate der SSM nicht von der MRM (in beiden bis zu 7 %). Eine Metaanalyse der retrospektiven Studien mit einer medianen Nachbeobachtung von 37–101 Monaten zeigte keinen signifikanten Unterschied in der Lokalrezidivrate zwischen SSM (n = 1104) und der MRM (n = 2635). Diese Arbeit stellt aktuell die beste Evidenz dar (Lanitis et al.).

Bei der modifiziert radikalen Mastektomie (MRM) wird der gesamte Brustdrüsenkörper einschließlich der Pektoralisfaszie – unter Belassung beider Pektoralismuskeln – mit den Lymphknoten der Level I und II der Axilla entfernt. Infiltriert der Tumor die Pektoralisfaszie, so sollte der Muskel zumindest teilweise mit entfernt und das Areal clipmarkiert werden.

In Zusammenhang mit der SLNB wird die Mastektomie technisch wie die MRM begonnen, der Drüsenkörper aber im axillären Ausläufer abgesetzt. Die SLNB sollte über den Mastektomiezugang erfolgen.

Im Einzelfall kann bei intraoperativ histologisch gesichertem ausreichendem Sicherheitsabstand ein Erhalt des MAK erwogen werden. Nicht randomisierte Studien konnten zeigen, dass bei ausgewählten Patientinnen der Erhalt des MAK eine Option mit ausreichender onkologischer Sicherheit und deutlicher Verbesserung der Ästhetik darstellt. Die beste Evidenz hat derzeit die Arbeit von *Gerber* et al. Hier zeigten 48 SSM, 60 NSM und 130 MRM nach 8 Jahren Follow-up keinen Unterschied in Rezidivrate und Mortalität. Prospektiv randomisierte Studien hierzu fehlen allerdings.

Zur Strahlentherapie nach modifiziert radikaler Mastektomie siehe Kapitel „Radioonkologische Behandlung".

Sentinel-Lymphknoten-Biopsie (SLNB)

Die Entfernung axillärer Lymphknoten beim histologisch nachgewiesenen Mammakarzinom dient derzeit als diagnostische Maßnahme zur histopathologischen Tumorklassifikation, zur Prognoseabschätzung und dadurch als Entscheidungshilfe für die adjuvante systemische Therapie. Bei klinisch ausgedehntem Lymphknotenbefall kann sie der lokoregionären Tumorkontrolle dienen. Die Axilladissektion (ALND) mit Entfernung von mindestens 10 Lymphknoten geht mit einer erheblichen akuten und chronischen Morbidität einher. Die Langzeitmorbidität, bedingt durch (chronische) Lymphödeme, chronische Schmerzsyndrome, Dysästhesien und Bewegungseinschränkungen des betroffenen Armes, beträgt ungefähr 40 %.

Nach den derzeit gültigen S3-Leitlinien, den AGO-Empfehlungen sowie den internationalen Leitlinien ist die Sentinel-Lymphknoten-Biopsie (SLNB) bei geeigneter Selektion sowie einer standardisierten und qualitätsgesicherten Durchführung der Standard für das axilläre Staging beim Mammakarzinom. Die Reduktion der operationsbedingten Morbidität im Schulter-Arm-Bereich ohne Verminderung der Genauigkeit des Stagings ist mehrfach prospektiv randomisiert belegt worden. Voraussetzung ist eine interdisziplinäre Zusammenarbeit zwischen Operateur, Nuklearmediziner und Pathologe sowie ausreichendes Training.

Der (die) Sentinel-Lymphknoten ist (sind) funktionell-anatomisch der (die) erste(n) das Mammakarzinom drainierende(n) Lymphknoten und der (die) Lymphknoten mit der höchsten Wahrscheinlichkeit für das Vorliegen einer Karzinominfiltration. Sie sind die ersten Lymphknoten, die den periareolär/peritumoral eingespritzten Tracer aufnehmen. Sie sind nicht durch eine spezielle Größe, Lokalisation oder (Sono-)Anatomie charakterisiert. Die SLNB ist ein minimalinvasives Operationsverfahren, bei dem der Nodalstatus allein durch die Entnahme von einem (oder einigen wenigen) Wächterlymphknoten (Sentinel-Lymphknoten, SLN) evaluiert werden kann. Die Methode kann die konventionelle Axilladissektion (ALND) ersetzen, wenn in dem (den) Sentinel-Lymphknoten keine, (Mikro) Metastasen oder nur geringgradige (s. u. Z0011) Karzinominfiltrationen nachgewiesen werden. In diesem Falle liegt die axilläre Rezidivrate bei < 1 %. Durchschnittlich werden 1,9–2,4 axilläre Lymphknoten als Sentinel-Lymphknoten identifiziert. Die Entfernung von mehr als 5 Sentinel-Lymphknoten scheint die Genauigkeit der Methode nicht zu erhöhen, letztendlich sollten aber alle lymphoszintigrafisch detektierten und deutlich über dem Niveau der Restaktivität der Axilla liegenden Lymphknoten entfernt werden.

Als operative Methode ist die SLNB etabliert. Der endgültige wissenschaftliche Äquivalenznachweis zur ALND wurde 2010 durch die randomisierte Multicenterstudie der NSABP-B32 zur onkologischen Sicherheit (rezidivfreies Intervall, krankheitsfreies Intervall, Gesamtüberleben) erbracht. Als Voraussetzung zur Durchführung der SLNB gelten:

- radioaktive Markierung
- Schnellschnitthistologie (empfohlen, aber nicht obligat)
- Gammasonde
- ausreichende chirurgische Erfahrung/Übung mit der Methode
- Bei Versagen der nuklearmedizinischen Methode kann eine Injektion von Lymphazurin oder Patentblau unter Inkaufnahme der etwas schlechteren Detektionsraten eingesetzt werden. Eine generelle Kombination beider Methoden ist aufgrund der Tätowierungsproblematik nicht mehr indiziert.

Die größte Datensicherheit zur SLNB liegt für das histologisch nachgewiesene, invasive Mammakarzinom bis zu 2 cm Größe und die klinisch und sonografisch nicht tumorbefallene Axilla vor. Inzwischen ist auch bei Tumoren aller Größenordnungen die SLNB als valide Methode etabliert, ausgenommen beim inflammatorischen Mammakarzinom.

Die Ergebnisse von 6 prospektiv randomisierten Studien zeigen, dass generell und insbesondere bei Patientinnen mit kleinen Primärtumoren (pT1 und pT2 cN0), die älter als 60 Jahre sind, ohne Nachteil für die Patientin auf eine axilläre Intervention verzichtet werden kann. Auch bei Patientinnen mit Fernmetastasen (M1) ist eine SLNB nicht indiziert.

Das Ergebnis der SLNB reflektiert nach korrekter Indikation und Durchführung den axillären Nodalstatus und hat Bedeutung bei der Entscheidung zur adjuvanten systemischen Therapie.

Bei nicht detektierbarem SLN sollte einem Expertenkonsens zufolge eine Axilladissektion durchgeführt werden (siehe S3-Leitlinie).

Axilläre Lymphonodektomie (ALND)

Bei klinisch und/oder sonografisch befallenen Lymphknoten und bei Nachweis von mehr als 2 befallenen Sentinel-Lymphknoten gilt die axilläre Lymphonodektomie im Level I und II als operativer Standard. Eine Indikation für chirurgische Interventionen im Level III besteht nicht. Für eine exakte und aussagekräftige pathologische Klassifikation nach der klassischen Axilladissektion ist eine Entfernung von mindestens 10 Lymphknoten erforderlich.

Die ALND beinhaltet die Dissektion der Lymphknotenstationen der Level I und II und folgt den vorgegebenen anatomischen Begrenzungen. Nach vollständiger Dissektion des Fett-Lymphknoten-Paketes sollten folgende anatomische Strukturen und Begrenzungen dargestellt werden: kranial die V. axillaris, dorsal der laterale Rand des M. latissimus dorsi mit dem versorgenden Gefäß-Nerven-Bündel (A., V., N. thoracodorsalis) und der M. subscapularis, medial die Thoraxwand mit dem M. serratus anterior und dem N. thoracicus longus und ventral der laterale Rand des M. pectoralis minor und major. Eine Ausdehnung der ALND nach kranial der V. axillaris ist nicht indiziert, um eine Lymphabflussstörung entlang der V. cephalica-Route zu vermeiden. Die Präparation wird unter Schonung des thorakodorsalen Gefäß-Nerven-Bündels, des N. thoracicus longus, sowie möglichst der Thoracica lateralis-Arkade durchgeführt. Nach Möglichkeit ist mindestens einer der Nn. intercostobrachiales zu erhalten, um Dysästhesien im Bereich des Oberarmes zu vermeiden.

Ein Einfluss der Axilladissektion auf die Prognose der Erkrankung ist nach wie vor nicht nachgewiesen.

Tabelle 1. Indikationen zur SLNB.

	Literatur (LOE)	Indikation zur SLNB
pT1a, b, c N0; Alter > 60 J	1b, LOE A	keine axilläre Intervention empfohlen
T1	1a, LOE A	empfohlen
T2	2b, LOE B	empfohlen
T3/T4	3b, LOE C	möglich
DCIS < 4 cm	2b, LOE B	nicht empfohlen
DCIS > 4 cm	2b, LOE B	sinnvoll
DCIS und Notwendigkeit zur Mastektomie	3b, LOE C	empfohlen
Mammakarzinom des Mannes	3b, LOE C	möglich
Multifokalität	2a, LOE B	empfohlen
Multizentrizität	2c, LOE C	möglich
Mammakarzinom in der Schwangerschaft	5, LOE D	möglich
Nach offener Biopsie	3b, LOE C	möglich
Ältere Patientinnen	2c, LOE C	empfohlen
Vor neoadjuvanter Chemotherapie	2b, LOE B	empfohlen
Nach neoadjuvanter Chemotherapie	1b, LOE B	möglich, falls nicht vor Therapie erfolgt; N0 nicht empfohlen
Lymphszintigrafische Anreicherung von Mammaria-interna-SN	2a, LOE B	nicht empfohlen

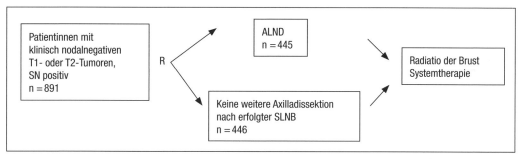

Abbildung 1. Studiendesign der Z0011 (ALND = axilläre Lymphknotendissektion; SLNB = Sentinel-Node-Biopsie; SN = Sentinel-Lymphknoten).

Verzicht auf die axilläre Lymphonodektomie (ALND) bei positiver SLNB

Studien NSABP-B32, ACOSOG Z0011

In den Jahren 2010 und 2011 wurden die Ergebnisse der folgenden Studien vorgestellt: „Phase III randomized study of axillary lymph node dissection in women with stage I or IIA breast cancer who have a positive sentinel node – ACOSOG Z0011" bzw. „Locoregional recurrence after sentinel lymph node dissection with or without axillary dissection in patients with sentinel lymph node metastases" der American College of Surgeons Oncology Group Z0011 (Abbildung 1) (Giuliano et al.). Diese Studien haben zu großen Diskussionen über die Wertigkeit der ALND bei tumorbefallenen Sentinel-Lymphknoten geführt.

Als Einschlusskriterien galten u. a.:
- Alter über 18 Jahre
- klinisches Stadium T1 oder T2 N0 M0
- brusterhaltende Therapie
- tumorfreie Resektionsränder
- postoperative tangentiale Bestrahlung

Als Ausschlusskriterien galten u. a.:
- partielle Brustbestrahlung
- Mastektomie
- ausschließlich immunhistochemisch positive Sentinel-Lymphknoten
- Multizentrizität
- beidseitiges Mammakarzinom
- axilläre Bestrahlung
- mehr als 2 positive Sentinel-Lymphknoten

Die patienten- und tumorbezogenen Charakteristika waren fast alle entsprechend der prospektiven Randomisation homogen auf beide Gruppen verteilt. In der SLNB-Gruppe waren häufiger nur Mikrometastasen im Sentinel-Lymphknoten gefunden worden.

Ergebnisse

Es sollten insgesamt 1900 Patientinnen randomisiert werden, um einen Unterschied < 3 % im Überleben nachzuweisen (non inferiority trial). Die Studie musste aufgrund schlechter Rekrutierung nach Einschluss von 891 Patientinnen frühzeitig geschlossen werden. Nach einer Nachbeobachtungszeit von medianen 6,3 Jahren hatte die ALND keinen Einfluss auf das krankheitsfreie Überleben, das Gesamtüberleben und die lokoregionäre Rezidivrate (Tabelle 2).

Im Rahmen der ALND wurden im Vergleich zur SLNB signifikant mehr Lymphknoten entfernt (17 vs. 2, p < 0,001); dabei wurden weniger Mikro- und mehr Makrometastasen diagnostiziert, signifikant mehr positive Lymphknoten beschrieben und bei 106 Patientinnen (= 27,4 %) wurden weitere positive Non-Sentinel-Lymphknoten nachgewiesen, d. h. bei 72,6 % der Frauen waren die SLN die einzigen tumorbefallenen Lymphknoten.

In der multivariaten Analyse waren das lokalrezidivfreie, das krankheitsfreie und das (Gesamt-)Überleben unabhängig von der ALND. Für das rezidivfreie Intervall waren das Alter (> 50 Jahre) und das Grading, für das DFS der Hormonrezeptorstatus und die adjuvante Systemtherapie und für das Gesamtüberleben alle 3 letztgenannten Eigenschaften die unabhängigen Faktoren.

Diskussion

Die Z0011-Studie ist eine prospektiv randomisierte operative Studie, die den Stellenwert der Axilladissektion bei positiven Sentinel-Lymphknoten (und

Tabelle 2. Ergebnisse ALND und SLNB.

	ALND (n = 420)	SLNB (n = 436)
DFS	82,2	83,9
OS	91,8	92,5
Intramammäre Rezidive	15 (= 3,6 %)	8 (= 1,8 %)
Regionale Rezidive (Axilla, supraklavikulär)	2 (= 0,5 %)	4 (= 0,9 %)
Gesamtrate an lokoregionären Rezidiven	17 (= 4,0 %)	12 (= 2,8 %)

DFS = krankheitsfreies Überleben, OS = Gesamtüberleben

klinisch nodalnegativem T1- oder T2-Mammakarzinom) infrage stellt. Der Studie ist methodisch anzulasten, dass die statistisch relevante Anzahl an Studienpatientinnen aufgrund mangelnder Studienteilnahme um mehr als 1000 Patientinnen unterschritten wurde. Als Grund hierfür wurde die Seltenheit eingetretener Ereignisse genannt. Ohne den Studienabbruch durch die Data Safety Committees wären auch nach 20 Jahren noch keine Ergebnisse zu erwarten gewesen.

Die Studie (Giuliano et al. 2011) bestätigt eine Reihe von bisherigen Untersuchungen, die den fehlenden Einfluss der Axilladissektion per se als potenziell tumorreduktive Methode auf das Gesamtüberleben diskutiert haben. Bereits die NSABP-B04-Studie (Fisher et al. 2002) verglich randomisiert die radikale Mastektomie nach *Halsted* und die einfache Mastektomie mit lokoregionärer Bestrahlung (ohne axilläre Lymphknotendissektion) mit der totalen Mastektomie ohne Bestrahlung, aber mit Entfernung der axillären Lymphknoten, falls sie klinisch positiv waren. Auch nach 20 Jahren war das Gesamtüberleben der beiden Untersuchungsgruppen nicht signifikant verschieden.

Drei weitere prospektiv randomisierte Studien (Rudenstam et al. 2006, Veronesi et al. 2005, Martelli et al. 2005) untersuchten klinisch nodalnegative Patientinnen. Eine Gruppe erhielt eine klassische ALND, die Vergleichsgruppe wurde nur an der Brust operiert, nicht jedoch in der Axilla. Sie fanden ebenfalls keinen statistisch relevanten Unterschied für die Rezidivrate oder das Gesamtüberleben. Über die Auswirkungen einer PST auf den Nodalstatus siehe Kapitel PST.

Die Wertigkeit der Systemtherapie kann auch dadurch belegt werden, dass trotz der bekannten falsch negativen Rate der SLNB von 5–10 % nur bei weniger als 1 % der Patientinnen isolierte axilläre Rezidive entstehen.

Möglicherweise hat die tangentiale Radiatio einen lokalen Effekt zeigen können, da nur Patientinnen mit einer BET und konsekutiver Bestrahlung eingeschlossen werden konnten.

Eine routinemäßige ALND nach positiven SLNB ist somit nicht mehr indiziert. Die Unterlassung der Axilladissektion nach Vorliegen von maximal 2 positiven Sentinel-Lymphknoten ist somit möglich, wenn die Einschlusskriterien der Z0011-Studie beachtet werden:
– klinisch unauffällige Axilla (Sonografie und Palpation)
– cT1- und cT2-Tumoren
– BET
– tangentiale Radiatio der Brust
– entsprechende Systemtherapie

Eine Ausweitung der Z011-Indikationen auf Patientinnen mit Mastektomie wurde wegen mangelnder Datenlage abgelehnt.

Allerdings zeigen zusätzlich zu den randomisierten Studien mittlerweile eine Reihe von experimentellen und molekularbiologischen Studien, dass, unabhängig vom Operationsverfahren des Primärtumors, ein Verzicht auf die routinemäßige axilläre Lymphonodektomie keinen nachteiligen Einfluss auf das Überleben hat (Engel et al. 2006).

Die Mikrometastasierung stellt keine Indikation zur Axilladissektion dar.

Rekonstruktionsverfahren der Brust

Das Ziel der Brustrekonstruktion ist der Ersatz des resezierten Drüsengewebes, der Ausgleich des Hautdefizits, die Wiederherstellung der Brustkontur und der Symmetrie sowie die Rekonstruktion des Mamillen-Areola-Komplexes (MAK).

Das Rekonstruktionsverfahren wird durch den Mastektomiedefekt, die Erfordernisse für die Symmetrieherstellung, die individuelle anatomische Situation und den Wunsch der Patientin bestimmt. Prinzipiell stehen folgende Rekonstruktionsverfahren zur Verfügung:
– Expanderprothesen/Brustimplantate
– gestielte muskulokutane Lappen
– freie muskulokutane und adipokutane Lappen

Bestimmend für die individuelle Empfehlung zur Verfahrenswahl (Expandertechnik/Implantat/Eigengewebe) sind der Allgemeinzustand, der Konstitutionstyp und der Wunsch der Patientin. Auch bei der Entscheidung für den besten Zeitpunkt der Brustrekonstruktion (Sofortrekonstruktion vs. sekundärer Wiederaufbau) müssen die Wünsche der Patientin einbezogen werden. Onkologisch ist die Sofortrekonstruktion unbedenklich, da hinsichtlich Lokalrezidivraten und Überlebenszeit in den bisherigen Studien keine Unterschiede zu entsprechenden Kontrollgruppen gefunden werden konnten.

Aus medizinischer Sicht ist eine Kontraindikation für eine Brustrekonstruktion nur aus allgemeinen gesundheitlichen Gründen gegeben, die ein höheres Operationsrisiko bedingen oder mit einer gestörten Mikrozirkulation einhergehen. Ein fortgeschrittenes Tumorleiden ist eine relative Kontraindikation. Auch Patientinnen, bei denen unter onkologischen Überlegungen eine brusterhaltende Therapie möglich ist, sollten bei einer sehr ungünstigen Relation von Tumorgröße zu Brustvolumen darauf hingewiesen werden, dass ein kosmetisch günstigeres Ergebnis durch eine Mastektomie in Kombination mit einem der nachfolgend genannten Verfahren der Brustrekonstruktion erreichbar sein kann.

Rekonstruktion mit Expander- und Silikonimplantaten

Vorteile sind eine kurze Operationszeit und die Vermeidung zusätzlicher Hebedefekte. Da die Implantatverträglichkeit von einem gut ausgebildeten Weichteilmantel abhängt, ist die submuskuläre Implantatposition zu empfehlen, daher sollte das Implantat mit Muskulatur (M. pectoralis major, M. serratus anterior, M. rectus abdominis, M. obliquus externus) abgedeckt werden. Nach Erreichen des definitiven Füllvolumens wird die Expanderprothese in einer zweiten Operation gegen ein definitives Implantat (Silikongel, Kochsalz) ausgetauscht. Insgesamt sollte die Expanderprothese mit dem gewünschten Überdehnungsvolumen mindestens drei Monate in situ belassen werden, bevor der Austausch des temporären Expanders gegen das definitiv vorgesehene Implantat erfolgt.

Der Einsatz azellulärer Matrixprodukte (z. B. Strattice®) zur Verbesserung der Implantatabdeckung wird aktuell untersucht. Die bisherigen Daten sind vielversprechend, Langzeitergebnisse stehen aber noch aus.

Hauptprobleme der Implantate sind lokale Komplikationen, v. a. Kapselfibrosen, Implantatdislokationen, Rupturen, Leakage, Infektionen und Schmerzen. Das Risiko eines Implantatdefektes steigt mit der Implantationszeit. Die Kapselfibrose ist die häufigste Langzeitkomplikation von Brustimplantaten und tritt in Abhängigkeit der Liegedauer des Implantates zunehmend häufig auf (Sullivan 2008, Marques 2010). Als therapeutische Konsequenz ergibt sich die Notwendigkeit einer erneuten Operation.

Silikongelimplantate haben sich in verschiedenen Studien als gesundheitlich unbedenklich erwiesen.

Rekonstruktion mit Lappenplastiken

Die Entscheidung zur autologen Brustrekonstruktion muss unabhängig von der Erfahrung des Operateurs, aber abhängig vom Wunsch der Patientin, von den anatomischen Verhältnissen, vom Konstitutionstyp und der zu erwartenden Hebemorbidität getroffen werden. Darüber hinaus sind bei der Indikationsstellung allgemeinmedizinische Faktoren wie Nikotinabusus oder andere Risikofaktoren, die zu Wundheilungsstörungen disponieren, zu berücksichtigen.

Der wesentliche Vorteil der verschiedenen Eigengewebsrekonstruktionen besteht darin, dass sie hinsichtlich Form, Größe, Natürlichkeit und Haptik, Wärme und Mitaltern der rekonstruierten Mamma die besten Resultate erzielen. Die Rekonstruktion mit körpereigenem Gewebe bietet weiterhin den Vorteil eines lebenslangen Brustaufbaus. Bei der Planung ist zu berücksichtigen, dass es sich teilweise um aufwendige Verfahren handelt, die ein hohes Maß an operativer Erfahrung und ein routiniertes perioperatives Management voraussetzen. Aufgrund ihrer Komplexität ist auch die Komplikationsrate höher als bei einfachen Rekonstruktionsverfahren.

Die klassische autologe Brustrekonstruktion mit dem Latissimus-dorsi-Lappen oder dem gestielten TRAM-Lappen (transverse rectus abdominis muscle) ist in den vergangenen Jahren von muskulokutanen Lappenplastiken hin zu adipokutanen Lappenplastiken (Perforatorlappenplastiken, SIEA-Lappenplastiken) erweitert worden.

Die Perforatorlappenplastiken, speziell die DIEP(deep inferior epigastric artery perforator)- und die S-GAP(superior gluteal artery perforator)- oder I-GAP(inferior gluteal artery perforator)-Lappenplastiken, schonen die darunter liegende Muskulatur. Ein entscheidendes Auswahlkriterium für das DIEP-Lappentransplantat ist der geringere Hebedefekt und damit die geringere Schwächung der vorderen Bauchwand. Das Risiko für Bauchwandhernien ist deutlich reduziert, implantat- und kapselassoziierte Probleme sind ausgeschlossen.

Die muskulokutanen Lappenplastiken (TRAM-Lappenplastik, Latissimus-dorsi-Lappenplastik) gehen demgegenüber häufiger mit einer Schwächung der Muskulatur einher.

Mit dem gestielten Latissimus-dorsi-Lappen können ebenfalls gute Rekonstruktionsergebnisse erzielt werden. Allerdings muss zum Volumenersatz häufig zusätzlich ein Implantat verwandt werden. Ein großer Vorteil des Verfahrens ist die hohe Operationssicherheit: Lappennekrosen kommen aufgrund der sicheren Gefäßversorgung über die Arteria und Vena thoracodorsalis praktisch nicht vor. Nachteil ist die Kombination des Hebedefektes am Rücken und Implantat.

Der gestielte TRAM-Lappen bietet die Möglichkeit einer reinen Eigengewebsrekonstruktion der Brust ohne mikrochirurgische freie Gewebetransplantation, erfordert jedoch die (anteilige) Opferung der Muskulatur des M. rectus abdominis und damit die Schwächung der vorderen Bauchwand mit dem Risiko einer Hernienbildung.

Die Rekonstruktion des Mamillen-Areola-Komplexes (MAK) erfolgt einige Monate nach dem Wiederaufbau der Brust durch die Verwendung von lokalen Lappenplastiken oder Vollhauttransplantaten. Die Areola kann tätowiert werden.

Zeitwahl

Bei Fehlen von Kontraindikationen ist die Sofortrekonstruktion die Methode der Wahl, da sie durch den Erhalt von Brusthaut und Submammärfalte zu den besten ästhetischen Ergebnissen führt (zur Indikation der SSM s. o.).

Faktoren, die gegen eine Sofortrekonstruktion sprechen, sind die Indikation zur Nachbestrahlung der Thoraxwand (erhöhte Kapselfibroserate bei Implantatrekonstruktion, Fibrose, gehäufte Fettgewebsnekrosen, Radioderm bei Eigengewebswiederaufbau). Darüber hinaus kann ein prolongierter Heilungsverlauf zu einer Verzögerung des Beginns der systemischen Therapie führen. Um den ästhetischen Vorteil der hautsparenden Mastektomie dennoch zu nutzen, kann zunächst ein Implantat als Platzhalter eingesetzt werden. Im Anschluss an die Chemotherapie und Bestrahlung kann dann die Rekonstruktion mit verschiedensten Methoden durchgeführt werden. Wenn der Wiederaufbau erst sekundär gewünscht oder indiziert ist, kann dieser nach Abschluss der Chemotherapie binnen 4–6 Wochen geplant werden. Nach einer Bestrahlung sollte jedoch mindestens 6–12 Monate (Strahlenreaktion der Haut) abgewartet werden. Nach einer postoperativen Bestrahlung ist die Fibrosierung des Gewebes zu beachten. Expander- und Silikonprothesen sind dann nicht mehr empfehlenswert.

Weiterführende Literatur

Operative Primärtherapie (und Radiatio)

1 Buchanan CL, Dorn PL, Fey J et al (2006) Locoregional recurrence after mastectomy: incidence and outcomes. J Am Coll Surg 203: 469–474

2 Clarke M, Collins R, Darby S et al (2005) Early Breast Cancer Trialists' Collaborative Group (EBCTCG) Effects of radiotherapy and of differences in the extent of surgery for early breast cancer on local recurrence and 15-year survival: an overview of the randomized trials. Lancet 366: 2087–2106

3 De Bock GH, van der Hage JA, Putter H et al (2006) Isolated loco-regional recurrence of breast cancer is more common in young patients and following breast conserving therapy: long-term results of European Organisation for Research and Treatment of Cancer Studies. Eur J Cancer 42: 351–356

4 Deutsche Krebsgesellschaft e.V., Kreienberg R et al (Aktualisierung 2012) Interdisziplinäre S3-Leitlinie für die Diagnostik, Therapie und Nachsorge des Mammakarzinoms. Zuckschwerdt, München.

5   Dunne C, Burke JP, Morrow M et al (2009) Effect of margin status on local recurrence after breast conservation and radiation therapy for ductal carcinoma in situ. J Clin Oncol 27: 1615–1620. Epub 2009 Mar 2

6   Fisher B, Andersen S, Bryant J et al (2002) Twenty-year follow-up of a randomized trial comparing total mastectomy, lumpectomy and lumpectomy plus irradiation for the treatment of invasive breast cancer. N Engl J Med 347: 1233–1241

7   Fredriksson I, Liljegren G, Palm-Sjovall M et al (2003) Risk factors for local recurrence after breast-conserving surgery. Br J Surg 90: 1093–1102

8   Gage I, Schnitt SJ, Nixon AJ et al (1996) Pathologic margin involvement and the risk of recurrence in patients treated with breast-conserving therapy. Cancer 78: 1921–1928

9   Gerber B et al(2009) The oncological safety of skin sparing mastectomy with conservation of the nipple-areola complex and autologous reconstruction: an extended follow-up study. Ann Surg 249(3): 461)

10 Houssami N, Macaskill P, Marinovich M et al (2010) Meta-analysis of the impact of surgical margins on local recurrence in women with early-stage invasive breast cancer treated with breast-conserving therapy. Eur J Cancer 46(18): 3219–3232

11 Hughes KS, Schnaper LA, Berry D et al (2004) Lumpectomy plus tamoxifen with or without irradiation in women 70 years of age or older with early breast cancer. N Engl J Med 351: 971–977

12 Khan SA, Stewart AK, Morrow M. (2002) Does aggressive local therapy improve survival in metastatic breast cancer? Surgery 132: 620–627

13 Lanitis S, Tekkis PP, Sgourakis G et al (2010) Comparison of skin-sparing mastectomy versus non-skin-sparing mastectomy for breast cancer: a meta-analysis of observational studies. Ann Surg 251: 632–639

14 Rapiti E, Verkooijen HM, Vlastos G et al (2006) Complete excision of primary breast tumor improves survival of patients with metastatic breast cancer at diagnosis. J Clin Oncol 24: 2743–2749

15 Schnitt SJ, Abner A, Gelman R et al (1994) The relationship between microscopic margins of resection and the risk of local recurrence in patients with breast cancer treated with breast-conserving surgery and radiation therapy. Cancer 74: 1746–1751

16 Singletary SE (2002) Surgical margins in patients with early-stage breast cancer treated with breast conservation therapy. Am J Surg 184: 383–393

17 Veronesi U, Cascinelli N, Mariani L et al (2002) Twenty-year follow-up of a randomized study comparing breast-conserving surgery with radical mastectomy for early breast cancer. N Engl J Med 347: 1227–1232

Axilladissektion und SLNB

18 Bauerfeind I, Himsl I, Kuehn T et al (2004) Sentinel lymph node biopsy in breast cancer: state of the art. Gynäkol Geburtsh Rundsch 44: 84–91

19 Boileau JF, Easson A, Escallon JM et al (2008) Sentinel nodes in breast cancer: relevance of axillary nodes and optimal number of nodes that need to be removed. Ann Surg Oncol 15: 1710–1716

20 Bilimoria KY, Bentrem DJ, Hansen NM et al (2009) Comparison of Sentinel lymph node biopsy alone and completion axillary lymph node dissection for node-positive breast cancer. J Clin Oncol 10: 1200–1206

21 Canavese G, Catturich C, Vecchio C et al (2009) Sentinel node biopsy compared with complete axillary dissection for staging early breast cancer with clinically negative lymph nodes: results of randomized trial. Ann Oncol 20: 1001–1007

22 Engel J, Kerr J, Schlesinger-Raab A et al (2003) Axilla surgery severely affects quality of life: results of a 5-year prospective study in breast cancer patients. Breast Cancer Res Treat 79: 47–57

23 Engel J, Lebeau A, Sauer H (2006) Are we wasting our time with the sentinel technique? Fifteen reasons to stop axilla dissection. The Breast 15: 451–454

24 Fisher B, Jeong J H, Anderson S et al (2002) Twenty-five-year follow-up of a randomized trial comparing radical mastectomy, total mastectomy, and total mastectomy followed by irradiation. N Engl J Med 347: 567–575

25 Galimberti V, Cole BF, Zurrida S et al (2013) Axillary dissection versus no axillary dissection in patients with sentinel-node micrometastases (IBCSG 23-01): a phase 3 randomised controlled trial. Lancet Oncol: Epub ahead of print 2013 Mar 8

26 Giuliano AE, Hunt KK, Ballman K et al (2011) Axillary dissection vs no axillary dissection in women with invasive breast cancer and sentinel node metastasis. JAMA 305: 569

27 Giuliano AE, McCall L, Beitsch P et al (2010) Locoregional recurrence after sentinel lymph node dissection with or without axillary dissection in patients with sentinel lymph node metastases: the American College of Surgeons Oncology Group Z0011 randomized trial. Ann Surg 252: 426–432

28 Hwang RF, Gonzalez-Angulo AM, Yi M et al (2007) Low locoregional failure rates in selected breast cancer patients with tumor-positive sentinel lymph nodes who do not undergo completion axillary dissection. Cancer 110: 723–730

29 Krag DN, Anderson SJ, Julian TB et al (2010) Sentinel-lymph-node resection compared with conventional axillary-lymph-node dissection in clinically node-negative patients with breast cancer: overall survival findings from the NSABP B-32 randomised phase 3 trial. Lancet Oncol 11(10): 927–933

30 Kuehn T, Bembenek A, Decker T et al (2005) Consensus Committee of the German Society of Senology. A concept for the clinical implementation of sentinel lymph node biopsy in patients with breast carcinoma with special regard to quality assurance. Cancer 103: 451–461

31 Lyman GL, Giuliano AE, Somerfield MR et al (2005) American Society of Clinical Oncology guideline rec-

ommendations for sentinel lymph node biopsy in early-stage breast cancer. J Clin Oncol 20: 7703–7720

32 Lynch MA, Jackson J, Kim JA et al (2008) Optimal
    number of radio active sentinel lymph nodes to re-
    move for accurate axillary staging of breast cancer.
    Surgery 144: 525–531

33 Martelli G, Boracchi P, De Palo M et al (2005) A ran-
    domized trial comparing axilla to no axillary dissec-
    tion in older patients with T1 N0 breast cancer. Ann
    Surg 242: 1

34 Mondi MM, Cuenza RE, Ollila DW (2007) Sentinel
    lymph node biopsy during pregnancy: initial clinical
    experience. Ann Surg Oncol 14: 218–221

35 Nori J, Vanzi E, Mazzocchi M et al (2007) Role of
    axillary ultrasound examination in the selection of
    breast cancer patients for sentinel node biopsy. Am J
    Surg 193: 16–20

36 Orr RK (1999) The impact of prophylactic axillary
    node dissection on breast cancer survival – a Bayes-
    ian meta analysis. Ann Surg Oncol 6: 109–116

37 Poletti P, Fenaroli P, Milesi A et al (2008) Axillary
    recurrence in sentinel lymph node-negative breast
    cancer patients. Ann Oncol 19: 1842–1846

38 Rudenstam CM, Zahrieh D, Forbes JF et al (2006)
    Randomized trial comparing axillary clearance versus
    no axillary clearance in older patients with breast can-
    cer: first results of International Breast Cancer Study
    Group Trial. J Clin Oncol 24: 337–344

39 Veronesi U, Orecchia R, Zurrida S et al (2005)
    Avoiding axillary dissection in breast cancer surgery:
    a randomized trial to assess the role of axillary radio-
    therapy. Ann Oncol 16: 383–388

40 Veronesi U, Marubini E, Mariani L et al (1999) The
    dissection of internal mammary nodes does not im-
    prove the survival of breast cancer patients. 30-year
    results of a randomised trial. Eur J Cancer35: 1320–
    1325

41 Veronesi U, Galimberti V, Paganell G et al (2009)
    Axillary metastases in breast cancer patients with
    negative sentinel nodes: a follow-up of 3548 cases.
    Eur J Cancer 45: 1381–1388

42 Yi M, Meric-Bernstam F, Ross MI et al (2008) How
    many sentinel lymph nodes are enough during senti-
    nel lymph node dissection for breast cancer? Cancer
    113: 30–37

Plastische Chirurgie und Rekonstruktionsverfahren

43 Arnez ZM (1999) Rational selection of flaps from the
    abdomen in breast reconstruction to to reduce donor
    site morbidity. Br J Plast Surg 52: 351–354

44 Chevray PM (2004) Breast reconstruction with super-
    ficial inferior epigastric artery flaps: a prospective
    comparison with TRAM and DIEP flaps. Plast Re-
    constr Surg 114: 1077–1083

45 Gabka CJ, Maiwald G, Bohmert H (1998) Immediate
    breast reconstruction for breast carcinoma using the
    periareolar approach. Plast Reconstr Surg 101: 1228–
    1234

46 Gabka CJ, Bohmert H (2006) Plastische und rekon-
    struktive Chirurgie der Brust, 2. Aufl. Thieme, Stutt-
    gart New York

47 Garvey PB, Buchel EW, Pockaj BA et al (2006) DIEP
    and pedicled TRAM flaps: a comparison of out-
    comes. Plast Reconstr Surg 117: 1711–1719

48 Gerber B, Krause A, Reimer T et al (2003) Skin-spar-
    ing mastectomy with conservation of the nipple-areo-
    la complex and autologous reconstruction is an onco-
    logically safe procedure. Ann Surg 238: 120–127

49 Granzow JW, Levine JL, Chiu ES et al (2006) Breast
    reconstruction using perforator flaps. J Surg Oncol
    94: 441–454

50 Heitland A, Köllensperger A, Pallua N (2005) Neue
    Trends in der Brustrekonstruktion mit körpereigenem
    Gewebe. Dtsch Ärztebl 102: A 422–427

51 Knobloch K, Gohritz A, Vogt PM (2009) Viel Rauch
    um nichts? Nikotin in der Plastischen Chirurgie. Plast
    Chir 1: 17–23

52 Kroll SS, Khoo A, Singletary SE et al (1999) Local
    recurrence risk after skin-sparing and conventional
    mastectomy: a 6-year follow-up. Plast Reconstr Surg
    104: 421–425

53 Kronowitz SJ, Robb GL (2004) Breast reconstruction
    with postmastectomy radiation therapy: current is-
    sues. Plast Reconstr Surg 114: 950–960

54 Kronowitz SL, Kuerer HM (2006) Advances and sur-
    gical decision-making for breast reconstruction. Can-
    cer 107: 893–907

55 Marques M, Brown SA, Oliveira I et al (2010) Long-
    term follow-up of breast capsule contracture rates in
    cosmetic and reconstructive cases. Plast Reconstr
    Surg 126: 769–778)

56 Rivadeneira DE, Simmons RM, Fish SK et al (2000)
    Skin-sparing mastectomy with immediate breast re-
    construction: a critical analysis of local recurrence.
    Cancer J 6: 331–335

57 Shestak KC (2006) Reoperative Plastic Surgery of the
    Breast. Lippincott, Williams & Wilkins, Baltimore

58 Strittmatter HJ, Neises M, Blecken SR (2006)
    Kriterien der Lebensqualität nach rekonstruktiven
    Mammakarzinomoperationen. Zentralbl Gynäkol
    128: 217–223

59 Sullivan SR, Fletcher DR, Isom CD et al (2008) True
    incidence of all complications following immediate
    and delayed breast reconstruction. Plast Reconstr
    Surg 122: 19–28

60 Tran NV, Evans GR, Kroll SS et al (2000) Postopera-
    tive adjuvant irradiation: effects on tranverse rectus
    abdominis muscle flap breast reconstruction. Plast
    Reconstr Surg 106: 313–317; discussion 318–320

61 Tran NV, Chang DW, Gupty A et al (2001) Compari-
    son of immediate and delayed free TRAM flap breast
    reconstruction in patients receiving postmastectomy
    radiation therapy. Plast Reconstr Surg 108: 78–82

Sicherheit von Silikonimplantaten

62 www.breastimplantsafety.org

Radioonkologische Behandlung

H. Scheithauer, B. Ataseven, C. Höß, H. Lindner, A. Lück, K. Nikolajek, S. Pigorsch, M. Riepl,
B. R. Rosskopf, P. Schaffer, H. Sommer, P. Stadler, C. Winkler, H. J. Wypior

Allgemeine Ziele der Radiotherapie bei der Behandlung des Mammakarzinoms

Bei der Behandlung des Mammakarzinoms spielt die Strahlentherapie nach wie vor eine entscheidende Rolle. Die Mehrzahl der Patientinnen wird brusterhaltend operiert und anschließend einer Strahlentherapie zugeführt. Durch zahlreiche Studien wurde die Gleichwertigkeit von Mastektomie und brusterhaltender Operation, gefolgt von adjuvanter Radiotherapie der operierten Mamma, bewiesen, besonders da die ersten großen randomisierten Studien Milan und NSABP B-06 ein Follow-up von mehr als 20 Jahren aufweisen können [1, 2]. In einer Zusammenfassung der 6 umfangreichsten randomisierten Studien durch *Jatoi* et al. [3] war auch nach einem medianen Follow-up von 14,7 Jahren ein identisches Überleben von Patientinnen nach brusterhaltender Operation mit anschließender Strahlentherapie im Vergleich zur alleinigen Mastektomie nachweisbar.

Ziel der Radiotherapie ist zum einen die lokale Tumorkontrolle sowie die Erhöhung der Überlebensrate durch Vermeidung von sekundären Fernmetastasen hervorgehend aus lokoregionären Rezidiven [4, 5]. Die Auswertung der dänischen Studien [6] nach einem Follow-up von 18 Jahren mit 3083 Hochrisikopatientinnen nach Mastektomie konnte zeigen, dass in der Gruppe mit postoperativer Strahlentherapie die Rate an Fernmetastasen bei 53 % lag, während sie bei den Patientinnen, die nur eine Chemotherapie erhalten hatten, mit 64 % deutlich höher war.

In einer Zusammenfassung der Daten von 17 randomisierten Studien der Early Breast Cancer Trialists' Group [7] mit 10 801 Patientinnen konnte nicht nur bewiesen werden, dass die Strahlentherapie einen eindeutigen Effekt auf die Senkung der Lokalrezidivrate hat, sondern auch einen wichtigen Beitrag für das erhöhte Gesamtüberleben mit einer Reduktion der tumorbedingten Mortalität von 3,8 % nach 15 Jahren leistet. Diese Aussage gilt für Patientinnen nach brusterhaltender Operation sowie nach Mastektomie. Entscheidend für den Therapieerfolg ist ein leitlinienkonformes Vorgehen [8, 9]. Vor allem in der Arbeit von *Wöckel* et al. zeigte sich eine besondere Bedeutung für eine korrekt durchgeführte Strahlentherapie (Hazard Ratio für krankheitsfreies Überleben und Gesamtüberleben von 2,39 und 3,68).

Strahlentherapie nach brusterhaltender Operation

Rationale der Radiotherapie

Eine Erhöhung der lokalen Tumorkontrolle durch die postoperative Strahlentherapie nach brusterhaltender Operation ist durch zahlreiche randomisierte Studien eindeutig belegt. Nach kompletter Tumorentfernung ohne adjuvante Strahlentherapie liegt die Rate an intramammären Rezidiven innerhalb von 10 Jahren zwischen 25 und 40 %, nach Bestrahlung der operierten Brust und Brustwand verringert sich das Rezidivrisiko auf 5–10 %.

Die Bedeutung der lokoregionären Kontrolle auf das Gesamtüberleben wird insbesondere durch die gepoolten Datenanalysen der Early Breast Cancer Trialists' Group [7] bewiesen. In einer groben Abschätzung gilt, dass für 4 verhinderte Lokalrezidive ein brustkrebsassoziierter Todesfall vermieden werden kann (4:1-Ratio). In einer 2012 publizierten Arbeit zeigte sich die lokale Kontrolle nach 10 Jahren als wichtigster prognostischer Faktor bezüglich des Gesamtüberlebens und des metastasenfreien Überlebens [10]. Mit zunehmender Verbesserung der adjuvanten Systemtherapie wird die Sicherstellung der lokalen Kontrolle daher weiter an Bedeutung gewinnen. Die neueste Auswertung der dort erfassten randomisierten Studien durch *Darby* et al. [4] zeigte eine durch die Strahlentherapie signifikant erhöhte Überlebensrate bei allen Patientengruppen (pN0 und pN+), vor allem, wenn das lokale Rückfallrisiko > 10 % war.

Die Radiotherapie der betroffenen Brustdrüse einschließlich der Thoraxwand nach brusterhaltender Chirurgie ist bei allen Tumoren indiziert, unabhängig von der T- und N-Kategorie sowie der adjuvanten systemischen Therapie [11,12,13]. Auch wenn in verschiedenen Arbeiten nachgewiesen werden konnte, dass sowohl die Hormonablation als auch die zytostatische Systemtherapie in der Lage sind, die lokale Kontrolle zu verbessern, ist ein Verzicht auf die Strahlentherapie nicht möglich [6,14].

Adjuvante Strahlentherapie nach brusterhaltender Operation bei älteren Patientinnen

Aufgrund der dargestellten geringeren Rezidivraten bei Patientinnen oberhalb des 70. Lebensjahres ist in verschiedenen Arbeiten untersucht worden, inwieweit ein Verzicht auf die Strahlentherapie in diesem Alterskollektiv möglich ist. Zu diesem Thema liegen verschiedene randomisierte Studien vor, von denen die von *Hughes* et al. [15] als wegweisend gelten kann. Im Rahmen dieser Studie wurde bei Patientinnen mit einem frühen Brustkrebsleiden zwischen einer reinen Tamoxifengabe und einer Tamoxifengabe kombiniert mit einer adjuvanten Strahlentherapie randomisiert. Das wesentliche Ergebnis dieser Studie bestand in einer hochsignifikanten Lokalrezidivreduktion als Folge der zusätzlichen Strahlentherapie. Aufgrund des absolut kleinen Risikos schlägt sich diese zusätzliche Senkung nicht im Gesamtüberleben nieder. Bedacht werden muss allerdings, dass es sich um Patientinnen mit Hormonrezeptorpositivität und T1-Tumoren gehandelt hat. Ähnliche Beobachtungen ergaben sich aus bevölkerungsbasierten Erhebungen wie z. B. der SEER-Datenbank-Analyse durch *Smith* et al. [16]. Auch hier konnte nachgewiesen werden, dass es zu einer hochsignifikanten Senkung des Lokalrezidivrisikos kommt und

die Rate an subsequenten Mastektomien bedingt durch Lokalrezidive in dieser Gruppe signifikant geringer ist, wenn eine Strahlentherapie durchgeführt wird.

Für die ältere Patientin stellt die Hypofraktionierung eine sinnvolle Therapiealternative dar (siehe Unterkapitel).

Dosisaufsättigung des Tumorbettes

Da die intramammären Rezidive zumindest zu 70–85 % in der Region des ursprünglichen Tumorbettes auftreten, wird häufig eine lokale Dosiserhöhung (Boost) des Tumorbettes vorgenommen. Die Ergebnisse der randomisierten Lyoner Studie [17] und die Resultate der EORTC-Studie Nr. 22881–10882 [18] belegen signifikant den Nutzen der Boostbestrahlung. Das absolute Lokalrezidivrisiko wurde in der EORTC-Studie nach einem Follow-up von 10 Jahren von 10,2 auf 6,2 % insbesondere bei Patientinnen unter 50 Jahren gesenkt. In der letzten Auswertung dieser Studie zeigte sich, dass der Boost in allen Altersgruppen eine gleiche Reduktion des relativen Risikos bewirkt. Aufgrund der insgesamt geringen Rezidivrate in höherem Alter nimmt der absolute Nutzen jedoch ab. Im klinischen Alltag sollte eine Dosiserhöhung (Boost) obligat bis zum 60. Lebensjahr erfolgen [19].

Da in beiden vorliegenden Studien [17,18] eine deutliche Wirkung der Dosisaufsättigung bewiesen werden konnte, aber ein direkter Vergleich zwischen der Boostdosis (10/16Gy) nicht erfolgt ist, kann keine generelle Dosisempfehlung hierfür abgegeben werden. Hier muss auf der Basis einer individuellen Risikoabschätzung oder im Rahmen hausinterner Protokolle vorgegangen werden. Entsprechend der Auswertung der EORTC-Studie durch *Jones* et al. [20] konnte durch die Boostbestrahlung vor allem eine Senkung der Lokalrezidivrate bei Patientinnen mit G3-Tumoren erreicht werden (von 18,9 % auf 8,6 %). Erstaunlicherweise zeigte sich bei einem Teilkollektiv mit zentraler Pathologiebeurteilung kein Unterschied der Lokalrezidivrate zwischen R0- und R1-Resektionen – retrospektive Studien hatten hier gegenteilige Resultate erbracht.

Da in der EORTC-Studie bei Patientinnen mit eindeutiger R1-Resektion durch die Erhöhung der Boostdosis auf 26 Gy die Lokalrezidivrate nicht signifikant gesenkt werden konnte, bleibt es bei der

Empfehlung, dass in einem solchen Fall eine Nachresektion erfolgen sollte [21].

Eine simultane Integration des Boostes in die homogene Ganzbrustbestrahlung zur Verringerung der Gesamtbehandlungszeit wird aktuell in Studien überprüft. Eine Stellungnahme der DEGRO/ÖGRO-Organgruppe Mammakarzinom sieht dieses Vorgehen als Alternative zum sequenziellen Boost, dann aber nur als moderate Erhöhung der Dosis im Tumorbett (z. B. 2,1–2,25 Gy statt 2 Gy) bei vorzugsweise kleinen Boostvolumina. Auf die fehlenden Langzeitergebnisse wird verwiesen und eine Behandlung unter Studienbedingungen bzw. unter kontrollierten Nachsorgen empfohlen. Bei hypofraktionierten Konzepten sollte der integrierte Boost nur unter prospektiven Studienbedingungen durchgeführt werden [22].

Regionäre Lymphknoten

Die Bedeutung der Bestrahlung der Lymphabflusswege bei nodalpositiven Patientinnen wird nicht übereinstimmend gesehen, da insgesamt die Rate an regionären Rezidiven gering ist und große randomisierte Studien zum Wert der Lymphabflussbestrahlung nach brusterhaltender Operation derzeit noch fehlen. Auffallend ist, dass die dänischen und kanadischen randomisierten Studien [6, 23], die bei adjuvanter Systemtherapie eine Erhöhung der Überlebensrate durch die adjuvante Radiotherapie fanden (allerdings nach Mastektomie), und die skandinavischen Studien, die zumindest eine Senkung der Fernmetastasenrate nach Mastektomie durch die adjuvante Radiotherapie erkennen ließen [24], die Radiotherapie der regionären Lymphknotenstationen einschlossen.

Supra-/Infraklavikuläre Lymphknoten

Die Radiotherapie der supra-/infraklavikulären Lymphknotenstationen ist bei nodalnegativen Patientinnen nicht indiziert, da die Rate an supraklavikulären Rezidiven in diesen Fällen sehr niedrig ist und durch eine evtl. Radiotherapie nicht wesentlich gesenkt werden kann.

Weiterhin schwierig ist die Indikationsstellung bei nachgewiesenem axillärem Befall. Bislang liegen keine randomisierten Daten vor, die eine klare Risikoschwelle definieren. Die *S3-Leitlinie* in ihrer aktuellen Version empfiehlt eine Bestrahlung des Supra-/Infraklavikularbereiches bei mehr als 3 befallenen Lymphknoten [19]. Dieser „Cut-off" basiert auf einer Analyse von *Vicini* et al. [25]. Die Indikation zum Einschluss des supra-/infraklavikulären Lymphabflusses im Bereich von 1–3 Lymphknoten kann nach individueller Risikoabschätzung gestellt werden [26]. Wenn die Indikation für eine Radiotherapie der Axilla besteht, ist laut *AGO-Leitlinie 2013* [4] eine Bestrahlung der supra-/infraklavikulären Lymphknoten empfohlen. Bei jungen Patientinnen (< 50 Jahre) mit 1–3 befallenen Lymphknoten, G3-Tumoren und negativen Hormonrezeptoren, erbrachte die zusätzliche Strahlentherapie der Lymphabflusswege bei einer Auswertung der British Columbia Cancer Agency von 5688 Patientinnen mit T1–2-Tumoren eine signifikante Reduktion der lokalen Rückfallrate (Hazard ratio von 1,85 auf 0,59 (p = 0,02)) [27]. Ähnliches zeigte eine weitere Auswertung von *Wai* et al. [28] sowie eine randomisierte, allerdings bisher nur als Abstract auf der ASCO 2011 publizierte Arbeit, die bei jungen Patientinnen (insgesamt >1800) mit hauptsächlich 1–3 befallenen Lymphknoten durch die Bestrahlung der Lymphabflusswege eine Senkung der Fernmetastasierungsrate nach 5 Jahren von gut 5 % aufwies [29].

Parasternale Lymphknoten

Bis zur Publikation endgültiger Daten der EORTC-Studie (22 922) kommt der Erfassung des parasternalen Lymphabflusses momentan keine Bedeutung zu. Die Indikation zu diesem Vorgehen sollte bei Nachweis von befallenen parasternalen Lymphknoten gestellt werden [19].

Der Einschluss des parasternalen Lymphabflussgebietes kann individuell bei Patientinnen mit > 4 befallenen axillären Lymphknoten und großem Primärtumor, vor allem bei medialem oder zentralem Tumorsitz in Betracht gezogen werden. Eine 2009 als ASTRO-Abstract publizierte Auswertung einer randomisierten französischen Studie (n = 1334) zum Wert der Radiotherapie der Mammaria-interna-Lymphknoten bei pN+ Patientinnen und zentralem/medialem Tumorsitz konnte allerdings bei einem medianen Follow-up von 10 Jahren keine Erhöhung des Gesamtüberlebens zeigen, auch nicht in der Subgruppenanalyse [30].

Axilläre Lymphknoten

Nach adäquat durchgeführter Axilladissektion (Level I und II komplett exstirpiert) ist eine Radiotherapie des axillären Lymphabflusses nicht indiziert. Axilläre Lymphknotenrezidive sind selten und eine zusätzliche Strahlenbehandlung erhöht die Lymphödemrate. Eine Indikation zur Radiotherapie der axillären Lymphknoten besteht bei Resttumor in der Axilla oder bei eindeutig positivem, klinischem Lymphknotenbefall im Zusammenhang mit einer nicht erfolgten Axilladissektion [19].

Nach Sentinel-Lymphknoten-Dissektion werden auch bei max. 2 positiven Sentinel-Lymphknoten ohne weitere Dissektion niedrige Rezidivraten beobachtet. Dies ist vermutlich auf die partielle Erfassung der Level I und II des Lymphabflusses durch die adjuvante Bestrahlung der Restbrust zurückzuführen. Folglich kann in dieser Situation dann auf eine Axilladissektion verzichtet werden, wenn eine adäquate adjuvante Brustbestrahlung (nicht Teilbrust) durchgeführt wird [19, 31]. Diese Interpretation wird auch durch die auf der ASCO 2013 durch *E. Rutgers* vorgestellten Daten des AMAROS Trials unterstützt. Bei positivem Sentinel-Lymphknoten wurde randomisiert in Axilladissektion versus Erweiterung der Bestrahlung der Mammatangente durch Einschluss der Level I–III und Teile des supra-/infraklavikulären Lymphabflusses. Nach 6 Jahren zeigte sich kein Unterschied im Gesamtüberleben oder krankheitsfreien Überleben bei insgesamt geringeren Toxizitäten im Bestrahlungsarm. Vor allem bei der Lymphödemrate ergab sich ein Vorteil der Strahlentherapie, bei allerdings ungewöhnlich hoher Ödemrate im chirurgischen Arm.

Strahlentherapie nach modifiziert radikaler Mastektomie

Rationale der Radiotherapie

Wie bei der brusterhaltenden Therapie bewirkt eine adjuvante Strahlentherapie nach Ablatio eine Verbesserung der lokalen Kontrolle und eine höhere Gesamtüberlebensrate. Neben den selteneren regionären Lymphknotenrezidiven werden vor allem Thoraxwandrezidive verhindert.

Die vorliegenden Daten zeigen, dass der axilläre Lymphknotenbefall und die Tumorgröße die besten Prädiktoren für den Nutzen einer adjuvanten Strahlentherapie der Thoraxwand und des supra-/infraklavikulären Lymphabflusses sind. Diese Interpretation basiert im Wesentlichen auf den Ergebnissen der kanadischen und dänischen Studien [23, 32], die zeigen konnten, dass durch die Radiotherapie im Rahmen multimodaler Konzepte eine statistisch signifikante Erhöhung der Überlebensrate beobachtet werden kann. Diese Ergebnisse wurden durch die Auswertung des British Columbia Trials [23] nach 20 Jahren sowie durch die DBCG-82b- und -c-Studien [6] nach 18 Jahren bestätigt. Die neueste Auswertung der von der EBCTCG zusammengefassten randomisierten Studien [4] hat in den 15-Jahres-Daten bei pN1-Tumoren (1–3 LK) (n = 3222) einen Überlebensvorteil von 8,1 % (p = 0,001) und bei pN≥2 (≥ 4 LK) Tumoren (n = 2794) einen solchen von 7,3 % (p = 0,0008) ergeben. In der Gesamtgruppe der pN0-Patientinnen zeigte sich nur ein nicht signifikanter Überlebensvorteil von 0,3 %. In einer Metaanalyse zur Thoraxwandbestrahlung bei nodalnegativen Patientinnen konnte *Rowell* zeigen, dass Patientinnen ohne Risikofaktoren ein Grundrisiko für ein lokoregionäres Rezidiv von 5 % aufweisen. Es kommt zum Anstieg des Risikos für ein lokoregionäres Rezidiv, wenn zwei oder mehr der folgenden Faktoren vorliegen: L1, G3-Tumor, Tumorgröße > 2 cm, „Close-margin"-Resektion, prämenopausale Patientin oder Alter < 50 Jahre [33]. Durch eine Thoraxwandbestrahlung erfolgt eine hochsignifikante Risikoreduktion der Lokalrezidivrate von 83 %. Weiterhin resultiert eine Verbesserung der Überlebensrate um 14 % – Letztere war aber (noch) nicht signifikant.

Kyndi et al. [34] eruierten aus den dänischen Studien, dass die Radiotherapie Vorteile bezüglich der Lokalrezidivrate und der Gesamtüberlebensrate auch bei Rezeptorpositivität und HER2/neu-Negativität (also günstigen Prognosefaktoren) bringt.

Indikationen zur Strahlentherapie nach Mastektomie

Die harten Kriterien für eine Thoraxwandbestrahlung nach Mastektomie bestehen aus den folgenden 3 Risikofaktoren (LOE 1a, Empfehlungsgrad A, AGO ++):
– T3/T4-Tumoren
– > 3 befallene LK
– R1- bzw. R2-Resektion

Liegt auch nur einer dieser Risikofaktoren vor, ist eine Thoraxwandbestrahlung indiziert.

Patientinnen mit 1–3 befallenen axillären Lymphknoten profitieren ebenfalls von einer Strahlentherapie der Thoraxwand [4, 7, 27]. Bestehen minore Risikofaktoren wie T2-Tumoren > 3 cm, Multizentrizität, Lymphangiosis carcinomatosa, Gefäßeinbrüche, knapper Resektionsrand (< 1 mm), lobuläre Histologie, junges Alter der Patientin (< 40 Jahre) oder Infiltration der Pektoralisfaszie, ist ein Benefit durch eine zusätzliche Strahlentherapie unabhängig vom Nodalstatus sehr wahrscheinlich, insbesondere wenn mehrere Risikofaktoren gleichzeitig vorliegen [4, 19].

Die Indikation zur Thoraxwandbestrahlung besteht auch dann, wenn eine sekundäre Rekonstruktion der Mamma geplant ist. Die Möglichkeit einer adäquat dosierten Strahlentherapie der Thoraxwand ohne Kompromittierung des ästhetisch-plastischen Resultats erscheint besser in der Reihenfolge: zuerst Strahlentherapie gefolgt von Rekonstruktion [35]. Hier sind aber individuelle Gegebenheiten im Einzelfall zu berücksichtigen.

Bezüglich der Lymphknotenbestrahlung gelten im Wesentlichen die gleichen Grundsätze wie bei brusterhaltendem Vorgehen.

Indikation zur Radiotherapie nach primär systemischer Therapie (PST)

(siehe auch Kapitel „Primär systemische Therapie")

Die Indikation zur adjuvanten Strahlentherapie wird vor Einleitung einer PST anhand des Ausgangsbefundes gestellt und ist unabhängig vom klinischen oder histopathologischen Ansprechen auf die PST [19]. Sie folgt den Indikationen zur postoperativen Strahlentherapie nach brusterhaltender Operation oder Mastektomie. Die lokale bzw. lokoregionäre Strahlentherapie nach PST ist ein unverzichtbarer Bestandteil der Behandlung, insbesondere, da es sich um Patientinnen mit einem hohen lokalen Rezidivrisiko handelt [36–38].

Für eine exakte Bestrahlungsplanung ist es insbesondere nach PST unerlässlich, dass der Strahlentherapeut detaillierte Angaben zum Lymphknotenstatus (wenn möglich mit Angabe des Levels) und zur Tumorlokalisation vor PST erhält. Eine intraoperative Clipmarkierung des Tumorbettes ist für die Planung

der Dosiserhöhung im Tumorbett hilfreich. Empfehlenswert ist eine hausinterne, möglichst standardisierte Regelung für die Markierung. In der Regel ist eine Positionsänderung der Clips im zeitlichen Verlauf minimal [39].

Das primär inoperable und das inflammatorische Mammakarzinom

Bei primär inoperablen oder bei inflammatorischen Mammakarzinomen erfolgt zunächst die primär systemische Therapie. Wird dabei keine sinnvolle Operabilität durch die PST erreicht, ist eine Strahlentherapie evtl. auch als simultane Radiochemotherapie in Einzelfällen möglich [40].

Auch bei der Subgruppe des inflammatorischen Mammakarzinoms hat sich durch die Einführung der Chemotherapie die 5-Jahres-Überlebensrate um 30–40 % drastisch verbessert, sodass bei diesen prognostisch ungünstigen Tumoren die Kombination aus Chemotherapie und konsekutiver Operation als Standard angesehen wird. Die lokale Tumorkontrolle wurde dabei jedoch nur geringfügig verbessert, sodass die zusätzliche Radiotherapie dazu einen wesentlichen Beitrag leisten kann. *Liao* et al. [41] konnten durch eine hyperfraktionierte Strahlentherapie nach neoadjuvanter Chemotherapie und Ablatio eine 5- und 10-Jahres-Lokalkontrollrate von 73,2 % bzw. 67,1 % erreichen. Die tumorfreien 5- und 10-Jahres-Überlebensraten betrugen 32 % und 28,8 %. Durch Erhöhung der lokalen Dosis auf 66 Gy stieg die lokale Kontrollrate auf 84,3 % nach 5 Jahren und 77 % nach 10 Jahren. Dies zeigte auch *Bristol* et al., der einen Vorteil der Dosiseskalation vor allem bei Patientinnen mit schlechtem Ansprechen auf die Chemotherapie, knappen Resektionsrändern oder Alter < 45 Jahren sah [42].

Strahlentherapie nach Rekonstruktion

Für einen großen Anteil der Frauen mit Mastektomie ist die Rekonstruktion integraler Bestandteil des Behandlungskonzeptes. Es bestehen jedoch erhebliche Unsicherheiten und Kontroversen insbesondere über die Art und den Zeitpunkt der Rekonstruktion im Zusammenhang mit einer Strahlentherapie. Für eine sofortige Rekonstruktion wird vor allem aus psychologischen Gründen plädiert. Die veröffentlichten Daten zur Strahlentherapie und zu rekonstruktiven

Verfahren nach Mastektomie umfassen eine sehr heterogene Population (bezogen auf Prognosefaktoren, chirurgische Verfahren, Strahlentherapietechniken und -dosierungen). Sie sind ausschließlich retrospektiv gewonnen und umfassen überwiegend kleine Fallzahlen. Der Grad der Evidenz muss deshalb niedrig bewertet werden [43, 44, 45].

Die kosmetischen Ergebnisse nach rekonstruktiven Verfahren können durch eine Strahlentherapie beeinträchtigt werden, vor allem sollte eine Hypofraktionierung nicht angewandt werden [46].

Die Mehrzahl der Autoren [35, 47] berichten über eine Zunahme der Komplikationsraten nach rekonstruktiven Verfahren und Strahlentherapie. Infektionsraten steigen von im Mittel 5 % ohne Strahlentherapie auf 12 % mit Strahlentherapie, das Risiko eines Lappenverlustes beträgt ohne 3 % und mit Strahlentherapie 11 %. Ebenso findet sich nach Strahlentherapie eine vermehrte Rate an schmerzhaften Kapselfibrosen um Implantate herum. In der Literatur wird weitgehend die Rekonstruktion mit Eigengewebe empfohlen [48]. *Berry* et al. sahen keinen Unterschied in der Rate an schweren Komplikationen nach Eigengewebsrekonstruktion mit oder ohne Bestrahlung [49]. Übergeordneter Gesichtspunkt sollte jedoch immer sein, dass die Art der Rekonstruktion nicht mit der lokoregionären oder systemischen Therapie interferiert, d. h. nicht zu Verzögerungen oder Behinderungen der onkologischen Therapie führt. Die ASCO [48] spricht im Stadium I und II die Empfehlung zur sofortigen Rekonstruktion aus, sofern die systemische Therapie und die Strahlentherapie dadurch nicht verzögert werden. Es werden bei der sofortigen Rekonstruktion geringere Nebenwirkungen erwartet. Kein Konsens konnte für große T3-Tumoren und für das Stadium IIIB (T4 und/oder N3) gefunden werden. Ebenfalls unklar ist, wann eine Expandereinlage vorgenommen werden sollte.

Die aktuelle S3-Leitlinie empfiehlt nach bereits erfolgter Strahlentherapie den Brustwiederaufbau mit körpereigenem Gewebe [19].

Generell sollte in dieser Situation eine präoperative interdisziplinäre Diskussion bzw. Besprechung des Gesamtkonzeptes erfolgen.

Bestrahlungstechnik und Dosierung

Das klinische Zielvolumen umfasst – entsprechend dem jeweiligen Tumorstadium und Operationsverfahren – die Mamma und die Thoraxwand, die supra- und infraklavikulären Lymphknoten und selten auch die axillären oder parasternalen Lymphknoten.
- Stand der Technik sind Linearbeschleuniger mit Photonen niedriger Energie (4–6 MV). Bei sehr voluminösen Mammae können zusätzlich höherenergetische Photonen eingesetzt werden.
- Eine individuell 3-D-geplante Strahlentherapie unter Einsatz der Computertomografie ist Standard.
- Die Mamma bzw. Thoraxwand wird in der Regel über tangentiale Gegenfelder bestrahlt. Bei der Bestrahlungsplanung ist auf eine ausreichende Homogenität der Dosisverteilung zu achten. Dem Anschluss zwischen Tangentenbestrahlung und Bestrahlung der supra-/infraklavikulären Lymphknoten ist besondere Sorgfalt zu geben, um Dosislücken oder Dosisüberschneidungen so gering wie möglich zu halten. Durch den Einsatz von intensitätsmodulierten Verfahren (IMRT) und/oder Atemtriggerung kann im Einzelfall eine bessere Zielvolumenkonformität erreicht werden.
- Das Zielvolumen wird normofraktioniert mit einer Gesamtdosis von 50 Gy mit Einzeldosen von 1,8–2,0 Gy, 5-mal pro Woche bestrahlt (andere Fraktionierungsschemata siehe Unterkapitel). Für die lokale Dosiserhöhung im Bereich des Tumorbettes stehen verschiedene Methoden zur Verfügung (z. B. Elektronen-Boost, intraoperative Strahlentherapie, Brachytherapie, intensitätsmodulierte Radiotherapie). Für die am häufigsten angewandte perkutane Boostbestrahlung wird eine 3-D-Planung empfohlen. Hier verbessern intraoperativ gesetzte Clipmarkierungen die Zielvolumendefinition [50]. Die Höhe der Boostdosis beträgt in der Regel 10–16 Gy mit täglichen Einzelfraktionen von 2 Gy. Nach einem operativen Verfahren mit intramammärer Rekonstruktion ist häufig die anatomische Zuordnung des Tumorbettes nicht mehr sicher möglich. In diesen Fällen kann eine etwas höher dosierte Homogenbestrahlung der Mamma vorgenommen werden.
- Nach IORT-Boost mit Intrabeambestrahlung sollte zur Reduzierung von Nebenwirkungen ein Zeitintervall von mindestens 6 Wochen bis zur Restbrustbestrahlung eingehalten werden [51].

- Nach Mastektomie kann im Falle eines knappen Sicherheitsabstandes zum Resektionsrand ein kleinvolumiger Boost bis kumulativ 60 Gy verabreicht werden [52].
- Das Zielvolumen der Lymphabflussregionen erhält eine Dosis von 50,4 Gy, ebenfalls in Einzelfraktionen von 1,8 Gy [19].

Zeitliche Abstimmung zwischen Operation, Strahlentherapie und adjuvanter systemischer Therapie

Üblicherweise beginnt, sofern keine systemische Therapie notwendig ist, die Radiotherapie ca. 4 Wochen nach der Operation. Bei Vorliegen einer Wundheilungsstörung, eines ausgedehnten Hämatoms oder Seroms kann der Bestrahlungsbeginn verzögert werden, da sonst häufiger ungünstige kosmetische Spätresultate auftreten. Die retrospektiven Daten zur Beeinflussung der Lokalrezidivrate durch Verlängerung des Intervalls zwischen brusterhaltender Operation und Beginn der Radiotherapie divergieren aufgrund unterschiedlich zusammengesetzter Kollektive, Kollektivgrößen und medianem Follow-up etwas. Insgesamt zeigt sich eine weitgehend gesicherte Tendenz zur erhöhten Lokalrezidivrate, wenn die Bestrahlung verspätet nach der Operation oder nach Abschluss der adjuvanten Chemotherapie begonnen wird [53, 54]. Wenngleich die Tendenz besonders bei jüngeren Patientinnen beobachtet wurde [55, 56], hat sich eine solche auch bei der größten Studie an 18 050 Patientinnen bei Frauen > 65 Jahren (alle hatten keine Chemotherapie erhalten) ohne Schwellenwert mit ansteigender Wahrscheinlichkeit nachweisen lassen [57]. Bei einem medianen Follow-up von 5,4 Jahren traten Lokalrezidive mit einer HR von 1,19 häufiger auf (p = 0,035), wenn die Radiotherapie später als 6 Wochen nach Operation begann.

Die optimale Sequenz von postoperativer Systemtherapie und Strahlentherapie ist im Rahmen von multimodalen Konzepten noch nicht endgültig definiert.

Der Cochrane-Review von *Hickey* et al. [58] konnte bei der Auswertung von 3 randomisierten Studien mit 853 Patientinnen, die eine Chemotherapie erhielten, keinen negativen Einfluss auf das Gesamtüberleben bzw. rezidivfreie Überleben erkennen, solange die Strahlentherapie in einem Zeitraum von maximal 7 Monaten postoperativ durchgeführt worden war.

Die Anwendung des sogenannten Sandwichverfahrens (z. B. 3 Zyklen Chemotherapie – Strahlentherapie – 3 Zyklen Chemotherapie) ist definitiv nicht mehr zeitgemäß. Die Entscheidung, welche von den beiden Therapiemethoden – Strahlentherapie oder Chemotherapie – zuerst zur Anwendung kommt, wird anhand der Risikokonstellation getroffen. Für die lokale Kontrolle, das Fernmetastasierungsrisiko und das Überleben spielt die Reihenfolge keine Rolle [59].

Die simultane Applikation von Anthrazyklinen und Radiotherapie wird nicht empfohlen, zudem liegen Hinweise auf eine erhöhte Pneumonitisrate bei gleichzeitiger Anwendung von Taxanen und Radiotherapie vor [60]. Wobei es einen Unterschied in Bezug auf die Applikationsart (wöchentlich oder 3-wöchentlich) mit einem Vorteil für die 3-wöchenliche Applikation zu geben scheint.

Tamoxifen und Radiotherapie werden häufig simultan appliziert. Einzelne Arbeiten berichten über eine erhöhte Lungenfibroserate von bis zu knapp 16 % (relativ) und eine gesteigerte Ödemrate [61, 62], sodass eine sequenzielle Gabe im Tumorboard diskutiert werden kann. In der aktuellen S3-Leitlinie und der AGO-Leitlinie 2013 wird allerdings die simultane Anwendung als unproblematisch angesehen [4, 19].

Die Datenlage zur gleichzeitigen Anwendung von Aromatasehemmern und Strahlentherapie ist noch etwas eingeschränkt. In der randomisierten CO-HO-RT-Studie lag nach einem medianen Follow-up von 26 Monaten die Quote an Grad-II- und -III-Hautreaktionen sowie an subkutanen Fibrosen bei simultaner Letrozol-/Radiotherapie nicht wesentlich höher als bei der sequenziellen Therapie [63].

Zu beachten ist auch, dass beim Einsatz von Antikörpern wie Trastuzumab (z. B. Herceptin®) nach Radiotherapie ein Recallphänomen der Strahlenreaktionen auftreten kann. Auswertungen zur simultanen Anwendung von Trastuzumab und Strahlentherapie, die insbesondere die Kardiotoxizität, aber auch die Hautreaktionen betreffen, liegen für die randomisierte NCCTG-Studie N9831 vor [64]. In der Auswertung waren die akuten Nebenwirkungen durch das Hinzufügen von Trastuzumab zur Strahlentherapie nicht erhöht, bei einer medianen Nachbeobachtungszeit von 3,7 Jahren müssen aber die Langzeitergebnisse noch abgewartet werden. Aufgrund der möglichen erhöhten Kardiotoxizität muss auf eine optimale Herzschonung geachtet werden.

Neue Konzepte und Verfahren in der Strahlenbehandlung

Hypofraktionierte Strahlentherapie

Wird eine Strahlentherapie konventionell appliziert (Einzeldosis 1,8 bzw. 2,0 Gy), beträgt die Dauer, in Abhängigkeit von der Dosisaufsättigung (Boost), zwischen 5 und 7 Wochen. Dies hat dazu geführt, dass insbesondere in den angelsächsischen Ländern versucht wurde, hypofraktionierte Protokolle mit einer insgesamt verkürzten Gesamtbehandlungszeit bei biologisch gleicher Effektivität zu entwickeln.

Es liegen Ergebnisse verschiedener Studien vor und können in ausgewählten Fällen bei Niedrigrisikopatientinnen bei der Indikationsstellung zur adjuvanten Strahlentherapie herangezogen werden. *Whelan* et al. [65] haben bei Patientinnen nach brusterhaltender Chirurgie, R0-Resektion und negativem Nodalstatus verglichen, ob eine Erhöhung der Einzeldosis (ED) von $5 \times 2{,}0$ Gy pro Woche bis zu einer Gesamtdosis (GD) von 50,0 Gy auf eine hypofraktionierte Vorgehensweise mit $5 \times 2{,}65$ Gy pro Woche bis zu einer GD von 42,5 Gy möglich ist. Eine Boostbestrahlung hat nicht stattgefunden. Insgesamt zeigte sich eine vergleichbare lokale Kontrolle in beiden Armen mit identischem Gesamtüberleben. Die neueste Auswertung nach 10 Jahren hat ergeben, dass bei Patientinnen mit G3-Tumoren die Lokalrezidivrate nach hypofraktionierter Radiotherapie signifikant höher liegt als bei konventioneller Fraktionierung [66]. Diese Beobachtung muss weiter kontrolliert werden. Die Nebenwirkungsrate bezüglich der Haut und des Unterhautgewebes wird als ähnlich beschrieben.

Die in Großbritannien durchgeführten START-Studien haben gleichwertige Ergebnisse bezüglich der Lokalkontrolle gezeigt. Im Rahmen des START-A-Protokolls [67] wurde zwischen $5 \times 2{,}0$ Gy pro Woche bis zu einer GD von 50,0 Gy, $2{-}3 \times$ pro Woche 3,2 Gy bis zu einer GD von 41,6 Gy oder $2{-}3 \times$ pro Woche 3,0 Gy bis zu einer GD von 39,0 Gy randomisiert (Behandlungszeit insgesamt jeweils 5 Wochen). Die Auswertung erbrachte vergleichbare lokale Kontrollraten in allen 3 Armen. Im parallel durchgeführten START-B-Protokoll [68] wurde zwischen $5 \times 2{,}0$ Gy pro Woche bis zu einer GD von 50,0 Gy und $5 \times 2{,}67$ Gy pro Woche bis zu einer GD von 40,0 Gy randomisiert, fakultativ konnte eine Boostbestrahlung durchgeführt werden. Auch hier konnten vergleichbare Ergebnisse bezüglich der lo-

kalen Kontrolle und keine statistisch signifikanten Unterschiede in den Nebenwirkungsraten gezeigt werden. Erstaunlicherweise ergab sich im 40 Gy-Arm eine Reduktion der Fernmetastasierungsrate. Eine Erklärung für diese Beobachtung geben die Autoren nicht an.

Zusammenfassend stellt die hypofraktionierte Strahlentherapie eine mögliche Option für Niedrigrisikopatientinnen dar. Da dieses Vorgehen bei nodalpositiven Patientinnen nicht untersucht worden ist, sollten diese von diesem Vorgehen ausgeschlossen bleiben.

Die Bedeutung einer Boostbestrahlung wurde bislang im Rahmen dieser hypofraktionierten Konzepte nicht endgültig definiert und sollte wenn überhaupt sequenziell und normofraktioniert erfolgen. Die Durchführbarkeit einer simultan integrierten Dosisaufsättigung ist bisher nicht untersucht und wird in randomisierten Studien evaluiert (z. B. ARO-2010-01) [22].

Bei einer Nachbeobachtungszeit von bis zu 10 Jahren wurde bisher über keine erhöhten Nebenwirkungsraten in den unterschiedlichen Studiengruppen berichtet, mit einer Einschränkung bezüglich der potenziellen kardialen Toxizität, welche auch später auftreten kann. Somit ist die Hypofraktionierung bei geeigneten Patientinnen eine sinnvolle Alternative gegenüber dem nach wie vor bestehenden Standard der Normofraktionierung. Einschränkungen bestehen sicherlich z. B. bei Makromastie, postoperativen Komplikationen, nach Sofortrekonstruktion, bei jungem Alter oder bei ungünstiger Anatomie.

Extreme Hypofraktionierung (Gesamtbehandlungszeit unter 2–3 Wochen) ist anhand der bisher vorliegenden spärlichen Daten sehr wahrscheinlich nicht möglich und sollte generell aufgrund möglicher schlechterer kosmetischer Ergebnisse außerhalb von Studien unterlassen werden [86].

PBI: Partial Breast Irradiation – partielle Brustbestrahlung

Teilbrustbestrahlungen sind für gewöhnlich akzelerierte, also zeitlich verkürzte Strahlenbehandlungen, die als Alternative zur homogenen Strahlentherapie der gesamten Brust bei Niedrigrisikopatientinnen diskutiert werden (accelerated partial breast irradiation, APBI).

Die Rationale für die Einführung einer partiellen Brustbestrahlung besteht darin, dass davon ausgegangen wird, dass die Mehrzahl (70–85 %) der In-Brust-Rezidive nach brusterhaltender Operation in der unmittelbaren Nähe des Primärtumors auftreten. Somit wird vermutet, dass es Patientinnen geben könnte, die durch eine Teilbrustbestrahlung allein ausreichend behandelt sind. Allerdings finden sich nach *Holland* et al. [69] in histologisch aufgearbeiteten Mastektomiepräparaten nach simulierter Tumorektomie noch in 42 % residuelle Tumorfoci in einem Sicherheitssaum von 2 cm, 17 % bei 3 cm und 10 % bei 4 cm. Diese etwas älteren Daten werden durch die Auswertung neuerer Studien unterstützt. *Bartelink* et al. in der EORTC-22 881–10 882-Studie [70] und *Smith* et al. [71] haben eine Rate von bis zu 42 % an Tumorrezidiven außerhalb des ehemaligen Tumorsitzes in ihren Auswertungen beobachtet.

Die Mindestanforderung für die Beurteilung von Teilbrustbestrahlungsstudien sollte auf 10–15 Jahre Follow-up angehoben werden, da die Lokalrezidivrate bei diesen günstigen Tumoren (natürlich in Abhängigkeit von Risikofaktoren) auch nach 15 Jahren noch kein Plateau erreicht hat [72]. Außerdem lag in einer pathohistologischen Studie von *Guyral* et al. [73] die Rate an echten Zweittumoren nach 15 Jahren bei 1,9 % in der ipsilateralen Mamma, in der kontralateralen Mamma jedoch eindeutig höher, woraus sich der positive Effekt der Restbrustbestrahlung ableiten lässt.

Aktuell befinden sich verschiedene Verfahren in Erprobung, u. a. in 6 prospektiven Phase-III-Studien, bei denen eine hohe Bestrahlungsdosis direkt im Tumorbett als definitive Therapie vorgenommen wird. Die angewandten Verfahren, die zum Teil auch im Tumorzentrum München angeboten werden, können intraoperativ, in Afterloading-Technik oder perkutan appliziert werden.

Bei den intraoperativen Methoden handelt es sich um die Anwendung eines Standard- oder mobilen Linearbeschleunigers mit Elektronen 3–12 MeV (ELIOT-Studie) oder eines 50-kV-Röntgengeräts (TARGIT-Studie), mit denen während des operativen Eingriffs das Tumorbett direkt mit einer hohen Einzeitbestrahlung behandelt wird.

Bei den Afterloading-Verfahren können 2 Methoden zum Einsatz kommen: Die interstitielle Multikathetertechnik, bei der in einem 2. Eingriff nach der Tumorentfernung mehrere Katheter in das ehemalige Tumorbett eingesetzt werden und die Strahlentherapie in verschiedenen Varianten (z. B. 2-mal täglich, Behandlung über etwa 1 Woche oder PDR) appliziert wird. Bei der zweiten Methode (Mammosite®) wird ein Ballonkatheter direkt während der Operation in die Resektionshöhle eingebracht. Nach Abschluss der Operation wird der Ballon mit einer punktförmigen Iridiumquelle 2-mal täglich an 5 Bestrahlungstagen beschickt und nach Therapieende entfernt.

Zudem besteht die Möglichkeit, eine Teilbrustbestrahlung als perkutane Bestrahlung oder als IMRT (intensitätsmodulierte Radiotherapie) am Linearbeschleuniger durchzuführen.

Die neuen Methoden haben unterschiedliche Aspekte bezüglich der Dosisverteilung, die die biologische Wirksamkeit beeinflussen können. Abzuwarten sind vor allem die Lokalrezidivraten und die Spättoxizität, die insbesondere bei hochdosierter Einzeitradiotherapie weitaus höher sein könnten als erwartet. Versucht man einen Vergleich zu einer entsprechenden, konventionell fraktionierten Bestrahlung zu ziehen, so kommt man zum Teil auf eine biologisch vergleichbare Gesamtdosis von ca. 110 Gy. Was die Wirkung am Tumor bzw. die Akuttoxizität betrifft, ist rein theoretisch die 21 Gy Einzeitbestrahlung laut Berechnung dieses Modells einer konventionellen Bestrahlung mit 60 Gy gleichzusetzen [74]. Die Auswertungen bezüglich der Akuttoxizitäten und Durchführbarkeit sind vielversprechend. Da aber Langzeitergebnisse bezüglich der Spätfolgen und der onkologischen Sicherheit fehlen, sollten diese Behandlungskonzepte vorerst nur Kliniken mit intraoperativer bzw. Brachytherapie-Erfahrung vorbehalten sein und alle Patientinnen in Studien eingebracht werden [75]. Zu beachten ist, dass es sich in den Phase-II- und -III-Studien um hoch selektionierte Patientinnen mit – soweit vorhersehbar – geringem Risiko für eine über das Tumorbett hinausreichende mikroskopische Tumorausdehnung handelt. Die Mindestanforderung, um eine Empfehlung auszusprechen, sind daher Nachbeobachtungszeiten von 10–15 Jahren [76].

Die Phase-III-Studien mit dem längsten Follow-up sind die TARGIT- und ELIOT-Studien (Rekrutierung seit 2000). Publizierte Ergebnisse bzgl. der TARGIT-Studie liegen vor, mit einem medianen Follow-up von nur 2 Jahren (Abschätzung aus figure 4, Seite 98) [77]. Trotz Beachtung des Noninferioransatzes und der Hochrechnungen muss dieses kurze mediane Follow-up als entscheidender Nachteil dieser Auswertung angesehen werden. Auch die neueste Auswertung der nicht randomisierten Patientinnen (n = 1822) der ELIOT-Studie [78] weist nur ein medianes Follow-up von 36 Monaten auf.

Zudem berichteten *Valachis* et al. [79] in einer Metaanalyse von randomisierten Teilbrust-RT-Studien (n = 1140) von einer signifikanten Erhöhung der Lokalrezidivquote (p = 0,001) und der axillären Rezidivrate (p < 0,0001) bei einem medianem Follow-up von 5–8 Jahren. In den neuesten Empfehlungen der ASTRO [80] und des DEGRO-Experten-Panels [81, 82] sowie in den aktuellen AGO-Richtlinien 2013 [4] wird die Teilbrustbestrahlung eindeutig als experimentelle Methode eingestuft, die nur in Studien eingesetzt werden darf.

Strahlentherapie mit Protonen

Die Strahlentherapie mit Protonen hat derzeit beim Mammakarzinom keine klinische Bedeutung [83].

Spätnebenwirkungen der Strahlentherapie

Eine Erhöhung des kardialen Mortalitätrisikos als Langzeitfolge nach Strahlentherapie der Brust wurde schon des Öfteren publiziert, zuletzt erst wieder im März 2013 [84]. Die Daten beruhen in der Regel auf lang zurückliegenden alten Bestrahlungstechniken und können daher nicht mehr 1:1 auf heute übertragen werden. Es ist davon auszugehen, dass aufgrund moderner Bestrahlungstechniken bei optimaler Planung eine deutliche Reduktion der Herzdosis erreicht werden kann und dadurch kardiale radiogene Spätfolgen minimiert werden [85].

Literatur

1 Fisher B et al (2002) Twenty-year follow-up of a randomized trial comparing total mastectomy, lumpectomy, and lumpectomy plus irradiation for the treatment of invasive breast cancer. N Engl J Med 347: 1233–1241

2 Veronesi U et al (2002) Twenty-year follow-up of a randomized study comparing breast-conserving surgery with radical mastectomy for early breast cancer. N Engl J Med 347: 1227–1232

3 Jatoi I, Proschan MA (2005) Randomized trials of breast-conserving therapy versus mastectomy for primary breast cancer: a pooled analysis of updated results. Am J Clin Oncol 28: 289–294

4 AGO-Leitlinie, Diagnostik und Therapie primärer und metastasierter Mammakarzinome. Link www. ago-online.org, 2013

5 Hölzel D et al (2001) A model for primary and secondary metastasis in breast cancer and the clinical consequences. Strahlenther Onkol 177: 10–24

6 Nielsen HM et al (2006) Study of failure pattern among high-risk breast cancer patients with or without postmastectomy radiotherapy in addition to adjuvant systemic therapy: long-term results from the Danish Breast Cancer Cooperative Group DBCG 82 b and c randomized studies. J Clin Oncol 24: 2268–2275

7 Darby S et al (2011) Effect of radiotherapy after breast-conserving surgery on 10-year-analysis of individual patient data for 10801 women in 17 randomised trials. Lancet 378: 1707–16

8 Wöckel A et al (2010) Impact of guideline conformity on breast cancer therapy: results of a 13-year retrospective cohort study. Onkologie 33: 21–28

9 Gebski V et al (2006) Survival effects of postmastectomy adjuvant radiation therapy using biologically equivalent doses: a clinical perspective. J Natl Cancer Inst 98: 26–38

10 Tanis E et al (2012) Locoregional recurrence after breast-conserving therapy remains an independent prognostic factor even after an event free interval of 10 years in early stage breast cancer. Eu J Cancer 48: 1751–1756

11 Liljegren G et al (1999) 10-Year results after sector resection with or without postoperative radiotherapy for stage I breast cancer: a randomized trial. J Clin Oncol 17: 2326–2333

12 Holli K et al (2009) Radiotherapy after segmental resection of breast cancer with favorable prognostic features: 12-year follow-up results of a randomized trial. J Clin Oncol 27: 927–932

13 Fisher B et al (2002) Tamoxifen, radiation therapy, or both for prevention of ipsilateral breast tumor recurrence after lumpectomy in women with invasive breast cancers of one centimeter or less. J Clin Oncol 20: 4141–4149

14 Sartor CI et al (2005) Effect of addition of adjuvant paclitaxel on radiotherapy delivery and locoregional control of node-positive breast cancer: cancer and leukemia group B 9344. J Clin Oncol 23: 30–40

15 Hughes KS et al (2004) Lumpectomy plus tamoxifen with or without irradiation in women 70 years of age or older with early breast cancer. N Engl J Med 351: 971–977

16 Smith BD et al (2006) Effectiveness of radiation therapy for older women with early breast cancer. J Natl Cancer Inst 98: 681–690

17 Romestaing P et al (1997) Role of a 10-Gy boost in the conservative treatment of early breast cancer: results of a randomized clinical trial in Lyon, France. J Clin Oncol 15: 963–968

18 Poortmans PM et al (2008) The addition of a boost dose on the primary tumour bed after lumpectomy in breast conserving treatment for breast cancer. A summary of the results of EORTC 22881-10882 "boost versus no boost" trial. Cancer Radiother 12: 565–570

19 DKG_DGGG (2012) Interdisziplinäre S3-Leitlinie für die Diagnostik, Therapie und Nachsorge des Mammakarzinoms. Zuckschwerdt, München

20 Jones HA et al (2009) Impact of pathological characteristics on local relapse after breast-conserving therapy: a subgroup analysis of the EORTC boost versus no boost trial. J Clin Oncol 27: 4939–4947

21 Poortmans PM et al (2009) Impact of the boost dose of 10 Gy versus 26 Gy in patients with early stage breast cancer after a microscopically incomplete lumpectomy: 10-year results of the randomised EORTC boost trial. Radiother Oncol 90: 80–85

22 Sedlmayer F et al (2013) Is the simultaneuosly integrated boost (SIB) technique for early breast cancer ready to be adopted for routine adjuvant radiotherapy? Statement of the German and the Austrian Societies of Radiooncology (DEGRO/ÖSTRO). Strahlenther Onkol 189:193–196

23 Ragaz J et al (2005) Locoregional radiation therapy in patients with high-risk breast cancer receiving adjuvant chemotherapy: 20-year results of the British Columbia randomized trial. J Natl Cancer Inst 97: 116–126

24 Auquier A et al (1992) Post-mastectomy megavoltage radiotherapy: the Oslo and Stockholm trials. Eur J Cancer 28: 433–437

25 Vicini FA et al (1997) The role of regional nodal irradiation in the management of patients with early-stage breast cancer treated with breast-conserving therapy. Int J Radiat Oncol Biol Phys 39: 1069–1076

26 Yates L et al (2012) Risk factors for regional nodal relapse in breast cancer patients with one to three positive axillary nodes. Int J Radiat Oncol Biol Phys 82: 2093–2103

27 Truong PT et al (2009) Patients with t1 to t2 breast cancer with one to three positive nodes have higher local and regional recurrence risks compared with node-negative patients after breast-conserving surgery and whole-breast radiotherapy. Int J Radiat Oncol Biol Phys 73: 357–364

28 Wai ES et al (2010) Increased use of regional radiotherapy is associated with improved outcome in a population-based cohort of women with breast cancer with 1–3 positive nodes. Radiother Oncol 97: 301–306

29 Whelan TJ et al (2011) NCIC-CTG MA.20: An intergroup trial of regional nodal irradiation in early breast cancer. JCO 29: (suppl; abstr LBA 1003)

30 Romestaing P et al (2009) Ten-year results of a randomized trial of internal mammary chain irradiation after mastectomy. International Journal of Radiation Oncology Biology Physics 75: S1–S1

31 Guilano AE et al (2010) Locoregional recurrence after sentinel lymph node dissection with or without axillary dissection in patients with sentinel lymph node metastases. The American College of Surgeons Oncology Group Z0011 Randomized Trial. Ann Surg 252: 426–433

32 Overgaard M et al (1997) Postoperative radiotherapy in high-risk premenopausal women with breast cancer who receive adjuvant chemotherapy. Danish Breast Cancer Cooperative Group 82b Trial. N Engl J Med 337: 949–955

33 Rowell NP (2009) Radiotherapy to the chest wall following mastectomy for node-negative breast cancer: a systematic review. Radiother Oncol 91: 23–32

34 Kyndi M et al (2008) Estrogen receptor, progesterone receptor, HER-2, and response to postmastectomy radiotherapy in high-risk breast cancer: the Danish Breast Cancer Cooperative Group. J Clin Oncol 26: 1419–1426

35 Motwani SB et al (2006) The impact of immediate breast reconstruction on the technical delivery of postmastectomy radiotherapy. Int J Radiat Oncol Biol Phys 66: 76–82

36 Garg AK et al (2004) T3 disease at presentation or pathologic involvement of four or more lymph nodes predict for locoregional recurrence in stage II breast cancer treated with neoadjuvant chemotherapy and mastectomy without radiotherapy. Int J Radiat Oncol Biol Phys 59: 138–145

37 Rouzier R et al (2004) Breast-conserving surgery after neoadjuvant anthracycline-based chemotherapy for large breast tumors. Cancer 101: 918–925

38 McGuire SE et al (2007) Postmastectomy radiation improves the outcome of patients with locally advanced breast cancer who achieve a pathologic complete response to neoadjuvant chemotherapy. Int J Radiat Oncol Biol Phys 68: 1004–1009

39 Penninkhof J et al (2009) Surgical clips for position verification and correction of non-rigid breast tissue in simultaneously integrated boost (SIB) treatments. Radiother Oncol 90: 110–115

40 Shenkier T et al (2004) Clinical practice guidelines for the care and treatment of breast cancer: 15. Treatment for women with stage III or locally advanced breast cancer. CMAJ 170: 983–994

41 Liao Z et al (2000) Locoregional irradiation for inflammatory breast cancer: effectiveness of dose escalation in decreasing recurrence. Int J Radiat Oncol Biol Phys 47: 1191–1200

42 Bristol IJ et al (2008) Locoregional treatment outcomes after multimodality management of inflammatory breast cancer. Int J Radiat Oncol Biol Phys 72: 474–484

43 Tolulope AA et al (2011) Impact of sequencing of postmastectomy radiotherapy and breast reconstruction on timing and rate of complications and patients satisfaction. Int J Radiat Oncol Biol Phys 80: 392–397

44 Ho A et al (2011) Long-term outcomes in breast cancer patients undergoing immediate 2-stage expander /

implant reconstruction and postmastectomy radiation. Cancer 118: 2552–2559

45 Ho AL et al (2011) Skin-sparing mastectomy and immediate autologous breast reconstruction in locally advanced breast cancer patients: a UBC perspective. Ann Surg Oncol 19: 892–900

46 Whitfield GA et al (2009) Incidence of severe capsular contracture following implant-based immediate breast reconstruction with or without postoperative chest wall radiotherapy using 40 Gray in 15 fractions. Radiother Oncol 90: 141–147

47 Kuske RR et al (1991) Radiotherapy and breast reconstruction: clinical results and dosimetry. Int J Radiat Oncol Biol Phys 21: 339–346

48 Recht A et al (2001) Postmastectomy radiotherapy: clinical practice guidelines of the American Society of Clinical Oncology. J Clin Oncol 19: 1539–1569

49 Berry T et al (2010) Complication rates of radiation on tissue expander and autologous tissue breast reconstruction. Ann Surg Oncol 17 Suppl 3: 202–210

50 Kirova YM et al (2008) How to boost the breast tumor bed? A multidisciplinary approach in eight steps. Int J Radiat Oncol Biol Phys 72: 494–500

51 Wenz F et al (2008) Early initiation of external beam radiotherapy (EBRT) may increase the risk of longterm toxicity in patients undergoing intraoperative radiotherapy (IORT) as a boost for breast cancer. Breast 17: 617–622

52 Panoff JE et al (2011) Higher chest wall dose results in improved locoregional outcome in patients receiving postmastectomy radiation. Int J Radiat Oncol Biol Phys 82: 1192–1199

53 Huang J et al (2003) Does delay in starting treatment affect the outcomes of radiotherapy? A systematic review. J Clin Oncol 21: 555–563

54 Hebert-Croteau N et al (2004) A population-based study of the impact of delaying radiotherapy after conservative surgery for breast cancer. Breast Cancer Res Treat 88: 187–196

55 de Bock GH et al (2006) Isolated loco-regional recurrence of breast cancer is more common in young patients and following breast conserving therapy: longterm results of European Organisation for Research and Treatment of Cancer studies. Eur J Cancer 42: 351–356

56 Vujovic O et al (2006) Eleven-year follow-up results in the delay of breast irradiation after conservative breast surgery in node-negative breast cancer patients. Int J Radiat Oncol Biol Phys 64: 760–764

57 Punglia RS et al (2010) Impact of interval from breast conserving surgery to radiotherapy on local recurrence in older women with breast cancer: retrospective cohort analysis. BMJ 340: c845

58 Hickey BE, Francis D, Lehman MH (2006) Sequencing of chemotherapy and radiation therapy for early breast cancer. Cochrane Database Syst Rev: CD005212

59 Bellon JR et al (2005) Sequencing of chemotherapy and radiation therapy in early-stage breast cancer: updated results of a pr ospective randomized trial. J Clin Oncol 23: 1934–1940

60 Burstein HJ et al (2006) Prospective evaluation of concurrent paclitaxel and radiation therapy after adjuvant doxorubicin and cyclophosphamide chemotherapy for Stage II or III breast cancer. Int J Radiat Oncol Biol Phys 64: 496–504

61 Varga Z et al (2011) Role of Systemic Therapy in the Development of Lung Sequelae After Conformal Radiotherapy in Breast Cancer Patients. Int J Radiat Oncol Biol Phys 80: 1109–1116

62 Dörr W, Bertmann S, Herrmann T (2005) Radiation induced lung reactions in breast cancer therapy. Modulating factors and consequential effects. Strahlenther Onkol 181: 567–573

63 Azria D et al (2010) Concurrent or sequential adjuvant letrozole and radiotherapy after conservative surgery for early-stage breast cancer (CO-HO-RT): a phase 2 randomised trial. Lancet Oncol 11: 258–265

64 Halyard MY et al (2009) Radiotherapy and adjuvant trastuzumab in operable breast cancer: tolerability and adverse event data from the NCCTG Phase III Trial N9831. J Clin Oncol 27: 2638–2644

65 Whelan T et al (2002) Randomized trial of breast irradiation schedules after lumpectomy for women with lymph node-negative breast cancer. J Natl Cancer Inst 94: 1143–1150

66 Whelan TJ et al (2010) Long-term results of hypofractionated radiation therapy for breast cancer. N Engl J Med 362: 513–520

67 Bentzen SM et al (2008) The UK Standardisation of Breast Radiotherapy (START) Trial A of radiotherapy hypofractionation for treatment of early breast cancer: a randomised trial. Lancet Oncol 9: 331–341

68 Bentzen SM et al (2008) The UK Standardisation of Breast Radiotherapy (START) Trial B of radiotherapy hypofractionation for treatment of early breast cancer: a randomised trial. Lancet 371: 1098–1107

69 Holland R et al (1985) Histologic multifocality of Tis, T1–2 breast carcinomas. Implications for clinical trials of breast-conserving surgery. Cancer 56: 979–990

70 Bartelink H et al (2007) Impact of a higher radiation dose on local control and survival in breast-conserving therapy of early breast cancer: 10-year results of the randomized boost versus no boost EORTC 22881-10882 trial. J Clin Oncol 25: 3259–3265

71 Smith TE et al (2000) True recurrence vs. new primary ipsilateral breast tumor relapse: an analysis of clinical and pathologic differences and their implications in natural history, prognoses, and therapeutic management. Int J Radiat Oncol Biol Phys 48: 1281–1289

72 Kreike B et al (2008) Continuing risk of ipsilateral breast relapse after breast-conserving therapy at longterm follow-up. Int J Radiat Oncol Biol Phys 71: 1014–1021

73 Gujral DM et al (2011) Ipsilateral breast tumor relapse: local recurrence versus new primary tumor and the effect of whole-breast radiotherapy on the rate of

new primaries. Int J Radiat Oncol Biol Phys 79: 19–25

74 Veronesi U et al (2001) A preliminary report of intraoperative radiotherapy (IORT) in limited-stage breast cancers that are conservatively treated. Eur J Cancer 37: 2178–2183

75 Sauer G et al (2005) Partial breast irradiation after breast-conserving surgery. Strahlenther Onkol 181: 1–8

76 Mannino M, Yarnold J (2009) Accelerated partial breast irradiation trials: diversity in rationale and design. Radiother Oncol 91: 16–22

77 Vaidya JS et al (2010) Targeted intraoperative radiotherapy versus whole breast radiotherapy for breast cancer (TARGIT-A trial): an international, prospective, randomised, non-inferiority phase 3 trial. Lancet 376: 91–102

78 Veronesi U et al (2010) Intraoperative radiotherapy during breast conserving surgery: a study on 1,822 cases treated with electrons. Breast Cancer Res Treat 124: 141–151

79 Valachis A et al (2010) Partial breast irradiation or whole breast radiotherapy for early breast cancer: a meta-analysis of randomized controlled trials. Breast J 16: 245–251

80 Smith BD et al (2009) Accelerated partial breast irradiation consensus statement from the American Society for Radiation Oncology (ASTRO). Int J Radiat Oncol Biol Phys 74: 987–1001

81 Wenz F et al (2009) Accelerated partial-breast irradiation (APBI)-ready for prime time? Strahlenther Onkol 185: 653–655

82 Sautter-Bihl ML et al (2010) Intraoperative radiotherapy as accelerated partial breast irradiation for early breast cancer: beware of one-stop shops? Strahlenther Onkol 186: 651–657

83 DEGRO. Stellungnahme zur Strahlentherapie mit Protonen in Deutschland. www.degro.org, 2008

84 Darby SC et al (2013) Risk of ischemic heart disease in women after radiotherapy for breast cancer. N Engl J Med. 368: 987-98

85 DEGRO. Stellungnahme „Kardiale Toxizität nach Strahlentherapie beim Mammakarzinom". www.degro.org, 2013

86 DEGRO. Stellungnahme „Brustkrebs: Neue Techniken ermöglichen kürzere Bestrahlungszeiten". www.degro.org, 2013

Primär systemische Therapie

C. Wolf, I. Bauerfeind, W. Eiermann, M. Schwoerer, C. Salat, S. Hasmueller, R. Würstlein

Rationale

Die primär systemische Therapie (PST) bezeichnet alle medikamentösen Therapieformen, die nach der histologischen Diagnose eines Mammakarzinoms vor Durchführung der operativen Maßnahmen verabreicht werden (synonyme Begriffe: neoadjuvante und präoperative Therapie).

Die Äquieffektivität der PST mit der adjuvanten Chemotherapie wurde durch die Resultate der NSABP-B-18- (ohne Taxan) und B-27-Studien sowie der ECTO-Studie (mit Taxan) bewiesen.

Durch die Hinzunahme der Taxane (die Daten zu Docetaxel und Paclitaxel liefern nahezu identische Ergebnisse) hat sich die Rate pathologischer Komplettremissionen (pCR) verdoppeln lassen. Damit wurde erstmals die Rolle des Ansprechens auf eine PST als Indikator für Rezidivfreiheit und die pCR als Surrogatmarker für DFS und OS dokumentiert.

Ziele und Vorteile einer PST:
– Erreichen möglichst hoher pCR-Rate: Prognostischer Marker (Surrogatmarker für DFS und OS; pCR: kein Nachweis von invasivem Tumor in Brust; tpCR: kein Nachweis von invasivem Tumor in Brust und Lymphknoten)
– In-vivo-Chemosensitivitätstestung mit Kontrolle des Tumoransprechens und Möglichkeit der Therapiemodifikation
– translationale Forschung mit schnellen Ergebnissen
– von der FDA wurde die pCR-Rate in ausgesuchten Fällen als Kriterium zur Fast-track- Zulassung akzeptiert
– Verbesserung der Operabilität beim lokal fortgeschrittenen Mammakarzinom

– Erhöhung der Rate an brusterhaltenden Operationen, mögliche Reduktion des Ausmaßes der OP
– Verbesserung der Compliance (NW) bei Therapieansprechen (Motivation)

Voraussetzung

– Histopathologisch gesichertes (z. B. Stanzbiopsie) Mammakarzinom
– Kenntnis der tumorbiologischen Eigenschaften (ER/PR/HER2/neu-Status, Ki-67 optional)

Indikation

Dringende Empfehlung einer PST:
– ER- und PR- und HER2/neu-negative Tumoren (triple-negativ)
– ER- und PR- und HER2/neu-positive Tumoren
– G3-differenzierte Karzinome
– inflammatorisches Mammakarzinom
– lokal weit fortgeschrittenes Mammakarzinom
– Wunsch der Brusterhaltung
– jede Patientin, bei der postoperativ eine Chemotherapie indiziert ist
– Präferenz der Patientin muss berücksichtigt werden

Kaum Vorteil einer PST:
– invasiv lobuläres Mammakarzinom

Prädiktive Faktoren für das Erreichen einer pCR und eines negativen Nodalstatus (tpCR)

Die Metaanalyse der CTNeoBC (12 Studien zur neoadjuvanten Therapie; n = 13 125) bestätigt für Patientinnen mit pathologischer Komplettremission (definiert durch postoperatives Tumorstadium yp-T0ypN0 oder ypT0/is ypN0) eine günstigere Langzeitprognose, unabhängig von der Persistenz von DCIS.

- ER- und PR- und HER2/neu-negative Tumoren (triple-negativ, Basalzell-Typ)
- ER- und PR- und HER2/neu-positive Tumoren (PST mit initialem Einsatz von Trastuzumab)
- G3-differenzierte Karzinome
- klinische (objektive) Remission nach 2 Zyklen TAC
- Tumorgröße unter 5 cm
- Alter < 50 Jahre

Operatives Vorgehen

Prätherapeutisch ist die komplette Bildgebung gefordert: Sonografie und Mammografie, ggf. ergänzt durch Mamma-MRT (strenge Indikationsstellung bei invasiv lobulärem Karzinom; BRCA-Mutation; hohe Brustdichte: ACR-4; Ausschluss von Multifokalität/ Multizentrizität). Nach abgeschlossener bildgebender Diagnostik erfolgt die histologische Sicherung und Analyse des Hormonrezeptor- sowie HER2/neu-Status durch die Stanzbiopsie mit repräsentativen Gewebsmengen.

Eine Schnellschnittdiagnostik der stanzbioptisch gesicherten Gewebszylinder ist nicht sinnvoll.

Das wahrscheinliche operative Vorgehen (BET, MRM, primärer oder sekundärer Wiederaufbau) sollte prätherapeutisch ebenso abgeschätzt und dokumentiert werden wie die Indikation zur postoperativen Radiatio.

Es ist für die spätere Operationsplanung und -durchführung sehr hilfreich, wenn zu diesem Zeitpunkt die Lokalisation des Tumors auf der Brust angezeichnet und fotodokumentiert sowie zusätzlich clipmarkiert wird. Eine Multifokalität/Multizentrizität sollte histopatholgisch nachgewiesen sein.

Das klinische Ansprechen des Tumors auf die PST sollte nach jedem Zyklus evaluiert werden. Während der Therapie muss regelmäßig eine Tumorprogression ausgeschlossen werden.

Nach Ablauf der PST wird nach der aktualisierten bildgebenden Diagnostik das endgültige operative Vorgehen festgelegt. Dies wird vom ursprünglichen Plan in Abhängigkeit der Tumorremission zu modifizieren sein. Eine Tumorexzision (Lumpektomie,

Quadrantektomie) in den „neuen" Tumorgrenzen ist möglich. Die Notwendigkeit einer Tumorresektion mit histologisch ausreichend tumorfreien Resektionsrändern bleibt die Conditio sine qua non. Der Sicherheitsabstand sollte analog zum primär operativen Vorgehen eingehalten werden. Die Schnellschnittdiagnostik nach PST ist deutlich erschwert, die Entscheidung, ob eine Brusterhaltung möglich oder eine Ablatio notwendig ist, sollte nicht intraoperativ durch die Schnellschnittdiagnostik getroffen werden. Bei unklarer Situation bzgl. des operativen Vorgehens ist ein zweizeitiges Vorgehen zu empfehlen. Letztendlich unterscheiden sich die operativen Regeln nach PST nicht von den bekannten operativen Strategien der „adjuvanten" Situation.

Auch bei klinischer Komplettremission ist eine operative Sicherung der pathologischen Komplettremission unabdingbar.

Aus den bisher vorliegenden Erfahrungen ist die Art des Tumoransprechens im Einzelfall nicht vorhersagbar. Durch die PST kann es sowohl zu einer konzentrischen Verkleinerung als auch zu einer „Auflockerung" des Tumors kommen. Auch die Kombination beider Regressionstypen ist möglich. Trotz der dadurch bedingten Reduktion des Tumorvolumens wird die Größe des verbliebenen Tumorrestes durch die am weitesten voneinander entfernt diagnostizierten Tumorzellen definiert. Klinisch und apparativ ist ein fraglicher Resttumor häufig nicht von dem PST-veränderten, narbig indurierten Gewebe zu unterscheiden. Es ist deshalb empfehlenswert, die Patientinnen im Rahmen der BET und der Tumorresektion in den „neuen" Tumorgrenzen über die 10–20%ige Wahrscheinlichkeit einer Zweitoperation aufzuklären.

Ein Termin 3–4 Wochen nach der letzten Zytostatikaapplikation wird als günstigster Operationszeitpunkt angesehen. In nahezu allen Fällen hat sich die Knochenmarkfunktion dann soweit erholt, dass unter perioperativem Antibiotikaschutz nicht mit einer erhöhten Rate an Infektionen und Wundheilungsstörungen gerechnet werden muss.

Sentinel Node Biopsie

Für Patientinnen, die eine primär systemische Therapie (PST) erhalten, wird die Datenlage für die Zuverlässigkeit der Sentinel-Lymphknoten-Biopsie (SLNB, sentinel lymph node biopsy) als unsicher eingestuft. Daher wird bei diesen Patientinnen nach wie vor die klassische Axilladissektion (ALD) zur Sicherung der lokalen Kontrolle empfohlen. Etwa 40 % der Frauen, die eine PST erhalten, weisen einen negativen Nodalstatus auf und werden durch die Entfernung der axillären Lymphknoten übertherapiert. Bei diesen Patientinnen wird der Vorteil der neoadjuvanten Therapie durch den Nachteil einer erhöhten Schulter-Arm-Morbidität „erkauft". In einer Metaanalyse von *Xing* et al. wurden die Daten von 1273 Patientinnen aus 21 Studien ausgewertet. Bei allen Patientinnen war eine SLNB mit anschließender Axilladissektion durchgeführt worden. Keine der Studien war prospektiv konzipiert oder randomisiert. Nach dieser Metaanalyse lag die Detektionsrate für den Sentinel-Lymphknoten (SN) bei 90 % (Range 72–100 %), die Falschnegativrate bei 12 % (Range 0–33 %).

Die SENTINA-Studie ist eine 4-armige prospektive multizentrische Kohortenstudie, an der 103 Zentren in Deutschland beteiligt waren. Patientinnen mit klinisch unauffälliger Axilla erhielten eine SLNB vor PST und keine weitere Axilladissektion (ALD), wenn der Sentinel Node (SN) tumorfrei war (Arm A). War der SN betroffen, so erhielten die Patientinnen nach Abschluss der Chemotherapie erneut eine SLNB und eine konsekutive ALD (Arm B). Patientinnen mit klinisch befallenen axillären Lymphknoten erhielten eine PST und im Falle der Konversion vom positiven zum negativen Axillastatus eine SLNB gefolgt von einer ALD (Arm C). Patientinnen, die sowohl vor als auch nach der PST einen positiven Nodalstatus aufwiesen, erhielten eine klassische ALD. 1737 Patientinnen wurden in SENTINA eingeschlossen. 1022 erhielten eine SLNB vor der PST. Die Detektionsrate betrug hierbei 99,1 %! 592 Patientinnen hatten zunächst einen positiven Nodalstatus, der durch die PST in einen negativen konvertiert wurde. Die Detektionsrate betrug hierbei 80,1 % und die Falschnegativrate (FNR) war 14,2 %. 360 Patientinnen erhielten entsprechend Arm B eine erneute SLNB nach PST plus ALD. Die Detektionsrate betrug hierbei 60,8 %, die FNR lag bei 51,6 %. Es bestand ein signifikanter Zusammenhang zwischen der FNR und Anzahl entfernter Lymphknoten: so betrug die FNR bei einem entfernten SN 24,3 %, bei zwei entfernten SN 18,5 % und bei drei und mehr entfernten SN lag die FNR konsistent unter 10 %. Diese unterschiedlichen FNR in Abhängigkeit entfernter Lymphknoten zeigen sowohl die NSABP-B32- (für die primäre Operation) als auch die nur als Abstract publizierte ACOSOG Z 1071-Studie. Obwohl die FNR bei 8,6 % bei der Verwendung von Radiokolloid und Patentblau lag, bei alleiniger Verwendung von Nanokoll® jedoch bei 16,0 %, war dieser Unterschied (entgegen der Daten der ACOSOG Z 1071) nicht signifikant.

Die Durchführung der SLNB vor PST bei unauffälligem Nodalstatus ist sicher. Bei Beachtung der klinischen Kriterien der ACOSOG Z 011 (siehe oben) ist eine analoge Unterlassung der ALD wohl klinisch vertretbar.

Eine Re-SLNB nach prächemotherapeutischer SLNB liefert keine validen klinischen Daten und sollte nicht angewendet werden. Die Re-SLNB nach PST ist nicht mit der Situation einer Re-SLNB bei lokalen Rezidiv und vorangegangener SLNB vergleichbar!

Die SLNB nach PST und Konversion eines ehemaligen positiven in einen postneoadjuvanten negativen Nodalstatus hat nicht die gleiche diagnostische Sicherheit, die für die primäre Operation (FNR kleiner als 10 %) gefordert wird, solange weniger als drei Sentinel-Lymphknoten! detektiert und entfernt werden. Die klinische Situation mit potenziellem Zurücklassen von befallenen Lymphknoten ist auch nicht vergleichbar mit der Situation der Z 011-Studie, da hierbei alle Patientinnen ihre systemische Therapie noch erhielten, während in der SENTINA-Studie, in der Frauen mit höhergradigem Risikoprofil behandelt worden waren, die Chemotherapie schon erhalten hatten!

Ebenso ist die Festlegung der FNR von 10 % kritisch zu hinterfragen. Bislang konnte keine erhöhte Rate an Lokalrezidiviven bei einer FNR von bis zu 10 % im Vergleich zur ALD beschrieben werden. In der NSABP-B-32-Studie wurden auch Patientinnen nachuntersucht, bei denen die FNR bei einem entfernten SN 17,7 % betrug, ohne dass eine erhöhte Rezidivrate im Bereich der Axilla nachgewiesen wurde.

Zusammenfassend lässt sich auch für einen Teil der Patientinnen, die durch eine neoadjuvante Chemotherapie einen negativen axillären Nodalstatus erreicht haben, die ALD vermeiden. Ausführliche und zeitintensive Aufklärungen mit klarer Dokumentation der Gesprächsinhalte über die aktuelle und komplizierte Datenlage sind hierfür aus forensischen Gründen sehr empfehlenswert.

Histopathologische Beurteilung nach PST

Posttherapeutische Befunde sollten wie folgt klassifiziert werden:

ypT0 ypN0:   kein invasiver Tumorrest, kein DCIS, kein Nodalbefall

ypT0/Tis ypN0: kein invasiver Tumorrest, aber DCIS, kein Nodalbefall

ypT0/Tis: kein invasiver Tumorrest, aber DCIS, unabhängig vom Nodalstatus

Da bislang keine internationalen Standards für eine pathomorphologische Aufarbeitung von Resektionspräparaten nach primärer Chemotherapie vorliegen, empfiehlt die Projektgruppe, sich an den Leitlinien für die pathomorphologische Begutachtung nach primärer Operation zu orientieren. Die ypTNM-Klassifikation sollte angewendet werden. Letztlich ist ungeklärt, ob eine Überprüfung der Tumorbiologie am Residualtumorgewebe in Mamma und/oder Lymphknoten ggf. eine Änderung der postoperativen adjuvanten Therapie indizieren kann.

Strahlentherapie

Die Indikation zur adjuvanten Radiatio wird abhängig vom Ausgangsbefund vor Einleitung einer PST gestellt. Sie folgt den Indikationen zur postoperativen Strahlentherapie nach brusterhaltender Therapie oder Mastektomie (siehe auch Kapitel „Radioonkologische Behandlung"). Für eine genaue Bestrahlungsplanung ist das prätherapeutische Tumorstaging essenziell (z. B. axillärer LK-Befall vor PST, initiale Tumorlokalisation).

Primäre Chemotherapie: Medikamente

HER2/neu-negatives Mammakarzinom

Hier können prinzipiell die etablierten adjuvanten Therapieschemata zum Einsatz kommen.

Bei der PST sollte eine Kombinationstherapie, die Anthrazykline und Taxane über 6–8 Zyklen einschließt, eingesetzt werden (Tabellen 1, 2 und 3).

HER2/neu-Überexpression

Bei HER2/neu-Positivität sollte initial Trastuzumab zur CHT gegeben werden. Die bereits publizierten Daten der NOAH-Studie (bisher einziges, von der EM(E)A offiziell zugelassenes Protokoll zur primär systemischen Therapie des HER2/neu-positiven Mammakarzinoms) wurden auf dem ASCO 2013 nochmals bestätigt (5,4 J. Follow-up).

Bezogen auf das ereignisfreie Überleben der mit Trastuzumab behandelten Patientinnen zeigte sich ein signifikanter Vorteil fast ausschließlich für diejenigen Patientinnen, bei denen eine pCR eingetreten war. Die non-pCR Patientinnen profitierten von der Trastuzumabgabe (gemessen am EFS) nicht.

Postoperativ ist die Antikörpertherapie für die Gesamtdauer eines Jahres als dreiwöchentliche Gabe zu komplettieren.

Da sich die subkutane Gabe von Trastuzumab in einer Phase-III-Studie als gleichwertig erwies, wird mit einer Zulassung zur subkutanen Therapie gerechnet.

Eine Lapatinibgabe als Mono-anti-HER2-Therapie ist nicht zugelassen und nach den Daten der GEPARQUINTO-Studie, die eine verminderte Rate an pCR in der Lapatinib-Gruppe (22 %) im Vergleich zu Trastuzumab zeigte (33,1 %), auch nicht indiziert. Bei HER2-Überexpression lassen sich durch eine duale Blockade die Raten einer histopathologischen Komplettremission erhöhen. Dies wurde in der Neosphere-Studie für die Kombination Docetaxel/Trastuzumab ± Pertuzumab (pCR 46 % vs. 29 %), und durch die NeoALTTO-Studie für die Therapie mit Paclitaxel/Trastuzumab ± Lapatinib gezeigt (pCR 51 % vs. 29,5 %). Eine Zulassung für die duale HER2-Blockade besteht bisher nicht.

Triple-negatives Mammakarzinom und Antiangiogenese

Zur antiangiogenetischen Therapie mit dem VEGF-Antikörper Bevacizumab wurden die Daten der GEPARQUINTO-Studie und der NSABP-B40-Studie publiziert.

In der GEPARQUINTO-Studie (4 Zyklen EC gefolgt von 4 Zyklen Docetaxel ± Bevacizumab) konnte für die Gesamtpopulation ein statistisch signifikanter Vorteil für die mit dem Antikörper behandelte Gruppe gezeigt werden (n = 1262, pCR 18,4 % vs. 14,9 %). Dieser beruhte fast ausschließlich auf dem Nutzen für die Patientinnen mit triple-negativen Tumoren (pCR 39,3 % vs. 27,9 %) während bei den hormonrezeptorpositiven Patientinnen kein Unter-

schied bestand (pCR 7,7 % vs. 7,8 %). In der NSABP-Studie profitierte dagegen gerade die hormonrezeptorpositive Gruppe von der Bevacizumabgabe (pCR 23,2 % vs. 15,1 %), während in der hormonrezeptornegativen Gruppe kein Vorteil (pCR

Tabelle 1. Histopathologische Komplettremission, Schemata für HER2/neu-negative Tumoren.

Studie	n	Protokoll	pCR/BET	Überleben	
NSABP B-18 2008	1523	4 × AC (60/600)	pCR 9 %		
NSAPB B-27 2001	2286	4 × AC vs. 4 × AC → 4 × Doc	pCR 10 % vs. 19 % (s.)	DFS n.s.	
ECTO I 2009	893	Arm B: 4 × APac → 4 × CMF (postop Cht) vs. Arm C: 4 × APac → 4 × CMF (neoadj. Cht) (postop Cht) vs. Arm C: 4 × APAC × 4 × CMF (präop Cht)	BET erhöht (34 % vs. 63 %) (s.)	RFS n.s.	OS n.s.
GEPARTRIO 2006	2090	2 × DocAC → (responder randomisiert) 4 × DocAC vs. 6 × DocAC (non responder randomisiert) 4 × NX vs. 4 × DocAC	pCR 21% vs. 24 % (n.s.) pCR 6 % vs. 5 % (n.s.)	DFS (mod. nach response) sign.	OS n.s.

s.: signifikant; n.s.: nicht signifikant; pCR: kein Nachweis von invasivem Tumor in Brust

Tabelle 2. Histopathologische Komplettremission, Schemata für HER2/neu-positive Tumoren.

Studie	n	Protokoll	pCR	Überleben
NOAH 2010 (Phase III) EMA- Zulassung liegt vor	334	3 × APac → 4 × Pac → 3 × CMF +/- Trastuzumab (randomisiert, parallel zur Cht)	pCR = 43 % (tpCR 38 %)	EFS (5,4 Jahre) 58 %
GEPAR-QUATTRO 2010 (Phase III)	1512	4 × EC → 4 × Doc bzw. 4 × Doc/Xel bzw. 4 × Doc → 4 × Xel + Trastuzumab	pCR 32 %	n.d.
TECHNO 2011 (Phase III)	217	4 × EC → 4 × Pac + Trastuzumab	pCR/tpCR 39 %/23 %	DFS/OS (3 Jahre) 78 %/89 %

n.d.: nicht untersucht; pCR: kein Nachweis von invasivem Tumor in Brust; tpCR: kein Nachweis von invasivem Tumor in Brust und Lymphknoten

Tabelle 3. Primär systemische Therapie des Mammakarzinoms. Übersicht über außerhalb von Studien angewendeten Schemata.

Schema	Anzahl der Zyklen	Zytostatika, Dosierung	Abstand der einzelnen Zyklen (Wochen)
HER2/neu-negative Patientinnen			
4 × EC → 4 × Doc (sequenziell)	8	Epirubicin 90 mg/m² (oder Doxorubicin 60 mg/m²) Cyclophosphamid 600 mg/m² Docetaxel 75–100 mg/m²	3
AT (synchron)	6	Adriamycin 60 mg/m² Paclitaxel (T) 175 mg/m²	3
ETC (sequenziell, hochtoxisch) 3 × E → 3 × T → 3 × C	9	Epirubicin 120 (–150) mg/m² Paclitaxel (T) 225 (–250) mg/m² Cyclophosphamid 1500 (–2000) mg/m²	2
3 × FEC → 3 × Doc	6	5-Fluorouracil 500 mg/m² Epirubicin 100 mg/m² Cyclophosphamid 500 mg/m² Docetaxel 75–100 mg/m²	3
6 × FEC (FAC)	6	5-Fluorouracil 500 mg/m² Epirubicin 100 mg/m² (oder Doxorubicin 60 mg/m²) Cyclophosphamid 500 mg/m²	3
6 × DocAC	6	Docetaxel 75–100 mg/m² Doxorubicin (50–) 60 mg/m² Cyclophosphamid 500 mg/m²	3
HER2/neu-positive Patientinnen			
NOAH 2010 (Phase III)	3 4 3	3 × APac → 4 × Pac → 3 × CMF +/- Trastuzumab (randomisiert, parallel zur Cht)	tpCR 38 %
6 × DocCarbH	6	Docetaxel 75 mg/m² Carboplatin AUC 6 Trastuzumab 2 mg/kg KG[a]	3
4 × EC (oder AC) → 4 × Doc + Trastuzumab	8	Epirubicin 90 mg/m² (oder Doxorubicin 60 mg/m²) Cyclophosphamid 600 mg/m² Docetaxel 75–100 mg/m² Trastuzumab 6 mg/kg KG[b]	3
3 × FEC → 3 × Doc + Trastuzumab	6	5-Fluorouracil 500 mg/m² Epirubicin 100 mg/m² Cyclophosphamid 500 mg/m² Docetaxel 75–100 mg/m² Trastuzumab 6 mg/kg KG[b]	3

[a] Trastuzumab: loading dose bei Erstgabe 4 mg/kg KG; insgesamt über 1 Jahr
[b] Trastuzumab: loading dose bei Erstgabe 8 mg/kg KG; insgesamt 18 Gaben

Trastuzumab kann bei maximal 4 Anthrazyklingaben bereits initial mit verabreicht werden.

51,5 % vs. 47,1 %) bestand. Die Beatrice-Studie konnte bei triple-negativen Patientinnen bislang keinen Vorteil einer einjährigen adjuvanten Bevacizumabgabe nach Chemotherapie belegen.

Die Hinzunahme von Carboplatin zu einer Kombinationstherapie mit Paclitaxel, liposomalem Doxorubicin und Bevacizumab wurde in der GeparSixto-Studie untersucht. Während der experimentelle Therapiearm eine vergleichsweise hohe pCR-Rate erzielen ließ (58,7 % vs. 37,9 %) stand diesem Therapieerfolg eine sehr hohe Toxizität gegenüber: Immerhin 48 % der Patientinnen haben die Therapie vorzeitig abgebrochen.

Eine weitere, genauere Identifizierung „geeigneter", von einer jeweils spezifischen Therapie profitierender Patientinnen ist also dringend erforderlich. Es ist sinnvoll zu prüfen, ob Patientinnen (die nach PST keine pCR erreichen) im Rahmen von Studien weiterbehandelt werden können.

Primär endokrine Therapie

Die Wirksamkeit der endokrinen Therapie bei postmenopausalen Patientinnen mit hormonrezeptorpositivem Tumor ist bewiesen. Dazu ist die Verträglichkeit besser als bei der Chemotherapie. Als Voraussetzung zur endokrinen PST muss ein positiver Hormonrezeptorstatus (endocrine responsiveness) vorliegen.

Mögliche Indikationen:
– Ablehnung einer Chemotherapie oder medizinische Gründe gegen eine Chemotherapie bei gleichzeitiger Indikation zur PST
– Downstaging primär nicht operabler/lokal fortgeschrittener Mammakarzinome
– Evaluation tumorbiologischer Eigenschaften (Re-Analyse des Rezeptorstatus und mögliche Änderung des Ki-67-Wertes unter endokriner PST)
– ältere Patientin (in der Regel > 70 Jahre)

Für den Einsatz von Aromatasehemmern liegt eine Reihe von Phase-II-Studienergebnissen vor, die alle eine klinische Ansprechrate von durchschnittlich 60–80 %, bei allerdings geringen Patientinnenzahlen, nachweisen konnten. In einer randomisierten Studie wurden 324 Patientinnen entweder mit Letrozol oder Tamoxifen behandelt. Die klinische Ansprechrate war unter Letrozol signifikant ($p = 0,004$) höher, was in dieser Gruppe auch zu einer erhöhten

Rate an BET führte ($p = 0,036$). Die Rate an pathologischen Komplettremissionen betrug nur 1,5 %.

Ähnliche Resultate konnten auch für Anastrozol und Exemestan gezeigt werden.

In der Subanalyse der Studie zeigten Patientinnen mit ER-positiven Tumoren und gleichzeitiger Erb-B1- und/oder Erb-B2-Expression eine deutlich bessere Wirksamkeit einer Therapie mit Letrozol (verglichen mit Tamoxifen): Ansprechrate 60 % (Letrozol) vs. 41 % (Tamoxifen), $p = 0,004$. Bei gleichzeitiger Erb-B1- und/oder Erb-B2- Expression war der Vorteil noch ausgeprägter: 88 % (Letrozol) vs. 21 % (Tamoxifen), $p = 0,0004$.

Der Stellenwert der pCR ist bei der primär systemischen endokrinen Therapie jedoch anders zu bewerten als bei der Chemotherapie. Der Nachweis des Tumoransprechens und ein messbares Downstaging verbessern – ohne Erreichen der pCR – zumindest das krankheitsfreie Überleben. Die mit der endokrinen Therapie erzielten Ansprechraten sind sicher auch von der Dauer der Applikation abhängig, möglicherweise war die Studiendauer mit 4 Monaten zu kurz konzipiert. Als optimale Therapiedauer werden heute 4–8 Monate angesehen, wobei einige Studienprotokolle eine Therapiedauer bis 12 Monate vorsahen. Die verlängerte Gabe war mit weiterem Ansprechen verbunden.

Ein Verzicht auf die Operation bei effektiver primärer endokriner Therapie führt zu einer hohen Rate lokaler und lokoregionärer Progredienz (40 % vs. 2 % nach Mastektomie); wobei sich sowohl das Überleben nach 5 Jahren (90 % vs. 93 %) als auch nach 10 Jahren (86 % vs. 87 %) nicht signifikant unterscheidet.

Weiterführende Literatur

1 Cortazar P, Zhang L, Untch M et al (2012): Meta-analysis results from the collaborative trials in neoadjuvant breast cancer (CTNeoBC). Cancer Research: December 15, 2012; Volume 72, Issue 24, Supplement 3

2 EUSOMA Guidelines (2001) Quality control in the locoregional treatment of breast cancer. Eur J Cancer 37: 447–453

3 Kaufmann M, von Minckwitz G, Mamounas E et al (2012) Recommendations from an International Consensus Conference on the current status and future of

neoadjuvant systemic therapy (NST) in primary breast cancer. Ann Surg Oncol 19: 1508–1516

4 Kaufmann M, von Minckwitz G, Bear HD et al (2007) Recommendations from an international expert panel on the use of neoadjuvant (primary) systemic treatment of operable breast cancer: new perspectives 2006. Ann Oncol 18: 1927–1934

5 Shenkier T, Weir L, Levine M et al (2004) Steering Committee on Clinical Practice Guidelines for the Care and Treatment of Breast Cancer. Clinical practice guidelines for the care and treatment of breast cancer: 15. Treatment for women with stage III or locallly advanced breast cancer. CMAJ 170: 983–994

6 van der Hage JA, van de Velde CJ, Julien JP et al (2001) Preoperative chemotherapy in primary operable breast cancer: results from the European Organization for Research and Treatment of Cancer Trial 10902. J Clin Oncol 19: 4224–4237

7 Von Minckwitz G, Untch M, Nüesch E et al (2011) Impact of treatment characteristics on response of different breast cancer phenotypes: pooled analysis of the German neo-adjuvant chemotherapy trials. Breast Cancer Res Treat 125: 145–56

8 Von Minckwitz G, Kaufmann M, Kümmel S et al (2009) Integrated meta-analysis on 6402 patients with early breast cancer receiving neoadjuvant anthracycline-taxane +/- Trastuzumab containing chemotherapy. Cancer Res 69(suppl 2): abstr 79

Bildgebung

9 Balu-Maestro C, Chapellier C, Bleuse A et al (2002) Imaging in evaluation of response to neoadjuvant breast cancer treatment benefits of MRI. Breast Cancer Res Treat 72: 145–152

10 Rieber A, Brambs HJ, Gabelmann A et al (2002) Breast MRI for monitoring response of primary breast cancer to neo-adjuvant chemotherapy. Eur Radiol 12: 1711–1719

Primär endokrine Therapie

11 Eiermann W, Paepke S, Appfelstaedt J et al (2001) Preoperative treatment of postmenopausal breast cancer patients with letrozole: a randomized double-blind multicenter study. Ann Oncol 12 (II): 1527–1532

12 Eierman W, Paepke S, Appfelstaedt J et al (2001) Preoperative treatment of postmenopausal breast cancer patients with letrozole: A randomized double-blind multicenter study (2001). Annals of Oncology 12: 1526–1532

13 Ellis MJ, Coop A, Singh B et al (2001) Letrozole is more effective neoadjuvant endocrine therapy than tamoxifen for Erb-B1- and/or ErbB-2- positive, esrogen receptor-positive primary breast cancer: Evi-

dence from a phase III randomizend trial. JCO Vol 19 no 18: 3808–3816

14 Ellis MJ, Suman VJ, Hoog J et al (2011) Randomized phase II neoadjuvant comparison between letrozole, anastrozole and exemestane for postmenopausal women with estrogen receptor-rich stage 2 to 3 breast cancer: Clinical and biomarker outcomes and predictive value of the baseline PAM50-based intrinsic subtype – ACOSOG Z 1031. J Clin Oncol 29: 2342–9. Epub 2011 May 9

15 Ellis MJ, Tao Y, Luo J et al (2008) Outcome prediction for estrogen receptor-positive breast cancer based on postneoadjuvant endocrine therapy tumor characteristics. J Natl Cancer Inst 100: 1380–1388

16 Johnston JS et al (2011) A randomized controlled trial of primary tamoxifen versus mastectomy plus tamoxifen in fit elderly women with breast carcinoma of high estrogen receptor content: Long term results at 20 years of follow up. J Clin Oncol ASCO Proceedings: 54s; abstract 536

Tumoransprechen

17 von Minckwitz G, Untch M, Blohmer J-U (2012) Definition and impact of pathologic complete response on prognosis after neoadjuvant chemotherapy in various intrinsic breast cancer subtypes. JCO (2012) Vol 30: 1796–1804

Localrezidiv

18 McIntosh SA, Ogston KN (2003) Local recurrence in patients with large and locally advanced breast cancer treated with primary chemotherapy. Am J Surgery 185: 525–531

19 Rastogi P, Anderson SJ, Bear HD et al (2008) Preoperative Chemotherapy: Updates of National Surgical Adjuvant Breast and Bowel Project Protocols B-18 and B-27. J Clin Oncol 26: 778–785

Medikamente

20 Bear HD, Anderson S, Brown A et al (2003) National Surgical Adjuvant Breast and Bowel Project Protocol B-27. The effect on tumor response of adding sequential preoperative docetaxel to preoperative doxorubicin and cyclophosphamide: preliminary results from National Surgical Adjuvant Breast and Bowel Project Protocol B-27. J Clin Oncol 21: 4165–4174

21 Costa SD, Loibl S, Kaufmann M et al (2010) Neoadjuvant chemotherapy shows similar response in patients with inflammatory or locally advanced breast cancer when compared with operable breast cancer: a secondary analysis of the GeparTrio trial data. J Clin Oncol 28: 83–91

22 Fisher B, Brown A, Mamounas E et al (1997) Effect of preoperative chemotherapy on local-regional dis-

ease in women with operable breast cancer: findings from National Surgical Adjuvant Breast and Bowel Project B-18. J Clin Oncol 15: 2483–2493

23 Fisher B, Bryant J, Wolmark N et al (1998) Effect of preoperative chemotherapy on the outcome of women with operable breast cancer. J Clin Oncol 16: 2672–2685

24 Gianni L, Baselga J, Eiermann, W (2009) Phase III Trial Evaluating the addition of paclitaxel to doxorubicin followed by cyclophosphamide, methotrexate and fluorouracil, as adjuvant or primary systemic therapy: European Cooperative Trial in Operable Breast Cancer. JCO May 20, 2009 vol. 27 no. 15: 2474–2481

25 Huober J, von Minckwitz G, Denkert C et al (2010) Effect of neoadjuvant anthracycline-taxane-based chemotherapy in different biological breast cancer phenotypes: overall results from the GeparTrio study. Breast Cancer Res Treat 124: 133–140

26 Jackisch C, von Minckwitz G, Eidtmann H et al (2002) Dose-dense bi-weekly doxorubicin/docetaxel versus sequential neoadjuvant chemotherapy with doxorubicin/cyclophosphamide/docetaxel in operable breast cancer: second interim analysis. Clin Breast Cancer 3: 276–280

27 Moebus V, Jackisch C, Lueck HJ et al (2010) Intense dose-dense sequential chemotherapy with epirubicin, paclitaxel, and cyclophosphamide compared with conventionally scheduled chemotherapy in high-risk primary breast cancer: mature results of an AGO phase III study. J Clin Oncol 28: 2874–2880

28 Moneer M, El-Didi M, Khaled H (1999) Breast conservative surgery: is it appropriate for locally advanced breast cancer following downstaging by neoadjuvant chemotherapy? A pathological assessment. Breast 8: 315–319

29 Untch M, von Minckwitz G, Konecny GE et al (2011) PREPARE trial: a randomized phase III trial comparing preoperative, dose-dense, dose-intensified chemotherapy with epirubicin, paclitaxel, and CMF versus a standard-dosed epirubicin-cyclophosphamide followed by paclitaxel with or without darbepoetin alfa in primary breast cancer – outcome on prognosis. Ann Oncol (9): 1999–2006

30 von Minckwitz G, Kümmel S, Vogel P et al German Breast Group (2008) Neoadjuvant vinorelbin-capecitabine versus docetaxel-doxorubicin-cyclophosphamide in early nonresponsive breast cancer: phase III randomized GeparTrio trial. J Natl Cancer Inst 100: 542–551

31 von Minckwitz G, Kümmel S, Vogel P et al German Breast Group (2008) Intensified neoadjuvant chemotherapy in early-responding breast cancer: Phase III randomized GeparTrio study. J Natl Cancer Inst 100: 552–562

32 Wolmark N, Wang J, Mamounas E et al (2001) Preoperative chemotherapy in patients with operable breast cancer: nine-year results from National Surgical Adjuvant Breast and Bowel Project B-18. J Natl Cancer Inst Monogr 30: 96–102

Triple-negatives Mamma Ca/Antiangiogenese

33 Makris A, Powles TJ, Kakolyris S et al (1999) Reduction in angiogenesis after neoadjuvant chemoendocrine therapy in patients with operable breast carcinoma. Cancer 85: 1996–2000

34 von Minckwitz G, Eidtmann H, Loibl S et al (2011) Integrating bevacizumab, everolimus, and lapatinib into current neoadjuvant chemotherapy regimen for primary breast cancer. Safety results of the GeparQuinto trial. Ann Oncol 22: 301–306

35 von Minckwitz G, Schneeweiss A, Salat CT et al (2013) A randomized phase II trial investigating the addition of carboplatin to neoadjuvant therapy for triple- negative and Her2-positive early breast cancer. J Clin Oncol 31: (suppl; abstr 1004)

HER2/neu-Überexpression

36 Buchholz TA, Huang EH, Berry D et al (2004) HER-2/neu-positive disease does not increase risk of locoregional recurrence for patients treated with neoadjuvant doxorubicin-based chemotherapy, mastectomy, and radiotherapy. Int J Radiat Oncol Biol Phys 59: 1337–1342

37 Buzdar AU, Ibrahim NK, Francis D et al (2005) Significantly higher pathologic complete remission rate after neoadjuvant therapy with trastuzumab, paclitaxel, and epirubicin chemotherapy: Results of a randomized trial in human epidermal growth factor receptor 2-positive operable breast cancer. J Clin Oncol 23: 3676–3685

38 Coudert BP, Largillier R, Arnould L et al (2007) Multicenter phase II trial of neoadjuvant therapy with trastuzumab, docetaxel and carboplatin for human epidermal growth factor receptor-2-overexpressing stage II or III breast cancer: results of the GETN(A)-1 trial. J Clin Oncol 25: 2678–2684

39 Gianni L, Eiermann W, Semiglazov V et al (2010) Neoadjuvant chemotherapy with trastuzumab followed by adjuvant trastuzumab versus neoadjuvant chemotherapy alone, in patients with HER2-positive locally advanced breast cancer (the NOAH trial): a randomised controlled superiority trial with a parallel HER2-negative cohort. Lancet 375: 377–384

40 Gianni L, Eiermann W, Semiglazov V et al (2013) Follow-up results of NOAH, a randomized phase III trial evaluating neoadjuvant chemotherapy with trastuzumab (CT+H) followed by adjuvant H versus CT alone in patients with HER2-positive locally advanced breast cancer. J Clin Oncol 31 (suppl): abstr 503)

41 Gianni L, Eiermann W, Semiglazov V et al (2009) Neoadjuvant Trastuzumab in patients with HER2-

positive locally advanced breast cancer: primary efficacy analysis of the NOAH trial. Cancer Res 69 (suppl 2): abstr 31

42 Gianni L, Pienkowski T, Im YH et al (2012) Efficacy and safety of neoadjuvant pertuzumab and trastuzumab in women with locally advanced, inflammatory, or early HER2-positive breast cancer (NeoSphere): a randomised multicentre, open-label, phase 2 trial. Lancet Oncol 13(1): 25–32

43 Gianni L, Baselga J, Eiermann W et al (2009) Phase III Trial evaluating the addition of paclitaxel to doxorubicin followed by cyclophosphamide, methotrexate and fluorouracil as adjuvant or primary systemic therapy: European Cooperative Trial in Operable Breast Cancer. J Clin Oncol 27: 2474–2481

44 Ismael G, Hegg R, Muehlbauer S et al (2012) Subcutaneous versus intravenous administration of (neo) adjuvant trastuzumab in patients with HER2-positive, clinical stage I–III breast cancer (HannaH study): a phase 3, open-label, multicentre, randomized trial. Lancet Oncology 13 (9): 869–878

45 Untch M, Fasching PA, Konecny GE et al (2011) Pathological complete response after neoadjuvant chemotherapy + trastuzumab treatment predicts survival and detects a patient subgroup at high need for improvement of anti-HER2 therapy. Three year median follow up data of the TECHNO trial. J Clin Oncol, in press

46 Untch M, Rezai M, Loibl S et al (2010) Neoadjuvant treatment with trastuzumab in HER2-positive breast cancer: results from the GeparQuattro study. J Clin Oncol 28: 2024–2031

Operation

47 Chen AM, Meric-Bernstam F, Hunt KK et al (2004) Breast conservation after neoadjuvant chemotherapy: the MD Anderson cancer center experience. J Clin Oncol 22: 2303–2312

48 Garg AK, Strom EA, McNeese MD et al (2004) T3 disease at presentation or pathologic involvement of four or more lymph nodes predict for locoregional recurrence in stage II breast cancer treated with neoadjuvant chemotherapy and mastectomy without radiotherapy. Int J Radiat Oncol Biol Phys 59: 138–145

49 Rouzier R, Mathieu MC, Sideris L et al (2004) Breast-conserving surgery after neoadjuvant anthracycline-based chemotherapy for large breast tumors. Cancer 101: 918–925

50 Scholl SM, Fourquet A, Asselain B et al (1994) Neoadjuvant versus adjuvant chemotherapy in premenopausal patients with tumours considered too large for breast conserving surgery: preliminary results of a randomised trial: S6. Eur J Cancer 30A: 645–652

51 Singletary SE, McNeese MD, Hortobagyi GN (1992) Feasibility of breast-conservation surgery after induction chemotherapy for locally advanced breast carcinoma. Cancer 69: 2849–2852

52 Veronesi U, Bonadonna G, Zurrida S et al (1995) Conservation surgery after primary chemotherapy in large carcinomas of the breast. Ann Surg 222: 612–618

Sentinel Node

53 Boughey J, Sumann V, Mittendorf E et al (2012) The role of sentinel lymph node surgery in patients presenting with node positive breast cancer (T0-T4, N1-2) who recieve neoadjuvant chemotherapy-results from the ACOSOG Z 1071 trial. SABCS 2012, Abstract S2-1

54 Kuehn T, Bauerfeind I, Fehm T et al (2013) Sentinel -lymph-node biopsy in patients with breast cancer before and after neoadjuvant chemotherapy (SENTINA): a prospective, multicentre cohort study. Lancet Oncol 14(7): 609–618. doi: 10.1016/S1470-2045(13)70166-9. Epub 2013 May 15.

55 Xing Y, Foy M, Cox DD, Kuerer HM, Hunt KK, Cormier JN (2006) Meta-analysis of sentinel lymph node biopsy after preoperative chemotherapy in patients with breast cancer. Br J Surg 93(5): 539–546

Adjuvante Systemtherapie

N. Harbeck, V. Aivazova-Fuchs, C. Anthuber, M. Braun, M. Hamann, G. Michl, C. Salat, D. Sattler,
M. Schwoerer, C. Wolf

Die Empfehlungen in diesem Kapitel lehnen sich an die S3-Leitlinie Mammakarzinom (2012) [1], die Empfehlungen der Organgruppe „Mammakarzinom" der Arbeitsgemeinschaft Gynäkologische Onkologie 2013 [2] sowie an die Ergebnisse der Konsensus-Konferenzen zur Therapie des frühen Mammakarzinoms von St. Gallen (zuletzt März 2013) [3] an, stellen aber auch die Meinung der beteiligten Autoren dar. Dies gilt insbesondere in Fällen, in denen die o. g. Empfehlungen keine klaren Aussagen treffen oder Interpretationsspielraum lassen.

Einleitung

Seit ihrer Einführung haben sich die adjuvante Hormon- und Chemotherapie über die letzten 30 Jahre zu einem integralen und unverzichtbaren Bestandteil in der Therapie des Mammakarzinoms entwickelt. Die Wirksamkeit beider Therapieformen wurde in vielen randomisierten Studien untersucht und immer wieder bestätigt. Die Metaanalysen dieser Studien durch die Early Breast Cancer Trialists' Collaborative Group (EBCTCG), die in regelmäßigen Abständen ergänzt wurden (zuletzt 2011) und insgesamt > 100 000 Patientinnen umfassen, unterstreichen die Bedeutung der adjuvanten Systemtherapie für die Verhinderung von Rezidiven und Todesfällen [4, 5].

Eine adjuvante Chemotherapie (Anthrazykline, Taxane) reduziert überwiegend unabhängig vom Alter (verlässliche Daten < 70 Jahre) oder einzelnen Tumorcharakteristika die brustkrebsbedingte Sterblichkeit um bis zu einem Drittel [5].

Die adjuvante Tamoxifentherapie reduziert ebenfalls die brustkrebsbedingte Sterblichkeit um bis zu einem Drittel in den ersten 15 Jahren Nachbeobachtungszeit [4].

Die adjuvante Systemtherapie wird in kurativer Absicht durchgeführt. Das bedeutet, dass ggf. bei nicht metastasierten Frauen mit fortgeschrittener Erkrankung und einem hohem Rezidivrisiko eine aggressive adjuvante Therapiestrategie gewählt wird, während bei bereits vorliegenden Makrometastasen und der damit im Regelfall verbundenen nicht kurativen Situation eine weniger belastende Therapie unter palliativen Gesichtspunkten sinnvoll erscheint. Das Risiko für bereits bei Primärdiagnose nachweisbare Fernmetastasen ist stadienabhängig. In der aktuellen S3-Leitlinie [1] wird in frühen Tumorstadien (T1–2, N0) die gezielte Suche nach Fernmetastasen wegen der geringen Inzidenz, der ungenügenden Sensitivität und Spezifität, der verfügbaren diagnostischen Methoden und der damit verbundenen psychischen Belastung von betroffenen Patientinnen nicht empfohlen. Bei hohem Rückfallrisiko (z. B. cN+), klinischem Verdacht auf Makrometastasierung bzw. wenn sich hieraus eine relevante Änderung des therapeutischen Konzepts ergibt, sind Staginguntersuchungen (idealerweise präoperativ) indiziert. Eine Indikation für die Durchführung von Staginguntersuchungen besteht nach Ansicht der Autoren immer dann, wenn das Risiko der Patientin für so hoch eingeschätzt wird, dass eine systemische Chemotherapie für notwendig erachtet wird. Als Standard-Staginguntersuchungen gelten Röntgen-Thorax (2 Ebenen), Oberbauchsonografie (bzw. CT evtl. Hals/Thorax/Abdomen) und Ganzkörperskelettszintigrafie. Zielaufnahmen einzelner Skelettabschnitte, MRT oder PET-CT sind normalerweise der weiteren Abklärung suspekter Stagingbefunde vorbehalten. Bei der weiteren Abklärung suspekter Herde ist auch immer an eine gezielte Biopsie zur histologischen Sicherung zu denken.

Je geringer das individuelle Rezidivrisiko einer Patientin ist, desto relevanter sind die Therapienebenwirkungen, insbesondere mögliche Langzeitschäden. Generell ist zu beachten, dass Patientinnen mit einem geringen absoluten Risiko für ein Wiederauftreten der Erkrankung einen geringen absoluten Nutzen von einer adjuvanten Chemotherapie haben. Um eine Patientin ausreichend beraten zu können, ist eine möglichst realistische Abschätzung des individuellen Risikos notwendig: Epidemiologische Risikoberechnungsprogramme (z. B. www.adjuvantonline.com) können für die Diskussion mit der Patientin hilfreich sein. „Adjuvant online" kalkuliert anhand von Alter, Gesundheitsstatus und tumorspezifischen Daten die krankheitsunabhängige Mortalität sowie die Effekte von endokriner Therapie, Chemotherapie oder deren Kombination in Bezug auf 10-Jahres-Rezidivrate und Mortalität. Als Grundlage dienen neben großen epidemiologischen Datensammlungen die Daten der EBCTCG sowie wichtige Einzelstudien. Als epidemiologische Datenbank kann „adjuvantonline" nicht die Untersuchung der Tumorbiologie (siehe Kapitel „Prognostische und prädiktive Faktoren") ersetzen und hat für seltene Randgruppen keine verlässliche Aussagekraft.

Um eine genauere individuelle Risikoabschätzung vornehmen zu können, teilt man seit einigen Jahren das Mammakarzinom in intrinsische Subtypen ein. Während hierbei die Zuordnung von Patientinnen mit positivem HER2-Status und Patientinnen mit hormonrezeptornegativem und HER2-negativem (triple-negativem) Mammakarzinom zu einem Hochrisikokollektiv, welches von einer adjuvanten Chemotherapie (ggf. in Kombination mit einem Antikörper) profitiert, verhältnismäßig einfach ist, stellt die korrekte Risikoeinschätzung der großen Gruppe der hormonrezeptorpositiven, HER2-negativen, der sog. Luminal-Tumoren eine große Herausforderung im klinischen Alltag dar (siehe Abbildung 1). Ein relevanter Anteil dieser Patientinnengruppe benötigt eine adjuvante Chemotherapie, wenngleich der Großteil der Patientinnen nicht oder nur in geringem Maße von einer solchen profitiert und somit übertherapiert wird (siehe Kapitel „Prognostische und prädiktive Faktoren").

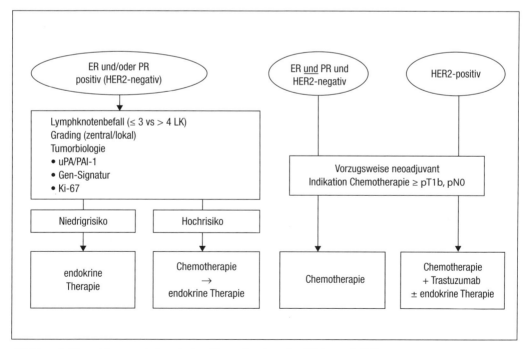

Abbildung 1. Therapiekonzepte beim primären Mammakarzinom (modifiziert nach [66]).

In einem Informationsgespräch sollte die Patientin ausführlich über ihre Prognose, über Verfügbarkeit, Wirksamkeit und zu erwartende Nebenwirkungen der geplanten Therapie, weitere sinnvolle Therapieoptionen sowie die Möglichkeit einer Studienteilnahme aufgeklärt werden. Vor Beginn der adjuvanten Therapie muss geprüft werden, ob Kontraindikationen oder Einschränkungen für die geplante Therapie bestehen.

Fertilitätserhalt bei jungen Frauen

Grundsätzlich sollen die Frauen in der Prämenopause vor Beginn der Systemtherapie eine Beratung über Fertilitätserhalt, Oozyten-Kryokonservierung und Kontrazeption erhalten.

Bei jungen Frauen müssen die Auswirkungen der Systemtherapie auf die Ovarialfunktion berücksichtigt werden (z. B. permanente oder passagere Ovarialinsuffizienz mit konsekutiver Osteoporoseinduktion). Eine Beratung über Optionen zum Erhalt der Fertilität durch Ovarprotektion oder Asservierung von Eizellen und/oder Ovargewebe sollte bei Kinderwunsch angeboten werden.

Die ZORO-Studie [6] konnte keine ovarprotektive Wirksamkeit der GnRH-Analoga bei hormonrezeptornegativer Erkrankung belegen. Bei hormonrezeptorpositiven Tumoren kann eine Einschränkung des Chemotherapieeffektes durch eine begleitende GnRH-Gabe nicht ausgeschlossen werden. Die Ovarprotektion durch GnRH wird daher derzeit aufgrund der uneinheitlichen Datenlage nicht empfohlen [7]. Das Asservieren von Ovargewebe ist ebenso experimentell wie die Konservierung unreifer Oozyten. In Optimierung sind Verfahren zur Konservierung reifer Oozyten (Vorkernstadium). Als Standard kann derzeit lediglich die Kryokonservierung von Embryonen angesehen werden.

Neben einer engen Kooperation von Gynäkoonkologen und Kinderwunschmedizinern ist die Betreuung in einem spezialisierten Zentrum notwendig. Ausführliche Informationen für Ärzte und Patientinnen finden sich auf der Homepage des Netzwerkes Fertiprotekt (www. fertiprotekt.de). Die Kosten für die Behandlung müssen in der Regel durch die betroffene Patientin getragen werden.

Adjuvante endokrine Therapie

Definition endokrin sensitiv: Mammakarzinome werden als endokrin sensitiv bezeichnet, wenn in dem immunhistologisch untersuchten Tumorgewebe mindestens 1 % der Zellen Östrogen- und/oder Progesteronrezeptoren aufweisen. Können immunhistologisch keine Hormonrezeptoren nachgewiesen werden, so gilt das Mammakarzinom als nicht endokrin sensitiv. Liegt keine immunhistologische Rezeptorbestimmung vor, so ist der Tumor als endokrin sensitiv zu bewerten (siehe Kapitel „Pathologie").

Indikationsstellung: Eine adjuvante endokrine Therapie ist prinzipiell immer indiziert bei endokrin sensitivem Mammakarzinom. Die Art der endokrinen Therapie hängt vom Menopausenstatus ab. In einer kleinen Niedrigrisikogruppe (pT1a(b), G1, Hormonrezeptor hochpositiv, HER2-negativ) kann ggf. auf eine endokrine Therapie verzichtet werden, da ein entscheidender Vorteil hinsichtlich der Lebenserwartung nicht gegeben ist und nebenwirkungsbedingte Todesfälle durch Lungenembolien, Schlaganfälle oder Myokardischämien auftreten können. Der präventive Effekt für die kontralaterale Brust sollte hier bei der Indikationsstellung jedoch berücksichtigt werden.

Beginn und Dauer der endokrinen Therapie: Die endokrine Therapie sollte erst nach dem Ende einer ggf. indizierten Chemotherapie begonnen werden. Sie kann gleichzeitig zur Strahlentherapie, aber auch erst nach Abschluss der Strahlentherapie begonnen werden. Die Dauer beträgt 5–10 Jahre.

Menopausenstatus: Die Prämenopause ist der Zeitraum vor der letzten Menstruationsblutung. Hier beginnen ein Absinken des Östrogenspiegels und eine Schwäche des Gelbkörpers mit verminderter Progesteronsekretion, was zu unregelmäßigen Monatsblutungen führt. Die Perimenopause umfasst i. d. R. die Zeitspanne zwischen dem 45. und dem 55. Lebensjahr. Neben der Anamnese kann der Menopausenstatus laborchemisch durch eine E2 (17β-Östradiol)- und FSH-Bestimmung gesichert werden. Die Überprüfung der ovariellen Reservekapazität (Anti-Müller-Hormon) nach Chemotherapie liefert keine zuverlässigen Informationen. Die Postmenopause wird wie folgt definiert: Zustand nach bilateraler Ovarektomie; Alter > 60 Jahre; Alter < 60 Jahre und > 1 Jahr Amenorrhö (ohne Chemotherapie, Hysterektomie, SERM oder GnRH) und FSH/E2 im postmenopausalen Bereich [8].

Endokrine Therapie bei prämenopausalen Patientinnen

In der Prämenopause ist Tamoxifen 20 mg/Tag die Standardtherapie. Diese Therapie ist durch eine systematische Übersichtsarbeit randomisierter kontrollierter Studien belegt (Evidenzklasse 1a) [4] und wird in den Leitlinien der AGO-Mamma 2013 eindeutig (++) empfohlen. Die Therapie soll mindestens 5 Jahre lang durchgeführt werden bzw. solange die Patientin prämenopausal ist und keine inakzeptablen Nebenwirkungen auftreten. Eine erweiterte Therapie mit Tamoxifen über 10 Jahre ist mit zwei randomisierten kontrollierten Studien (ATLAS, aT-Tom) belegt (Evidenzklasse 1b) [9, 10]. Die kombinierte Auswertung beider Studien (n = 17 477) zeigte eine signifikante Senkung der brustkrebsspezifischen Mortalität durch 10 Jahre Tamoxifen (HR 0,85; 0,77–0,94; p = 0,001) bei identischer nicht brustkrebsassoziierter Mortalität. Das Hauptrisiko der verlängerten Tamoxifengabe war die Entwicklung eines Endometriumkarzinoms mit einem absoluten Risiko von 0,5 %. Eine erweiterte endokrine Therapie mit einem Aromatasehemmer (< 5 Jahre) nach 5 Jahren Tamoxifen ist bei sicher postmenopausalen Frauen anzuraten [11–13].

Der Einsatz von GnRH-Analoga zusätzlich zu Tamoxifen ist umstritten, da es nur sehr wenig Studiendaten gibt, die Tamoxifen als Standard ± GnRH-Analogon randomisiert haben. V. a. nach einer adjuvanten Chemotherapie gibt es hier keine Daten, die einen Nutzen für die Patientinnen zeigen [14]. Aufgrund der fehlenden Daten und der z. T. beträchtlichen Nebenwirkungen, gerade bei jungen Frauen, hat sich die AGO-Kommission für eine sehr restriktive Empfehlung (+ für TAM plus GnRH als alleinige adjuvante Therapie und ± bei Chemotherapie →TAM) ausgesprochen und rät bei Frauen < 40 Jahren sogar von der zusätzlichen GnRH-Gabe ab [2].

Eine permanente Ovarablation durch beidseitige chirurgische Adnexektomie oder Radiomenolyse ist prinzipiell möglich. Wir empfehlen jedoch bei entsprechender Indikation die medikamentöse Ovarsuppression durch GnRH-Analoga, da sie bei gleicher Effektivität eine reversible Option ist und ggf.

den Therapieabbruch bei Unverträglichkeit sowie (gerade für sehr junge Patientinnen) den potenziellen Erhalt der Fertilität ermöglicht. Eine permanente Ovarablation durch Operation kann primär oder sekundär durchgeführt werden, wenn die Patientin dies aus besonderen Gründen wünscht (z. B. bei gleichzeitig erhöhtem Ovarialkarzinomrisiko aufgrund einer BRCA1/2-Mutation (siehe Kapitel „Das hereditäre Mammakarzinom"). Eine GnRH-Analogon-Therapie wird nach bisher vorliegenden Daten für 2 bis max. 5 Jahre empfohlen, da für eine Therapiedauer von 2, 3 oder 5 Jahren Studienergebnisse zu Effektivität und Sicherheit vorliegen. Da es keinen direkten Vergleich der GnRH-Therapiedauer in Bezug auf ihre Wirksamkeit gibt, halten die Autoren eine 2-jährige GnRH-Gabe für prinzipiell ausreichend. Eine längere Gabe von bis zu 5 Jahren ist im Einzelfall bei guter Verträglichkeit möglich, jedoch nicht als wirksamer belegt.

Bei einer absoluten Kontraindikation gegen Tamoxifen können entweder ein GnRH-Analogon allein [14] oder ein GnRH mit einem Aromatasehemmer (analog ABCSG 12 [15, 16]) verabreicht werden. In der 5-Jahres-Analyse der ABCSG-Studie zeigte sich bei einer Randomisierung GnRH + Tamoxifen vs. GnRH + AI (nur 3 Jahre Therapiedauer!) kein Unterscheid im DFS (HR 1,08; 0,81–1,44; p = 0,591), aber im Gesamtüberleben zuungunsten des AI (46 vs. 27 Todesfälle; HR 1,75; 1,08–2,83; p = 0,02), sodass diese Therapie nur in begründeten Ausnahmefällen indiziert werden sollte.

Bedeutende Nebenwirkungen von Tamoxifen: Sehr häufig (> 10 %): Hitzewallungen. Häufig (> 1 und < 10 %): Knochen- und Gelenkschmerzen, Haarausfall, Thromboembolien, Sehstörungen. Selten (< 0,01 bis < 0,1 %): Endometriumkarzinom. Vor Beginn der Therapie sollte eine augenärztliche Untersuchung erfolgen, da Sehstörungen wie z. B. Katarakte, Corneatrübungen und/oder Retinopathien auftreten können, die nur z. T. reversibel sind.

Offene Fragen und derzeitige Empfehlungen

Tamoxifen wird in der Leber über das Enzym CYP2-D6 in seinen wirksamen Metaboliten Endoxifen umgewandelt. Aufgrund der großen Heterogenität des Enzyms geht man davon aus, dass Tamoxifen in unterschiedlicher Konzentration wirksam ist. Neben dem Genotyp können auch Medikamente, wie z. B. Antidepressiva die Enzymaktivität beeinflussen.

Aufgrund der heterogenen Datenlage ist jedoch derzeit nicht klar, ob eine eingeschränkte Enzymaktivität zu einer klinisch relevanten Verringerung der Tamoxifenwirkung mit ggf. einer Prognoseverschlechterung führt [17]. Da die klinischen Daten unklar sind und v. a. bei prämenopausalen Patientinnen keine eindeutig gleichwertigen Therapieoptionen zur Verfügung stehen, wird derzeit von einer routinemäßigen CYP2-D6 Bestimmung abgeraten [18].

Endokrine Therapie bei postmenopausalen Patientinnen

Für postmenopausale Patientinnen stehen Tamoxifen (20 mg/d) und Aromatasehemmer (Anastrozol, Letrozol, Exemestan) für die endokrine Therapie zur Verfügung.

Die Therapie sollte über 5–10 Jahre, vorzugsweise sequenziell durchgeführt werden, z. B. mit Tamoxifen über 2,5–5 Jahre gefolgt von einem Aromatasehemmer über 2,5–5 Jahre. Hierzu gibt es randomisiert kontrollierte Studien (BIG 1-98; TEAM) [19, 20] und es besteht eine eindeutige Empfehlung durch die AGO-Mamma 2013. Bei Patientinnen mit einem erhöhten Rückfallrisiko in den ersten 2–3 Jahren (z. B. nodalpositiv) sollte mit einem Aromatasehemmer upfront begonnen werden, gefolgt von Tamoxifen [21, 22]. Aufgrund einer Subgruppenauswertung von BIG 1-98 scheint auch bei einem invasiv-lobulären Karzinom die Aromatasehemmertherapie upfront über 5 Jahre ratsam [23]. Für Aromatasehemmer gibt es keine Wirksamkeits- oder Sicherheitsdaten zu einer adjuvanten Therapiedauer > 5 Jahre.

Auch Tamoxifen 20 mg/d über 5 bis 10 Jahre ist nach den Daten der ATLAS- und aTTom-Studien eine evidenzbasierte Therapieoption [9, 10]. Nach 3–5 Jahren Tamoxifen ist die erweiterte endokrine Therapie mit einem Aromatasehemmer (3–5 Jahre) eine evidenzbasierte Therapieoption [11–13] und auch nach einem tamoxifenfreien Intervall sinnvoll. Generell sollte bei der Erweiterung der adjuvanten endokrinen Therapie auf bis zu 10 Jahre Nutzen und Nebenwirkungen gemeinsam mit der Patientin ausführlich abgewogen werden.

Die Kombination von Tamoxifen mit einem Aromataseinhibitor hat sich in der ATAC-Studie [22] nicht bewährt und wird daher nicht empfohlen.

Bedeutende Nebenwirkungen von Aromatasehemmern: Sehr häufig (> 10 %): Hitzewallungen, Übelkeit, Kopfschmerzen, Muskel-, Gelenk- und Knochenschmerzen, Osteoporose mit erhöhter Frakturhäufigkeit. Häufig (> 1 und < 10 %): Haarausfall, Karpaltunnelsyndrom, vaginale Blutung, Erhöhung von AP, ALT, AST. Selten (< 0,01 bis < 0,1 %): anaphylaktische Reaktion.

Endokrine Therapie: Aktuelle Therapieempfehlungen

– Immer indiziert bei endokrin sensitivem Mammakarzinom
– Therapiedauer 5–10 Jahre
– Prämenopause: Tamoxifen 20 mg/d
– Postmenopause: Aromatasehemmer (AI) oder Tamoxifen
  – Sequenz sinnvoll
  – Beginn mit AI bei
    – hohem Rückfallrisiko (z. B. nodalpositiv)
    – lobulärem Karzinom

Adjuvante Chemotherapie

Indikationsstellung: Die Indikation zur adjuvanten Chemotherapie sollte in Kenntnis der möglichen Nebenwirkungen abhängig vom individuellen Risiko der Patientin gestellt werden. Grundsätzlich erscheint eine adjuvante Chemotherapie in folgenden Situationen indiziert:
– triple-negativer Tumor
– HER2-positiver Tumor
– Luminal-B-Tumor
– nodalpositiver Tumor, insbesondere bei > 3 befallenen Lymphknoten
  – aggressive Tumorbiologie (siehe Kapitel „Prognostische und prädiktive Faktoren")
  – Grading 3
  – hohes Ki-67
  – niedrig exprimierte Hormonrezeptoren
  – hohes uPA/ PAI-1
  – in Ausnahmefällen durchgeführter molekulargenetischer Test mit hohem Rückfallrisiko
– junges Alter (< 35 Jahre)

Bei sehr günstigen tumorbiologischen Kriterien, d. h. Luminal-A-Subtyp, (G1, hochhormonrezeptorpositiver, HER2-negativer), nodalnegativer Tumor, tubuläre bzw. muzinöse Histologie bzw. grenzwertige Chemotherapieindikation und niedriges uPA/PAI-1 bzw. niedriges Risiko in einem der molekulargenetischen Tests (in Ausnahmefällen durchgeführt) kann auf eine adjuvante Chemotherapie verzichtet werden.

Bei grenzwertiger Chemotherapieindikation (N0(1), G2, hormonrezeptorpositiver, HER2-negativer Tumor) sollte ein zusätzlicher Test zur Einschätzung der Tumorbiologie (Luminal-A vs. -B) angewandt werden (vorzugsweise der uPA/PAI-1-Test bzw. in Ausnahmefällen einer der molekulargenetischen Tests (siehe Kapitel „Prognostische und prädiktive Faktoren")), um eine Entscheidung für oder gegen eine adjuvante Chemotherapie treffen zu können.

Für Patientinnen mit 1–3 befallenen Lymphknoten, für sehr junge Frauen, aber auch für Tumoren (pN0–1) mit mittlerem Recurrence-Score gibt es bisher keine Studien, die den Verzicht auf eine adjuvante Chemotherapie prospektiv untersucht haben. Hier ist daher bei Vorliegen einer günstigen Tumorbiologie (s. o.) eine individuelle Nutzen/Risikoaufklärung vor Verzicht auf eine adjuvante Chemotherapie unbedingt erforderlich.

Beginn und Dauer einer adjuvanten Chemotherapie: Der optimale Beginn einer adjuvanten Chemotherapie ist innerhalb der ersten 4–6 Wochen nach der Operation, eine Verzögerung über 12 Wochen hinaus sollte vermieden werden, um keinen Wirkungsverlust in Kauf zu nehmen [24, 25]. Die Einhaltung der geplanten Dosis ist ebenfalls wichtig, um die volle Wirksamkeit zu erhalten [26]. Um dieses Zeitfenster einzuhalten, Dosiskompromissen vorzubeugen und Dosisdichte und Dosisintensität konstant zu halten, sollte die Strahlentherapie erst nach vollständig abgeschlossener Chemotherapie begonnen werden. Die adjuvante Chemotherapie wird üblicherweise über einen Zeitraum von 18–24 Wochen appliziert.

Substanzen: Eine adjuvante Chemotherapie mit Anthrazyklinen und Taxanen ist inzwischen Standard bei allen nodalpositiven Patientinnen sowie beim triple-negativen und beim HER2-positiven Tumor (siehe Tabelle 1). Die Metaanalysen der Vielzahl an Studien, die eine taxanhaltige mit einer taxanfreien Therapie verglichen haben [27–29] sowie die Analyse der EBCTCG [5] zeigen übereinstimmend eine hochsignifikante Verbesserung von DFS und Gesamtüberleben durch die Hinzunahme der Taxane gegenüber rein anthrazyklinhaltigen Schemata.

Auch für nodalnegative Patientinnen gibt es bereits einige positive Studien, weshalb die AGO den Einsatz von Taxanen unabhängig vom Nodalstatus empfiehlt (++) [2].

Taxane können entweder in Kombination (z. B. TAC) oder sequenziell nach Anthrazyklinen eingesetzt werden (z. B. EC-Paclitaxel weekly oder EC-Docetaxel). Die Dreierkombination 6 × TAC (Docetaxel 75, Adriamycin 50, Cyclophosphamid 500 mg/m^2) erwies sich in der BCIRG-005-Studie einer sequenziellen Therapie mit 4 × AC (60/600 mg/m^2), gefolgt von 4 × Docetaxel (100 mg/m^2) als gleich wirksam [30]. Aufgrund der hohen Rate an febrilen Neutropenien sollte dieses Schema aber nur mit prophylaktischer G-CSF-Gabe appliziert werden. Das TAC-Schema zeigte in der GEICAM-9805-Studie auch bei nodalnegativen Tumoren mit zusätzlichen Risikofaktoren (Tumor > 2 cm, G2/3, rezeptornegativ, Alter < 35 Jahre) einen signifikanten Vorteil gegenüber 6 × FAC (DFS nach 5 Jahren 88 % vs. 82 %) [31]. Alternativ zu TAC sind sequenzielle taxanhaltige Schemata wie AC → DOC [30], EC → DOC [32] oder FEC → DOC mögliche Therapieoptionen. 3 × FEC → 3 × DOC zeigte in der PACS-001-Studie beim nodalpositiven Karzinom einen signifikanten Vorteil gegenüber 6 × FEC, wobei dieser in der Subgruppenanalyse auf Patientinnen > 50 Jahre beschränkt war [33, 34]. Zunehmend als Standard in der adjuvanten Chemotherapie setzt sich die Sequenz 4 × AC/EC gefolgt von 12 × Paclitaxel wöchentlich durch [35]. Dieses Regime wurde in einer 4-armigen Studie gegen 4 × AC → 4 × Paclitaxel (3-wöchentlich), 4 × AC → 4 × Docetaxel (3-wöchentlich) sowie 4 × AC → 12 × Docetaxel wöchentlich verglichen. Die wöchentliche Paclitaxel- bzw. die 3-wöchentliche Docetaxelgabe zeigten sich dabei den beiden anderen Schemata als signifikant überlegen. Beachtet werden muss die relativ hohe Rate an Neurotoxizität (8 % Grad III/IV) unter wöchentlicher Paclitaxelgabe. Die konventionell dosierte 3-wöchentliche Paclitaxelgabe [36] gilt daher heute beim primären Mammakarzinom als obsolet. Auch bei nodalnegativen Tumoren zeigte die GEICAM/2003-02-Studie eine geringe, aber statistisch signifikante Überlegenheit der sequenziellen Gabe 4 × FAC → 8 × Paclitaxel wöchentlich vs. 6 × FAC hinsichtlich des rezidivfreien Überlebens (DFS nach 5 Jahren 93 % vs. 90,3 %; HR 0,73; 0,54–0,99; p = 0,04) [37].

Tabelle 1. Adjuvante Chemotherapieschemata – Dosierungen und Nebenwirkungen.

Schema	Medikamente	Dosierung (mg/m^2 KOF)	Zyklen	Häufige Nebenwirkungen[a] (Grad III und IV)	
1. Schemata der ersten Wahl					
AC-T bzw. EC-T	Doxorubicin (oder Epirubicin) Cyclophosphamid danach	60 (90) 600	4 Zyklen alle 3 Wo.	wie AC zusätzl. bei Paclitaxel	
	Paclitaxel	80	12 Zyklen wöchentl.	allerg. Reaktionen Neuropathie II–IV°	ca. 6 % 27 %
AC-D bzw. EC-D	Doxorubicin (oder Epirubicin) Cyclophosphamid danach	60 (90) 600	4 Zyklen alle 3 Wo.	Stomatitis	ca. 6 %
	Docetaxel	100	4 Zyklen alle 3 Wo.	Ödeme	ca. 5 %
FEC-DOC	5-Fluorouracil Epirubicin Cyclophosphamid danach	500 100 500	3 Zyklen alle 3 Wo.	wie FEC (s. o.)	
	Docetaxel	100	3 Zyklen alle 3 Wo.	Stomatitis Ödeme	ca. 6 % ca. 5 %
TAC	Docetaxel Doxorubicin Cyclophosphamid	75 50 500	6 Zyklen alle 3 Wo.	febrile Neutropenie Stomatitis Kardiotoxizität	24 %: G-CSF primär empfohlen! 7 % ca. 2 %
2. Schemata der 2. Wahl (bei Kontraindikation für obige Schemata sowie in ausgewählten Fällen)					
FEC bzw. FAC	5-Fluorouracil Epirubicin (oder Doxorubicin) Cyclophosphamid	500 100 (50–60) 500	6 Zyklen alle 3 Wo.	febrile Neutropenie Stomatitis Kardiotoxizität	ca. 3 % ca. 4 % < 2 %
EC bzw. AC	Epirubicin (oder Doxorubicin) Cyclophosphamid	90 (60) 600	4 Zyklen alle 3 Wo.	febrile Neutropenie Stomatitis Kardiotoxizität	1–2 % ca. 4 % < 2 %
TC	Docetaxel Cyclophosphamid	75 600	4 Zyklen alle 3 Wo.	febrile Neutropenie	5 %
CMF	Cyclophosphamid (oder Cyclophosphamid) Methotrexat 5-Fluorouracil	600 i. v. d 1 + 8 (100 p. o. d 1–14) 40 d 1 + 8 600 d 1 + 8	6 Zyklen alle 4 Wo.	febrile Neutropenie	≤ 2 %

Tabelle 1. Fortsetzung

3. Dosisdichte Schemata (mit G-CSF-Prophylaxe!)				
E-T-C dosisdichte, dosisintensive Sequenz- therapie	Epirubicin danach Paclitaxel danach Cyclophosphamid	150 225 2000	3 Zyklen alle 2 Wo. mit G-CSF 3 Zyklen alle 2 Wo. mit G-CSF 3 Zyklen alle 2 Wo. mit G-CSF	febrile Neutropenie ca. 7 % Transfusionen 28 % (ohne Erythropoetin) Transfusionen 12 % (mit Erythropoetin) Neuropathie II–IV° ca. 30 %
dd-AC-T bzw. dd-EC-T dosisdichte Therapie	Doxorubicin (oder Epirubicin) Cyclophosphamid danach Paclitaxel	60 (90) 600 175	4 Zyklen alle 2 Wo. mit G-CSF 4 Zyklen alle 2 Wo. mit G-CSF	wie AC/T, jedoch höhere Anämieraten Transfusionen 13 % Neuropathie III–IV° 4 %

[a] Die Aufstellung umfasst nur die akute schwere und schwerste Toxizität, zu Langzeitfolgen existieren nur wenige suffiziente Untersuchungen.

Diese Aufstellung erhebt keinen Anspruch auf vollständige Auflistung aller möglichen adjuvanten Chemotherapien, stellt aber die gebräuchlichsten Dosierungen dar. Gerade in Studienprotokollen sind Abweichungen möglich.

Bei nodalnegativen Patientinnen sind anthrazyklinhaltige Dreierkombinationen (z. B. $FE_{100}C$) valide Optionen und als Alternative zu taxanhaltigen Therapien in Abwägung von Nutzen und Nebenwirkungen (z. B. Kardiotoxizität unter Anthrazyklinen, Polyneuropathie unter Taxanen) zu diskutieren.

Bei HER2-negativen Tumoren und einer Kontraindikation gegen Anthrazykline sind 4 × TC (Docetaxel/Cyclophosphamid) [38] oder CMF [26] evidenzbasierte Alternativen.

Dosisdichte und dosisintensivierte Chemotherapie: Die beschriebene 12-malige wöchentliche Paclitaxelgabe stellt bereits eine Form der dosisdichten Therapie dar. Das Konzept der Dosisdichte wurde außerdem in der CALGB-9741-Studie untersucht: zwei konventionell dosierte, 3-wöchentliche Therapiearme (AC → Paclitaxel, A → Paclitaxel → C) wurden mit den gleichen Therapien, 2-wöchentlich appliziert mit G-CSF-Unterstützung, verglichen. Durch die 2-wöchentliche Gabe konnten sowohl DFS (82 vs. 75 % nach 4 Jahren) als auch Gesamtüberleben (92 vs. 90 %) signifikant verbessert werden [39, 40].

Die v. a. in Deutschland eingesetzte dosisdichte und dosisintensivierte ETC-Therapie erhöht zusätzlich zur Intervallverkürzung die Dosis der Einzelmedika-

mente: jeweils 2-wöchentlich werden zunächst Epirubicin 150 mg/m^2, dann Paclitaxel 225 mg/m^2, dann Cylophosphamid 2500 (in den Folgestudien 2000) mg/m^2 sequenziell mit G-CSF-Prophylaxe gegeben. Diese Therapie wurde in der ETC-Studie [41] bei Patientinnen mit ≥ 4 befallenen Lymphknoten mit einer sequenziellen, 3-wöchentlichen $E_{90}C_{600}$- → Paclitaxel$_{175}$-Therapie verglichen. ETC verbesserte auch in der aktuellen Auswertung mit 10 Jahren Follow-up signifikant DFS (56 % vs. 47 %; HR 0,74; 0,63–0,87: p = 0,00014) und Gesamtüberleben (69 % vs. 59 %; 0,72; 95 % CI, 0,60–0,87; p = 0,0007) [42]. Auch eine Metaanalyse [43] belegt eindeutig die Überlegenheit der dosisdichten Chemotherapie. Somit sollte diese insbesondere bei höhergradigem Nodalbefall und/oder rezeptornegativen Tumoren als Therapieoption erwogen werden.

Triple-negatives Mammakarzinom: Die Klassifikation als triple-negatives Mammakarzinom (triple negative breast cancer: TNBC) setzt das vollständige Fehlen von Östrogen- und Progesteronrezeptoren sowie HER2 voraus (siehe Kapitel „Pathologie). Die Inzidenz des TNBC an der Gesamtheit der Mammakarzinome wird mit 10–20 % angegeben. TNBC zeigen fast ausschließlich ein aggressives Wachstumsmuster (G3, häufig junge Patientinnen, kürzeres Gesamtüberleben, hohe Rückfallrate in den ersten

2–3 Jahren). Obwohl ca. 70 % aller TNBC molekulargenetisch dem Basalzell-Typ zugeordnet werden können, handelt es sich um eine sehr heterogene Gruppe von Tumoren. Es besteht eine Überschneidung mit dem hereditär bedingten BRCA1/2-mutierten Tumortyp: In einem unselektierten TNBC-Kollektiv konnte in 20 % eine BRCA1/2-Mutation nachgewiesen werden. Bei einer Mutation im BRCA1-Gen sind sogar bis zu 80 % aller auftretenden Tumoren triple-negativ.

Derzeit ist die Chemotherapie die effizienteste Therapieform, wobei außerhalb von Studien generell die etablierten anthrazyklin-/taxanhaltigen Schemata zum Einsatz kommen. Unabhängig von der Tumorgröße sollte bei TNBC vorzugsweise eine neoadjuvante Chemotherapie durchgeführt werden [2], da die pCR eindeutig mit dem Überleben korreliert und so die Patientin entsprechend beraten werden kann. Studien mit Therapiekonzepten für non-pCR-TNBC-Patientinnen sind dringend erforderlich.

Der Stellenwert einer platinhaltigen Chemotherapie bei TNBC ist kontrovers zu diskutieren, hierzu liegen nur neoadjuvante, aber keinen adjuvanten Daten vor (siehe Kapitel „Primär systemische Therapie"). Bei BRCA1/2-Mutationsträgerinnen konnte in einer retrospektiven Analyse eine 83%ige pCR-Rate nach Cisplatinmonotherapie neoadjuvant gezeigt werden [44]. Dieses hohe Ansprechen konnte jedoch in einer anderen Studie bei unselektiertem TNBC nicht bestätigt werden – hier betrug die pCR-Rate unter Cisplatin nur 22 % [45]. Es muss betont werden, dass es sich um unterschiedliche Kollektive (BRCA1/2-Mutation bzw. TNBC) handelt, die trotz einer hohen Überschneidung der Tumoreigenschaften offensichtlich unterschiedliches Ansprechen zeigen. Aufgrund der geschilderten Daten ist jedoch bei Patientinnen mit BRCA-Mutation eine adjuvante Sequenztherapie mit 4 × AC/EC, gefolgt von 12 × wöchentlich Paclitaxel in Kombination mit Carboplatin (AUC 6, 3-wöchentlich) zu diskutieren.

In einer Studie aus China führte die adjuvante Gabe von CMF zu einer signifikanten Verbesserung des rezidivfreien Überlebens (HR = 0,66, 0,45–0,96; p = 0,030) verglichen mit einer anthrazyklin-/taxanhaltigen Therapie [46]. Die generelle Wirksamkeit von CMF beim TNBC wird durch *Colleoni* bestätigt: In einer gemeinsamen Analyse von zwei IBCSG-Studien (VIII, IX) zeigte sich der größte Therapieeffekt von CMF (vs. keine Chemotherapie)

beim TNBC (HR 0,46; 0,29–0,73; interactions p = 0,009 vs. ER-positiv) [47].

Chemotherapie: Aktuelle Therapieempfehlungen

– Eine Chemotherapie ist beim primären Mammakarzinom immer dann indiziert, wenn der individuelle Nutzen größer ist als mögliche Nebenwirkungen. Die Chemotherapie kann dann adjuvant bzw. neoadjuvant durchgeführt werden.
– Die Indikation besteht prinzipiell bei:
  – triple-negativer Tumor
  – HER2-positiver Tumor
  – Luminal-B-Tumor
  – nodalpositiver Tumor
    (v. a. > 3 befallene Lymphknoten)
  – junges Alter (< 35 Jahre)
  – agressive Tumorbiologie:
    (siehe Kapitel „Prognostische und prädiktive Faktoren")
    – Grading 3
    – hohes Ki-67
    – niedrig exprimierte Hormonrezeptoren
    – hohes uPA/PAI-1 oder hohes Rückfallrisiko in einem der molekulargenetischen Tests
– Standard ist eine anthrazyklin- und taxanhaltige Kombination bzw. Sequenz.
– Dauer 18–24 Wochen
– Bei triple-negativen und HER2-positiven Tumoren sollte vorzugsweise eine neoadjuvante Chemotherapie durchgeführt werden.

Adjuvante Anti-HER2-Therapie (Trastuzumab)

Die (neo-)adjuvante Therapie mit dem monoklonalen humanisierten Antikörper Trastuzumab für insgesamt 1 Jahr ist bei Patientinnen mit primärem Mammakarzinom und HER2-Überexpression die Standardbehandlung.

Eine HER2-Überexpression ist definiert als immunhistochemischer Score 3+ oder 2+ und Amplifikation des HER2-Gens, nachgewiesen durch FISH oder CISH. Die Festlegung des HER2-Status soll nur durch Labore erfolgen, die eine entsprechende Qualität durch Beteiligung an Ringversuchen nachweisen können (siehe Kapitel „Pathologie").

Die Indikationsstellung sollte unabhängig von Nodalstatus oder Alter der Patientin erfolgen, sofern keine Kontraindikation (v. a. durch potenzielle Kar diotoxizität) zur geplanten Therapie besteht. Alle Patientinnen mit einer Tumorgröße ≥ 1 cm sollen die (neo-)adjuvante Behandlung mit Trastuzumab über 1 Jahr erhalten. Für kleinere (< 1 cm) nodalnegative Tumoren gibt es keine prospektiven Studiendaten – hier muss eine individuelle Abwägung von Nutzen und Nebenwirkungen erfolgen. Die AGO empfiehlt die Gabe bei pN0 ab 0,5 cm Tumorgröße (+).

Trastuzumab kann bei gleicher Effektivität wöchentlich (loading dose 4 mg/kg KG, dann Erhaltungsdosis 2 mg/kg KG) oder in dreiwöchentlichen Intervallen (loading dose 8 mg/kg KG, dann Erhaltungsdosis 6 mg/kg KG) verabreicht werden. Bei der üblicherweise guten Verträglichkeit bedeutet die dreiwöchentliche Gabe für die Patientinnen einen Gewinn an Lebensqualität. Trastuzumab wird immer zusammen mit einer (neo-)adjuvanten Chemotherapie gegeben und nach Abschluss der Chemotherapie als Monotherapie fortgesetzt. Aufgrund der engen Korrelation zwischen pCR und Überleben sollte bei einem HER2-positiven Tumor ein neoadjuvantes Vorgehen gewählt werden. So können die Patientinnen über ihre Heilungsaussichten entsprechend beraten werden und Patientinnen mit non-pCR kann eine Studienteilnahme angeboten werden. Wirksamkeitsdaten zu einer (neo-)adjuvanten Trastuzumabtherapie ohne Chemotherapie gibt es nicht.

Die Empfehlungen zur Kombination der Chemotherapie mit der einjährigen Trastuzumabgabe basieren auf den Daten der HERA-Studie [48], der BCIRG-006-Studie [49] und der kombinierten Analyse der NSABP-B31- und der NCCTG-N9831-Studie [50]. Anhand dieser Zulassungsstudien wird Trastuzumab zumeist nach 4 Zyklen Chemotherapie mit AC/EC gefolgt von 4 Zyklen taxanhaltiger Therapie oder dosisdichter Therapie mit 12 Zyklen Paclitaxel wöchentlich gegeben. Aufgrund der Daten der BCIRG-006-Studie kann auch die anthrazyklinfreie Chemotherapie mit 6 Zyklen Docetaxel in Kombination mit Carboplatin AUC 6 dreiwöchentlich in Verbindung mit Trastuzumab wöchentlich gegeben werden. Die kardiale Toxizität von TCH ist signifikant geringer als die von AC → TH, jedoch kann bei TCH eine numerisch etwas geringere Aktivität nicht ausgeschlossen werden (5-Jahres-DFS 84 % bei AC-TH vs. 81 % bei TCH; 5-Jahres-OS 92 % vs. 91 %) [49].

Aktuell wird empfohlen die Trastuzumabtherapie parallel zur Taxangabe zu beginnen, da dies wirksamer zu sein scheint als die sequenzielle Gabe [51].

Die Gabe parallel zur Anthrazyklintherapie ist möglich, ist jedoch im neoadjuvanten Setting nicht mit einer höheren Effektivität verbunden als der Beginn gemeinsam mit dem Taxan [52–54].

Während der Antikörpertherapie mit Trastuzumab müssen vierteljährlich echokardiografische Kontrollen durchgeführt werden, da bei bis zu 4 % der Patientinnen eine Kardiotoxizität mit Verminderung der Auswurffraktion und klinischen Zeichen der Herzinsuffizienz zu verzeichnen ist. Alter > 50 Jahre, Einnahme von Blutdruckmedikation, eine niedrige LVEF bei Therapiebeginn (< 55 %) bzw. nach $4 \times$ AC (< 65 %) sind signifikante Risikofaktoren. Nach Absetzen von Trastuzumab sind die meisten Funktionseinschränkungen rückläufig. Die meisten kardialen Ereignisse passieren in den ersten 2 Jahren, späte Kardiotoxizitäten sind selten [55].

Optimale Therapiedauer: Standard ist 1 Jahr Trastuzumab. In der FinHER-Studie zeigte sich in einer nicht geplanten retrospektiven Analyse der HER2-positiven Patientinnen, dass 9 Wochen Trastuzumab (Docetaxel + Trastuzumab → FEC) das metastasenfreie Überleben im Vergleich zu DOC → FEC (HR 0,32; p = 0,029) bzw. Vinorelbin + Trastuzumab → FEC (HR 0,31; p = 0,020) signifikant verbessern konnte [56]. In der PHARE-Studie wurde eine 6-monatige Gabe im Vergleich zum einjährigen Standard untersucht. Die Gleichwertigkeit der verkürzten Gabe konnte nicht zweifelsfrei nachgewiesen werden [57]. Andererseits wurden kürzlich die lange erwarteten Daten der HERA-Studie, die den Behandlungsarm mit der zweijährigen Trastuzumabgabe betreffen, vorgestellt. Nachdem sich der Zweijahresarm der einjährigen Therapie als nicht überlegen erwiesen hat, gilt weiterhin die einjährige Therapie als Standard [58].

Ausblick: Aufgrund des raschen Fortschrittes, gerade bei der HER2-positiven Erkrankung, sollten möglichst viele Patientinnen im Rahmen von Studien behandelt werden.

Aufgrund von Daten aus einer neoadjuvanten Studie, die zeigen [59] (siehe Kapitel „Primär systemische Therapie"), dass die subkutane Injektion von Herceptin mindestens gleichwertig zur intravenösen Gabe ist, wurde Ende August 2013 die Zulassung für die subkutane Gabe von Trastuzumab erteilt. Diese Verabreichungsform kann für die Lebensqualität der Patientinnen vorteilhaft sein.

Anhand der Daten neoadjuvanter Studien (z. B. NeoALTTO, NeoSPHERE) ist künftig damit zu rechnen, dass auch eine sogenannte doppelte Blockade durch mehrfache anti-HER2-Therapie an Bedeutung gewinnen könnte. Die entsprechenden adjuvanten Studien mit einer Kombination aus Trastuzumab und Lapatinib (ALTTO-Studie) bzw. Pertuzumab (APHINITY-Studie) sind abgeschlossen. Die Daten stehen noch aus, sodass derzeit keine Zulassung für eine doppelte Blockade in der adjuvanten Situation besteht.

Anti-HER2-Therapie:
Aktuelle Therapieempfehlungen

- Bei HER2-positiven Tumoren (HER2 3+ oder HER2 2+ und FISH/CISH positiv) sollte vorzugsweise eine neoadjuvante Chemotherapie durchgeführt werden.
- Standard ist eine anthrazyklin- und taxanhaltige Sequenztherapie. 6 × TCH (Docetaxel, Carboplatin, Trastuzumab) ist eine weitere Therapieoption, sofern auf Anthrazykline verzichtet werden soll.
- Trastuzumab sollte parallel zur Taxantherapie und nur in Ausnahmefällen sequenziell zur Chemotherapie verabreicht werden.
- Therapiedauer ist 1 Jahr Trastuzumab.

Adjuvante Therapie mit Bisphosphonaten

Die Datenlage zur adjuvanten Therapie mit Bisphosphonaten ist uneinheitlich.

Erste Untersuchungen zum adjuvanten Einsatz von Bisphosphonaten wurden mit 1600 mg Clodronat/Tag über 2 Jahre durchgeführt. Während die kleinste Studie sogar einen Nachteil für mit Bisphosphonat behandelte Frauen sah [60], fanden die beiden anderen Studien einen Vorteil [61, 62]. In die Studie von *Diel* et al. [61] wurden nur Patientinnen mit Nachweis disseminierter Tumorzellen im Knochenmark eingeschlossen. Die Studie von *Powles* et al. ist als placebokontrollierte Multicenterstudie (n = 1069, etwa 37 % pN+) die größte Studie zu Clodronat [62]. Nach medianer Nachbeobachtung von 5,6 Jahren zeigte sich ein signifikanter Vorteil für die 2-jährige Clodronatgabe in Bezug auf die Verhinderung skelettaler Ereignisse (geschätzt nach 5 Jahren 9,6 vs. 13,5 %; p = 0,043), nicht aber bei der Verhinderung

anderer Metastasen. Der Einfluss auf das Gesamtüberleben war grenzwertig signifikant (HR = 0,77; 0,59–0,999; p = 0,048). Die Verträglichkeit der Clodronattherapie war insgesamt gut, die häufigsten Nebenwirkungen betrafen gastrointestinale Probleme, wobei nur die Diarrhö unter Clodronat signifikant häufiger auftrat als unter Placebo (19,9 % vs. 10 %).

In der ABCSG-12-Studie wurde bei prämenopausalen Patientinnen in einem 2 × 2 Design die endokrine Therapie GnRH + Tamoxifen vs. GnRH + AI über insgesamt 3 Jahre sowie die 3-jährige Zoledronattherapie (4 mg alle 6 Monate) vs. nihil evaluiert. Nach etwa 5 Jahren medianer Nachbeobachtung zeigte sich, dass Zoledronat das Rezidivrisiko (HR 0,68; 0,51–0,91; p = 0,009), nicht aber das Gesamtüberleben (30 Todesfälle mit/43 ohne Zoledronat; HR 0,67; 0,41–1,07; p = 0,09) signifikant reduzierte. Es wurden keine Fälle von Kieferosteonekrosen und Nierenversagen beschrieben [16].

In der AZURE-Studie wurde Zoledronat über 5 Jahre vs. nihil evaluiert, zunächst mit einer Gabe alle 3-4 Wochen, nach einem halben Jahr dann alle 3–6 Monate. Nach einer medianen Nachbeobachtung von etwa 5 Jahren zeigte sich kein signifikanter Unterschied im DFS zwischen beiden Armen. Die ONJ-Rate betrug 1,1 % unter Zoledronat. Bei postmenopausalen, nicht jedoch bei prämenopausalen Patientinnen, zeigte sich ein signifikanter Unterschied zugunsten von Zoledronat für das rezidivfreie (HR 0,75; 0,59–0,96; p = 0,02) und das Gesamtüberleben (HR 0,74; 0,55–0,98; p = 0,04) [63].

In der ZoFAST-Studie zeigte sich bei postmenopausalen Patientinnen unter Letrozoltherapie nach 5 Jahren medianer Nachbeobachtungszeit eine signifikante Verbesserung der Knochendichte (p < 0,0001) durch den sofortigen adjuvanten Einsatz (+ 4,3 %) von Zoledronat im Vergleich zum späteren Einsatz (− 5,4 %). Der adjuvante Einsatz reduzierte zudem das Rezidivrisiko (HR 0,66; p = 0,0375) bezogen auf Lokalrezidive (0,9 % vs. 2,3 %) und Fernmetastasen (5,5 % vs. 7,7 %) [64].

In einer Metaanalyse zur adjuvanten Zoledronatgabe (15 Studien) zeigte sich eine signifikante Verbesserung des Gesamtüberlebens (5 Studien, 6414 Patientinnen; HR 0,81; 0,70–0,94), nicht aber des rezidivfreien Überlebens (7 Studien; 7541 Patientinnen; HR 0,86; 0,70–1,06) und bezüglich der Inzidenz von Knochenmetastasen (7 Studien, 7543 Patientinnen; OR 0,94; 0,64–1,37). Die Gabe von Zoledronat war

mit einer signifikant erniedrigten Frakturrate vergesellschaftet (OR 0,78; 0,63–0,96). Die Kieferosteo-
nekroserate betrug 0,52 % [65].

Eine adjuvante Bisphosphonattherapie mit Clodronat 1600 mg p. o. täglich für 2 Jahre oder Zoledronat
4 mg i.v. halbjährlich insgesamt für 3–5 Jahre ist
nach den aktuellen AGO-Empfehlungen zur Prävention von Knochenmetastasen beim primären Mammakarzinom bzw. zur Prävention und Therapie des
tumortherapieinduzierten Knochendichteverlustes
eine erwägenswerte Therapieoption (+). In prospektiven Studien zu Zoledronat profitierten v. a. Patientinnen mit hormonempfindlicher Erkrankung und
mit einer Östrogenmangelsituation. Die individuelle
Therapieempfehlung sollte sich an den Einschlusskriterien der ABCSG-12-/AZURE- bzw. ZoFAST-
Studien orientieren. Der adjuvante Einsatz bei Patientinnen mit hormonrezeptornegativen Tumoren
kann anhand der individuellen Studiendaten nicht
geraten werden.

Die adjuvante Bisphosphonattherapie ist evidenzbasiert, aber nicht zugelassen. Aufgrund der Datenlage
sollten die entsprechenden Patientinnen über diese
Therapieoption aufgeklärt und das individuelle Vorgehen (z. B. Verzicht auf diese Therapieoption, Ei-
genfinanzierung durch Patientin, begründeter Off-
Label-Use durch Therapeuten, Beantragung der
Kostenübernahme, ggf. Rechtsmittel bei abschlägi-
gem Bescheid) abgestimmt werden.

Falls die Indikation zur Bisphosphonatgabe gestellt
wird, sind zuvor und im Verlauf der Therapie die
Nierenfunktion zu überprüfen und dafür Sorge zu
tragen, dass die Zähne saniert sind. Im Zweifelsfall
ist zu empfehlen, Rücksprache mit einem in der Fragestellung erfahrenen zahnärztlichen Kollegen zu
halten. Patientinnen sind über mögliche Nebenwirkungen (v. a. Beeinflussung der Nierenfunktion und
Auftreten einer Kieferosteonekrose (ONJ) sowie
Akutphasereaktion und gastrointestinale Beschwerden) zu informieren, und dies ist entsprechend zu
dokumentieren.

Keine Daten gibt es bisher zur adjuvanten Therapie
mit Denosumab.

Eine weitere Indikation zur Verabreichung von Knochenstoffwechsel beeinflussenden Medikamenten
ist die „Prävention und Therapie des Tumortherapieinduzierten Knochendichteverlustes" (siehe Dach-
verband Osteologie Leitlinie: www.dv-osteologie.

org). Bei dieser Indikation gibt es Daten sowohl für
Denosumab als auch für Bisphosphonate.

*Adjuvante Therapie mit Bisphosphonaten: Aktuelle
Therapieempfehlungen*

– Evidenzbasiert bei
  – prämenopausalen Patientinnen mit GnRH +
    Tamoxifen bzw. AI (ABSCG-12)
  – postmenopausalen Patientinnen (AZURE, Zo-
    FAST)
– AGO-Empfehlung +

Keine Zulassung verfügbar.

Literatur

1 Interdisziplinäre S3-Leitlinie für die Diagnostik,
   Therapie und Nachsorge des Mammakarzinoms
   (2012) Langversion 3.0, Aktualisierung 2012.
   AWMF Registernummer: 032-045OL. W. Zuckschwerdt Verlag GmbH, München
2 AGO Kommission Mamma (2013) Guidelines
   Breast: Diagnosis and treatment of patients with primary and metastatic breast cancer. www.ago-online.
   de
3 Harbeck N, Thomssen C, Gnant M (2013) St. Gallen
   2013 Brief Preliminary Summary of the Consensus
   Discussion. Breast Care 8: 102–109
4 Early Breast Cancer Trialists' Collaborative Group
   (EBCTCG), Davies C, Godwin J, Gray R et al (2011)
   Relevance of breast cancer hormone receptors and
   other factors to the efficacy of adjuvant tamoxifen:
   patient-level meta-analysis of randomised trials. Lancet 27;378(9793): 771–784
5 Early Breast Cancer Trialists' Collaborative Group
   (EBCTCG) (2012) Comparisons between different
   polychemotherapy regimens for early breast cancer:
   meta-analysis of long-term outcome among 100 000
   women in 123 randomised trials. Lancet 379: 432–
   444
6 Gerber B, von Minckwitz G, Stehle H et al, German
   Breast Group Investigators (2011) Effect of luteinizing hormone-releasing hormone agonist on ovarian
   function after modern adjuvant breast cancer chemotherapy: the GBG 37 ZORO study. J Clin Oncol
   29(17): 2334–2341
7 Loibl S, Fersis N, Harbeck N (2011) Can We Keep
   the ‚PROMISE'? AGO Breast Commission: Commentary on recent evidence regarding LHRH analogues for the preservation of ovarian function. Breast
   Care (Basel) 6(6): 467–470
8 Susman E (2005) NCCN: Menopause definition re-
   quired when considering adjuvant aromatase-inhibi-

tor therapy in breast cancer. Oncology Times 27 (8): 54

9   Davies C, Pan H, Godwin J et al (2013) Adjuvant Tamoxifen: Longer Against Shorter (ATLAS) Collaborative Group. Long-term effects of continuing adjuvant tamoxifen to 10 years versus stopping at 5 years after diagnosis of oestrogen receptor-positive breast cancer: ATLAS, a randomised trial. Lancet 381(9869): 805–816

10 Gray RG, Rea D, Handley K et al on behalf of the aT-Tom Collaborative Group (2013) aTTom: Long-term effects of continuing adjuvant tamoxifen to 10 years versus stopping at 5 years in 6953 women with early breast cancer. J Clin Oncol 31 (suppl; abstr 5)

11 Goss PE, Ingle JN, Martino S et al (2003) A randomized trial of letrozole in postmenopausal women after five years of tamoxifen therapy for early-stage breast cancer. N Engl J Med 349: 1793–1802

12 Goss PE, Ingle JN, Pater JL et al (2008) Late extended adjuvant treatment with letrozole improves outcome in women with early-stage breast cancer who complete 5 years of tamoxifen. J Clin Oncol 26: 1948–1955

13 Goss PE, Ingle JN, Martino S et al (2013) Impact of premenopausal status at breast cancer diagnosis in women entered on the placebo-controlled NCIC CTG MA17 trial of extended adjuvant letrozole. Ann Oncol 24(2): 355–361

14 Cuzick J, Ambroisine L, Davidson N et al and LHRH-agonists in Early Breast Cancer Overview group (2007) Use of luteinising-hormone-releasing hormone agonists as adjuvant treatment in premenopausal patients with hormone-receptor-positive breast cancer: a meta-analysis of individual patient data from randomised adjuvant trials. Lancet 369(9574): 1711–1723

15 Gnant M, Mlineritsch B, Schippinger W et al (2009) Endocrine therapy plus zoledronic acid in premenopausal breast cancer. N Engl J Med 360: 679–691

16 Gnant M, Mlineritsch B, Stoeger H et al and Austrian Breast and Colorectal Cancer Study Group, Vienna (2011) Adjuvant endocrine therapy plus zoledronic acid in premenopausal women with early-stage breast cancer: 62-month follow-up from the ABCSG-12 randomised trial. Lancet Oncol 12(7): 631–641

17 Dezentjé VO, van Schaik RH, Vletter-Bogaartz JM et al (2013) CYP2D6 genotype in relation to tamoxifen efficacy in a Dutch cohort of the tamoxifen exemestane adjuvant multinational (TEAM) trial. Breast Cancer Res Treat: Jul 11

18 Rae JM, Regan M, Leyland-Jones B et al (2013) CYP2D6 genotype should not be used for deciding about tamoxifen therapy in postmenopausal breast cancer. J Clin Oncol: Jun 17

19 Mouridsen H, Giobbie-Hurder A, Goldhirsch A et al and BIG 1-98 Collaborative Group (2009) Letrozole therapy alone or in sequence with tamoxifen in women with breast cancer. N Engl J Med 361(8): 766–776

20 van de Velde CJ, Rea D, Seynaeve C et al (2011) Adjuvant tamoxifen and exemestane in early breast cancer (TEAM): a randomised phase 3 trial. Lancet 377(9762): 321–331

21 Viale G, Regan MM, Dell'Orto P et al and BIG 1-98 Collaborative and International Breast Cancer Study Groups (2011) Which patients benefit most from adjuvant aromatase inhibitors? Results using a composite measure of prognostic risk in the BIG 1-98 randomized trial. Ann Oncol 22(10): 2201–2207

22 Cuzick J, Sestak I, Baum M et al and ATAC/LATTE investigators (2010) Effect of anastrozole and tamoxifen as adjuvant treatment for early-stage breast cancer: 10-year analysis of the ATAC trial. Lancet Oncol 11(12): 1135–1141

23 Metzger Filho O, Giobbie-Hurder A, Mallon EA et al and International Breast Cancer Study Group (2013) Relative effectiveness of letrozole alone or in sequence with tamoxifen for patients diagnosed with invasive lobular carcinoma. J Clin Oncol 31: (suppl; abstr 529)

24 Shannon C, Ashley S, Smith IE (2003) Does timing of adjuvant chemotherapy for early breast cancer influence survival? J Clin Oncol 21: 3792–3797

25 Lohrisch C, Paltiel C, Gelmon K et al (2006) Impact on survival of time from definitive surgery to initiation of adjuvant chemotherapy for early-stage breast cancer. J Clin Oncol 24: 4888–4894

26 Bonadonna G, Valagussa P, Moliterni A et al (1995) Adjuvant cyclophosphamide, methotrexate, and fluorouracil in node-positive breast cancer: the results of 20 years of follow-up. N Engl J Med 332: 901–906

27 Bria E, Nistico C, Cuppone F et al (2006) Benefit of taxanes as adjuvant chemotherapy for early breast cancer: pooled analysis of 15,500 patients. Cancer 106: 2337–2344

28 Ferguson T, Wilcken N, Vagg R et al (2007) Taxanes for adjuvant treatment of early breast cancer. Cochrane Database Syst Rev (4): CD004421

29 De Laurentiis M, Cancello G, D'Agostino D et al (2008) Taxane-based combinations as adjuvant chemotherapy of early breast cancer: a meta-analysis of randomized trials. J Clin Oncol 26: 44–53

30 Eiermann W, Pienkowski T, Crown J et al (2011) Phase III study of doxorubicin/cyclophosphamide with concomitant versus sequential docetaxel as adjuvant treatment in patients with human epidermal growth factor receptor 2-normal, node-positive breast cancer: BCIRG-005 trial.J Clin Oncol 29(29): 3877–3884

31 Martín M, Seguí MA, Antón A et al and GEICAM 9805 Investigators (2010) Adjuvant docetaxel for high-risk, node-negative breast cancer. N Engl J Med 363(23): 2200–2210

32 Nitz U, Huober J, Lisboa B et al (2008) Superiority of sequential EC docetaxel over standard FE100C in patients with intermediate risk breast cancer: survival results of the randomized intergroup phase III trial EC Doc. SABCS 2008, abstr 78

33 Roché H, Fumoleau P, Spielmann M et al (2006) Sequential Adjuvant Epirubicin-Based and Docetaxel Chemotherapy for Node-Positive Breast Cancer Patients: The FNCLCC PACS 01 Trial. J Clin Oncol 24: 5664–5671

34 Coudert B, Asselain B, Campone M et al and UNICANCER Breast Group (2012) Extended benefit from sequential administration of docetaxel after standard fluorouracil, epirubicin, and cyclophosphamide regimen for node-positive breast cancer: the 8-year follow-up results of the UNICANCER-PACS01 trial. Oncologist 17(7): 900–909

35 Sparano J, Wang M, Martino S et al (2008) Weekly paclitaxel in the adjuvant treatment of breast cancer N Engl J Med 358: 1663–1671

36 Henderson IC, Berry DA, Demetri GD et al (2003) Improved outcomes from adding sequential Paclitaxel but not from escalating Doxorubicin dose in an adjuvant chemotherapy regimen for patients with node-positive primary breast cancer. J Clin Oncol 21: 976–983

37 Martín M, Ruiz A, Borrego MR et al (2013) Fluorouracil, doxorubicin, and cyclophosphamide (FAC) versus FAC followed by weekly paclitaxel as adjuvant therapy for high-risk, node-negative breast cancer: Results from the GEICAM/2003-02 study. J Clin Oncol 31(20): 2593–2599

38 Jones SE, Savin MA, Holmes FA et al (2006) Phase III trial comparing doxorubicin plus cyclophosphamide with docetaxel plus cyclophosphamide as adjuvant therapy for operable breast cancer. J Clin Oncol 24: 5381–5387

39 Citron ML, Berry DA, Cirrincione C et al (2003) Randomized trial of dose-dense versus conventionally scheduled and sequential versus concurrent combination chemotherapy as postoperative adjuvant treatment of node-positive primary breast cancer: first report of Intergroup Trial C9741/Cancer and Leukemia Group B Trial 9741. J Clin Oncol 21: 1431–1439

40 Hudis C, Citron M, Berry D et al (2005) Five year follow-up of INT C9741: dose-dense (DD) chemotherapy (CRx) is safe and effective. SABCS abstr 41

41 Möbus V, Jackisch C, Lück HJ et al (2010) Intense dose-dense sequential chemotherapy with epirubicin, paclitaxel, and cylophosphamide compared with conventionally scheduled chemotherapy in high-risk primary breast cancer: Mature results of an AGO Phase III Study. J Clin Oncol 28: 2874–2880

42 Moebus V, Schneeweiss A, du Bois A et al (2012) Ten year follow-up analysis of intense dose-dense adjuvant ETC (epirubicin (E), paclitaxel (T) and cyclophosphamide (C)) confirms superior DFS and OS benefit in comparison to conventional dosed chemotherapy in high-risk breast cancer patients with ≥ 4 positive lymph nodes. Cancer Res 72(24 Suppl): S3–4

43 Bonilla L, Ben-Aharon I, Vidal L et al (2010) Dose-dense chemotherapy in nonmetastatic breast cancer: a systematic review and meta-analysis of randomized controlled trials. J Natl Cancer Inst 102: 1845–1854

44 Byrski T, Gronwald J, Huzarski T et al (2010) Pathologic complete response rates in young women with BRCA1-positive breast cancers after neoadjuvant chemotherapy. J Clin Oncol 28(3): 375–379

45 Silver DP, Richardson AL, Eklund AC et al (2010) Efficacy of neoadjuvant cisplatin in triple-negative breast cancer. J Clin Oncol 28(7): 1145–1153

46 Wang S, Shi Y, Yuan Z et al (2012) Classical CMF regimen as adjuvant chemotherapy for triple-negative breast cancer may be more effective compared with anthracycline or taxane-based regimens. Med Oncol 29(2): 547–553

47 Colleoni M, Cole BF, Viale G et al (2010) Classical cyclophosphamide, methotrexate, and fluorouracil chemotherapy is more effective in triple-negative, node-negative breast cancer: results from two randomized trials of adjuvant chemoendocrine therapy for node-negative breast cancer. J Clin Oncol 28(18): 2966–2973

48 Gianni L, Dafni U, Gelber RD et al and Herceptin Adjuvant (HERA) Trial Study Team (2011) Treatment with trastuzumab for 1 year after adjuvant chemotherapy in patients with HER2-positive early breast cancer: a 4-year follow-up of a randomised controlled trial. Lancet Oncol 12(3): 236–244

49 Slamon D, Eiermann W, Robert N et al and Breast Cancer International Research Group (2011) Adjuvant trastuzumab in HER2-positive breast cancer. N Engl J Med 365(14): 1273–1283

50 Perez EA, Romond EH, Suman VJ et al (2011) Four-year follow-up of trastuzumab plus adjuvant chemotherapy for operable human epidermal growth factor receptor 2-positive breast cancer: joint analysis of data from NCCTG N9831 and NSABP B-31. J Clin Oncol 29(25): 3366–3373

51 Perez EA, Suman VJ, Davidson NE et al (2011) Sequential versus concurrent trastuzumab in adjuvant chemotherapy for breast cancer. J Clin Oncol 29(34): 4491–4497

52 Gianni L, Eiermann W, Semiglazov V et al (2010) Neoadjuvant chemotherapy with trastuzumab followed by adjuvant trastuzumab versus neoadjuvant chemotherapy alone, in patients with HER2-positive locally advanced breast cancer (the NOAH trial): a randomised controlled superiority trial with a parallel HER2-negative cohort. Lancet 375(9712): 377–384

53 Untch M, Rezai M, Loibl S et al (2010) Neoadjuvant treatment with trastuzumab in HER2-positive breast cancer: results from the GeparQuattro study. J Clin Oncol 28(12): 2024–2031

54 Buzdar A, Suman VJ, Meric-Bernstam F et al for the Alliance for Clinical Trials in Oncology (2013) ACOSOG Z1041 (Alliance): Definitive analysis of randomized neoadjuvant trial comparing FEC followed by paclitaxel plus trastuzumab (FEC → P + T) with paclitaxel plus trastuzumab followed by FEC

plus trastuzumab (P + T → FEC+T) in HER2+ operable breast cancer. J Clin Oncol 31 (suppl; abstr 502)

55 Romond EH, Jeong JH, Rastogi P et al (2012) Seven-year follow-up assessment of cardiac function in NSABP B-31, a randomized trial comparing doxorubicin and cyclophosphamide followed by paclitaxel (ACP) with ACP plus trastuzumab as adjuvant therapy for patients with node-positive, human epidermal growth factor receptor 2-positive breast cancer. J Clin Oncol 30(31): 3792–3799

56 Joensuu H, Bono P, Kataja V et al (2009) Fluorouracil, epirubicin, and cyclophosphamide with either docetaxel or vinorelbine, with or without trastuzumab, as adjuvant treatments of breast cancer: final results of the FinHer Trial. J Clin Oncol 27(34): 5685–5692

57 Pivot X et al (2012) PHARE trial results of subset analysis comparing 6 to 12 months of trastuzumab in adjuvant early breast cancer. Cancer Res 72: [24 suppl] 5–3

58 Goldhirsch A et al (2012) HERA trial: two years vs one year of trastuzumab after adjuvant chemotherapy in women with HER2-positive early breast cancer at 8 years of medium follow up. Cancer Res 72: [24 suppl] 5–2

59 Ismael G, Hegg R, Muehlbauer S et al (2012) Subcutaneous versus intravenous administration of (neo) adjuvant trastuzumab in patients with HER2-positive, clinical stage I-III breast cancer (HannaH study): a phase 3, open-label, multicentre, randomised trial. Lancet Oncol 13(9): 869–878

60 Saarto T, Vehmanen L, Virkkunen P et al (2004) Ten-year follow-up of a randomized controlled trial of adjuvant clodronate treatment in node-positive breast cancer patients. Acta Oncol 43: 650–656

61 Diel IJ, Jaschke A, Solomayer EF et al (2008) Adjuvant oral clodronate improves the overall survival of primary breast cancer patients with micrometastases to the bone marrow: a long-term follow-up. Ann Oncol 19(12): 2007–2011

62 Powles T, Paterson A, McCloskey E et al (2006) Reduction in bone relapse and improved survival with oral clodronate for adjuvant treatment of operable breast cancer [ISRCTN83688026]. Breast Cancer Res 8: R13; Erratum in: Breast Cancer Res 8: 406

63 Coleman RE, Marshall H, Cameron D et al and AZURE Investigators (2011) Breast-cancer adjuvant therapy with zoledronic acid. N Engl J Med 365(15): 1396–1405

64 Coleman R, de Boer R, Eidtmann H et al (2013) Zoledronic acid (zoledronate) for postmenopausal women with early breast cancer receiving adjuvant letrozole (ZO-FAST study): final 60-month results. Ann Oncol 24(2): 398–405

65 Valachis A, Polyzos NP, Coleman RE et al (2013) Adjuvant therapy with zoledronic acid in patients with breast cancer: a systematic review and meta-analysis. Oncologist 18(4): 353–361

66 Harbeck N, Salem M, Nitz U et al (2010). Personalized treatment of early-stage breast cancer: present concepts and future directions. Cancer Treat Rev 36(8): 584–594

Nachsorge

W. Abenhardt, R. Haidinger, S. Hecken, K. Gutschow, L. Lutz, H. Sommer J. C. de Waal,
H.-J. Wypior

Präambel

Die Projektgruppe Mammakarzinom des TZM bekennt sich unter Würdigung der (teilweise auf Empi-
rie beruhenden) Evidenzlage zu den offiziellen
Nachsorgeleitlinien von ASCO [1], AGO [2] und
DKG, insbesondere zur aktuellen S3-Leitlinie der
DKG Juli 2012 [3]. Wegen des Fehlens einer aktuellen wissenschaftlichen Datenbasis und individueller
praktischer Erfahrungen sieht die Projektgruppe
auch weiterhin Bedarf, den Umfang der Nachsorge
sowohl bez. Inhalt als auch Intervallstaffelung unter
den Bedingungen der modernen diagnostischen und
therapeutischen Möglichkeiten wissenschaftlich zu
überprüfen, was vermutlich wegen der Anforderungen an statistische Evidenz und Komplexität der Datenerfassung über sehr lange Zeiträume gar nicht
mehr realisierbar ist.

**Ziele der strukturierten Nachsorge beim
Mammakarzinom**

Die strukturierte onkologische Nachsorge bei Patientinnen mit Mammakarzinom verfolgt mehrere
Ziele (Angabe der Evidenz nach der Oxford-Klassi-
fikation als Level of Evidence LOE 1–5 und Empfehlungsgrad A–D [4], Bezug auf AGO 2012.1D
[2]):
- Früherkennung und Behandlung potenziell kura-
  bler Rezidive:
  - Lokalrezidiv ipsilateral (LOE 1 a; B)
  - lokoregionäres Rezidiv nach Mastektomie
    (LOE 1 a; B)
  - kontralaterales Rezidiv (LOE 1 a; B)

- Zweittumoren, z. B. Ovarialkarzinom, Endometriumkarzinom. kolorektales Karzinom
  (LOE 2 a; C)
- Früherkennung und Behandlung von Therapiefolgen der Primärtherapie (LOE 2 b; B)
- Zweitmeinung zur Primärtherapie (LOE 2 c; B)
- psychotherapeutische Betreuung der Krankheitsbewältigung und ggf. Angebot bzw. Vermittlung
  professioneller Hilfe (Psychotherapie, Ergotherapie, Sport, Familientherapie, Selbsthilfegruppe)
  (LOE 2 b; B), ggf. Optimierung des Lebensstils
  (Gewicht, Ernährung, Rauchen, Bewegung)
- sozialmedizinische Überwachung mit Angebot
  bzw. Vermittlung von sozialen Hilfen (Schwerbehinderung mit Schwerbehindertenausweis, Reha,
  Behindertensport, Pflegeleistungen, Haushaltshilfe, sog. Heil- und Hilfsmittel, Mieder- und Pro-
  thesenberatung) (LOE 2–3 a; B)
- Überwachung und Steuerung der adjuvanten Therapie nach Abschluss der Primärbehandlung, Behandlung von Nebenwirkungen, ggf. Therapieumstellung mit Prüfung und Umsetzung neuer
  Konzepte (LOE 5; D)
- Früherkennung und Behandlung von Fernmetastasen:
  - symptomatisch (LOE 3 b; C)
  - asymptomatisch durch intensivierte Überwa-
    chung (LOE 1 a; A)

Durch evidenzbasierte Umsetzung dieser Empfehlungen soll die Versorgungsqualität von Brustkrebspatientinnen in der Nachsorge bezüglich Inhalt
und Dokumentation standardisiert und verbessert
werden.

Basisdaten

Die onkologische Nachsorge beginnt per definitionem nach Abschluss der (lokoregionalen) Primärbehandlung (bzw. spätestens 6 Monate nach Operation des Primärtumors) (S3-Statement [3], LOE 1 c; A). Zur Primärbehandlung zählen neoadjuvante und adjuvante Chemotherapie, Operation, Nachbestrahlung, die initiale adjuvante Hormontherapie nach Operation sowie die adjuvante Trastuzumab(Herceptin®)-Therapie. In dieser Phase orientiert sich die ärztliche Betreuung inkl. Diagnostik an den aktuellen Bedürfnissen der jeweiligen Therapie. Die im Folgenden gegebenen Empfehlungen beziehen sich somit auf die Nachsorge unter Routinebedingungen, d. h. nach Abschluss der (lokoregionären und noch überwachungsbedürftigen systemischen) Primärtherapie.

Bei genauer Analyse der life tables des Tumorregisters München (TRM) ist festzustellen, dass das relative Überleben (als Schätzer für das tumorspezifische Überleben) nach Mammakarzinom zum einen insbesondere von den klassischen Prognosefaktoren bei Primärdiagnose (TNM-Stadium, UICC-Stadium, Grading, HER- und Hormonrezeptorstatus) abhängig ist, zum anderen in allen Stadien kontinuierlich abnimmt (z. B. Abbildungen 1–3, siehe auch Kapitel „Epidemiologie"). Es stellt sich also die Frage nach der Dauer der Mammakarzinomnachsorge. Aus den life tables des TRM (Abbildung 1–3) wird evident, dass:

– Im Stadium UICC I im Vergleich zum Normalkollektiv keine relevante Beeinträchtigung des Gesamtüberlebens (OS) existiert, also das relative Überleben (RS) eine v. a. in den ersten Jahren sehr gute und im Verlauf nahezu konstante Prognose zeigt. Damit ergibt sich, dass bei diesem Kollektiv die Trefferquote bez. Rezidiverkennung schon theoretisch nur sehr gering sein kann, was einen minimalen (bis fehlenden) Nachsorgeaufwand nahelegt.

– Im Stadium UICC II nach 1 bis 2 Jahren eine relevante Abnahme des RS auftritt.

– Im Stadium UICC III bereits mit dem 1. Jahr eine relevante karzinombedingte Sterblichkeit zu verzeichnen ist, was eine frühe intensivierte Nachsorge nahelegt.

– Aus den zusätzlichen Analysen des TRM geht hervor, dass neben dem UICC-Stadium (als Korrelat für T- und N-Stadium) auch das Grading und

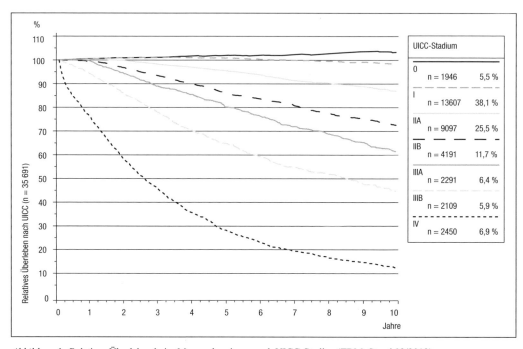

Abbildung 1. Relatives Überleben beim Mammakarzinom nach UICC-Stadien (TRM, Stand 03/2013).

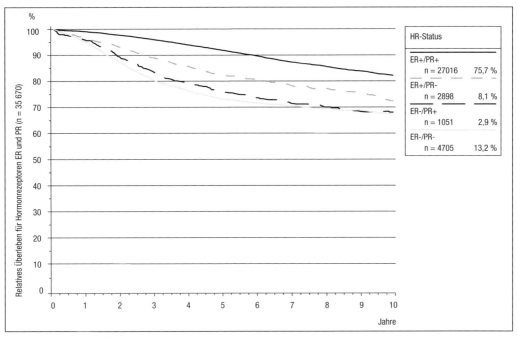

Abbildung 2. Relatives Überleben beim Mammakarzinom nach Hormonrezeptorstatus (TRM, Stand 03/2013).

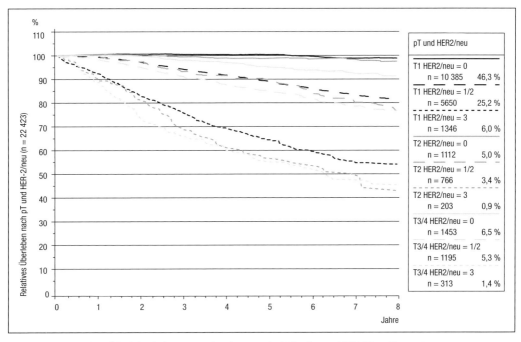

Abbildung 3. Relatives Überleben beim Mammakarzinom nach pT-Stadien und HER2/neu-Expression (TRM, Stand 03/2013).

der Hormonrezeptorstatus die 5-Jahres-Prognose um bis zu 30 % beeinflussen (Abbildung 2, siehe auch Kapitel „Epidemiologie").
– Die HER2/neu-Expression (3+ ist ungünstig) belastet die Prognose vor allem bei T3–4-Tumoren (Abbildung 3). Da die adjuvante Therapie des Mammakarzinoms sehr differenziert die Risikofaktoren (pT > 1, N+, G3, negativer Rezeptorstatus) berücksichtigt, ist zu überlegen, auch die Nachsorge entsprechend risikoadaptiert zu gestalten.

Dauer der Nachsorge

Die Nachsorge sollte mindestens 10 Jahre lang durchgeführt werden und nach ca. 5 Jahren in eine individuell angepasste Krebsfrüherkennungsuntersuchung übergehen.

Die bisher empfohlene Intervallstaffelung ist allerdings insbesondere in den UICC-Stadien II und III zu hinterfragen, im Licht der modernen Onkologie wissenschaftlich zu überprüfen und im Einzelfall (mit Dokumentation) zu modifizieren.

Nachsorgeleitlinien beim Mammakarzinom

„Die Nachsorge von Krebskranken ist eine ärztliche Aufgabe und basiert auf den aktuellen Kenntnissen der Tumorbiologie." So lautet der erste Satz des Ergebnisses einer Konsensustagung, die im Februar 1995 in Berlin über die Nachsorgeinhalte und -frequenz bei symptomfreien Betroffenen nach einer Mammakarzinomoperation beraten hat.

Die in den 90er Jahren formulierten restriktiven Nachsorgeempfehlungen [5–9] basieren auf den 1994 und 1999 publizierten Metaanalysen [5, 10–12], die unter Einsatz technischer Untersuchungen in der Nachsorge trotz verbesserter Früherkennung von Rezidiven in bis zu 10 % keine Verlängerung der Überlebenszeit nachweisen konnten. Seitdem sind systematische Analysen nicht mehr durchgeführt bzw. publiziert worden bzw. konnten wegen fehlender Bereitschaft der Patientinnen zur Randomisierung und der komplexen Datenerhebung über lange Zeiträume gar nicht mehr realisiert werden.

Die in diesem Manual bereits seit der 5. Auflage (1994) geltenden Nachsorgeempfehlungen [7] sind

Tabelle 1. Mammakarzinom-Nachsorge: Empfehlungen für symptomfreie Frauen nach abgeschlossener Primärbehandlung einer Mammakarzinom-Erkrankung.

a) Klinische Nachsorge.					
Jahre nach Primärtherapie	Nachsorge				
	1	2	3	4 + 5	6–10
Anamnese Körperliche Untersuchung Information	alle 3 Monate			alle 6 Monate	alle 12 Monate
Selbstuntersuchung			monatlich		
Alle anderen technischen Untersuchungen einschließlich Labor und Tumormarker (Ausnahme Mammografie: s. u.)	nur bei klinischem Verdacht auf Rezidiv und/oder Metastasen				

b) Mammografie (ggf. ergänzt durch Sonografie bei dichten Drüsenkörpern, bei mammografisch unklaren Befunden und zur Darstellung der Axilla).		
Jahre nach Primärtherapie	Nachsorge	Früherkennung
	1 2 3	4 und weitere
Nach brusterhaltender Operation ipsilaterale Brust kontralaterale Brust	alle 6 (–12) Monate alle 12 Monate	alle 12 Monate alle 12 Monate
Nach Mastektomie kontralaterale Brust	alle 12 Monate	alle 12 Monate

nach wie vor kongruent mit den aktuellen Leitlinien der Amerikanischen Gesellschaft für Klinische Onkologie, ASCO [1], der Arbeitsgemeinschaft Gynäkologische Onkologie (AGO) [2] und in gleicher Form auch Inhalt der evidenzbasierten S3-Leitlinie der DKG für Deutschland [3, 13] (Tabelle 1 und 2).

Es gilt auch weiterhin, dass bei symptomfreien Betroffenen (abgesehen von der Mammografie und Mamma-Sonografie) keine routinemäßigen apparativen Untersuchungen einschließlich Laboruntersuchungen und Tumormarkern durchgeführt werden sollen, da hierfür kein Nutzen belegt ist (LOE 1 a; A). Zur Nachsorge bei symptomfreien Frauen werden als primäre ärztliche Leistungen die ausführliche Anamnese (LOE 1 a; A) und eine sorgfältige körperliche Untersuchung (LOE 1 a; B), die Beratung, sowie die Feststellung und ggf. Behandlung von therapieassoziierten Nebenwirkungen empfohlen (LOE 1 a; A).

Die Sonografie des Operationsgebietes und der Lymphabflusswege kann die körperliche Untersuchung nach brusterhaltender Therapie wie auch nach Ablatio ergänzen (LOE 2 a; B).

Abweichend von diesen Ergebnissen einer systematischen Auswertung der Weltliteratur sind auch andere Expertenmeinungen [14, 15, 16] publiziert worden, die – allerdings ohne ausreichende Evidenz – ein erweitertes Nachsorgeprogramm fordern.

Besondere Untersuchungen können im Rahmen der Nachsorge notwendig werden, wenn bestimmte Medikamente (wie z. B. Tamoxifen, Aromatasehemmer, Bisphosphonate, Trastuzumab (Herceptin®), Bevacizumab (Avastin®)) verabreicht werden. Hier sind regelmäßige Laboruntersuchungen (v. a. Leber- und Nierenstatus, Blutzucker, Kalzium), gynäkologische Untersuchungen und vor Therapiebeginn mit Tamoxifen sowie bei Sehstörungen augenärztliche Kontrollen zu empfehlen. Insbesondere nach länger dauernder Tamoxifentherapie treten vereinzelt Korpuskarzinome auf dem Boden einer Endometriumhyperplasie auf. Bei Vortherapie mit Anthrazyklinen ist, insbesondere bei höherer Kumulativdosis und linksseitiger Nachbestrahlung, an die Möglichkeit einer späten Kardiomyopathie (mit Veranlassung einer Echokardiografie oder MUGA-Untersuchung) zu denken. Auch bei der Trastuzumabtherapie sollten 3–6-monatige Herzfunktionskontrollen erfolgen. Weitere seltene Spätfolgen sind degenerative ZNS-

Tabelle 2. Weitere Diagnostik je nach Befunden/Symptomen.

Befund/Symptom	Diagnostik
Rezidiv, lokal oder lokoregional (möglichst durch Feinnadelbiopsie oder OP-Histologie gesichert)	1, 2, 3, 4, 6
Zweittumor in der kontralateralen Brust oder ipsilateral nach brusterhaltender Primärbehandlung	1, 2, 3, 4, 6
Fernmetastasen jeder Lokalisation	1, 2, 3, 4, 6
Neu aufgetretene bzw. im Charakter geänderte Knochenschmerzen, Muskelschmerzen, „Rheuma", „Ischias", „Hexenschuss"	2, 4, 6
Völlegefühl, Appetitlosigkeit	3, 4, 6
Husten, (Belastungs-)Dyspnoe, Luftnot	3, 4, 6
Kopfschmerzen, neurologische Symptome, Konzentrationsschwäche	4, 5, 6
Allgemeinsymptome (Gewichtsabnahme, Müdigkeit, Schwäche, Leistungsminderung)	4, 6
Andere Beschwerden	4, 6

1 = Röntgen-Thorax in 2 Ebenen (bei unklaren Befunden Computertomogramm)
2 = Skelettszintigramm und Röntgen eventueller Speicherherde (bei unklaren Befunden Computer- oder Kernspintomogramm)
3 = Abdomen-Sonografie (bei unklaren Befunden Computertomogramm)
4 = klinisch-chemische Untersuchungen: GOT, GPT, γ-GT, AP, LDH, Ca, CEA, CA15-3 und weitere je nach Klinik/ Symptomatik
5 = Schädel-MRT (falls nicht verfügbar Computertomogramm)
6 = spezielle Diagnostik je nach Klinik und Symptomatik ggf.Spezial-MRT, PET-CT

Erkrankungen mit zerebraler Dysfunktion sowie maligne Sekundärtumoren wie Leukämien, Lymphome, Sarkome im Bestrahlungsbereich.

Ein wichtiger Bestandteil dieses Programms sind die Selbstbeobachtung der Frauen und die Selbstuntersuchung der operierten Region sowie der Brust der Gegenseite (LOE 5; D). Bei jedem Nachsorgetermin sollten die Frauen motiviert werden, bei jeder Veränderung bzw. bei Beschwerden unverzüglich den Rat ihres Arztes zu suchen und nicht bis zum nächsten Routinetermin zu warten.

Das durch keine apparative Untersuchung ersetzbare persönliche intensive ärztliche Gespräch mit einem onkologisch erfahrenen Arzt (S3-Statement [3]; LOE 2 a; B) muss insbesondere auch auf die psychosoziale Situation der Frau eingehen. Gegebenenfalls müssen entsprechende Hilfen angeboten werden. Dazu gehört auch die Information über die gesetzlich vorgesehenen Ansprüche auf medizinische und psychologische Rehabilitationsmaßnahmen, soziale Hilfen (Schwerbehindertenausweis, verbesserte Zuzahlungsbefreiung, ggf. Pflegeleistungen, Haushaltshilfe, Familienhilfe, Selbsthilfegruppen) sowie auf andere Möglichkeiten (physikalische Therapie, Reha-Sport, Prothesenversorgung, Miederberatung, Perücke; siehe hierzu auch das Merkblatt für Betroffene am Ende dieses Kapitels). Nicht selten werden im heutigen Zeitalter knapper Ressourcen und Budgetierung wegen Regressgefahr wichtige physikalische Maßnahmen in ausreichender Menge mit Hinweis auf begrenzte Budgets verweigert. Hier ist der betreuende Onkologe gefordert, ggf. auch mit juristischen Mitteln eine bedarfsgerechte Versorgung sicherzustellen, insbesondere Lymphdrainage in ausreichender Dauer und Frequenz zu gewährleisten. Durch antihormonelle Maßnahmen kann es zu erheblichen psychovegetativen Störungen mit starker subjektiver Beeinträchtigung kommen. Hier können Sedativa, Psychopharmaka (z. B. Venlafaxin, Olanzapin, Amitriptylin, Citalopram) und lokal wirksame Hormonpräparate (Ovestinsalbe, Alpicort F) deutliche Symptomlinderung bringen. Wichtig zu erwähnen ist, dass bei hormonrezeptorpositiven Patientinnen östriolhaltige Externa (Salbe, Vaginalzäpfchen) in der lokalen Anwendung als unbedenklich gelten, jede andere Form der Hormonersatztherapie jedoch vermieden werden sollte, insbesondere auch die Einnahme von Kontrazeptiva (Pille) in der Prämenopause.

Nachsorge nach Strahlentherapie

Eine besondere Situation ergibt sich für Patientinnen, die im Rahmen der Primärbehandlung bestrahlt worden sind. Aus Punkt 7.3.3 der aktualisierten und derzeit gültigen Richtlinie „Strahlenschutz in der Medizin" (30.11.2011) ergeben sich folgende Pflichten für Nachsorgeuntersuchungen und Dokumentation: „Die Qualitätssicherung der strahlentherapeutischen Behandlungen erfordert, dass die Daten aller Patienten auf ihr Behandlungsergebnis hin durch den behandelnden Arzt überprüft werden. Hierzu werden Erkenntnisgewinn und optimaler therapeutischer Nutzen für den einzelnen Patienten und Vergleiche im Allgemeinen ermöglicht. Daher muss der für die Durchführung der Behandlung verantwortliche Arzt mit der erforderlichen Fachkunde im Strahlenschutz die Wirkungen und die Nebenwirkungen der strahlentherapeutischen Behandlung durch geeignete, in angemessenen Zeitabständen erfolgende, Kontrolluntersuchungen erfassen und dokumentieren. Der Arzt mit der erforderlichen Fachkunde im Strahlenschutz kann Teile der Kontrolluntersuchungen an einen fachlich geeigneten Arzt übergeben, der diesem die Ergebnisse dann übermittelt." Er kann also diese Verpflichtung auch durch Informationsübermittlung und -verwertung der Untersuchungsbefunde anderer ausreichend erfahrener Nachsorgeärzte erfüllen, soweit von denen regelmäßige Berichte vorliegen. Ein Zeitfenster für die Nachsorge (Untersuchungsintervalle, Dauer der Nachsorge) durch den Strahlentherapeuten wird in der neuen Fassung der Richtlinie nicht mehr festgelegt. Entsprechend der sonst existierenden Leitlinien sollte die erste Mammografie 6 Monate nach brusterhaltender OP, aber nicht früher als 3 Monate und nicht später als 6 Monate nach Ende der Strahlentherapie erfolgen.

Die ärztliche Stelle der BLÄK führt alle 2 Jahre ein Audit bei den Strahlentherapeuten durch. Hierbei wird insbesondere auch auf die dokumentierte Nachsorge nach Strahlentherapie Wert gelegt. Eine nicht ausreichend belegte Nachsorge kann Auditerfolg und Rezertifizierung in Gefahr bringen, sodass auf eine zeitgerechte radioonkologische Verlaufsdokumentation zu achten ist.

Daten zur intensivierten Nachsorge

In zahlreichen Publikationen und Merkblättern wurden in den zurückliegenden 10 bis 20 Jahren Empfehlungen zur Nachsorge bei Patientinnen nach der Primärbehandlung einer lokalen bzw. lokoregionalen Mammakarzinomerkrankung publiziert. Diese gingen meist von einer empirischen „programmierten" Nachsorge aus, in der die Frequenz der Nachsorgetermine und die jeweiligen Nachsorgeinhalte (z. B. Skelettszintigrafie, Röntgen-Thorax, Abdomen-Sonografie, Mammografie und Laboruntersuchungen/Tumormarker) fixiert waren. Bis heute existieren keine Daten, die auf eine Verlängerung der Überlebenszeit bei frühzeitiger Entdeckung und Behandlung einer Fernmetastasierung schließen lassen.

Drei Effekte könnten die Intensivierung der technisch gestützten Nachsorge potenziell begründen:
– Verbesserung der Überlebensrate (bislang keine Evidenz)
– Verlängerung der Überlebenszeit ab Diagnosestellung (bislang keine Evidenz)
– Verbesserung der Lebensqualität (bislang keine klare Evidenz)

In der älteren Literatur existieren zwei größere prospektiv randomisierte italienische Studien zum Umfang der Nachsorge [10, 12], die bis heute – bei Fehlen neuer Untersuchungen – als Hauptreferenzen zur Abfassung der internationalen Leitlinien dienen. In beiden Studien erhielt bei einer Untersuchungsfrequenz von 3-monatlich in den Jahren 1 und 2 sowie 6-monatlich in den Jahren 3–5 eine Gruppe eine nur anamnestisch-klinische Nachsorge (einschließlich jährlicher Mammografie). Bei der anderen Gruppe wurden in der 1. Studie [10] zusätzlich halbjährlich Röntgenaufnahmen des Thorax und Skelettszintigramme und in der 2. [12] außerdem noch eine Lebersonografie alle 12 Monate und Laboruntersuchungen (AP und γGT) vorgenommen. Im Gesamtüberleben ergab sich nach 5 Jahren kein Unterschied (80,5 % vs. 81,4 % in der ersten Studie, 82 % vs. 80 % in der zweiten Studie).

In der Studie von *del Turco* und *Palli* [10], die 1999 nach 10 Jahren erneut (und ohne neue Erkenntnisse) ausgewertet wurde, wurden in der Zeit von 1985–86 von 12 italienischen Zentren 1243 Patientinnen mit Mammakarzinom randomisiert. Insgesamt fand sich eine eher günstige Risikoverteilung (57 % postmenopausal, 40,1 % pT1, 46,7 % pT2, 51,5 % pN0, 48,5 % positive Hormonrezeptoren). Nach 5 Jahren wurden durch die intensivere Nachsorge 31 Skelettmetastasierungen (84/53) sowie 10 Lungenmetastasierungen (28/18) zusätzlich (und damit früher) entdeckt.

Im GIVIO-Trial [12] wurden zwischen 1986–88 in 32 italienischen Zentren insgesamt 1441 Patientinnen mit Mammakarzinom prospektiv randomisiert. Die Risikoverteilung war zwar in beiden Gruppen gleich, insgesamt hatte jedoch ein beträchtlicher Anteil günstige Risikofaktoren (57–59 % postmenopausal, 56 % pN0, 49–51 % pT1, 45–48 % pT2, nur 21–22 % negative Hormonrezeptoren). Nach 3 Jahren konnte durch die intensivierte Nachsorge immerhin bei 27 Patientinnen (157/130, Differenz 5 %) zusätzlich (und damit früher) eine Metastasierung entdeckt werden (bei asymptomatischer Metastasierung sogar 10 % Differenz). Die Studie war initial auf eine 20%ige Reduktion der tumorbedingten Mortalität von 35 % auf 28 % angelegt. In der Studie fand sich allerdings in beiden Gruppen „nur" eine Mortalität von 18–20 %. Durch die Vorverlegung der Metastasendiagnose war die rezidivfreie Überlebenszeit (RFS) bei den „intensiv" nachgesorgten Frauen in der ersten Studie logischerweise sogar kürzer.

In der 2. Studie wurde auch die Lebensqualität miterfasst: Es fand sich kein Unterschied zwischen den beiden Gruppen. Die Autoren kamen zu dem Schluss, dass Röntgenaufnahmen des Thorax, Skelettszintigramme, Lebersonografien und Laboruntersuchungen (Leberenzyme) nicht als Routinemethoden in der Nachsorge von Frauen nach Mammakarzinomprimärbehandlung empfohlen werden können. Die Untersuchungen waren primär auf eine Negativevidenz angelegt, d. h. fehlender Nachweis einer signifikanten Verlängerung der Gesamtüberlebenszeit durch intensivierte Nachsorge. Das Problem solcher Analysen liegt darin, dass Vorteile in kleineren Untergruppen in der globalen Auswertung untergehen, da für die kleinen a posteriori definierten Untergruppen die statistische Power nicht mehr reicht. In den genannten Studien wurde bei der Endauswertung nicht zwischen den UICC-Stadien differenziert. Niedrigrisikostadien waren überrepräsentiert. Die Sonografie wurde nur in einer Studie untersucht, mit einem zu langen Intervall von 12

Monaten und nach heutigem technischen Standard zu geringer Sensitivität. Bezeichnenderweise traten Rezidive im Intervall zwischen den Untersuchungen auf. Leberenzyme sind bekanntermaßen als Laborparameter nicht aussagekräftig.

Hauptverantwortlich für den fehlenden Effekt auf das Gesamtüberleben in diesen zur Abfassung der Leitlinien relevanten beiden Studien könnte jedoch sein, dass keine effektive Therapie zur Realisierung eines signifikanten Überlebensvorteils eingesetzt wurde bzw. seinerzeit auch gar nicht existierte (nur Tamoxifen, Megestrolacetat, CMF, AC).

Eine 2004 publizierte Cochrane-Metaanalyse der Jahre 1975–1999 [11] fand insgesamt vier verwertbare Studien mit absoluter Dominanz der beiden großen – oben genannten – italienischen Studien und ohne signifikanten Überlebensvorteil durch intensivierte Nachsorge. Allerdings findet sich auch in dieser Publikation die Forderung nach weiteren wissenschaftlichen Untersuchungen bei Vorliegen neuer therapeutischer Optionen sowie der interessante Hinweis, dass eine restriktive Nachsorge nur mit Einverständnis ausreichend informierter Patientinnen umsetzbar ist.

In den letzten 10 Jahren sind aber mehrere neue Therapieverfahren entwickelt worden, die – vor allem beim frühzeitigen und individuell gezielten Einsatz – bei selektierten Kollektiven (sog. Oligometastasierung) signifikante Verlängerungen der Überlebenszeit, im Einzelfall möglicherweise auch eine Langzeitremission bewirken können [15]. Die verschiedenen Aromataseinhibitoren sind effektiver als Tamoxifen und zudem mit Erfolg sequenziell einsetzbar. Zytostatika, wie z. B. Taxane, Gemcitabin, Vinorelbin, Capecitabin haben die zytostatischen Möglichkeiten deutlich erweitert. Trastuzumab (Herceptin®), orale Tyrosinkinase- und mTOR-Inhibitoren und Bevacizumab (Avastin®) haben im Rahmen der sog. „targeted therapy" neue Angriffsmöglichkeiten eröffnet. Auch hocheffektive lokale Verfahren sind hinzugekommen: Strahlentherapie (IMR, Gammaknife), Thermotherapie (LITT/RFA), Radiotherapie (RIT, SIRT), im Einzelfall Metastasenchirurgie isolierter Herde. Diese Verfahren sind besonders effektiv bei sowohl an Zahl als auch Volumen begrenzter Tumorausdehnung, also in einer relativ frühen Phase der Metastasierung. Ausreichende systematische Untersuchungen sind zu diesen therapeutischen Optionen nicht mehr durch-

geführt worden bzw. konnten wegen fehlender Bereitschaft der Patientinnen zur prospektiven Randomisierung nicht mehr realisiert werden, sodass die regelmäßigen Literaturrecherchen vor Update und Abfassung nationaler und internationaler Leitlinien keine neuen Erkenntnisse mehr erbrachten.

Die Projektgruppe ist sich bewusst, dass vor dem Hintergrund der hier zusammengefassten wissenschaftlichen Unsicherheit und der zweifellos existierenden Erwartungshaltung von Patientinnen [3, 17, 18] eine breite Praxis von „grauer Nachsorge" existiert, die zukünftig nur durch neue solide wissenschaftliche Daten beseitigt oder begründet werden kann, allerdings bei immer stärker begrenzten finanziellen Ressourcen im Gesundheitswesen auch kritisch überprüft werden muss.

Apparative Diagnostik

Gemäß Statement der DKG-S3-Leitlinie [3] sind zum Metastasenscreening Labor- und apparative Diagnostik nur bei anamnestischem oder klinischem Verdacht auf Rezidiv- und/oder Metastasen einzusetzen (LOE 1 a; B).

Skelettszintigrafie

Da die Sensitivität zur Aufdeckung einer anamnestisch und klinisch stummen Skelettmetastasierung nur 0,1 % bis 0,7 % beträgt [19, 20, 21] und die Untersuchung mit einer nicht unerheblichen Strahlenbelastung verbunden ist, wird die Durchführung von Routine-Skelettszintigrammen bei asymptomatischen Frauen abgelehnt (LOE 1 a; A). Da Skelettmetastasen schnell symptomatisch werden, ist der gezielte Einsatz der Skelettszintigrafie zur Abklärung von Knochenschmerzen (oder pathologischem Labor/Marker) ausreichend. Der frühzeitige Einsatz der modernen Bisphosphonate bzw. von Denosumab bei nachgewiesener ossärer Metastasierung ist allerdings nachweislich in der Lage, signifikant die Rate schwerer skelettbezogener Ereignisse zu reduzieren, kostenaufwendige Komplikationen zu verhindern und sogar die Überlebenszeit zu verlängern.

Röntgen-Thorax

Die routinemäßige Durchführung von Röntgen-Thoraxaufnahmen bei asymptomatischen Frauen wird abgelehnt, da eine Kosten-Nutzen-Effektivität nicht besteht und die Prognose der Patientinnen nicht verbessert werden kann (LOE 1 a; A). Die Screeningsensitivität des Thorax-Röntgens ist bekanntermaßen zur Frühentdeckung von Lungenmetastasen zu gering. Im Übrigen führt eine rasch progrediente Lungenmetastasierung relativ schnell zu einer klinischen Symptomatik. Je nach Fragestellung bietet die thorakale CT eine deutlich höhere Sensitivität (LOE 2 a; D).

Abdomen-Sonografie

Lebermetastasen sind als erster Metastasierungsort beim Mammakarzinom relativ selten, dann aber lange asymptomatisch und mit schlechter Prognose verbunden. Die moderne hochauflösende abdominale Sonografie gestattet neben der zuverlässigen Leberbeurteilung den Ausschluss von Aszites und Pleuraerguss sowie nicht selten die Aufdeckung behandlungsbedürftiger Nebenbefunde. Die Sonografie wurde in den besagten Referenzstudien zur intensivierten Nachsorge nicht konstant und dann mit zu langen Intervallen eingesetzt, zum anderen nicht mit einer aus heutiger Sicht ausreichend sensitiven Technik, sodass letztlich der Stellenwert der Sonografie in der Nachsorge des fortgeschrittenen Mammakarzinoms unklar ist und weitere Studien erfordert. Derzeit ist die routinemäßige Durchführung der Abdomen-Sonografie bei allen Patientinnen als reines Screeningverfahren nicht indiziert (LOE 1 a, A).

Mammografie

Zur Frage der Mammografie besteht weitgehend Einigkeit. Klar ist, dass alle Frauen, die auf einer Seite bereits ein Mammakarzinom hatten, ein erhöhtes Risiko (relatives Risiko 2,5–5,0; jährliche Inzidenz 0,5–1,0 %, ausgeprägter beim lobulären Karzinom) für ein Karzinom auf der Gegenseite tragen. Ähnliches gilt für die betroffene Mamma nach brusterhaltender Operation (7–20 % je nach Nachsorgedauer). Das Ziel der Mammografie ist die Frühdiagnose eines mit großer Chance kurativ behandelbaren Zweitkarzinoms kontralateral oder ipsilateral sowie die Diagnostik eines eventuellen lokalen Rezidivs nach brusterhaltenden Behandlungsverfahren. Deshalb sollte die Mammografie auch ohne besonderen Verdacht unabhängig vom Alter regelmäßig jährlich

einmal durchgeführt werden (S3-Statement [16]; LOE 1 a; A).

In Übereinstimmung mit der S3-Leitlinie der DKG [3] (aber nicht kongruent mit den Empfehlungen von ASCO und AGO) soll nach brusterhaltender Therapie die Mammografie der operierten und bestrahlten Brust in den ersten 3 Jahren halbjährlich (erstmalig 6 Monate nach Primäroperation bzw. nicht früher als 3 Monate nach Beendigung der Strahlentherapie) durchgeführt werden (LOE 1 a: A) und zwar aus folgenden Gründen: Die Zahl der Frührezidive innerhalb der ersten 3 Jahre übertrifft die der Spätrezidive. Morphologisch sind Narbe und Rezidiv häufig nicht zu differenzieren. Nach Tumorektomie und Radiatio sind in der Regel die Therapiefolgen innerhalb der ersten Jahre rückläufig. Es gibt jedoch in etwa 10 % progrediente Narbenbildungen. Diese Veränderungen differenzialdiagnostisch zu unterscheiden, kann insbesondere dann Probleme bereiten, wenn eine Zeitspanne von einem ganzen Jahr zwischen 2 Mammografien liegt. Nicht selten führt dies zu kosten- und zeitintensiven Zusatzuntersuchungen wie z. B. Magnetresonanztomografie oder auch zu erneuten Operationen, die die Patientinnen verunsichern. Das kann durch die zusätzlichen (nach einem halben Jahr, 1,5 und 2,5 Jahren) mammografischen Untersuchungen der behandelten Brust (+ Mamma-Sonografie) oft vermieden werden, insbesondere bei suspekten Vorbefunden. Bei eindeutigen palpatorisch-mammografisch-sonografischen Befunden (BIRADS 1–2) erscheint jedoch ein Intervall von 1 Jahr ausreichend. Angesichts der bei der Nachbestrahlung bereits applizierten Strahlendosis ist die zusätzliche (bei modernen Verfahren sehr geringe) Strahlenbelastung durch Mammografie irrelevant.

Mamma-Sonografie/Magnetresonanztomografie (MRT)

Die Mamma-Sonografie ergänzt die Mammografie bei der Beurteilung der Narbenregion und mammografisch dichter Drüsenkörper und sollte somit bei unklarer Mammografie immer ergänzend eingesetzt werden (LOE 2 a; B). Technisch sind damit die Differenzierung (Abgrenzung zystischer von soliden Strukturen) sowie die Verlaufsuntersuchung (Dynamik) bekannter Herde zur Erkennung von Frührezidiven möglich. Die Sonografie durch einen erfahrenen Untersucher kann evtl. auch eine MRT ersetzen. In einer großen multizentrischen Analyse konnten *Berg* et al. [40] belegen, dass bei 1000 Hochrisikokonstellationen durch die Mamma-Sonografie 1–7 Karzinome zusätzlich entdeckt wurden. Die Qualität der Mamma-Sonografie (als dynamisches Verfahren, möglichst mit Farbdoppler-Einsatz) ist allerdings eminent von der persönlichen Erfahrung und Sorgfalt des Untersuchers abhängig. Nach den Richtlinien der DEGUM sollten fokale Veränderungen bez. Form, Ausrichtung, Begrenzung, Randsaum, Echogenität, posteriores Schallverhalten, Umgebung, Kalzifikation und Gefäßversorgung charakterisiert werden mit zusammenfassender Beurteilung in Anlehnung an BIRADS (0 = unvollständig/unklar, 1 = negativ, 2 = sicher gutartig, 3 = wahrscheinlich gutartig, 4 = möglicherweise maligne, 5 = vermutlich maligne, 6 = gesichert maligne). Etwa ab 12 Monaten nach brusterhaltender Therapie kann die MRT der Mamma sehr sensitiv Rezidive anzeigen. Insbesondere bei unklaren und problematischen Fällen (Differenzialdiagnose Narbe/Rezidiv) sowie nach prothetischer Wiederherstellungschirurgie ist der Einsatz der Methode indiziert (LOE 3 b; B). Eine alleinige bildgebende Nachsorge mit MRT ist abzulehnen, da nur die Röntgen-Mammografie eine morphologische Beurteilung von Mikrokalzifikationen erlaubt. Im Übrigen wird die MRT von der GKV nur zur weiteren Abklärung einer unklaren oder aus technischen Gründen (Prothesen) nicht durchführbaren Mammografie bei konkretem Rezidivverdacht erstattet.

Andere technische Verfahren

Aufwendige teure Großgeräteuntersuchungen wie CT, Ganzkörper-MRT, PET +/− CT sollten nur mit fachärztlich-onkologischer Indikationsstellung zur weiterführenden Diagnostik (mit Therapiekonsequenz) eingesetzt werden (LOE 2 b; B).

Die PET (Positronenemissionstomografie), insbesondere nach modernem Standard in fester Kombination mit einer CT (zur Transmissionskorrektur), kann im Einzelfall (z. B. unklare Raumforderungen, unklarer Anstieg von Tumormarkern) therapieentscheidende Informationen liefern, ist jedoch als Routineverfahren nicht finanzierbar und wegen Strahlenbelastung auch nicht vertretbar. Zum anderen erreicht die PET eine ausreichende (dann aber über 90%ige) Sensitivität erst bei Tumorgrößen ab 1,5 cm, sodass sie zum initialen Staging und zur Feindiagnostik geringer Tumorvolumina nicht geeignet ist. Die PET +/− CT bei der Diagnostik des Mammakarzinoms wird von der gesetzlichen Krankenversicherung nicht vergütet.

Knochendichtemessung (Osteodensitometrie)

Beim adjuvanten Einsatz von Aromataseinhibitoren (AI) kommt es (vor allem in den ersten beiden Jahren in ca. 5–7 %) zu einer Zunahme von Osteoporose und hierdurch bedingten Frakturen, sodass teilweise eine prophylaktische Bisphosphonat- oder Denosumabtherapie (cave: Off-Label-Use!) empfohlen wird. Häufig wird dieses Vorgehen von einer Osteodensitometrie abhängig gemacht. Nach einer umfangreichen Metaanalyse des Bundesausschusses Ärzte und Krankenkassen konnte allerdings der Nutzen einer Osteodensitometrie in der Primärprophylaxe einer behandlungsbedürftigen Osteoporose nicht belegt werden. Nur nach bereits eingetretener Fraktur (also in der Tertiärprophylaxe) hatte die Osteodensitometrie einen nachweisbaren Nutzen bezüglich Therapieentscheidung, sodass von der gesetzlichen Krankenversicherung derzeit nur bei dieser Indikation die Kosten für die Untersuchung übernommen werden. Auch im sog. IGeL-Katalog der KBV wird sie in der Primärprophylaxe nicht mehr aufgeführt. Somit kann sie auch – unabhängig von methodischen Problemen – als Routinediagnostik in der Mammakarzinom-Nachsorge nicht empfohlen werden.

Laboruntersuchungen (nur an den Nachsorgeterminen!)

Allgemeine Laborteste wie Blutbild und Leberenzyme werden überwiegend als unspezifisch und wenig sensitiv angesehen und sind deshalb kein fester Bestandteil der Nachsorgeroutine. Auf besondere Aspekte im Rahmen der onkologischen Grunderkrankung oder den mit der Behandlung assoziierten Risiken und Nebenwirkungen (z. B. Anämie, Osteoporose, Überwachung einer Bisphosphonat-/Denosumabtherapie, Hyperlipoproteinämie o. ä.) ist allerdings zu achten, woraus sich im individuellen Fall durchaus die Indikation zu einzelnen Laborbestimmungen ergeben kann.

Tumormarker [14, 22, 23]

Die Tumormarker werden in der Mammakarzinomnachsorge im Rahmen der „grauen Nachsorge" sehr häufig bestimmt (in einzelnen Erhebungen bei bis zu 80 % der Patientinnen!). Der Grund hierfür liegt wohl in einer psychologisch durch Messwerte und Normbereiche vermittelten vordergründigen Gewissheit. Insbesondere konstante Werte im Normbereich werden als beruhigend interpretiert. Eine ganze Reihe von Testsystemen wird zur Diagnostik, Prognoseabschätzung und Verlaufskontrolle kommerziell angeboten. Allerdings ist die Verwertung der Testergebnisse zur individuellen Betreuung einer Patientin für den Ungeübten oft schwierig und verleitet zu unstrukturierter, zu häufiger Kontrolle und aufwendiger Folgediagnostik.

Die Kombination aus CEA und CA 15-3 bietet die höchste Sensitivität und Spezifität. Das CEA ist ein eher globaler (Adeno-)Karzinommarker und kann auch bei vielen benignen Erkrankungen und selbst bei Nikotinabusus erhöht sein. Bei benignen Erkrankungen findet sich allerdings in der Regel keine zeitliche Zunahme. Das CA 15-3 ist spezifischer für das Mammakarzinom, kann jedoch auch bei anderen Tumoren erhöht sein, insbesondere beim Ovarialkarzinom. Ein einzelner Wert ohne Information zur Dynamik hat selbst bei eindeutiger Erhöhung kaum Relevanz. Daher ist es wichtig, immer das gleiche Testverfahren anzuwenden (und bei der Dokumentation anzugeben), zum anderen einen Ausgangswert nach Ende der Primärbehandlung (3 bis 4 Wochen nach Ende der adjuvanten Radio-/Chemotherapie) zu bestimmen, an dem sich die Interpretation der Folgewerte orientieren muss (Basiswert). So hat auch ein „noch normaler" Tumormarker, der innerhalb des definierten Referenzbereichs kontinuierlich zunimmt, einen hohen prädiktiven Wert für eine beginnende Metastasierung. Die Dynamik ist allerdings überwiegend langsam, sodass zusätzliche Kontrollen innerhalb des Nachsorgeintervalls nur im Ausnahmefall sinnvoll sind. Nach dem derzeitigen Kenntnisstand haben die während einer symptomfreien Nachsorgeperiode kontinuierlich steigenden „Mammakarzinom-Tumormarker" CEA und/oder CA 15-3 einen prädiktiven Wert von ca. 80 % für eine spätere klinische Metastasenmanifestation. Lokalrezidive und kontralaterale Mammakarzinome können nicht zuverlässig durch einen Anstieg der Tumormarker erkannt werden. Hierzu sind Bildgebung und Tastbefund prädestiniert. In den ASCO-Empfehlungen 2007 wird der Tumormarker CA 27.29 als gleichbedeutend zum CA 15-3 angesehen, möglicherweise mit höherer Sensitivität bei kleinem Tumorvolumen, sodass dieser im Rahmen der SUCCESS C-Studie mituntersucht wird.

Kontraindikationen für die Bestimmung von Tumormarkern in der Nachsorge sind das Auftreten einer Niereninsuffizienz sowie Schwangerschaft und Stillperiode. Über evtl. Änderungen der Rauchgewohnheiten sollte sich der Onkologe bei suspektem Markerverlauf stets informieren. Mit großer Mehrheit hält die Projektgruppe Mammakarzinome in Übereinstimmung mit den Leitlinien (LOE 1 a; A) die routinemäßige Bestimmung von Tumormarkern in der Nachsorge für nicht indiziert.

Tumormarker-Studie Klinikum Großhadern, München [14, 24]

Von Mitgliedern der Projektgruppe Mammakarzinom (Stieber, Sauer, Untch) wurde eine Studie initiiert, die klären sollte, ob durch die regelmäßige Bestimmung der Tumormarker CA 15-3 und CEA eine Metastasierung im frühen Stadium erfasst wird und eine frühe therapeutische Intervention die Lebensqualität verbessert und eventuell das Gesamtüberleben verlängert. Ursprünglich war diese Studie als prospektive therapeutische Interventionsstudie geplant (Verum versus Placebo bei definiertem Tumormarkeranstieg und negativer Bildgebung). In den ersten 2 Jahren zeigte sich jedoch, dass von den Patientinnen diese Randomisierung bei eingetretenem Tumormarkeranstieg letztlich nicht akzeptiert wurde [24] und wohl auch zukünftig nicht realisierbar erscheint. Daher wurde diese Studie im Jahre 1999 entblindet und läuft seitdem als einarmige Observationsstudie (Stieber, Heinemann). Mittlerweile sind in dieser Studie mehr als 600 Patientinnen eingeschlossen, deren Tumormarker (CEA und CA 15-3) 6-wöchentlich kontrolliert und standardisiert interpretiert werden. Bei einem vorab definierten und reproduzierbaren Tumormarkeranstieg werden die Patientinnen einer intensiven bildgebenden Diagnostik (inkl. PET-CT, Ganzkörper-MRT) zugeführt und frühestmöglich spezifisch therapiert. Bisher vorliegende Daten und Erfahrungen zeigen, dass

– die in der Studie praktizierte Interpretation der Kinetik der Tumormarker zu einer äußerst hohen

Spezifität von fast 100 % führt (keine falsch positiven Befunde),

- ein hoher Anteil von Patientinnen mit Oligometastasierung und sekundärer Heilungschance gefunden wurde,

- alle durch den Tumormarkeranstieg entdeckten Metastasen in einem asymptomatischen Stadium sind und die Patientinnen über viele Jahre in einem asymptomatischen Stadium gehalten werden können [25],

- bislang aufgrund zu geringer Fallzahl und auch nicht vorhandener Randomisierung keine Aussage zum Gesamtüberleben gemacht werden kann.

Disseminierte bzw. zirkulierende Tumorzellen (DTZ/CTC), molekularbiologische Marker [26–32]

Seit Langem ist bekannt, dass maligne Tumoren – auch bereits ohne LK- oder Organmetastasierung – einzelne Tumorzellen hämatogen ins Knochenmark bzw. Blut streuen können (DTZ = disseminierte Tumorzellen im Knochenmark, CTC = circulating tumor cells im Blut). Dies wird ohne strenge Korrelation bei höheren T-, N- und G-Stadien sowie bei negativen Hormonrezeptoren proportional häufiger beobachtet. Im Durchschnitt finden sich bei Primärdiagnose des Mammakarzinoms bei ca. 20–30 % der Patientinnen DTZ im Knochenmark bzw. bei 10–15 % CTC im Blut. Diese Zellen scheinen auch über viele Jahre (in der sog. periostalen Nische) persistieren zu können.

In mehreren Untersuchungen und einer Metaanalyse stellten die DTZ einen signifikanten Prognosefaktor dar, sogar gewichtiger als der Nodalstatus. Bei DTZ-Nachweis im Knochenmark entwickelten ca. 30 % der Patientinnen ein manifestes Tumorrezidiv mit einer signifikant reduzierten Gesamtüberlebenszeit von 99 Monaten gegenüber 162 Monaten bei nur 11 % Rezidiven ohne DTZ-Nachweis. Zwei Drittel der DTZ-positiven Patientinnen bleiben also im weiteren Verlauf rezidivfrei, sodass diese Zellen offenbar nur unter besonderen Bedingungen Metastasierungspotenz entfalten.

Der Nachweis von DTZ im Knochenmarkaspirat erfolgt nach Dichtegradientenzentrifugation durch manuelles oder computerunterstütztes Auszählen am Mikroskop mittels immunhistochemischer Detektion über Anti-Cytokeratin-AK. Hierbei handelt es sich methodisch um einen semiquantitativen Ansatz.

Durch technische Fortschritte ist es möglich geworden, mittels magnetisch markierter Antikörper und magnetischer Separation CTC im peripheren Blut zu konzentrieren und nachzuweisen. Das bisher einzige von der FDA zugelassene Verfahren hierfür stellt das CellSearch-System der Firma Veridex dar. Hierbei werden epitheliale Tumorzellen automatisiert mittels magnetisch markierter Anti-EPCAM-Antikörper angereichert und an verschiedenen Antigenen (Cytokeratin, CD45, HER2) Fluoreszenz-markiert. Die Probenanalyse erfolgt ebenfalls automatisiert, wobei die einzelnen CTC manuell nachbefundet und morphologisch evaluiert werden können. Mehrere Studien konnten die prognostische Bedeutung des Nachweises von CTC mit dieser Methode in der metastasierten Situation attestieren [27]. Die prognostische Bedeutung in der adjuvanten Situation bzw. der rezidivfreien Nachsorge wird in großen multizentrischen Studien überprüft.

Nach Daten der SUCCESS-Studien bestätigt sich, dass nach einem medianen Follow-up von 35 Monaten die Präsenz von CTC zum Zeitpunkt der Primärdiagnose mit einem signifikant erhöhten Rezidivrisiko und verkürztem Gesamtüberleben einhergeht (Rack et al.). Große Hoffnungen werden inzwischen in molekularbiologische Methoden (PCR) zum Nachweis tumorzellspezifischer Marker im Tumorgewebe (Onkotype DX®, MammaPrint, EndoPredict®) und sogar im peripheren Blut gelegt. So konnte gezeigt werden, dass der Nachweis von speziellen Micro-RNA-Transskripten im peripheren Blut von Brustkrebspatientinnen mit einem signifikant höheren Rezidivrisiko assoziiert war [38]. Weitere Verfahren wie die Durchflusszytometrie oder die Laser-Scanner-Mikrofluorometrie (MAIN-TRAC-Verfahren) [29–31] sind mittlerweile kommerziell verfügbar, aber teilweise schwer und nur dynamisch interpretierbar. Offensichtlich sind Bisphosphonate, vor allem Zoledronat, in der Lage, CTC zu hemmen und das Metastasierungsrisiko (in der Postmenopause) zu reduzieren. In 3 großen Adjuvanzstudien (ABCSG 12, ZO-FAST, AZURE) konnte durch prophylaktischen Einsatz von Zoledronat (4 mg alle 6 Monate) bei postmenopausalen Patientinnen die Rezidivrate um ca. 25 % gesenkt werden. Leider waren die Daten wegen falscher Fragestellung nicht ausreichend, eine Zulasssung der adjuvanten Zoledronatgabe bei hormonrezeptor-positiven postmenopausalen Patientinnen zu bewirken. Wegen des Patentablaufs von Zometa wurde eine Nachfolgeerhebung nicht mehr finanziert, sodass diese effektive Therapie nach wie vor nur als Off-Label-Use angeboten werden kann. Da viele methodische Fragen ungeklärt und die einzelnen Verfahren zu wenig standardisiert sind, verweigert die GKV nach wie vor die Kostenübernahme dieser Messungen.

Aufklärungsgespräch

Jeder Nachsorgetermin sollte Anlass zu einem erneuten Aufklärungsgespräch mit der Patientin sein. Dabei sollte der Patientin ausreichend Zeit gegeben werden, ihre – optimalerweise im Nachsorgekalender notierten – Probleme und Fragen anzusprechen. Alle Patientinnen mit axillärer Lymphonodektomie oder axillärer Radiatio müssen gemäß S3-Leitlinie [3] über die Optionen der Erkennung, Prophylaxe und Therapie eines Lymphödems aufgeklärt werden.

Eine ausführliche wachsame, vom Arzt moderierte Anamnese bringt häufig die entscheidenden Hinweise für die gezielte weiterführende Diagnostik und rechtzeitige Therapie.

Folgende Punkte sollten dabei vom Arzt aktiv angesprochen werden:

1. Die Patientin muss motiviert und angeleitet werden, monatlich eine Selbstuntersuchung durchzuführen (Inspektion vor dem Spiegel, zirkuläres Abtasten der Brüste bzw. der Brust und des Operationsgebietes einschließlich sämtlicher Narbenregionen, Prüfung der Mamille auf Sekretion, Abtasten der Lymphabflusswege in den Axilla-, Infra- und Supraklavikularregionen). Die weit überwiegende Anzahl von Lokal- und/oder kontralateralen Rezidiven wird von der Patientin selbst (im Nachsorgeintervall) festgestellt, aber nicht selten aus Angst oder Scham verschwiegen.

2. Die Patientin muss aufgefordert werden, bei jeder körperlichen Veränderung oder bei einer Beeinträchtigung des subjektiven Befindens bzw. der Leistungsfähigkeit unverzüglich ihren Arzt aufzusuchen und in diesem Fall nicht bis auf den nächsten vorgegebenen Nachsorgetermin zu warten.

3. Die Patientin muss aufgefordert werden, durch entsprechende gymnastische Übungen ihre kör-

perlichen Funktionen (insbesondere des Schultergelenks auf der operierten Seite) aufrechtzuerhalten. Regelmäßige sportliche Betätigung, insbesondere als aerobes Ausdauertraining, kann die Befindlichkeit verbessern, Fatigue abbauen und sogar die Rezidivrate senken und ist als Reha-Sport verordnungsfähig.

4. Zur Vermeidung oder Verhinderung der Zunahme eines Lymphödems am Arm der operierten Seite muss die Patientin aufgefordert werden, darauf zu achten, dass an Arm und Hand möglichst wenig Verletzungen auftreten (Tragen von Handschuhen bei entsprechenden Arbeiten, keine Blutabnahmen, keine RR-Messungen oder Spritzen am betroffenen Arm). Ggf. sind eine konsequente erfolgskontrollierte physikalische Therapie und Lymphdrainage zu veranlassen, bei Gefahr einer Budgetüberschreitung mit spezieller Begründung. Leider werden nicht selten wichtige physikalische Maßnahmen selbst von Fachärzten wegen Regressgefahr unterbrochen bzw. nicht mit notwendiger Frequenz und Kontinuität veranlasst (Verordnung außerhalb vom Regelfall).

5. Gegebenenfalls muss die Patientin aufgefordert werden, ein normales Körpergewicht zu halten bzw. anzustreben. Im Rahmen der Ernährungsberatung soll Folgendes betont werden: Eine ausgewogene fettarme Ernährung unter Nutzung des breiten Angebotes geeigneter Nahrungsmittel mit frischem Obst und Gemüse, wenig Konservierungsmitteln und ausreichend Ballaststoffen ist die beste Empfehlung (wobei der individuelle Geschmack der Patientin selbstverständlich berücksichtigt werden soll). Auf Rauchen sollte unbedingt verzichtet werden.

6. Bei der Abschlussbesprechung sollte vom Arzt auf die konsequente sorgfältige Aktualisierung des Nachsorgekalenders geachtet und hierbei der Termin für die nächste Nachsorgeuntersuchung vereinbart werden. Da die Compliance bei oraler Medikation bereits nach dem ersten Jahr auf ca. 50 % abfällt, sollte bei jedem Termin die Therapietreue überprüft, auf den Sinn einer kontinuierlichen Einnahme hingewiesen und bei Problemen ggf. das Medikament gewechselt werden.

Bedeutung von Sport in der Nachsorge

Mittlerweile ist in der internationalen onkologischen Fachwelt anerkannt, dass regelmäßige körperliche

Aktivität der Neubildung von bösartigen Tumoren (Primärprävention), speziell bei Karzinomen der Mamma und des Kolons, vorbeugen kann [33, 34, 35].

Da körperliche Aktivität sehr variabel und schwer messbar ist, hat man zur Objektivierung und besseren Vergleichbarkeit die Einheit MET, metabolisches Äquivalent, definiert: 1 MET/Stunde entspricht einem Energieverbrauch von 1 kcal/kg Körpergewicht/Stunde [36, 37]. Bei 4 MET-Stunden /Tag (ca. 1 Stunde schnelles Gehen täglich) konnte in mehreren Studien und Metaanalysen das Risiko für Kolonkarzinom um 20–30 % reduziert werden.

In der Primärprophylaxe vor allem des postmenopausalen hormonrezeptorpositiven Mammakarzinoms findet sich bei 4 MET-Stunden/Tag eine Risikoreduktion von 20–45 %. Die Daten in der prämenopausalen Phase und bei hormonrezeptornegativen Tumoren sind diesbezüglich heterogen.

Pathogenetisch werden neben einer Stimulierung des Immunsystems die Abnahme des Körperfetts mit darin enthaltenen Östrogenvorstufen und die reduzierte Produktion des Insulin-like growth factors (IGF) diskutiert. Je höher der Body-Mass-Index (BMI), desto weniger schützt körperliche Aktivität vor Brustkrebs. Adipöse Frauen mit einem BMI > 30 haben ein doppelt so hohes Mammakarzinom-Risiko wie Normalgewichtige.

Auch bei der Sekundärprävention (Verhinderung von Rezidiven) des Mammakarzinoms scheinen vor allem hormonrezeptorpositive Patientinnen zu profitieren. In der Nurses` Health Study [36, 37] bewirkte die körperliche Aktivität von 4 MET-Stunden/Tag eine 50%ige Reduktion des Rezidivrisikos, allerdings nur bei hormonrezeptorpositiven Patientinnen. In einer anderen großen Studie (WHEL) [38] schien der physische gesundheitliche Gesamtstatus von größerer Bedeutung zu sein als die körperliche Aktivität als Einzelparameter: Frauen mit schlechtem gesundheitlichem Gesamtstatus hatten ein um 42 % erhöhtes Rezidivrisiko, wobei dies durch körperliche Aktivität (2 MET-Stunden/Tag) in dieser Gruppe kompensiert werden konnte.

Unabhängig von der Rezidivbeeinflussung führt ein regelmäßiges aerobes Ausdauertraining zu psychosozialer Stabilisierung (Angstabbau, Steigerung von Selbstvertrauen, Selbstwertgefühl, Zufriedenheit, Stresstoleranz, Ausgeglichenheit). Erhaltung bzw.

Aufbau von Muskelmasse bewirken neben der gezielten Funktionsverbesserung der betroffenen Schulter-Arm-Partie und Lymphödemprophylaxe eine verbesserte Blutzirkulation, Anregung des Kreislaufs, damit eine allgemein gesteigerte Leistungsfähigkeit und Besserung von Fatigue. Derart globale, den Gesamtorganismus beeinflussende Effekte sind mit einer – auch heute durchaus üblichen – zielorientierten Krankengymnastik nicht zu erreichen. Allerdings muss dieser sog. aerobe Ausdauersport regelmäßig und ausreichend intensiv (z. B. mit submaximaler Ausbelastung am Ergometer) praktiziert werden. Er ist in dieser Form als Reha-Sport auch über die gesetzliche Krankenversicherung verordnungsfähig.

Entgegen früherer Lehrmeinung, die postoperativ und in der frühen Primärtherapie zunächst eine längere Schonphase propagierte, sollte mit dem aeroben Ausdauertraining möglichst frühzeitig begonnen werden.

Kontraindikationen sind deutlich reduzierter AZ (z. B. durch Übelkeit, Erbrechen, Schwindel) bzw. Gebrechlichkeit, noch nicht abgeschlossene Wundheilung, frakturgefährdete Skelettmetastasierung, symptomatische Hirnmetastasierung, floride Infekte, laufende nebenwirkungsbelastete Chemotherapie, höhergradige Anämie, Thrombopenie unter 10 000/mm^3 sowie die üblichen internistischen Kontraindikationen wie symptomatische Herzinsuffizienz und KHK, schlecht eingestellte arterielle Hypertonie und Diabetes mellitus.

Die Bedeutung von Lebensstilintervention und Sport wird in der SUCCESS C-Studie in Verbindung mit der adjuvanten Chemotherapie des HER-negativen Mammakarzinoms überprüft.

Ernährung in der Tumornachsorge

- Spezielle Tumordiäten existieren definitiv nicht!
- Hypokalorische Mangeldiäten (insbesondere Heilfasten) sollten unbedingt vermieden werden. Sie schaden der Regeneration und Immunabwehr.
- Allgemein wird eine ausgewogene normokalorische Ernährung mit dem Ziel des Normalgewichts empfohlen. Die Nahrung sollte Vitamine und Ballaststoffe enthalten (frisches Obst und Gemüse), eher eiweißreich, kohlenhydratbetont und fettarm sein.

- In der 1994 initiierten WINS-Studie (Women`s Intervention Nutrition Study) [39] fand sich bei Frauen nach Brustkrebs, deren Fettanteil in der Nahrung konstant auf unter 15 % gesenkt werden konnte, nach 5 Jahren trendmäßig ein reduziertes Rezidivrisiko gegenüber der Kontrollgruppe mit Normalkost. Trotz Risikoreduktion um relativ 24 % erreichte der Unterschied aber keine ausreichende Signifikanz (RFS 90,2 % vs. 87,6 %, HR 0,76, p = 0,077). Das Gesamtüberleben wurde nicht beeinflusst.
- Da insbesondere hormonrezeptornegative Tumorpatientinnen von der fettarmen Diät profitierten, wird ein Zusammenhang mit der Sekretion des IGF (Insulin-like growth factor) diskutiert.

Bezugsquellen für Nachsorgekalender und onkologische Dokumentationsbögen

Das Tumorzentrum München hat bereits in den ersten Jahren seines Bestehens einen Nachsorgekalender eingeführt, der durch die primär behandelnde Klinik oder den primär behandelnden niedergelassenen Arzt ausgestellt werden soll, jedoch auch später noch jederzeit nachträglich angelegt werden kann. In den Nachsorgekalender werden die individuellen Tumordaten des Patienten und die im Verlauf der Nachsorge erfolgenden diagnostischen und therapeutischen Maßnahmen eingetragen. Ein so geführter Nachsorgekalender unterstützt die Kommunikation zwischen den an der Betreuung des Patienten beteiligten Ärzten und stellt auch für den Patienten eine Dokumentation der durchgeführten diagnostischen und therapeutischen Maßnahmen dar. Dem betreuenden Arzt bietet ein sorgfältig geführter Kalender eine unschätzbar wertvolle schnelle Transparenz und Kommunikation, ohne sich durch unstrukturierte Stapel von Briefen und Dokumenten kämpfen zu müssen. Der Patient kann in einem separaten Feld wichtige Fragen für das nächste Nachsorgetreffen vermerken.

Mit der Ausstellung des Kalenders ist der Patient über die Inhalte der Krebsregistrierung in Bayern zu informieren, die im Anfangsteil des Kalenders erklärt wird. Das formelle Einverständnis wird durch Unterschrift des Patienten bestätigt.

Zeitgleich sollte über Dokumentationsbögen oder EDV eine Erfassung der klinisch-epidemiologischen Daten der Patientinnen im Tumorregister München

(TRM) erfolgen, die wichtige Erkenntnisse zu bevölkerungsbezogenen epidemiologischen Entwicklungen des Mammakarzinoms (im TRM) ermöglicht. Nach dem Bayerischen Krebsregistergesetz besteht in Bayern eine Melderberechtigung, keine Verpflichtung. Auf Bundesebene befinden sich die Gesetzlage und zentrale Erfassung im Rahmen des Nationalen Krebsplans in früher Umsetzung

Die Patientin sollte auf einer gewissenhaften, vollständigen und leserlichen Führung des Nachsorgekalenders durch den nachsorgenden Arzt bestehen.

Die Projektgruppe bittet Klinikärzte und niedergelassene Ärzte, die Patientinnen mit Mammakarzinomen behandeln, sich an der Dokumentation zu beteiligen, um eine möglichst vollständige Erfassung der Daten zu ermöglichen.

Falls im Rahmen einer langjährigen Erkrankung ein Folgekalender ausgestellt werden muss, sollte die Nummer des Erstkalenders übertragen und die Nummer des Folgekalenders gestrichen werden.

Bezugsquelle für Nachsorgekalender

Bayerische Landesärztekammer
Mühlbaurstraße 16
81677 München
Tel.: 089 4147-209

Dokumentationsbögen (Erst- und Folgeerhebungen) können formlos bei der Organisationsstelle des Tumorregisters des Tumorzentrums München bestellt werden:
Tel.: 089 7095-4756 oder -7756
Fax: 089 7095-4753

Weiterbetreuung bei lokoregionalem Rezidiv und/oder Metastasen

Mit der Feststellung eines Rezidivs endet formell die Nachsorgephase. Der Kalender sollte jedoch zur Dokumentation des weiteren Krankheitsverlaufs ohne Neuausstellung (auch bei palliativer Therapie) konsequent weitergeführt werden. Auch bei kontralateralem Zweittumor oder Spätrezidiv nach 10 bis 15 Jahren sollte der erste Kalender ohne Neuausstellung fortgesetzt werden. Bei erneuter Kuration beginnt die Nachsorge (mit demselben Kalender) mit diesen Empfehlungen wieder von vorne.

Abschließende Empfehlungen der Projektgruppe Mammakarzinom des TZM zur Nachsorge beim Mammakarzinom

- Die offiziellen Leitlinien von ASCO [1], AGO [2] und DKG (S3-Leitlinie) [3] empfehlen den Einsatz technischer Untersuchungen im Rahmen der Nachsorge des Mammakarzinoms zusätzlich zur Mammografie und Mamma-Sonografie (aufgrund wiss. fundierter Negativevidenz) nur bei entsprechender Symptomatik (LOE 1 a; B).
- Die Projektgruppe bekennt sich zu den nationalen (S3-Leitlinie der DKG) und internationalen (ASCO-)Leitlinien, sieht aber – angesichts schwacher und veralteter Datenlage – wissenschaftlichen Prüfungsbedarf vor allem bei den höheren UICC-Stadien, insbesondere bezüglich Inhalt und Intervallstaffelung der Nachsorgetermine (sog. risikoadaptierte Nachsorge).
- Die Routinenachsorge basiert auf der eingehenden krankheitsspezifischen Anamnese, der gezielten Ganzkörperuntersuchung (LOE 1 a; B) sowie der zeitlich gestaffelten Mammografie der befallenen (bei BET) (LOE 2 a; B) und der kontralateralen Brust (LOE 1 a; A) nach Bedarf in Kombination mit der Mamma-Sonografie.
- Die Nachsorge sollte mindestens 10 Jahre erfolgen.
- Thorax-Röntgen, abdominale Sonografie und Skelettszintigrafie sind als Screeningverfahren in der Nachsorge beim Mammakarzinom ungeeignet (LOE 1 a, A), aber bei begründetem Verdacht unverzüglich indiziert.
- Die Tumormarker CEA und CA 15-3 haben in Kombination einen wissenschaftlich nachgewiesenen hohen prädiktiven Wert, deren Bestimmung aber außerhalb von wissenschaftlichen Studien wegen des nicht nachgewiesenen Gesamtüberlebensvorteils derzeit zur Routine nicht global empfohlen werden kann (LOE 1 a; A).
- Die Projektgruppe regt zur Klärung dieser Fragen eine prospektive, nicht randomisierte interdisziplinäre Studie mit zentraler Datenerfassung und ggf. Standortvergleich an.

Literatur

1   Khatcheressian JL et al (2006) ASCO 2006 update of the breast cancer follow-up and management guidelines in the adjuvant setting. J Clin Oncol 24: 1–7

2   AGO (Arbeitsgemeinschaft gynäkologische Onkologie) (2012) S3-Leitlinie, AGO-Empfehlungen, Version 2012.1D; im Internet http//:www.ago-online.de oder Zuckschwerdt, München

3   Interdisziplinäre S3-Leitlinie für die Diagnostik, Therapie und Nachsorge des Mammakarzinoms. Kap. 6.5., www.krebsgesellschaft.de, www.awmf.de ,leitlinienprogramm@krebsgesellschaft.de. AWMF-Register 032-045 OL, Juli 2012

4   Oxford Centre for Evidence-based Medicine (2009) Levels of Evidence and Grade of Recommendations. www.cebm.net

5   Donegan WL (1995) Follow-up after treatment for breast cancer: How much is too much? J Surg Oncol 59: 211–214

6   Kattlove HA, Liberati A, Keeler E et al (1995) Benefits and costs of screening and treatment for early breast cancer. JAMA 273: 142–148

7   Sauer H (ed) (1994) Empfehlungen zur Diagnostik, Therapie und Nachsorge – Mammakarzinome, 5. Aufl. Schriftenreihe Tumorzentrum München

8   Sauer H (1995) Neuorientierung in der Nachsorge des Mammakarzinoms aus der Sicht der Bayerischen Tumorzentren. Bayer Ärztebl 50(8): 14–17

9   Sauer H, Hölzel D (1995) Mammakarzinom-Nachsorge: Ist eine routinemäßige apparative Nachsorge bei symptomfreien Frauen sinnvoll? – Fragen zur Effektivität von Skelettszintigraphie, Röntgenaufnahmen des Thorax, Lebersonographie, Mammographie und Laboruntersuchungen einschließlich Tumormarkern. Fortschr Med 113: 183–187 (Teil 1), 210–214 (Teil 2)

10 Del Turco MR, Palli D, Cariddi A et al (for the National Research Council Project on Breast Cancer Follow-up) (1994) Intensive diagnostic follow-up after treatment of primary breast cancer. A randomized trial. JAMA 271: 1593–1597

11 Rojas MP et al (2004) Follow-up strategies for women treated for early breast cancer. Review. The Cochrane Library 4: 1–16

12 The GIVIO Investigators (1994) Impact of follow-up testing on survival and health-related quality of life in breast cancer patients. A multicenter randomized controlled trial. JAMA 271: 1587–1592

13 Kreienberg R et al (2006) Onkologie aktuell. Management des Mammakarzinoms. Springer, Berlin Heidelberg

14 Stieber P, Untch M, Heinemann V (2004) Tumormarker beim Mammakarzinom – Welche sind wann und unter welchen Voraussetzungen sinnvoll? In: Untch M, Sittek H, Bauerfeind I et al (eds) Diagnostik und Therapie des Mammakarzinoms, State of the Art 2004. Zuckschwerdt, München Wien New York, pp 667–685

15 Welt A, Seeber S (2004) Neue Konzepte in der Nachsorge beim Mammakarzinom. In: Untch M, Sittek H, Bauerfeind I et al (eds) Diagnostik und Therapie des Mammakarzinoms, State of the Art 2004. Zuckschwerdt, München Wien New York, pp 686–691

16 Welt A, Seeber S (2005) Systematische oder sympto-
    morientierte Nachsorge bei Frauen mit Mammakarzi-
    nom. Zentralbl Gynäkol 127: 213–216

17 Stemmler HJ et al (2006) Follow-up for breast cancer
    – the patient's view. Breast Care 1: 1–4

18 Stemmler HJ et al (2006) Die Betroffenen wollen
    mehr Nachsorge – vor allem apparativ. Frauenarzt 47:
    2–4

19 Gerber B et al (2003) Perioperative screening for met-
    astatic disease is not indicated in patients with prima-
    ry breast cancer and no clinical signs of tumor spread.
    Breast Cancer Res Treat 82: 29–37

20 Hölzel D, Thieme Ch (1986) Die Skelettszinigraphie
    in der Nachsorge des Mammakarzinoms. Dt Med
    Wschr 111: 1191–1199

21 Yeh KA, Fortunato L, Ridge JA et al (1995) Routine
    bone scanning in patients with T1 and T2 breast can-
    cer – A waste of money. Ann Surg Oncol 2: 319–324

22 Jäger W, Krämer S, Palapelas V et al (1995) Breast
    cancer and clinical utility of CA 15-3 and CEA.
    Scand J Clin Lab Invest 55 (suppl 221): 87–92

23 Sturgeon C (2002) Practice guidelines for tumor
    marker use in the clinic. Clin Chem 48: 1151–1159

24 Stieber P, Untch M, Sauer H et al (2002) Prospective
    randomized intervention trial in breast cancer patients
    to clarify the relevance of early diagnosis of recurrent
    disease by determination of tumor markers. Deutscher
    Krebskongress Berlin 2002. Cancer Res Clin Oncol
    128 (suppl 1): 52

25 Stieber P, Nagel D, Heinemann V (2006) Proc ASCO
    24 Pt I. J Clin Oncol 18S (June 20 suppl): 10554

26 Braun S, Janni W et al (2005) A pooled analysis of
    bone marrow micrometastasis in breast cancer. N
    Engl J Med 353: 793–802

27 Hayes DF et al (2006) Circulating tumor cells at each
    follow-up time point during therapy of metastatic
    breast cancer patients predict progression-free and
    overall survival. Clin Cancer Res 12: 4218–4224

28 Janni W et al (2005) The persistence of isolated tumor
    cells in bone marrow from patients with breast carci-
    noma predicts an increased risk for recurrence. Can-
    cer 103: 884–981

29 Pachmann K et al (2005) Quantification of the re-
    sponse of circulating epithelial cells to neoadjuvant
    treatment for breast cancer: a new tool for therapy
    monitoring. Breast Cancer Res 7: 975–979

30 Pachmann K et al (2005) Quantitative monitoring of
    circulating epithelial cells for individual therapy con-
    trol in lung and breast cancer during neoadjuvant
    treatment, surgery and adjuvant chemotherapy. J Clin
    Oncol 23: 36

31 Pachmann K, Uhr JW (2005) Longtime recirculating
    tumor cells in breast cancer patients. Clin Cancer Res
    11: 5657–6568

32 Roth C et al (2010): Circulating microRNAs as
    blood-based markers for patients with primary and
    metastatic breast cancer. Breast Cancer Res: 12 R90

33 Bernstein,L. et al (1994) Physical exercise and re-
    duced risk of breast cancer in young women. J Nat
    Canc Inst 86: 1–8

34 Friedenreich, CM. Rohan TE (1995) A review of
    physical activity and breast cancer. Epidemiol 6: 311

35 Thune I et al. (1997) Physical activity and the risk of
    breast cancer. NEJM 336: 1269–1275

36 Holmes, M et al (2005) Physical activity and survival
    after breast cancer diagnosis. JAMA 293: 2479–2486

37 Siegmund-Schulze N (2009) Sport ist so wichtig wie
    ein Krebsmedikament. Dtsch Ärztebl 106(10): A444–
    447

38 Pierce JP et al (2002) A randomized trial of the effect
    of a plant-based dietary pattern on additional breast
    cancer events and survival: The women`s healthy eat-
    ing and living study (WHEL). Control Clin Trials 23:
    728–756

39 Chlebowski RT et al (2006) Dieatary fat reduction
    and breast cancer outcome: Interim efficacy results
    from the women`s intervention nutrition study. J Natl
    Cancer Inst 98: 1767–1776

40 Berg et al (2008) Combined screening with ultra-
    sound and mammography vs mammography alone in
    women at elevated risk of breast cancer. JAMA
    299(18) 2151–2163

Mammakarzinom-Nachsorge: Merkblatt für betroffene Frauen

Wenn Sie wegen einer Brustkrebserkrankung operiert und eventuell auch bestrahlt oder mit Medikamenten behandelt worden sind, ist bei Ihnen nach Abschluss dieser Behandlungsperiode eine Nachsorge über einen Zeitraum von mindestens 5 (bis 15) Jahren erforderlich.

1. Nützlich für die Organisation und Dokumentation der Nachsorge ist das sorgfältige Führen eines Nachsorge-kalenders.

2. Achten Sie darauf, dass die von Ihrem Arzt vorgegebenen Nachsorgetermine genau eingehalten werden. Wenn Ihnen bei sich selbst etwas auffällt, machen Sie eine entsprechende Aufzeichnung im Nachsorgekalender. Sie können auch Ihren Arzt bitten, die Ergebnisse der Nachsorgeuntersuchungen im Kalender festzuhalten. Bestehen Sie darauf, Ihre Fragen und Probleme mit Ihrem Arzt ausreichend besprechen zu können. Es gibt keine „dummen Fragen".

3. Die positiven Effekte auf Rezidivverhinderung sind nur bei konsequenter Langzeiteinnahme (mind. 5 Jahre) der antihormonell wirksamen Medikamente zu erreichen. Unterbrechen Sie daher Ihre Medikation nicht. Bei intolerablen Nebenwirkungen reden Sie mit Ihrem Arzt, der eine Begleitmedikation oder Therapieumstellung verordnen kann. Falls Sie die Medikamente für kurze Zeit vergessen haben, holen Sie die versäumte Medikation nicht nach.

4. Führen Sie regelmäßig monatlich eine Selbstuntersuchung der nicht behandelten, der operierten Brust und des Operationsgebietes sowie der Achselhöhlen durch. Ihr Arzt zeigt Ihnen die Untersuchungstechnik bzw. kann Ihnen eine schriftliche Anleitung aushändigen.

5. Wenn bei Ihnen Beschwerden auftreten, wenn Sie bei der Selbstuntersuchung Auffälligkeiten entdecken oder wenn Sie sich sonst irgendwie krank fühlen, suchen Sie Ihren Arzt baldmöglichst auf. Warten Sie nicht bis auf den nächsten vorgeplanten Nachsorgetermin.

6. Wenn Sie keine Beschwerden haben, an sich selbst keine Auffälligkeiten entdeckt haben und wenn auch der Arzt bei der Bewertung Ihrer persönlichen Angaben und seiner eigenen Untersuchungsbefunde keinerlei Verdacht auf das Wiederauftreten der Brustkrebserkrankung hat, sind weitere Untersuchungen überflüssig (z. B. Röntgen, Ultraschall, Szintigrafie, Blutentnahmen für Laboruntersuchungen). Die Mammografie, ggf. ergänzt durch Mamma-Sonografie, wird jedoch in bestimmten Abständen regelmäßig durchgeführt.

7. Immer dann, wenn sich aus Ihren eigenen Angaben bzw. nach Einschätzung Ihres Arztes krankhafte Veränderungen vermuten lassen, müssen diese genauestens weiter abgeklärt werden. Dann können die unter Punkt 6 genannten Untersuchungen erforderlich sein.

8. Fragen Sie Ihren Arzt (oder lassen Sie sich von ihm an eine entsprechende Stelle verweisen), welche Möglichkeiten zur Erhaltung oder Wiedererlangung Ihres seelischen Gleichgewichtes bzw. Ihrer körperlichen Leistungsfähigkeit zur Verfügung stehen (z. B. Selbsthilfegruppen, Krankengymnastik, Reha-Sport, Verschreibung von Brustprothesen, Büstenhaltern, Badeanzügen, Beratung über Möglichkeiten des Wiederaufbaus einer operierten Brust, Nachsorgekliniken, Kuraufenthalte, Vergünstigungen nach dem Schwerbehindertengesetz).

9. Vermeiden Sie, insbesondere bei Lymphstau, Verletzungen im Bereich des betroffenen Armes. Tragen Sie im Haushalt geeignete Schutzhandschuhe. Lassen Sie am betroffenen Arm nicht Blut abnehmen oder Injektionen vornehmen. Vermeiden Sie Blutdruckmessungen mit starkem Manschettendruck. Meiden Sie bei Lymphstau Sauna und Solarium und führen Sie regelmäßige Lymphdrainagen durch. Hierauf haben Sie einen gesetzlichen Anspruch in benötigter Menge.

10. Beachten Sie einige allgemeine Regeln: Halten Sie ein normales Körpergewicht bzw. streben Sie dieses an, falls Sie übergewichtig sind. Eine fettarme Ernährung scheint einen positiven Einfluss auf das Rezidivrisiko zu haben. Nutzen Sie bei der Ernährung das breite Angebot der unterschiedlichsten Nahrungsmittel (unter Berücksichtigung Ihres eigenen Geschmacks). Spezielle (z. T. kostspielige) Diäten (sog. Krebsdiäten) bringen keinen Vorteil. Halten Sie die Kontakte mit Familie, Gesellschaft und Arbeitsplatz aufrecht.

11. Gehen Sie bei der Einschätzung Ihrer eigenen Gesundheit davon aus, dass viele Frauen mit Brustkrebs durch die Erstbehandlung geheilt sind. Sie haben eine gute Chance, dass das auch bei Ihnen der Fall ist. Sollte es bei Ihnen jedoch in irgendeiner Form zu einem Krankheitsrückfall kommen, bestehen umfangreiche Möglichkeiten der Behandlung, die durch Ihren Arzt (möglichst in Zusammenarbeit mit onkologisch geschulten KollegInnen) durchgeführt werden können.

Qualitätsmanagement mit dem klinischen Krebsregister

J. Engel, S. Kahlert, G. Schubert-Fritschle, S. Schrodi, R. Würstlein

Die moderne onkologische Versorgung ist interdisziplinär und intersektoral und somit fachgruppenübergreifend: Die meisten Tumoren werden in der Primärversorgung von Gynäkologen, Radiologen, Pathologen, Hämatoonkologen, Strahlentherapeuten unter Einbeziehung von speziellen Pflegeeinheiten wie Breast Care Nurses und Study Nurses, plastischen Chirurgen, Psychoonkologen, Mitarbeitern von Sozialdiensten, Komplementärmedizinern und Physiotherapeuten sowie weiteren behandelt. Die Vor- und Nachsorge findet in der Regel im niedergelassenen fachärztlichen Sektor statt, auch die Diagnosestellung Mammakarzinom erfolgt zunehmend extern (z. B. im Rahmen des Mammografiescreenings). Die Dokumentation der Therapie im klinischen Krebsregister gibt Aufschluss über die Prozessqualität, anhand der systematischen, institutionsunabhängigen Dokumentation des Krankheitsverlaufs kann die Ergebnisqualität beurteilt werden, da die einrichtungseigene Erfassung des Follow-ups oft unvollständig bleibt. Um Daten für die Erfolgsmessung, insbesondere aus der Routinebehandlung, ergänzend zu den Studiendaten zu erhalten, müssen die Befunde und Behandlungen aus dieser *interdisziplinären sektorübergreifenden Versorgungskette* chronologisch abgebildet werden. Das bedeutet, die Versorgung der einzelnen Patientinnen über Jahre, zum Teil Jahrzehnte zu begleiten. Nur so können bei den großen Fallzahlen zum Mammakarzinom mit hohem kurativem Ansatz relevante Verläufe, auch Spätverläufe sowie z. B. Zweiterkrankungen erfasst werden. Mit Sicht auf die Versorgungsträger ist dabei insbesondere in Ballungszentren zu beachten, dass es in einer Region mehrere Krankenhäuser, zum Teil auch mehrere sog. Organzentren gibt. Die Versorgung vieler Patientinnen wird von diesen Einrichtungen gemeinsam getragen. Diese Versorgungsträger können letztlich nur über ein *zentrales Datenmanagement* vernetzt werden. Hierzu bieten sich *regionale klinische Krebsregister* an. Die Dienstleistungen klinischer Krebsregister liegen somit u. a. in der kontrollierten Zusammenführung der Daten aus verschiedenen Versorgungseinrichtungen, in der Einarbeitung des „life status" und in der Evaluation klinikspezifischer und regionaler Prozess- und Ergebnisqualität (Stichwort: Vernetzung).

Das Anfang 2013 beschlossene Gesetz zur Weiterentwicklung der Krebsfrüherkennung und zur Qualitätssicherung durch klinische Krebsregister (Krebsfrüherkennungs und -registergesetz – KFRG) formuliert die Aufgaben klinischer Krebsregister. Ziel des Gesetzes ist die Verbesserung der Qualität der onkologischen Versorgung. Neben der personenbezogenen Erfassung von Daten über Auftreten, Behandlung und Verlauf bösartiger Erkrankungen ist u. a. die Auswertung der Daten und die Rückmeldung der Auswertungsergebnisse an die einzelnen Leistungserbringer sowie die Bereitstellung notwendiger Daten zur Herstellung von Versorgungstransparenz und zu Zwecken der Versorgungsforschung festgeschrieben (§ 65 c, Satz 1, Absatz 1, 2, 8).

Zwei Ebenen sind zu unterscheiden: die der Patienten und die der Versorgungsträger (siehe Abbildung 1). Die Krankenhäuser oder Zentren bieten die interdisziplinäre, strukturelle und persönliche Kompetenz. Betrachtet man – vor allem in Ballungszentren – den Versorgungsweg der einzelnen Patientin, so ist die segmentierte Versorgung, die von verschiedenen Zentren getragen wird, fast schon die Regel. Wenn von der Krebsregistrierung erwartet wird, diese individuelle Versorgung institutionsübergreifend zu bewerten, dann ist die Vernetzung der Zentren und Disziplinen eine Conditio sine qua non. Erst recht wird dies deutlich, wenn die Bewertung jeder einzelnen Versorgungsebene gewünscht ist. Die Herausforderung für zeitgemäße klinische Krebsregister ist, die Daten im Krankheitsverlauf logisch konsistent zusammenzustellen und für die Analyse nach klinischen oder strukturellen Parametern aufzubereiten.

Auch wenn in Deutschland oft umfangreiche Merkmalskataloge gefordert werden, sind nur wenige Datengruppen wirklich notwendig. Jeder Arzt und jede Klinik sollten zumindest den eigenen Befund- und Behandlungsbeitrag dokumentieren. Im individuellen Krankheitsverlauf kommen somit schnell 5 und mehr Informationen von verschiedenen Datenurhebern zusammen.

Eine solche Datenbasis kann in Form von individuellen Patientendaten (Kasuistiken) von Vor-, Mit- und Nachbehandlern genutzt werden. Ein Pathologe kann z. B. auf die Tumoranamnese individuell zugreifen, wenn ihm zur angeforderten Befundung keine weiteren anamnestischen Angaben vorliegen. Die Befundung kann dadurch im Einzelfall spezifi-

scher werden. Oder eine Klinik kann die einfache Abfrage „Wie viele Patientinnen meiner Klinik haben ein Rezidiv, welche Patientin ist verstorben?" formulieren und so auf Kasuistiken zugreifen, aus deren Überprüfung man lernen kann. Die Evaluation beginnt beim kritischen Prüfen auffälliger Kasuistiken, zum anderen bedeutet Evaluation Nutzung aggregierter Daten verschiedener Patientenkohorten, z. B. von:
– Patienten, die innerhalb eines Zentrums operiert und adjuvant behandelt wurden
– Patienten, die in einem Zentrum operiert und außerhalb systemisch adjuvant behandelt wurden
– Patienten, die einem Zentrum zur Systemtherapie zugewiesen, aber außerhalb operiert wurden
– Patienten, die in einem Zentrum operiert wurden, deren 2 Jahre später aufgetretenes Rezidiv aber außerhalb operiert wurde, usw.

Sinnvolle Evaluation erfordert eine differenzierte Sicht auf onkologische Krankheitsverlaufsdaten. Klinische Krebsregister erleichtern dies durch sorg-

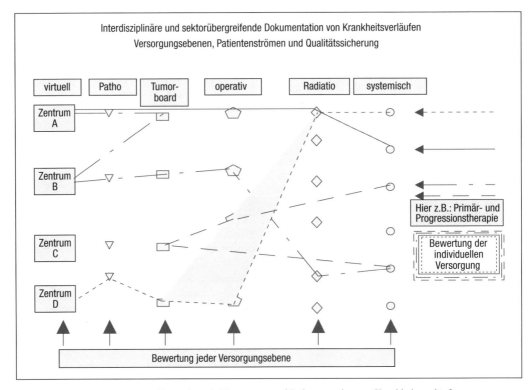

Abbildung 1. Interdisziplinäre und intersektorale Versorgung und Dokumentation von Krankheitsverläufen.

fältige Aufbereitung aller Patientendaten. Faire Klinikvergleiche müssen den unterschiedlichen Patientenkohorten in den Kliniken Rechnung tragen und Alter sowie Krankheitsstadium bei Erstdiagnose und weitere wichtige tumorassoziierte Prognosefaktoren in multivariaten Analysen berücksichtigen. Stellenwert und Aufwand eines zentralen Datenmanagements und der Zeitaufwand für eine sinnvolle Evaluation werden in der Regel deutlich unterschätzt, z. B. der Abgleich mit den Todesbescheinigungen, mit allen malignen pathologischen Befunden und das Zuordnen von Befunden mit deren Behandlung im Krankheitsverlauf.

Zu einer Bewertung der Versorgungssituation in der Onkologie gehört auch eine globale Aussage für Deutschland insgesamt. Klinische Krebsregister aus verschiedenen Regionen in Deutschland können inzwischen belegen, dass zum Beispiel die Überlebensraten nach Brustkrebs günstiger sind als in den meisten europäischen Ländern. Die noch etwas besseren Überlebensraten beim Mammakarzinom in

den USA hingegen sind auf eine günstigere Stadienverteilung aufgrund einer höheren Inanspruchnahme von Früherkennungsmaßnahmen zurückzuführen.

Qualitätssicherung lebt von der Transparenz und der Kommunikation, die alle involvierten Interessen betrifft, die Leitlinien sind dabei Orientierungshilfen. Ausgehend vom überprüften Einzelfall führt die Evaluation zu aggregierten, bewerteten Analysen für die Versorgungsträger einer Region, dies auch vergleichend im Sinne des sog. Benchmarkings. Der Sinn ergibt sich erst aus dem Arbeiten mit den Daten und dem Austausch darüber, also aus einer Kommunikation, die solche Lernprozesse empirisch fundiert fördert. Jedes klinische Krebsregister kann und sollte sich „einmischen" und Ergebnisse für verschiedene Zielgruppen – Patienten, Ärzte, interdisziplinäre Zentren, die Scientific Community – kommunizieren.

Am Beispiel des Tumorregisters München (TRM) zeigt Abbildung 2 Aspekte zum Aufbau eines validen Datenkörpers und 4 Wege der Rückkopplung von Ergebnissen.

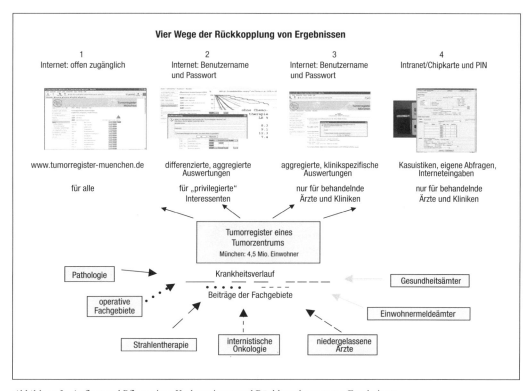

Abbildung 2. Aufbau und Pflege eines Krebsregisters und Rückkopplungen von Ergebnissen.

Rückkopplungen

1. Die Öffentlichkeit hat über das Internet freien Zugang zu ausgewählten Ergebnissen aller Versorgungsträger aus der Region, die ein Abbild der Versorgungsrealität geben (www.tumorregister-muenchen.de).
2. Auf der zweiten Ebene der Rückkopplung (mit Benutzerkennung und Passwort) werden aggregierte Ergebnisse für das gesamte Einzugsgebiet aufbereitet. Auf dieser Ebene legt ein regionales klinisches Krebsregister zum einen sein Arbeitsvolumen offen, wie z. B. die Anzahl der bearbeiteten Dokumente, die gesetzlichen Rahmenbedingungen und die Anforderungen an die Kliniken. Zum anderen werden die Versorgungsergebnisse aus dem gesamten Einzugsgebiet sehr differenziert aufbereitet und bewertet, insbesondere im anonymisierten Klinikvergleich (Benchmarking) und mit multivariaten Analysen. Ergebnisse einzelner Kliniken sind auf dieser Ebene nicht zugänglich. Über diese Ebene ist für die Kooperationspartner der Zugriff auf die Auswertungen der eigenen Daten stets möglich (siehe 3.).
3. Für die Kooperationspartner des TRM ist die Bereitstellung von elementaren Daten zum Stand ihres jeweiligen Klinikregisters, zu den übermittelten Dokumenten und zu tumor- und klinikspezifischen Auswertungen essenziell, um die Situation in der eigenen Klinik und die Qualität der Dokumentation und der Patientenversorgung beurteilen zu können. Kliniken, die sich einer Zertifizierung unterziehen möchten, finden hier gesondert bereitgestellte Auswertungen, welche die einzelne Klinik im Zertifizierungsprozess unterstützen. Diese Ebene ist über Internet nur mit klinikeigener Benutzerkennung und Passwort zugänglich.
4. Die heutige Technologie ermöglicht es, den kooperierenden Kliniken und Ärzten (wieder nur mit Benutzerkennung und Passwort) Zugriff auf alle die Patientendaten zu geben, für die von der anfragenden Klinik auch Befunde und Behandlungen dokumentiert wurden. Ein Abruf individueller Krankheitsverläufe und die Fortschreibung des Krankheitsverlaufs, die Korrektur von Daten und die Erstellung von Patientenlisten sind relevante Funktionen bei der langfristigen sektorübergreifenden Versorgung.

Versorgungsbegleitende Datenübermittlung

Der Stand eines klinischen Krebsregisters ist ein Spiegelbild der Kooperationsbereitschaft von Kliniken und Ärzten einer Region. Das TRM hat ab 2007 ein Einzugsgebiet von 4,5 Mio. Einwohnern (Oberbayern sowie Stadt und Landkreis Landshut). Etwa 4500 Mammakarzinompatientinnen werden in dieser Region versorgt. Alle Krankenhäuser mit ihren onkologisch tätigen Abteilungen und viele niedergelassene Ärzte kooperieren. Nur so kann ein aussagekräftiges klinisches Krebsregister entstehen. Eine Krankheitsverlaufsdokumentation für interdisziplinär behandelte Krebspatienten ist eine komplexe Aufgabe. Im Unterschied zu Studien, in denen die Studienkoordination für die gesamte Dokumentation eines Studienpatienten verantwortlich ist, stellt ein Krebsregister an jeden Versorgungsträger die Forderung, den eigenen Befund- und Behandlungsbeitrag sowie relevante Verlaufsparameter einzubringen.

Pflege eines Klinikregisters innerhalb des klinischen Krebsregisters – Arbeiten mit Kasuistiken

Logisch konsistente und vollständige Krankheitsverläufe setzen folgende Maßnahmen und Prüfungen voraus:
1. Befund- und Behandlungsbeiträge werden versorgungsbegleitend und zeitnah an das klinische Krebsregister möglichst vollzählig und vollständig übermittelt.
2. Die Qualität der Daten sollte von der meldenden Klinik Jahrgang für Jahrgang geprüft werden und Unzulänglichkeiten sollten nachgearbeitet werden.
3. Bei Mängeln der Datenqualität resultierend aus den Meldungen anderer Fachgebiete (Widersprüche, fehlende Angaben etc.) sollte sich der zuständige Kooperationspartner angesprochen und zur Dokumentation motiviert fühlen. Als Beispiel sind die Defizite bei der Erhebung der adjuvanten systemischen Therapie zu nennen. Die Dokumentation von Zeitdauer, Dosierung und Therapieerfolg kann z. B. über das Online-System des TRM durchgeführt werden. Die Pflege der Versorgungsketten ist Teil eines ganzheitlichen Qualitätsmanagements.

Pflege eines Klinikregisters innerhalb des klinischen Krebsregisters – Arbeiten mit klinikspezifischen Statistiken

Ein valides Klinikregister erfordert im ersten Schritt eine Überprüfung der Datenqualität. Wenn z. B. eine indizierte Behandlung als „nicht durchgeführt" ausgewiesen ist, sind Abklärungen erforderlich. Ist nach einer brusterhaltenden Operation kein Strahlenbericht eingegangen, so ist zu klären, ob die Patientin tatsächlich nicht bestrahlt wurde oder ob die Meldung fehlt.

1. Jede Klinik findet eine Auswertung eigener Daten im Internet (Typ-A-Auswertung). Darin wird die Qualität der Dokumentation für die wichtigsten Merkmale aufgelistet. Des Weiteren sind die Behandlungsdaten zur Überprüfung der Umsetzung der Leitlinien aufbereitet.
2. Kliniken, die sich einer Zertifizierung unterziehen möchten, finden einen gesonderten Auswertungstyp (Typ-AZ), welcher u. a. Daten zu Kollektivgröße, Kennzahlen, Ergebnismatrix bzw. Ergebnisqualität beinhaltet und somit die einzelne Klinik im Zertifizierungsprozess unterstützt.
3. Jede Klinik sollte auffällige Krankheitsverläufe – z. B. mit Lokalrezidiven, die im letzten Jahr für verschiedene Jahrgangskohorten diagnostiziert wurden oder mit Sterbefällen ohne Progressionshinweise – selbst bewerten und gegebenenfalls fehlende Verlaufsdaten einholen und somit sein Klinikregister fortschreiben.

Mit diesen Pflegemaßnahmen erarbeitet sich eine Klinik ein stets vorzeigbares und für die (Re-) Zertifizierung nützliches Klinikregister.

Interne und externe regionale Qualitätssicherung

Jede Klinik kann ihr „Klinikregister" mit den Daten der Region vergleichen (Typ-AE-Auswertung) und damit selbst bewerten. Die Ergebnisse der Region sind identisch aufbereitet.

Des Weiteren sind Kenngrößen der Daten einzelner Kliniken im Vergleich zusammengestellt (Typ-V-Auswertung). Wenn hinreichend große Patientenzahlen zusammengetragen wurden, können auch Überlebenskurven verglichen werden, zu denen der Zahlenausdruck auch das Konfidenzintervall aufzeigt. Auch wenn vergleichbare Behandlungsergeb-

nisse erzielt werden, werden einige Kliniken über und andere unter der Durchschnittskurve für die Region liegen. Mit den aufbereiteten Daten zu den wichtigsten Prognosefaktoren und den Konfidenzintervallen können Ursachen für die evtl. vorhandene Variabilität erkennbar sein.

Eine Diskussion der Ergebnisse mit allen wichtigen Kooperationspartnern im regionalen Versorgungsnetz ist anzustreben. Mithilfe multivariater Analysen (Typ-M-Auswertung) können Abweichungen bewertet werden.

1. Die Typ-AE-Auswertung beschreibt das bevölkerungsbezogene epidemiologische Krankheitsbild für das gesamte Einzugsgebiet mit zur klinikeigenen Aufbereitung (Typ-A-Auswertung) identischer Tabellenfolge.
2. Die Typ-V-Auswertung präsentiert wichtige Kenngrößen im Vergleich zu allen Kliniken oder allen Pathologien.
3. Die Typ-M-Auswertung präsentiert multivariate Analysen, die gegebenenfalls relevante Auffälligkeiten aufzeigen.
4. Die Typ-AZ-Auswertung ist eine spezielle Auswertung, welche Kennzahlen, Ergebnismatrix bzw. Ergebnisqualität entsprechend den fachlichen Zertifizierungsanforderungen beinhaltet.

Die Aufbereitung und Interpretation der Ergebnisse wird letztlich vom Tumorzentrum und den tumorspezifischen Projektgruppen getragen.

Kooperation mit dem Tumorregister München und Zugang über Internet

Onkologische Dokumentationsbögen des Tumorregisters München können (per Telefon, Fax oder Post) bezogen werden unter:
- Dokumentationsstelle des TRM
  IBE/Klinikum Großhadern,
  Marchioninistraße 15, 81377 München
  Tel.: 089 7095-4756 oder 089 7095-4750
  Fax.: 089 7095-4753
  E-Mail: tumor@ibe.med.uni-muenchen.de

Nachsorgekalender sollten u. a. zur Information über die bayerische Krebsregistrierung an Patienten ausgehändigt werden und können bezogen werden von:
- Bayerische Landesärztekammer
  Mühlbaurstraße 16, 81677 München
  Tel.: 089 4147209

Unter der Internet-Adresse www.tumorregister-muenchen.de (oder auch www.krebsinfo.de) sind Daten zur Inzidenz und Mortalität sowie tumorspezifische Auswertungen mit Basisstatistiken, Survivalanalysen und speziellen Auswertungen auch online verfügbar. Des Weiteren finden sich hier weitere Informationen über das Tumorregister München, über Kooperationspartner, Infrastruktur in der Region und Publikationen.

Für die geschlossene Benutzergruppe der am Tumorregister München mitwirkenden Versorgungsträger (Kliniken und Ärzte) besteht zusätzlich ein passwortgeschützter Online-Zugang zu ausführlichen epidemiologischen sowie tumor- und klinikspezifischen Auswertungen.

Physikalisch-therapeutische Maßnahmen und Rehabilitation nach Brustkrebs inklusive Behandlung von Lymphödemen mit Rezeptierungshinweisen für Heil- und Hilfsmittel

E.-M. Kalusche, E. Krauße

Erfreulicherweise lässt die heute übliche Vorgehensweise bei Verdacht auf eine Brustkrebserkrankung eine möglichst individuelle Therapie zu. Nach Mammakarzinomoperationen, vor allem nach Axilladissektion, kann es zu vielfältigen Folgestörungen wie Schmerzen, Schultergelenkseinschränkungen, Lymphödemen und als seltene Spätfolge der Bestrahlung zu Lähmungen und neuropathischen Schmerzen im Arm kommen. Werden aufgrund von Lokalrezidiven bzw. Metastasen erneute Eingriffe im Axilla- und Thoraxbereich notwendig, verstärken sich häufig diese Beschwerden. Physische und psychische Probleme, ausgelöst durch die Krebserkrankung und die anschließenden Therapien, beeinflussen sich gegenseitig.

Allen Patientinnen nach Brustkrebsbehandlung stehen deshalb gesetzliche Leistungen zur Minderung dieser Beschwerden sowie entsprechende Rehabilitationsmaßnahmen zu [1]. Die Rehabilitationsbedürftigkeit ist vorher zu prüfen.

Zur Erfassung und Klassifikation von funktionellen Einschränkungen und Behinderungen steht eine „Internationale Klassifikation der Funktionsfähigkeit, Behinderung und Gesundheit (ICF)" der WHO zur Verfügung [2]. In wissenschaftlicher Erprobung befindet sich eine daraus vorgenommene Selektion von 120 Items in Form einer ICF-Checkliste, in der Schädigungen von Körperfunktionen und -strukturen, Einschränkungen von Aktivitäten und der Partizipation sowie Kontextfaktoren des Umwelt- und persönlichen Bereiches von Patientinnen oder Behinderten kodifiziert, verglichen und auf Veränderungen hin überprüft werden können [3].

Dieser Beitrag enthält eine Übersicht über die wichtigsten physikalisch-therapeutischen Maßnahmen und die Rehabilitationsmöglichkeiten in den verschiedenen Stadien einer Brustkrebserkrankung – gleich, ob eine brusterhaltende oder rekonstruktive Operationsform oder Mastektomie durchgeführt wurde. Eine ausführliche Darstellung für die betroffenen Frauen ist beispielsweise in dem Buch „Blick nach vorne – praktischer Ratgeber für Frauen nach Brustkrebs" von *M. Hussain* [4] zu finden.

In vielen Fällen ist es zunächst sinnvoll, Patientinnen nach Abschluss der Akutbehandlung direkt zu einer Anschlussheilbehandlung (AHB) in eine geeignete Rehabilitationseinrichtung zu überweisen. Der zeitliche Abstand zwischen Entlassung aus dem Akutkrankenhaus bzw. dem Abschluss von Chemo- oder Strahlentherapie und der Aufnahme in der Reha-Klinik sollte nicht mehr als 2 Wochen betragen.

In der Praxis wird dieses Intervall aus verschiedenen Gründen manchmal zu verlängern sein. Die Anträge für eine solche AHB sind je nach Zeitpunkt von der erstbehandelnden Klinik, Onkologen oder Strahlentherapeuten auszufüllen. Nach Genehmigung werden diese von den Versicherungsträgern an eine der zugelassenen Reha-Kliniken im Umkreis von bis zu 200 km zugeleitet. Bei der Auswahl der Klinik sind auch zusätzliche Erkrankungen der Patientinnen zu berücksichtigen. Vorher sollte jedoch zur raschen Terminabsprache als Teil des Überweisungsverfahrens eine telefonische Kontaktaufnahme mit der AHB-Klinik erfolgen.

Physikalisch-therapeutische Maßnahmen in der postoperativen, stationären Phase

Krankengymnastik ab dem 1./2. postoperativen Tag – vor allem wenn axilläre Lymphknoten entfernt wurden – bestehend aus Atemtherapie (Symmetrie der Thoraxbewegung), Spannungs- und Pumpübungen der Arme, Mobilisation des Schultergelenkes auf der operierten Seite durch vorsichtiges aktives Üben bis zur Schmerzgrenze aus der Rückenlage, Anleitung zum dosierten Selbstüben.

Untersuchung und Beratung vor Entlassung aus der stationären Behandlung

– Beurteilung der Schulterfunktion; bei Einschränkung ambulante Krankengymnastik
– Miederwarenberatung und Brustprothesen (Brustepithese) abgestimmt auf Befund, Nachbehandlung und Wünsche der Patientin; nach Mastektomie Erstversorgung mit Schaumstoffprothese und später mit Silikonprothese haben sich bewährt; Dauerprothese siehe Rezeptierungshinweise
– Beratung über Zukunftsprobleme in Familie, Gesellschaft und Beruf, gegebenenfalls Empfehlung einer Anschlussheilbehandlung

In der Anschlussrehabilitation werden die Patientinnen weiter geschult, aktiv an der Prophylaxe/Therapie mitzuwirken (Haltungsschulung, Erlernen spezieller Übungen, sog. Mammagymnastik, falls notwendig Armlagerungshilfen, Verhaltenstraining für Arbeitsplatz, Haushalt, Freizeit/Sport/Hobby etc., aber auch Aufklärung über sinnvolle Verbote). Eine genaue Anamneseerhebung und damit die Kenntnis von Arbeitsplatz und privatem Umfeld ermöglicht es im Allgemeinen erst, Empfehlungen für gezielte, individuell abgestimmte Informationen und Übungsprogramme abzugeben.

Physikalisch-therapeutische Maßnahmen während Strahlen- und/oder Chemotherapie und in der Erholungsphase

Bei noch eingeschränkter Schulterfunktion ist Krankengymnastik, besonders Entspannungs- und Mobilisationstechniken, evtl. kombiniert mit Eis, Haltungsschulung, Dehnlagerung, Anleitung zum Selbstüben erforderlich; verödete, saitenartige

Lymphgefäßstränge in der Axilla können die Funktion zusätzlich behindern. Bei deutlicher Schulterfunktionseinschränkung ist Üben in Rückenlage – evtl. auch physiotherapeutisch mithilfe eines Schlingentisches zur Durchführung von Übungen mit Ausschaltung der Schwerkraft – dem Üben im Sitzen vorzuziehen, da die Schwerkraft des Armes geringer ist und eine Dehnung der Muskeln leichter erreicht wird. Übungen im Stehen, wie das häufig empfohlene „Hinaufschieben der Hände an einer Tür", führen zu vermehrter Fehlhaltung und Ausweichbewegungen und sind deshalb nicht indiziert.

Während und direkt nach der Bestrahlung kann die Schulterfunktion erneut beeinträchtigt sein bzw. abnehmen. Gerade in dieser Zeit sind eine konsequente, in der Dosis angepasste, meist reduzierte Krankengymnastik und Üben zu Hause indiziert. Wenn in dieser Phase das Schultergelenk – aufgrund von Fehlinformation durch Therapeuten oder Ärzte – nicht ausreichend mobilisiert wird, kann es rasch zur bleibenden Schulterkontraktur kommen.

Bei Schmerzen, ausstrahlend in Kopf, Nacken, Schulter, Arm, am Brustkorb und in der Axilla der operierten Seite

– Krankengymnastik, besonders Entspannungstechniken, Haltungsschulung, u. a. Bewusstmachen schmerzfördernder Fehlhaltungen im Alltag
– lokale Anwendungen im Schmerzbereich, wie leichte Massagen (nicht in der Axilla), Elektrotherapie, vorsichtige Wärmetherapie bzw. Kälteanwendung
– entspannende Anwendungen, wie Vollbäder mit Zusatz von Rosmarin-, Lavendelextrakt o. ä., Luftsprudelbäder; Wassertemperatur 35–37 °C, anfänglich 10 Minuten, langsam aufstehen, ausgiebige Nachruhe

Bei Narbenstriktur bzw. -adhäsionen des subkutanen Gewebes

– Krankengymnastik, besonders Dehnübungen
– evtl. großflächige, manuelle Verschiebetechniken im Narbenbereich; leider oft keine anhaltende Schmerzreduktion möglich

Bei vegetativen Beschwerden, Schlafstörungen, depressiver Grundstimmung

– entspannende Anwendungen (s. o.)

– Zur Aktivierung, z. B. Kneipp'sche Anwendungen wie Waschungen, Bürstungen, beginnend distal an den Beinen, Schenkelgüsse, Wechselbäder der Füße; an den Armen keine durchblutungsanregenden Maßnahmen; allerdings haben sich im Sommer kühlende Armbäder, 2 Minuten in ca. 20 °C kaltem Wasser bewährt.

Bei Beschwerden durch die Brustprothese

– z. B. Druckschmerz, zu kleine, zu große, zu schwer empfundene Prothese, Reiben des Büstenhalters: Beratung und gute Zusammenarbeit mit orthopädischem Fachgeschäft, das die Versorgung vornahm

Nach brusterhaltender oder brustaufbauender Operation

– gelegentlich Probleme mit dem Büstenhalter, wie Reiben, Drücken, zu schmale Träger (siehe Rezeptierungshinweise)

Praktische Anleitung und Funktionstraining in der Reha-Phase

Neben einem Funktionstraining (in Einzeltherapie) ist eine intensive praktische Anleitung und Information (meist in Gruppen, nach Bedarf auch im Einzelgespräch) erforderlich. Besonders wichtig sind Informationen zu Themen wie: Verhaltensmaßnahmen nach Brustoperationen, Schmerzen im Narben-, Schulter/Nackenbereich, prothetische Probleme, Brustaufbau, Lymphödemprophylaxe und -behandlung, „Was ist mit der anderen Brust?", klimakterische Beschwerden, Hormonsubstitution, Gefahr der Osteoporose, Freizeitgestaltung, der Bereich der Psychoonkologie einschließlich Eingehen auf Themen wie Partnerschaftsprobleme, Störung der sexuellen Erlebnisfähigkeit.

Physikalisch-therapeutische Maßnahmen und Beratung bei chronischen Beschwerden

Durch chronische Beschwerden wie Schmerzen und Lymphödem werden die Frauen oft depressiv. Kommen finanzielle Probleme hinzu, weil man aufgrund der Krebserkrankung nicht mehr in das bisherige Berufsleben zurückkehren kann, die Beschwerden aber nicht als „rentenwürdig" eingestuft werden, kann ein langer Leidensweg durch Ämter und Institutionen erfolgen. Gerade ein ausgeprägtes Lymphödem des Armes, des Thorax und der Brust sowie chronische Schmerzen, bei denen äußerlich oft nichts zu sehen ist, mindern die Lebensqualität und Erwerbsfähigkeit viel mehr als diese Erkrankungen z. B. in den Ausführungen zum Schwerbehindertengesetz Berücksichtigung finden. Auch im Disease-Management-Programm „Mammakarzinom" werden diese Folgebeschwerden, die die Krankenkassen und die Volkswirtschaft Millionen kosten, nur mit wenigen Sätzen erwähnt. Eine adäquate Berücksichtigung wäre wünschenswert.

Schmerzen durch Muskelspannungsstörungen, Gewebequellungen

– Bei Schulterkontraktur: Krankengymnastik, Dehnlagerung und Entspannungstechniken (s. o. und Rezeptierungshinweise)
– Bei therapieresistenten Schmerzen: intensive Beratung über einerseits somatische Nerven- und Muskelirritationen, andererseits über Wirkung chronischer Schmerzen auf Psyche und Soma; Versuch der Reduktion körperlicher schmerzfördernder Belastungen im Alltag, z. B. Teilzeitarbeit, Hilfe im Haushalt, bei Bedarf Zusammenarbeit mit Sozialdienst am Ort; Ausschöpfung moderner Schmerztherapie durch Medikamente, TENS (transkutane Elektroneurostimulation) mit kleinem Heimgerät, Psychotherapie
– Interesse an Eigenaktivitäten wecken: z. B. dosierter Sport; besonders zu empfehlen: „Rehabilitationssport nach Krebserkrankungen" (siehe auch Abschnitt „Ambulanter Rehabilitationssport nach Krebserkrankungen")
– Bei Narbenproblemen: Beratung, wenn ungenügende Verarbeitung der Erkrankung Beschwerden zusätzlich verstärkt; evtl. Aufbauplastik besprechen; chirurgische Narbenrevision ist gelegentlich indiziert
– Neuropathische Schmerzen an Händen und Füßen nach Chemotherapie können durch physikalische Therapie nur kurzzeitig beeinflusst werden. Das gleiche gilt für Muskel- und Gelenkschmerzen als Folge der Einnahme von Medikamenten, die die Östrogenproduktion senken. Medikamentöse Therapie und Schmerzbewältigungsstrategien können hier lindernd wirken.

Sekundäres Lymphödem des Armes, Thorax einschließlich Brust nach Axilladissektion

Das Lymphödem ist eine regionale Weichteilschwellung durch Anreicherung proteinreicher Flüssigkeit im Interstitium, bedingt durch eine Insuffizienz des lymphatischen Systems [5, 6, 7]. Durch Entfernung und/oder Bestrahlung von Achsellymphknoten der Level I und II kann es zum Lymphödem des Arms und des entsprechenden Körperquadranten kommen. (bezüglich der aktuellen Sentinel-Lymphknoten-Operation siehe Kapitel „Operative Therapie"). Mit Verbesserung der Operations- und Zunahme der Sentinel-node-Technik und damit größerer Schonung der axillären Lymphgefäße, hat die Häufigkeit des Lymphödems in den letzten Jahren deutlich abgenommen. Derzeit erleiden nur noch 15–25 % der Frauen ein sekundäres Lymphödem [8].

Das Lymphödem wird nach den Leitlinien der AWMF in verschiedene Stadien eingeteilt (Tabelle 1) [9].

Diagnostik

Als Basisdiagnostik sind die Anamnese, Inspektion, Palpation, Umfangs- oder Volumenmessung notwendig. Anamnestisch zu klären ist der Krankheitsbeginn, die auslösende Ursache (z. B. Operation, Radiatio, etc.), die postoperative Wundheilung (primär, sekundär), die aktuellen Beschwerden (Schmerzen, Spannungs- und Schweregefühl), die Händigkeit (rechts- oder linkshändig), der Krankheitsverlauf inklusive der bisherigen Komplikationen (z. B. Erysipel, lymphokutane Fisteln) und die

bisherige Behandlung sowie eine mögliche familiäre Belastung und eine allgemeine Ödemneigung. Um ein umschriebenes Ödem feststellen zu können, müssen Hände, Arme, Axilla, Rücken und Brustkorb sorgfältig abgetastet werden. Es folgen eine Armumfangsmessung mit etwa 5–8 reproduzierbaren Messpunkten oder eine Armvolumenmessung mittels Perometer. Gegebenenfalls ist zusätzlich eine Fotodokumentation zu empfehlen. Das recht störende subaxilläre Ödem, das sich durch ein Anschwellen unterhalb des Büstenhalters und ein Fremdkörpergefühl unter der Achsel auszeichnet, führt durch Fehlhaltungen zu schmerzhaften Muskelverspannungen im Schulterbereich. Auch ein ausgeprägtes Brustödem wird als sehr unangenehm empfunden.

Therapie

Das sekundäre Lymphödem ist – außer wenn direkt postoperativ oder postradiogen vorübergehend auftretend – eine chronische Erkrankung, die nur durch eine konsequente und kontinuierliche Therapie, die auch ein Durchhaltevermögen der Patientinnen erfordert, erfolgreich behandelt werden kann. Im Zentrum der Therapie steht die *komplexe physikalische Entstauungstherapie* (KPE), die in 3 Phasen – in der beschriebenen Intensität hauptsächlich in klinischen Einrichtungen – durchgeführt wird. Grundsätzlich besteht die KPE aus [9]:
– manueller Lymphdrainage (ML)
– Kompressionstherapie mit speziellen komprimierenden Wechselbandagen bzw. medizinischen Kompressionsstrümpfen

Tabelle 1. Stadieneinteilung des Lymphödems.

Stadium		Pathologie	Symptome
0	Latenzstadium	keine Schwellung	pathologisches Lymphszintigramm
I	reversibel	eiweißreiches Ödem; fokale fibrosklerotische Gewebsveränderungen	weiche, Dellen hinterlassende Schwellung; Hochlagern reduziert die Schwellung, Akren häufig einbezogen
II	spontan irreversibel	lymphostatische Fibrosklerose	Gliedmaßen dekonturiert, Gewebe palpatorisch konsistenzvermehrt, auf Hochlagern nicht reagierende Schwellung
III	Elephanthiasis	ausgedehnte Fibrosklerose, Fettgewebsproliferation	säulenförmige Entstellung der Gliedmaßen, häufige Komplikationen (Erysipel, Mykosen, Lymphfisteln, -zysten, Hyperkeratosen), invalidisierend

– entstauenden Bewegungsübungen
– Hautpflege

Eine zeitnahe Versorgung mit Kompressionsstrumpf und dessen Kontrolle sind notwendig.

Empfehlungen zur Hautpflege und zu möglichst angepasstem Verhalten im Alltag aufgrund des bestehenden chronischen Lymphödems sind unbedingt zu geben.

Die Dauer und Intensität der einzelnen Komponenten richten sich nach dem Stadium und damit dem Schweregrad des Lymphödems, (Tabelle 2).

Zunächst wird durch die Phase I der KPE eine Entstauung des Ödems erreicht. Hierzu ist eine ML mindestens 6-mal pro Woche bis zu 3-mal täglich über 2–5 Wochen mit anschließender Anlage eines Kompressionsverbandes (Kurzzugbinden) nötig. Der Kompressionsverband sollte über 18–22 Stunden belassen und optimalerweise erst kurz vor der nächsten ML entfernt werden [9]. Bei ausgeprägterem Lymphödem ist es sinnvoll, die Phase I stationär, z. B. im Rahmen einer stationären Rehabilitation durchzuführen, um die intensive Therapie zu gewährleisten. Allerdings bedarf es zur stationären Behandlung eines Antrags beim Rentenversicherungsträger oder der Krankenkasse. Bis zur Genehmigung und dem Erhalt eines Therapieplatzes in einer lymphologischen Fachklinik vergehen mindestens 2 Monate. Im ambulanten Bereich sind die oben genannten Vorgaben nur selten zu verwirklichen. Gründe: gute Lymphtherapeuten sind meist sehr ausgebucht und tägliche Termine werden erst nach 2–3 Wochen frei. Bei einer intensiven komplexen Entstauungstherapie ist ein normaler Alltag nicht möglich.

Der Optimierung des erreichten Zustandes dient die mehrere Jahre dauernde Phase II. Ein individuell angepasster flachgestrickter Kompressionsstrumpf muss konsequent tagsüber getragen werden. Die ML erfolgen in der Phase II nur noch bedarfsangepasst, meist genügen etwa 1–3-mal pro Woche.

Die Phase III schließt sich in großem und individuell unterschiedlichem Abstand an die Phase II an, dient der Konservierung des Behandlungserfolges und beinhaltet im Wesentlichen das konsequente und dauerhafte Tragen des Kompressionsstrumpfes und ggf. die ML 1–2-mal pro Woche.

Zur entstauenden Gymnastik gehören die Atemgymnastik, Schulter-Armgymnastik sowie Wassergymnastik. Durch Physiotherapie werden Kraft, Ausdauer und Kondition zur Behebung der muskulären Dysbalance trainiert. Alle Übungen werden immer mit angelegtem Kompressionsverband bzw. mit Kompressionsstrumpf durchgeführt.

Tabelle 2. Stadiengerechte Basistherapie des Lymphödems durch komplexe physikalische Entstauungstherapie (KPE) [9].

	Phase 1 Entstauung	Phase 2 Optimierung	Phase 3 Konservierung
Stadium 0	Prävention bei Lymphödem-Risikofaktoren		
Stadium 1	ML: 1× tgl., Kompressions-bandagen, Bewegung, Dauer 14–21 Tage		ML: in Serien, Kompressionsstrümpfe bei Bedarf oder konsequent auf Dauer
Stadium 2	ML: 2× tgl., Kompr.-Bandagen, Bewegung Dauer 24–28 Tage	ML: 1–2×/Woche, für die Dauer von 2–5 Jahren, Kompressionsstrümpfe und Bandagen, Bewegung, Wiederholung der Phase 1	ML: in Serien oder 1×/Wo, Kompressionsstrümpfe konsequent auf Dauer, Bewegung
Stadium 3	ML: 2–3× tgl., Kompr.-Bandagen, Bewegung Dauer 28–35 Tage	ML: 2–3×/Woche, für die Dauer von 5–10 Jahren, Kompressionsstrümpfe und Bandagen, Bewegung, Wiederholung der Phase 1	ML: in Serien oder 1–2×/Wo, Kompressionsstrümpfe konsequent auf Dauer, Bewegung

Eine sorgfältige Hautpflege ist wichtig, da die Haut beim Lymphödem sehr empfindlich ist, zu Entzündungen/Infektionen neigt und oft sehr trocken und schuppig ist.

Vor jeder Therapie steht die optimale Aufklärung der Patientin über den Bau der Lymphgefäße im Rahmen des Blutkreislaufs und die daraus resultierenden Verhaltensempfehlungen im Alltag (siehe Patientinnenschulung zum Verhalten im Alltag)).

Eine Langzeitstudie mit Patientinnen mit Armlymphödem, vorwiegend Frauen nach Axilladissektion, über 4 Jahre konnte zeigen, dass bei durchschnittlich 77 % der Betroffenen das Ödem nicht zunahm bzw. eine Besserung eintrat. Bei 23 % nahm das Ödem zu, wobei diese Teilnehmerinnen prozentual die meisten Lymphdrainagen erhielten, aber nur relativ selten einen Kompressionsstrumpf trugen [10].

Bei Nervenschmerzen im Bestrahlungsbereich, die in den Arm ausstrahlen, kann neben optimaler Schmerzmedikation ein Therapieversuch mit Krankengymnastik, leichten Massagen und Elektrotherapie zur Reduktion der reaktiven Muskelverspannung eingeleitet werden. Die Besserung durch Physiotherapie hält meist nur relativ kurz an, deshalb sind manchmal lebenslange Anwendungen notwendig.

Eine Armplexuslähmung als Spätfolge der direkten Bestrahlung des Plexus ist heutzutage sehr selten. Sie beginnt meist mit Parästhesien und diskreter Schwäche in der Hand, die über Monate und Jahre zunimmt. Die Kombination mit Armödem ist häufig. Krankengymnastik und Ergotherapie können indiziert sein, um die Restfunktionen zu erhalten. Die Versorgung mit Hilfsmitteln in der Küche ist Aufgabe der Ergotherapie, ebenfalls die Versorgung mit modernen Schienen.

Liegt zusätzlich ein Lymphödem vor, so können Hochlagern und Kompressionsstrumpf nicht vertragen werden. Hier sollte die Patientin selbst herausfinden, was für sie am besten ist. Da die Hand meist unangenehm kalt ist, hat sich auch zu Hause das Tragen von Wollhandschuhen ohne Fingerspitzen zur Schmerzreduktion und Trophikverbesserung bewährt.

Operative Möglichkeit bei Armödem

Tritt nach konsequenter konservativer Therapie eines Lymphödems keine befriedigende Umfangsreduktion ein oder ist eine kontinuierliche konservative Therapie zeitlich zu belastend, so sollte die Möglichkeit einer direkten Rekonstruktion der in der Achsel unterbrochenen Lymphbahnen durch eine autogene mikrochirurgische Lymphgefäßtransplantation erwogen werden. Hierbei ist zu beachten, dass mit zunehmender Dauer des Lymphödems fibrosierende Sekundärveränderungen zunehmen können, die sich nur schwer zurückbilden. Die Patientinnen sollten daher nach etwa 6 Monaten konsequenter konservativer Therapie auf die Rekonstruktionsmöglichkeit aufmerksam gemacht werden.

Anders als mit älteren Methoden, die entweder eine Reduktion des überschüssigen Gewebes oder eine periphere Ableitung der Lymphe, z. B. über lymphovenöse Anastomosen zum Ziel haben, wird hierbei die Flusswiederherstellung durch einen autogenen Lymphbypass angestrebt und damit auch eine weitgehende Annäherung an den ursprünglichen Zustand. Nuklearmedizinische Untersuchungen zeigen, dass sogar eine Normalisierung des lymphatischen Abstroms nachgewiesen werden kann, wenn sich die Transplantate gut funktionierend darstellen lassen [11].

Voraussetzungen für eine autogene Lymphgefäßtransplantation sind zumindest ein klinisch unauffälliges Bein mit lymphszintigrafisch ungestörtem Lymphabfluss sowie Rezidivfreiheit und allgemeine und lokale Operabilität.

Etwa 2–3 Lymphbahnen werden vom Oberschenkel in einer Länge von bis zu 30 cm entnommen, da hier bis zu 16 Lymphbahnen im ventromedialen Bündel parallel verlaufen. Die Transplantate werden zwischen aufsteigenden Lymphbahnen am Oberarm und Lymphbahnen am Hals, die zum Venenwinkel ziehen, interponiert.

Funktion und Durchgängigkeit derartiger Transplantate ließen sich über einen Nachbeobachtungszeitraum von über 14 Jahren nachweisen, im Mittel kommt es zu einer persistierenden Umfangsreduktion des Volumenüberschusses von zwei Dritteln.

Falls eine lympho-lymphatische Transplantation nicht möglich ist, kann der mikrochirurgische Anschluss der Transplantate an ortsständige Lymphknoten in Erwägung gezogen werden [12].

Prophylaxe eines Lymphödems

Die Durchführung entstauender gymnastischer Übungen ist sinnvoll, um der Entstehung eines sekundären Lymphödems vorzubeugen. Dagegen ist eine rein prophylaktische ML ohne Vorliegen eines Lymphödems nicht indiziert und nicht durch Studien abgesichert. Aus diesem Grund kann keine Empfehlung für eine prophylaktische ML ausgesprochen werden und sollte nicht erfolgen.

Physikalisch-therapeutische Maßnahmen bei fortgeschrittener Metastasierung

Grundsätzlich stehen Chemo-, Hormon-, Antikörper-, Strahlentherapie oder Operation und adäquate Schmerztherapie als palliative Maßnahmen im Vordergrund. Mit den Mitteln der physikalischen Therapie soll versucht werden, die Symptome zu lindern.

Bei starken Schmerzen

– Entspannungstechniken zur Reduktion der reaktiven Hypertonie betroffener Muskeln
– transkutane Nervenstimulation (TENS, siehe oben)
– Einweisung in einfache, streichende Massagetechniken; jedes „Tun" an der Schwerkranken, das sie als angenehm empfindet, ist empfehlenswert

Bei ausgeprägtem Lymphödem durch Metastasierung in das Lymphabflussgebiet

Es bestehen meist sehr starke Schmerzen, erhebliche Funktionseinschränkungen in der Schulter und ein massives Lymphödem; zusätzliche Ulzera bei Hautmetastasen sind nicht selten. Hier empfehlen sich:
– entlastende Lagerung in Rücken- und Seitenlage, manchmal sehr mühsam
– bei Überwärmung: Kryogelpackungen, eingehüllt in ein Frotteetuch oder Quarkwickel
– Anleitung der Angehörigen und Pfleger zu sanften, entstauenden Massagegriffen vom gestauten Rumpfquadranten auf die kontralaterale Seite oder zum unteren Rumpfquadranten
– bei subaxillärem Hautekzem durch erheblich eingeschränkte Schulterfunktion: gute Wundversorgung – kann schwierig sein

– ggf. kann eine vorsichtige Kompressionsbandagierung den Patientinnen Erleichterung verschaffen

Bei Pleuritis carcinomatosa und/oder Lungenmetastasen

– vorsichtige Atemübungen zur Entspannung und Nutzung des verbleibenden Lungengewebes

Bei Bettlägerigkeit

– richtige Lagerung, vor allem bei Kachexie; evtl. Verordnung einer Wechseldruckmatratze (reduziert Schmerzen, vor allem bei Knochenmetastasen im Wirbelsäulen- und Beckenbereich)
– leichte Kreislaufgymnastik der Arme und Beine; Anleitung der Angehörigen zu diesen Übungen mit der Patientin
– streichende Massagen, wo immer diese als angenehm empfunden werden
– bei Wunsch nach Wirkung von ätherischen Ölen: Bitte keinen Franzbranntwein verwenden, da dieser die meist trockene Haut zusätzlich austrocknet, stattdessen Erkältungssalben, bei sehr empfindlicher Haut nur Kinderbalsam ohne Kampfer.

Die Begleitung von Patientinnen mit ausgeprägten Beschwerden als Folge der Metastasierung mit voraussichtlich nahem Tod ist immer eine therapeutische und menschliche Herausforderung. Die Unterstützung der Angehörigen durch einen guten ambulanten Pflegedienst ist von großem Vorteil, da dieser auch die Organisation von sinnvollen Hilfsmitteln und notwendigen Anträgen zur Pflegeversicherung bei der Krankenkasse übernimmt. Auch Hilfe sowie Beratung durch Hospizmitarbeiter sind empfehlenswert.

Bei Problemen, die ambulant nicht behandelbar sind, ist die vorübergehende Aufnahme auf eine Palliativstation sinnvoll.

Rezeptierungshinweise für die behandelnden Ärzte

Derzeit erhalten die orthopädischen Fachgeschäfte fast für alle Hilfsmittel Festbeträge. Diese variieren von Kasse zu Kasse erheblich. So kann die Zuzahlung für Patientinnen sehr unterschiedlich hoch ausfallen.

Es können hier nur beispielhaft Rezeptierungsvorschläge gemacht werden. GKV-Versicherten wird oft mehr erstattet als privat Versicherten, vor allem bei Hilfsmitteln wie Spezialbadeanzug oder Halterung (= Büstenhalter).

Rp: 1 Silikonbrustprothese mit Anpassung
(evtl. haftende Prothese)
D: Mastektomie re./li.

Besteht ein deutlicher Größenunterschied zwischen beiden Brüsten, so kann entsprechend eine Silikonprothesenschale verordnet werden.

Nur wenn „Anpassung" auf dem Rezept steht, wird die dafür aufgewendete Zeit vergütet.

Es gibt keinen Anspruch auf eine regelmäßige Erneuerung der Brustprothese. Wird die gesunde Brust größer oder kleiner, kann schon relativ bald eine neue Prothese notwendig werden. Diese Veränderungen sind zusätzlich auf dem Rezept zu vermerken. Ein Spezialbüstenhalter wird als „Halterung" bezeichnet.

Rp: 1 Halterung mit Prothesentasche re./li.
D: Mastektomie re./li.

Bestehen starke Rückenbeschwerden zusätzlich durch Osteoporose oder schwere degenerative Veränderungen der Wirbelsäule, so ist ein Mieder sinnvoller; diese Zweitdiagnose muss ebenfalls auf dem Rezept stehen.

Nach brusterhaltender oder rekonstruktiver Operationstechnik wird manchmal ein normaler Büstenhalter nicht vertragen, z.B. bei sekundärem Lymphödem. Es hat sich bewährt, dies auf dem Rezept zu vermerken.

Rp: 1 Spezialhalterung mit breiten Trägern,
hautfreundliches Material
D: Z. n. Mamma-Ca.-Op. re./li.,
Lymphödem Arm, Brust, Thorax

Gerade bei chronischer Polyarthrose und Schulterschmerzen hat sich das Üben im Wasser bzw.

Schwimmen sehr bewährt. Es ist ratsam, die Notwendigkeit eines Spezialbadeanzugs zu begründen.

Rp: 1 Spezialbadeanzug mit
Prothesentasche re./li.
D: Z. n. Mastektomie re./li., chron. HWS-,
Schulterschmerzen bei degenerativen Veränderungen; Üben im Wasser und Schwimmen sind aus medizinischer Sicht indiziert

Kompressionsstrumpfversorgung bei sekundärem Lymphödem

Es gibt mehrere Firmen, die Kompressionsstrümpfe herstellen, die sich in Fadenqualität und Stricktechnik unterscheiden. Flachgestrickten Strümpfen mit einer Naht ist wegen besserer Kompressionsverteilung der Vorzug zu geben, und diese sind die Regel. Nur in Ausnahmefällen wird der rundgestrickte Armstrumpf besser toleriert. Der Kompressionsstrumpf sollte immer nach Maß, meist Kompressionsklasse II, rezeptiert werden. Ist die Handkraft vermindert, z. B. bei Polyarthrose der Hände, und kann dadurch ein so fest sitzender Strumpf nicht angezogen werden, so darf auch Kompressionsklasse I verordnet werden mit dem Zusatz: „verminderte Handkraft bei Polyarthrose". Eine Zuzahlung ist notwendig, sofern keine Befreiung besteht.

Bei Armlymphödem im Bereich der proximalen Unterarmhälfte bis zur Armwurzel reicht ein Strumpf vom Handgelenk bis Oberarm, evtl. mit Noppenband zur besseren Haftung. Zeigt die Hand auch nur eine leichte Schwellneigung, z. B. bei Wärmeeinwirkung und Belastung, so sollte zusätzlich ein Handteil verordnet werden, das besonders bei Beginn der Kompressionsversorgung konsequent getragen werden soll, damit die Hand nicht anschwillt. Das Gewebe einschließlich Gefäßsystem muss sich erst auf das Tragen eines Kompressionsstrumpfes einstellen.

Besteht ein Lymphödem im Hand- und Unterarmbereich, so wird meist ein zweiteiliger Kompressionsstrumpf verordnet. Das Handteil reicht meist ca. 8 cm über das Handgelenk, kann aber auch bis zum Ellbogen verordnet werden. Durch moderne Herstellungsverfahren ist es möglich, dass auch im Überlappungsbereich von Strumpf und Handschuh der Kompressionsdruck konstant bleibt. Schwellen die

Finger an, so muss ein bis an die Fingerendgelenke reichendes Handteil verordnet werden, ansonsten genügt ein Handteil, das 3 cm über die Fingergrundgelenke des 2. bis 5. Fingers reicht.

Das Anziehen einer zweiteiligen Kompressionsversorgung ist leichter, da eine Anziehhilfe benutzt werden kann. Außerdem können zugeschnittene Schaumstoffteile zur besseren Kompression eines Handrückenödems in das Handteil eingelegt werden.

Die Patientinnen sollten angehalten werden, das Handteil gerade bei manuellen Tätigkeiten zu tragen. Ein Kompressionsstrumpf mit Schulterkappe und Halterung, die unter der gesunden Brust fixiert wird und stark belastet, ist nur in seltenen Ausnahmen sinnvoll.

Bei ausgeprägtem Ödem durch Metastasierung in das Lymphabflussgebiet wird meist kein festsitzender Kompressionsstrumpf toleriert.

Pro Jahr werden 2 Kompressionsstrümpfe genehmigt; immer erst schauen, ob der angepasste Strumpf sitzt, d. h., der 2. Kompressionsstrumpf sollte frühestens nach 2–3 Wochen Erprobung bestellt werden. Sollte es zu einer starken Umfangsänderung des Armes kommen, kann jedoch ein dritter Strumpf verordnet werden mit entsprechender Begründung. Dieser wird erst nach spezieller Genehmigung durch die Krankenkasse angefertigt.

Rezept für eine Form des Armstrumpfes:

> Rp: 1 Armstrumpf nach Maß, flachgestrickt, Kompressionsklasse II, einteilig mit Handschuh bis Fingerendgelenke und bis Oberarm evtl. mit Haftband
> D: Arm-, Handödem re./li. nach Mamma-Ca.-Op. re./li.

Heilmittel

Heilmittelrichtlinie 2011 [13]

Die Neufassung der Heilmittelrichtlinie 2011 basiert im Wesentlichen auf der bisher bestehenden Richtlinie. Das grundsätzliche Konzept wurde beibehalten. Insbesondere ist der Katalogteil weitgehend unverändert geblieben.

In Anlehnung an die von der WHO verabschiedete ICF-Systematik (International Classification of Functioning, Disability and Health) wurde der Begriff „Schädigung/Funktionsstörung" durch den Begriff „Funktionelle/Strukturelle Schädigung" ersetzt und der Begriff „Fähigkeitsstörung" durch „Beeinträchtigungen der Aktivitäten" ergänzt.

Die Heilmittelrichtlinie soll eine nach dem allgemein anerkannten Stand der medizinischen Erkenntnisse ausreichende, zweckmäßige und wirtschaftliche Versorgung der Versicherten mit Heilmitteln sichern.

Die Heilmittelrichtlinie 2011 führt jetzt explizit aus, dass insbesonders auch den Belangen behinderter oder von Behinderung bedrohter sowie chronisch kranker Menschen Rechnung zu tragen ist (§ 1 Abs. 2).

Auf der anderen Seite verdeutlicht der Richtlinientext jetzt, dass sich die Indikation für die Verordnung von Heilmitteln nicht allein aus der Diagnose ergibt. Vielmehr besteht die Indikation nur dann, wenn unter Gesamtbetrachtung der Schädigungen, der Beeinträchtigung der Aktivitäten sowie unter Berücksichtigung der individuellen Kontextfaktoren eine Heilmittelanwendung notwendig ist (§ 3 Abs. 2).

Vor Verordnung von Heilmitteln hat der Arzt mithilfe geeigneter Diagnostik den Gesundheitszustand der Patientin festzustellen und zu dokumentieren. Dies gilt auch bei Folgeverordnungen. Der Arzt muss die Patientin mindestens einmal in 12 Wochen untersuchen. Das Therapieziel soll so kostengünstig wie möglich erreicht werden. Im Heilmittelkatalog wird beschrieben, welche Heilmittel in welchen Mengen bei den verschiedenen Diagnosegruppen im Regelfall zu einer angemessenen und wirtschaftlichen Versorgung führen. Die Leitsymptomatik ist weiterhin anzugeben, sofern sie sich nicht aus der Diagnose ergibt.

Es können 2 Heilmittel pro Rezept verordnet werden, das vorrangige Heilmittel, z. B. „Allgemeine Krankengymnastik", und das ergänzende Heilmittel, z. B. „Wärmetherapie mittels Fango". Bei 2 Erkrankungen können 2 Rezepte parallel ausgestellt werden. Bei Verordnung von manueller Lymphdrainage ist die Zeitdauer anzugeben: 30, 45, 60 Minuten. Gerade bei Beschwerden im Schulterbereich durch

Axilladissektion ist die Anleitung zum Selbstüben und Kontrolle der Übungen selbstverständlicher Bestandteil des Behandlungskonzeptes. Das körperschonende Verhalten im Alltag ist die Basis jeder Therapie.

Verordnung im Regelfall

Die Verordnungsmöglichkeiten sind sehr vielfältig und teils verwirrend. Hier werden nur Empfehlungen für die häufigsten Indikationen nach Brustkrebsoperation, Axilladissektion und Radiatio erwähnt. Es wird die maximal mögliche Verordnungsmenge pro Rezept angegeben, da dies meist sinnvoll ist.

Bei schmerzhafter Einschränkung der Schulterfunktion, meist mit Ruheschmerz

Rezept:
(Gesamtverordnungsmenge max. 18 Einheiten)

Krankengymnastik (KG)
6×; 2–3×/W
Wärmetherapie (WT) mittels
Ultraschall oder heißer Rolle
6×; 2–3×/W
Indikationsschlüssel: EX2a
Diagnose: Eingeschränkte Schulterfunktion nach Mamma-Ca.-Op. re./li. und Axilladissektion, Muskeldysbalance, endgradige Kontraktur, verödete Lymphbahnen, Schmerzen

Bei chronisch anhaltenden Schmerzen, Muskelfunktionsstörungen, häufig Folge des ausgeprägten Lymphödems

Rezept:
(Gesamtverordnungsmenge max. 30 Einheiten)

Manuelle Therapie (MT)
6×; 1–2×/W
Elektrotherapie (ET) oder
Wärmetherapie (WT) mittels
Fango, heißer Rolle
oder Ultraschall
6×; 1–2×/W
Indikationsschlüssel: EX3a
Diagnose: Z. n. Axilladissektion bei Mamma-Ca. re./li., Schmerzen, Funktionsstörungen durch Muskelspannungsstörungen, Verkürzung elastischer und kontraktiler Strukturen, Gewebequellungen, -verklebungen

Bei chronifizierten Schmerzsyndromen kann der Indikationsschlüssel CSa oder CSb mit Gesamtverordnungsmenge von max. 18 Einheiten verwendet werden. Der Indikationsschlüssel EX3a–c bietet hier die höchste Gesamtverordnungsmenge mit 30 Einheiten.

Bei chronischem sekundärem Lymphödem Stadium III

Rezept:
(Gesamtverordnungsmenge max. 50 Einheiten)

Manuelle Lymphdrainage (MLD) 60 min
(mit Kompressionsbandagierung, in 60 min enthalten!)
10 ×; 1–2×/W

Eventuell mit ergänzendem Heilmittel:
Übungsbehandlung (ÜB) oder
Elektrotherapie (ET)
oder Kältetherapie (KT) 10 ×; 1–2×/W
Indikationsschlüssel: LY3a
Diagnose: Z. n. Mamma-Ca. u. Axilladissektion re./li., chron. ausgeprägtes Lymphödem Arm, Hand, Thorax mit Neigung zur Fibrosierung; evtl. zusätzlich: mit Neigung zu reaktiver Muskeldysbalance der Schultermuskeln

Die Anzahl der Anwendungen pro Woche kann im Einzelfall, wenn sinnvoll, auf 5-mal pro Woche gesteigert werden.

Material für den Kompressionsverband ist weiterhin wie ein Medikament auf Rezept verordnungsfähig. Als Erstverordnung hat sich bewährt:

Rp.: Lymphset 3 Arm klein
PZN (Pharma-Zentral-Nummer) 066 6785;
Lymphset 4 Arm groß PZN 066 6791

Verordnung „außerhalb des Regelfalls"

Bei Patientinnen mit ausgeprägtem Arm-, Brust-, Thoraxödem sind die Muskeln des Schultergürtels hyperton und druckschmerzhaft. Oft kommt es zur Überlastung der kontralateralen Schulter. Chronische Schmerzen, Funktionseinschränkungen der Schultern, vorzeitige Arthrose in den verschiedenen HWS- und Schultergelenken sind die Folge.

Eine Therapiepause von 12 Wochen führt erfahrungsgemäß zu einer Zunahme von Ödem, Schmerzen, Funktionseinschränkungen mit reaktiver Schlafstörung, Leistungsminderung, Erschöpfungszuständen, Depression, erneuter Arbeitsunfähigkeit. Ein vermehrter Medikamentenverbrauch ist vorprogrammiert.

Liegt ein solches Beschwerdebild vor, so sollten für diese Patientinnen 2 Rezepte, die parallel laufen, ausgestellt werden. Krankengymnastik und/oder Manualtherapie, manuelle Lymphdrainage alleine ist nicht effektiv genug. Erfahrungsgemäß werden von den betroffenen Frauen nur Anwendungen über Monate und Jahre, ja lebenslang, in Anspruch genommen, wenn die Beschwerden, verursacht durch die Brustkrebserkrankung, ohne Therapie zunehmen.

In Abänderung zur Regelfallverordnung kann die Anzahl pro Rezept für einen Zeitraum von 12 Wochen frei gewählt werden, solange sie medizinisch begründet wird, z. B. 20 Anwendungen bei Häufigkeit 2- bis 3-mal pro Woche.

Zusätzlich zu obigen Rezeptvorschlägen ist eine medizinische Begründung anzugeben:

Bei muskulären Problemen, Schmerzen, Schulterfunktionseinschränkung:

„Kontinuierliche Behandlung notwendig, da trotz Eigenübungsprogramm und Schmerzbewältigungsstrategien ohne Therapie Zunahme der Beschwerden"

Bei ausgeprägtem sekundärem Lymphödem:

„Kontinuierliche Behandlung notwendig, sonst Zunahme Ödem, Fibrosierung, Stauungsdermatitis, Erysipelneigung"

Es gilt unverändert die Heilmittelrichtlinie und der Heilmittelkatalog aus dem Jahr 2011. Eine Änderung bzw. Novellierung ist derzeit auch nicht in Sicht.

Die einzige Neuerung im Umfeld der Heilmittelversorgung ist eine Vereinbarung zwischen den Krankenkassen (GKV-Spitzenverband) und den Ärzten (KBV) zum 01.01.2013. Hiernach geht die Verordnung von Heilmitteln bei bestimmten Diagnosen nicht mehr zu Lasten des „Budgets" des Arztes. Bei bestimmten Diagnosen – hierzu gehört auch der In-

dikationsschlüssel Ly3 – gilt dies auch explizit bei längerfristigem Behandlungsbedarf (Langfristverordnung). Der Arzt muss seine Verordnung weiterhin entsprechend der Heilmittelrichtlinie und dem Heilmittelkatalog 2011 vornehmen! Bei den besonderen Diagnosen muss er lediglich den ICD-10 Diagnoseschlüssel mit auf der Verordnung angeben – dann geht diese Verordnung nicht zu Lasten seines Budgets. Vergisst er die Angabe, wird die Verordnung ins Budget gerechnet [14, 15].

Ergotherapie

Die Ergotherapie bietet eine große Breite an Behandlungsmöglichkeiten. Besonders häufig sollte sie als zusätzliche Therapieoption direkt nach einer Brustkrebsoperation, während einer belastenden Chemo- und/oder Strahlentherapie zur Anwendung kommen. Das Therapieziel hier ist eine psychische und körperliche Stabilisation der Patientin, Minderung sensomotorischer Einschränkungen und Wiedergewinnung von Lebensfreude durch kreatives Arbeiten.

Erste Erfahrungen einer positiven Wirkung der Ergotherapie machen die Patientinnen schon in der ersten Reha-Maßnahme oder Anschlussheilbehandlung: Besonders bei den immer häufiger werdenden Polyneuropathien nach Taxantherapie profitieren die Patientinnen von einer funktionellen Kombination aus Ergotherapie, Physiotherapie und Bewegungstherapie [16].

Für die ambulante weitere Verordnung empfiehlt sich die Ergotherapie bei psychischen Belastungen, Ängsten, Depressionen im Rahmen der Krebserkrankung:

Rezept:
(Gesamtverordnungsmenge max. 40 Einheiten)

Ergotherapie (psychisch funktionelle Behandlung)
10×; 2×/W
Diagnose: ausgeprägte reaktive Depression bei Chemotherapie u./o. met. Mamma-Ca. Einschränkung in Selbstversorgung und zwischenmenschlicher Interaktion; Verbesserung sozio- und emotionaler Kompetenzen

Ergotherapie kann des Weiteren bei sekundärer Plexusschädigung als Spätfolge der Bestrahlung eventuell zusammen mit Krankengymnastik verordnet werden. So werden verbleibende Funktionen der betroffenen Extremität möglichst lange erhalten. Die Schienenversorgung kann von Ergotherapeuten oder orthopädischen Fachgeschäften vorgenommen werden. Diese ist als Hilfsmittel zu verordnen.

Verordnungen „außerhalb des Regelfalls" sind ebenfalls möglich und müssen vergleichbar zum obigen Text begründet werden.

Es sollte das Ziel aller physikalisch-therapeutischen Maßnahmen sein, die Patientinnen so zu motivieren, dass sie ihr Leben aktiv und selbstverantwortlich gestalten. Dieser Grundsatz gilt sowohl direkt nach der Operation und während der Chemo- und Strahlentherapie als auch in einer Situation, in der eine deutliche Besserung fraglich ist.

Medizinische Rehabilitation

Sozialrechtliche Voraussetzungen

Vorrangiger Auftrag der gesetzlichen Deutschen Rentenversicherung (DRV) in Bezug auf Leistungen zur Rehabilitation ist die Sicherung der Erwerbsfähigkeit ihrer Versicherten. Es gilt das Prinzip „Rehabilitation vor Rente".

Ihrem gesetzlichen Auftrag entsprechend erbringt die DRV Leistungen zur medizinischen Rehabilitation, beziehungsweise Leistungen zur Teilhabe am Arbeitsleben sowie ergänzende Leistungen zur Rehabilitation mit dem Ziel, die Erwerbsfähigkeit ihrer Versicherten zu erhalten oder zu bessern und sie dauerhaft in das Erwerbsleben zu integrieren (§ 9 SGB VI).

Dafür erfolgen Anschlussheilbehandlung (AHB), je nach Kostenträger auch Anschlussrehabilitation oder Anschlussgesundheitsmaßnahme (AGM) sowie medizinische Rehabilitationen, im Antragsverfahren (MRA) genannt.

Bei Vorliegen einer onkologischen Erkrankung kann die RV jedoch – anders als bei den übrigen Indikationen – auch Leistungen zur medizinischen Rehabilitation und ergänzende Leistungen zur Rehabilitation für andere Personengruppen – also nicht nur für die Versicherten – erbringen. Leistungsberechtigt sind bei Vorliegen der persönlichen und sozialmedizini-

schen Voraussetzungen nach § 31 Absatz 1 Satz 1 Nummer 3 SGB VI auch Bezieher einer Rente (Altersrentner, Hinterbliebenenrentner, Erwerbsminderungsrentner ohne Zeitrente) sowie nichtversicherte Angehörige von Versicherten oder Rentenbeziehern.

Für sie gelten im Falle einer onkologischen Erkrankung die übergeordneten Ziele der Rehabilitation: die positive Beeinflussung der durch die Erkrankung oder deren Therapie bedingten körperlichen, seelischen und/oder sozialen Behinderungen [17].

Voraussetzungen für die onkologische Rehabilitation

Die Indikation zu einer onkologischen Rehabilitationsmaßnahme besteht dann, wenn bei einer Krebserkrankung Beeinträchtigungen der Teilhabe am Arbeitsleben und/oder am Leben in der Gesellschaft drohen bzw. bereits manifest sind. Bei vorliegenden oder drohenden Fähigkeits- und Funktionsstörungen bzw. Behinderungen muss eine solche Maßnahme voraussichtlich in der Lage sein, diese positiv zu beeinflussen oder zu verhindern.

Folgende Voraussetzungen müssen für eine stationäre onkologische Rehabilitation erfüllt sein:

– Die Diagnose einer malignen Erkrankung muss gesichert sein (es gibt jedoch auch Ausnahmefälle, bei denen der zytologische oder histologische Nachweis eines Tumors nicht erbracht werden kann).
– Die onkologische Diagnostik sowie die Diagnostik von Begleiterkrankungen sollte abgeschlossen sein, die Befunde müssen vorliegen oder werden ggf. von den betreuenden Ärzten der Reha-Einrichtung eingeholt.
– Bei Operation und/oder Radiatio müssen diese zumindest vorläufig abgeschlossen sein.
– Eine notwendige adjuvante und/oder palliative Therapie (Chemotherapie und Immuntherapie) kann grundsätzlich auch in der Rehabilitation fortgeführt werden. Falls durch eine solche Therapie und deren Nebenwirkungen aber der Rehabilitationserfolg voraussichtlich wesentlich beeinträchtigt werden würde, sollte eine zeitliche Verschiebung der medizinischen Rehabilitation in eine Therapiepause oder nach Therapieende erwogen werden. Es sollte eine stabile Krankheitsphase, also kein Progress unter laufender Chemotherapie vorliegen. Die Entscheidung über das

Therapieschema muss getroffen sein, bei Änderungen oder Therapieneueinstellungen ist dies mit dem behandelnden Onkologen zu besprechen.
- Die durch die bösartige Erkrankung und deren therapiebedingten Fähigkeits- und Funktionseinschränkungen bzw. Behinderungen sollten positiv beeinflussbar sein.
- Für die Rehabilitationsfähigkeit sind ein ausreichender Allgemeinzustand des Rehabilitanden mit einem Karnofsky-Index von über 60 %, eine ausreichende Belastbarkeit für etwa 5 Anwendungen pro Tag und Motivation Voraussetzung. Der Rehabilitand sollte sich selbst versorgen sowie zu den Mahlzeiten und Anwendungen gehen können. Er soll aufgrund seiner geistigen Aufnahmefähigkeit und psychischen Verfassung in der Lage sein, aktiv bei der Rehabilitation mitzuarbeiten.
- Der Rehabilitand sollte in der Regel alleine reisefähig sein (mit Einschränkungen).
- Die entsprechenden versicherungsrechtlichen Voraussetzungen müssen erfüllt sein.

Eine hohe Pflegebedürftigkeit, die bei weit fortgeschrittenen Tumorerkrankungen eine palliative Behandlung erfordert, schließt eine onkologische Rehabilitationsmaßnahme aus. Sind Patientinnen nach diesen Kriterien nicht rehabilitationsfähig, kommt gegebenenfalls eine sekundäre Akutbehandlung in Betracht. Diese kann beispielsweise in einer der onkologischen Fachkliniken im Tumorzentrum München erfolgen, in denen sowohl Akut- als auch Reha-Behandlungen durchgeführt werden:

BRK Schlossbergklinik Oberstaufen
Schlossstraße 27–29
87534 Oberstaufen
Tel: 08386 701-601
Fax: 08386 701-592

Klinik Bad Trissl
Bad-Trissl-Straße 73
83080 Oberaudorf
Tel.: 08033 20-0
Fax: 08033 20-295

Weitere Adressen erhalten die Patientinnen bei ihren Kranken- und Rentenversicherungen.

Zugangswege zur onkologischen Rehabilitation

Voraussetzung für eine Leistung zur medizinischen Rehabilitation ist immer ein Antrag der Versicherten, der in der Regel durch einen haus- oder fachärztlichen Befundbericht ergänzt wird. Der Befundbericht sollte die vorliegenden funktionellen Beeinträchtigungen von Aktivitäten und Teilhabe sowie Angaben zur Rehabilitationsfähigkeit enthalten. Im Anschluss an einen stationären Krankenhausaufenthalt kann eine onkologische Rehabilitation im Rahmen der Anschlussheilbehandlung erfolgen.

Leistungen zur onkologischen Rehabilitation werden in erster Linie von den gesetzlichen Rentenversicherungen erbracht. Gesetzliche Krankenversicherungen sind dann zuständig, wenn kein anderer Kostenträger vorrangig ist. Die Kostenträger sind zur Zusammenarbeit verpflichtet (§ 12 SGB IX). Wird ein Antrag auf Rehabilitation bei einem Kostenträger gestellt, der sich nach Prüfung nicht für zuständig erachtet, so muss er innerhalb von 14 Tagen den Antrag an den vermutlich zuständigen Kostenträger weiterleiten, der dann bei Vorliegen der Voraussetzungen einen Bescheid erteilen muss. Wenn kein Versicherer zuständig ist, übernimmt die Sozialhilfe die Kosten.

Private Krankenversicherungen übernehmen meist die Kosten für Anschlussrehabilitationen nach Akutbehandlungen; ob Leistungen für Heilverfahren übernommen werden, hängt vom jeweils individuell geschlossenen Vertrag ab.

In selteneren Fällen wird ein als rehabilitationsbedürftig angesehener Patient vom Sozialleistungsträger zur Stellung eines Antrages auf eine medizinische Rehabilitation bei der RV aufgefordert: Die Krankenkassen fordern langzeitarbeitsunfähige Patienten nach § 51 SGB V auf, einen Antrag zur medizinischen Rehabilitation zu stellen. Die Bundesagentur für Arbeit fordert arbeitsunfähige Arbeitslose nach § 125 SGB III auf, einen Antrag auf Rehabilitationsleistungen zu stellen. Bei der Rentenversicherung selbst wird von Sozialmedizinern im Rahmen von Anträgen auf Rente wegen Erwerbsminderung gemäß § 10 und/oder § 15 SGB VI geprüft, ob durch Rehabilitationsleistungen voraussichtlich die drohende Minderung oder die bereits verminderte Erwerbsfähigkeit abgewehrt werden kann.

Sofern dies zu bejahen ist, fordern auch die RV-Träger den Rentenbewerber zur Teilnahme an einer medizinischen Rehabilitation auf [17].

Eine AHB wird bis zu 2 Wochen nach einer stationären Akutbehandlung oder nach einer Bestrahlung (stationär oder ambulant, hier gelten andere Fristen) begonnen. Die Anträge werden noch vor Behandlungsende vom zuständigen Krankenhaus (bzw. der ambulanten Strahlenpraxis) an die RV-Träger gefaxt. Dieser entscheidet kurzfristig über die Bewilligung und beauftragt eine geeignete Rehabilitationseinrichtung. Eine Ausnahme bildet der DRV-Bund: Hier darf das Krankenhaus bei entsprechender Indikation direkt einen Termin vereinbaren mit einer der Reha-Einrichtungen, die in einem Katalog der DRV festgelegt wurden. Die Versicherten dürfen Wünsche bzgl. der Reha-Einrichtung äußern, die endgültige Entscheidung obliegt jedoch den Kostenträgern.

Onkologische Heilverfahren erfolgen auf Antrag des Versicherten, der durch einen haus- oder fachärztlichen Befundbericht ergänzt werden sollte.

In der Regel wird eine Rehabilitation für 3 Wochen bewilligt, in Ausnahmefällen auch für bis zu 4 Wochen (abhängig vom Kostenträger). Eine Verlängerung oder Verkürzung der stationären Rehabilitationsdauer kann bei medizinischer Notwendigkeit durch die Reha-Einrichtungen erfolgen, jedoch nur im Rahmen der Vorgaben der Kostenträger.

Ambulante Rehabilitation

Onkologische Rehabilitationsangebote im ambulanten Bereich sind nur gering vorhanden. Im Jahr 2011 entfiel nur 1 % [18] der onkologischen Rehabilitationen auf den ambulanten Bereich. Der sehr geringe Anteil der Onkologie am Diagnosespektrum der ambulanten Rehabilitation erklärt sich nicht aus fehlenden Strukturen, sondern dürfte u. a. aus den komplexeren Anforderungen und möglicherweise der speziellen Situation von Tumorpatienten resultieren [19]. Hier werden derzeit einzelne entsprechende Konzepte umgesetzt. Der Auf- und Ausbau weiterer ambulanter spezifisch onkologischer Reha-Angebote entspricht auch allgemeinen gesundheitspolitischen Vorstellungen. Nach den sog. BAR-Richtlinien (Bundesarbeitsgemeinschaft Ambulanter Rehabilitation) [20] soll sich dabei die ambulante Rehabilitation qualitativ nicht von den stationären Angeboten unterscheiden. Wissenschaftliche Kriterien einer differenziellen Indikationsstellung, welche Patientinnen sich mehr für die ambulante und welche sich für eine stationäre Rehabilitation eignen, sind derzeit noch nicht ausreichend untersucht und bekannt. Bisher sind nur in Ballungsräumen Deutschlands ambulante onkologische Rehabilitationseinrichtungen in Betrieb.

Heilverfahren

Die Träger der Rentenversicherung können als sonstige Leistungen zur Rehabilitation nach § 31 Abs. 1 SGB VI onkologische Nachsorgeleistungen bei malignen Geschwulst- und Systemerkrankungen erbringen. Diese werden bis zum Ablauf eines Jahres nach einer beendeten Primärbehandlung gewährt. Darüber hinaus können spätestens bis zum Ablauf von 2 Jahren nach beendeter Primärbehandlung Maßnahmen im Einzelfall erbracht werden, wenn erhebliche Funktionsstörungen entweder durch die Tumorerkrankung selbst oder durch Komplikationen bzw. Therapiefolgen vorliegen (Karzinomrichtlinien in der geänderten Fassung vom 09.05.2001). Da zu selten von den Möglichkeiten der Anschlussheilbehandlung Gebrauch gemacht wird, werden oftmals erst im Rahmen dieser Heilverfahren die verschiedenen spezifischen Rehabilitationsmöglichkeiten genutzt.

Strukturqualität in der Rehabilitation

Auch in der Rehabilitation von Mammakarzinompatientinnen ist im Rahmen der erforderlichen Strukturqualität eine interdisziplinäre Zusammenarbeit von großer Bedeutung. Deshalb sollte bei der Auswahl von Rehabilitationskliniken ganz besonders auf dieses Qualitätsmerkmal geachtet werden. Dabei ist es ohne Zweifel wichtig, dass Patientinnen nur in Einrichtungen überwiesen werden, in deren Team sich auch ein Gynäkologe befindet. Bei der Auswahl von Rehabilitationseinrichtungen sollte deshalb vorher dieser Punkt zur Strukturqualität abgefragt werden [21].

Therapeutische Zielsetzungen in der Rehabilitation

Ziel der onkologischen Rehabilitation der DRV ist es, drohende oder bereits manifeste Beeinträchtigungen der Teilhabe am Arbeitsleben und/oder am Leben in der Gesellschaft durch frühzeitige Einleitung geeigneter rehabilitativer Maßnahmen zu beseitigen, zu mindern, ihre Verschlimmerung zu verhüten oder ihre Folgen zu mildern. Die Rehabilitationsziele werden zu Beginn des Reha-Aufenthaltes individuell mit jeder Patientin entsprechend der jeweils vorliegenden Funktionsdefizite erarbeitet und am Ende der Rehabilitation überprüft.

Die Therapieziele sind entsprechend dem Verständnis von funktionalen Beeinträchtigungen nicht nur somatischer Natur, es sind auch psychische, soziale und edukative Zielsetzungen zu berücksichtigen.

Ziele bezogen auf die Dimension Körperfunktion und Körperstruktur beinhalten einerseits somatische Ziele wie beispielsweise die Behandlung von erkrankungs- oder therapiebedingten Folgestörungen wie Schmerzen im Narbenbereich, einem Lymphödem, aber auch die Verbesserung der Schulter-Arm-Beweglichkeit, Störungen der sexuellen Funktion und der körperlichen Leistungsfähigkeit. Andererseits zählen auch psychische Ziele dazu, wie die Optimierung der Krankheitsbewältigung (Coping), einschließlich der Behandlung von Angst, Depressivität und Beeinträchtigungen durch die fehlende Akzeptanz des veränderten Körperbildes.

Funktionsbezogene, die Dimension „Aktivität" des ICF betreffende Therapieziele schließen folgendes ein: Vermeidung bzw. Beseitigung von Beeinträchtigungen des täglichen Lebens, Verbesserung/Erhalt der Selbstständigkeit und Selbstversorgung (An-/Ausziehen, Körperpflege, Haushaltsführung, Einkauf, Nahrungszubereitung und -aufnahme, Toilettenbenutzung), Verbesserung der Fortbewegung, Beweglichkeit (Gehen, Treppensteigen), Verbesserung der komplexen Aufgabenbewältigung am Arbeitsplatz (Ausdauer, Umgang mit Zeitdruck, Stress, Publikumsverkehr, Schichtarbeit), sachgerechter Umgang mit Hilfsmitteln, Optimierung der Krankheitsbewältigung, Verbesserung der Fähigkeit zur Freizeitgestaltung/zu sportlichen Aktivitäten.

Einschränkungen der Teilhabe in bedeutsamen Lebensbereichen werden durch Maßnahmen zur verbesserten Selbstversorgung, Haushaltsführung, sozialen Integration im Erwerbsleben und bei den Freizeitaktivitäten oder zur Benutzung von Verkehrsmitteln verbessert. Damit wird eine Verbesserung der Lebensqualität angestrebt.

Im Bereich der Kontextfaktoren, also der individuellen Lebenssituation des Rehabilitanden, sind die Einleitung berufsfördernder Maßnahmen, die Anleitung zur Bewältigung von Stress, zu gesundheits-

bewusster Ernährung oder die Motivation zur Änderung des Lebensstils und Vermeidung von Risikoverhalten und Bewegungsmangel wichtig.

Edukative Therapieziele sind die Verbesserung des Informationsstandes über die Erkrankung, Therapieverfahren und Umgang mit möglichen Folgeerscheinungen, zur Nachsorge und Informationen zur prothetischen Versorgung, Abbau von Risikoverhalten, Erlernen von Entspannungsverfahren und Schulung der Körperwahrnehmung.

Außerdem werden Maßnahmen zur Stabilisierung der erreichten Reha-Ziele (Kontaktaufnahme mit Sport- oder Selbsthilfegruppen etc.) angeboten [17].

Entsprechend den individuellen Funktionseinschränkungen, Behinderungen und Belastungen werden unterschiedliche Schwerpunkte gebildet: Im Zentrum der AHB stehen häufig Roborierung und Mobilisierung. Daneben sind die Wiedereingliederung in den Arbeitsprozess und die Vermittlung von Selbsthilfegruppen von großer Bedeutung für viele Patientinnen.

Bei fortgeschrittenen, nicht heilbaren Krebserkrankungen, stehen die palliativen Maßnahmen im Vordergrund, einschließlich der Schmerztherapie, die Ergotherapie zur Verbesserung von Funktionsbeeinträchtigungen, die Unterstützung bei der Herstellung eines stabilen sozialen Verbunds mit Angehörigen und Freunden, die psychoonkologische Betreuung, insbesondere der Angstabbau und die Auseinandersetzung mit der zeitlichen Begrenztheit des Lebens [22].

Besondere Inhalte von Reha-Maßnahmen

Eine qualitative hochwertige Rehabilitation berücksichtigt die Einhaltung typischer Behandlungsprozessmerkmale im Sinne eines Rehabilitations-Behandlungspfades sowie die Auswahl aus typischen Therapiemodulen.

Professionelles Vorgehen bei der Erstellung eines Rehabilitationsprogrammes geht zunächst schrittweise auf den allgemeinen Rehabilitationsstandard im funktionellen und sozialmedizinischen Bereich sowie auf die Standards in der Indikationsklasse Brustkrebs (s. u.) ein. Das individuelle Belastungsprofil begründet dann das individuelle Rehabilitations-Konzept und die daraus hervor entwickelten rehabilitationsorientierten Nachsorgeempfehlungen, die über eine rein klinische Nachsorge hinauszuführen haben.

Nach verschiedenen Evaluationsstudien [16] haben sich hierbei 13 Therapiemodule als evidenzbasiert, praktikabel und sinnvoll erwiesen und wurden von der Deutschen Rentenversicherung als spezielle Mammakarzinom-Reha-Leitlinie den Vertragskliniken mit zeitlichen und personellen Vorgaben zugeleitet [21]:
– Bewegungstherapie
– Lymphödemtherapie
– Patientenschulung Brustkrebs
– Gesundheitsbildung
– Ernährungsschulung – theoretisch
– Ernährungsschulung – praktisch
– psychologische Beratung und Therapie
– Entspannungstraining
– künstlerische Therapien
– Ergotherapie
– sozial- und sozialrechtliche Beratung
– Unterstützung der beruflichen Integration
– Nachsorge und soziale Integration

Um diese Bereiche abzudecken, ist ein multimodales Behandlungskonzept notwendig, das ein multiprofessionelles Team integriert. Neben dem Ärzte- und Pflegeteam einschließlich Pflegekräften mit Ausbildung im Wundmanagement sind Physiotherapeuten, Sportlehrer, Diätberater, Psychologen, Sozialpädagogen, Ergotherapeuten, Kunst-, Musik- und Tanztherapeuten, Logopäden, sowie, entsprechend den Wünschen der Patientinnen, auch Seelsorger in die Therapiemaßnahmen einbezogen. Regelmäßige Teambesprechungen sind unerlässlich für das Erreichen der Rehabilitationsziele.

Psychosoziale Rehabilitation

Im Rahmen der psychosozialen Betreuung ist die Psychoonkologie eine eigene Fachdisziplin, deren Aufgabe es ist, u. a. wissenschaftliche Erkenntnisse in die Versorgung und Behandlung der Patienten einzubringen [23]. Alle Patienten sollten von ärztlicher Seite her frühzeitig über Möglichkeiten psychoonkologischer Hilfestellungen informiert werden [24]. Wir verweisen hierzu auch auf das Manual „Psychoonkologie" des Tumorzentrums [25].

Die psychosozialen Rehabilitationsmaßnahmen werden von Psychoonkologen, Psychologen und Sozialpädagogen in Einzelgesprächen und in der Gruppe angeboten. Zusätzlich werden Musik-, Tanz- oder Kunsttherapie zur Förderung des Zugangs zu kreativen und psychischen Ressourcen, Entspannungstechniken und ablenkende Verfahren zur Stressreduktion angeboten [22].

Sexualität nach Mammakarzinom

Dank frühzeitiger Erkennung und verbesserter Operationsmethoden kann heute vielfach eine brusterhaltende Tumorektomie beim Mammakarzinom durchgeführt werden. Dadurch ist bei den Patientinnen das Bedrohungsgefühl durch Verlust von Weiblichkeit und Attraktivität gemindert, aber nicht verschwunden. Andererseits ist es natürlich nach einer Ablatio mammae meist erheblich vorhanden.

Nach anfänglicher Konzentration auf die operative Entfernung des Tumors gewinnen in den folgenden Krankheitsphasen die sexuellen Bedürfnisse wieder mehr Raum. Um die dann offensichtlich werdenden Störungen einschätzen zu können, sollte der Arzt bereits in der Rehabilitation diese Themen aktiv ansprechen [26].

Hierzu ist es notwendig, das sexuelle Erleben der Patientin vor der Erkrankung zu erfassen und es in Relation zu körperlichen und psychosozialen Veränderungen nach der Diagnose „Krebs" zu stellen und konsequent im Verbund mit der Patientin aufzuarbeiten.

Durch gynäkologische Untersuchungen sind atrophische genitale Beschwerdebilder festzustellen und lokale Therapiemöglichkeiten zu erläutern.

Nichtwissen und/oder Fehlinformationen lassen Ängste und Minderung des Selbstwertgefühles auftreten, denen durch konkrete Behandlungsempfehlungen, Informationen und Informationsmaterial sowie durch körpertherapeutische Verfahren in geeigneter Weise zu begegnen möglich ist.

Schon kurze Gespräche oder nur das Stellen von Fragen fördern das Einlassen der Patientin auf diese Themen, welche in besonderem Maße die Lebensqualität bestimmen. Wichtig ist nach Möglichkeit die Einbeziehung des Partners in gemeinsame Gespräche. Diese Kommunikation soll möglichst offen und eigendynamisch gestaltet werden. Dadurch kann die Entstehung chronifizierter sexueller Störungen eingedämmt werden [27].

Neben Hilfestellung zur besseren Akzeptanz des veränderten Körperbildes und gezieltem Angstabbau durch optimale medizinische Information ist häufig auch eine Thematisierung der zumeist im bisherigen Behandlungsverlauf nicht deutlich angesprochenen Problemsituationen hilfreich.

Die psychologische Hilfestellung muss dabei die medizinisch-somatisch differenzialdiagnostischen Ursachen wie Nebenwirkungen ablativer oder additiver hormoneller Maßnahmen, Hyperkalzämiesyndrom, zerebrale Metastasierung etc. berücksichtigen.

Selbsthilfe

Wichtig für viele Karzinompatientinnen ist nach erfolgter Rehabilitation die Weiterbetreuung durch Selbsthilfegruppen in heimischer Umgebung.

Hierbei sollen der Informationsaustausch und die Unterstützung im täglichen Leben erfolgen. Schon in der Klinik müsste eine entsprechende Betreuung in Sprechstunden und durch Beratung begonnen werden. Die Rehabilitationsträger empfehlen dieses Vorgehen im Rahmen von Möglichkeiten organisierter Rehabilitation und Nachsorge [1].

Die Kontaktaufnahme kann ferner anhand von Broschüren der „Nationalen Kontakt- und Informationsstelle zur Anregung und Unterstützung von Selbsthilfegruppen" (NAKOS [28]) erfolgen. Dafür liegen örtliche/regionale und thematisch sortierte Verzeichnisse vor. Auch der Internetzugang und derjenige der ärztlichen Zentralstelle für Qualitätssicherung [29] stehen zur Verfügung.

In Bayern primärer und direkter Ansprechpartner, auch in Bezug auf Selbsthilfegruppen, ist die Psychosoziale Beratungsstelle der Bayerischen Krebsgesellschaft e.V., Nymphenburger Straße 21a, 80335 München, Tel.: 089 548840-21/-22/-23, E-Mail: info@bayerische-krebsgesellschaft.de [30].

Ebenso stehen weitere Selbsthilfeorganisationen zur Verfügung (siehe Kapitel „Psychoonkologische Gesichtspunkte").

Sozialmedizinische und berufliche Rehabilitation als Leistungen zur Teilhabe am Arbeitsleben

Die zunehmende Beschäftigungsrate von Frauen im Berufsleben und die Tatsache, dass mehr als die Hälfte der Betroffenen unter 60 Jahre alt ist, lässt eine hohe berufliche Problematik erwarten. Nach aktuellem Stand der Literatur kann postuliert werden, dass mehr als die Hälfte aller Patientinnen mit Brustkrebs in Deutschland nach einer onkologischen Erkrankung wieder ins Erwerbsleben zurückkehren [31].

Während die gesetzlichen Krankenkassen medizinische Rehabilitationsleistungen zur Vermeidung gesundheitlicher Verschlechterung initiieren (SGB V), übernehmen die gesetzlichen Rentenversicherungen (DRV-Bund und DRV-Land) in erster Linie die Kostenträgerschaft für ambulante und stationäre Rehabilitationsleistungen, um den Reintegrationsprozess in das Erwerbsleben zu fördern (SGB VI, IX) und haben hierzu auch den gesetzlichen Gestaltungsauftrag.

Es ist zu prüfen:
– Ist die Rückkehr an den bestehenden Arbeitsplatz möglich?
– Kann innerhalb des Betriebes ein geeigneter Arbeitsplatz zur Verfügung gestellt werden?
– Besteht Belastbarkeit für Qualifizierungsmaßnahmen oder Umschulungen?
– Können Leistungen auf dem Arbeitsmarkt zur Hilfestellung erbracht werden?

Hierzu können auch die Rehabilitationsfachberater der RV-Träger miteinbezogen werden.

Für die sozialmedizinische Beratung und Beurteilung gelten dabei prinzipiell die gleichen gesetzlichen Bestimmungen der Rentenversicherungen wie bei der Begutachtung von Patienten mit anderen Tumoren oder anderen Erkrankungen.

Sozialdienstliche Beratung

Mit einer Tumorerkrankung entstehen in der Regel zahlreiche sozialmedizinische Fragestellungen.

Die Aufgaben der Diplom-Sozialpädagogen und Diplom-Sozialarbeiter sind breit gefächert und bestehen in der Beratung und konkreten Hilfestellung in verschiedensten Bereichen.

Psychosoziale Beratung

Jede schwere Erkrankung hat neben den somatischen und psychischen Auswirkungen auch eine „soziale Dimension". Durch den Einsatz der klinischen Sozialarbeit wird die Krankheitsbewältigung günstig beeinflusst. Dies geschieht durch die Schaffung neuer Perspektiven, Verbesserung der Autonomie sowie Verbesserung der Lebensqualität. Unterstützt wird dies durch akute Konfliktbewältigung/Krisenintervention und Hilfen zur Verbesserung des Selbsthilfepotenzials.

Sozialrechtliche Informationen

– Information und Beratung zur Rehabilitation und Teilhabe behinderter Menschen (SGB IX)
– Information und Beratung zu Leistungen der Krankenversicherung (SGB V), der Rentenversicherung (SGB VI), der Pflegeversicherung (SGB XII), der Arbeitsverwaltung (SGB III), Leistungen zur Sicherung des Lebensunterhaltes (SGB XII)

Im Einzelfall umfasst dies u. a.:
– Beratung zum Schwerbehindertenrecht (§ 69SGB IX), Hilfestellung bei Antragstellung
– Beratung zu beruflichen Perspektiven
– Beratung und Antragstellung zur stufenweisen Wiedereingliederung
– Kontaktaufnahme zum Arbeitgeber
– wirtschaftliche Sicherung (Krankengeld, Übergangsgeld, Grundsicherung)
– Beratung zu Renten bei Erwerbsminderung
– rechtliche Fragen
– Wohnungssituation
– Kontaktaufnahme zu Vor- und Nachbehandelnden
– sonstige Fragen zur Rehabilitation
– soziale Integration

Beratung zur nachstationären Versorgung der Patienten bei Pflegebedürftigkeit

– Einleitung häuslicher oder stationärer Pflege
– Ermittlung des Pflegebedarfs, ggf. Stellung des Antrags auf Pflegestufe/Leistungen der Pflegeversicherung
– Organisation/Unterstützung ambulanter Hilfen (z. B. Einschalten eines Pflegedienstes vor Ort, Hilfestellung bei der Suche nach einer Haushaltshilfe)
– Vermittlung/Hilfestellung bei der Suche nach Pflegeeinrichtungen oder ggf. Hospizen
– Beratung von Angehörigen zur nachstationären Betreuung der Patienten

Sonstige Angebote und Hilfestellung

– Vermittlung von Selbsthilfegruppen in der Krebsnachsorge
– Vermittlung von Beratungsstellen in Wohnortnähe für Senioren oder onkologisch Erkrankte
– Unterstützung bei Beantragung einmaliger Beihilfen aus diversen Härtefonds
– Bereitstellung von Antragsformularen, Broschüren und Informationsschriften
– Unterstützung bei der Versorgung mit Hilfsmitteln
– enge Zusammenarbeit mit externen Fachdiensten und Kostenträgern

Schwerbehindertenrecht

Der durch die Tumorerkrankung festgestellte GdB unterliegt der sog. „Heilbewährung" und wird in der Regel für 2–5 Jahre ausgestellt. Bei Verschlimmerung der Erkrankung oder Hinzukommen weiterer Behinderungen empfiehlt es sich, einen Antrag zur Erhöhung des GdB zu stellen.

Sozialmedizinische Beurteilung, Erwerbsminderung und Berentungsfragen

Ärztlicherseits muss sehr gründlich und sorgfältig Stellung zur Belastbarkeit am Arbeitsplatz bezogen werden. Einschränkungen, Behinderungen und Vorbeugemaßnahmen müssen den speziellen Gegebenheiten entsprechend mitgeteilt werden. Dazu gehören auch alle Fragen über die berufliche Anpassung, Fortbildung und evtl. auch Umschulung. Konzeptionelles Bezugssystem ist hierzu die vorgenannte „International Classification of Functioning, Disability and Health" (ICF) [2].

Körperliche Behinderungen als Folge einer operativen oder radiotherapeutischen Lokalbehandlung, der Chemotherapie und auch der hormonellen Maßnahmen sind für die verbliebene Leistung der Karzinompatientinnen von wesentlicher Bedeutung. Gerade bei länger dauernden adjuvanten Behandlungsmaßnahmen oder bei palliativer Tumorbehandlung sind die Patientinnen längere Zeit arbeitsunfähig. Der maximale Zeitraum bis zur Aussteuerung durch die Krankenkasse ist dabei 18 Monaten.

Nach Abschluss einer stationären Rehabilitation muss eine sozialmedizinische Beurteilung der Erwerbsfähigkeit erstellt werden. § 43 SGB VI definiert den Begriff der „Rente wegen Erwerbsminderung".

Das quantitative Leistungsvermögen wird unterteilt in „6 Stunden und mehr", „3 bis unter 6 Stunden" und „unter 3 Stunden".

Teilweise erwerbsgemindert sind danach Versicherte, die wegen Krankheit oder Behinderung auf nicht absehbare Zeit außerstande sind, unter den üblichen Bedingungen des allgemeinen Arbeitsmarktes mindestens 6 Stunden täglich erwerbstätig zu sein. Oftmals finden chronische Schmerzen und Lymphödem hier nicht ausreichend Berücksichtigung.

Voll erwerbsgemindert sind Versicherte, die wegen Krankheit oder Behinderung auf nicht absehbare Zeit außerstande sind unter den üblichen Bedingungen des allgemeinen Arbeitsmarktes, mindestens 3 Stunden täglich erwerbstätig zu sein.

Bei einem Leistungsvermögen von 6 Stunden und mehr sind die medizinischen Voraussetzungen einer Erwerbsminderung nicht erfüllt.

Für die sozialmedizinische Leistungsbeurteilung ist nach wie vor ausschlaggebend, dass nicht allein der Nachweis einer Diagnose oder einer Behinderung maßgebend ist, sondern die daraus resultierenden Funktionseinschränkungen und deren Auswirkungen auf die Ausübung einer Erwerbstätigkeit. Hierzu hat der DRV-Bund eine Leitlinie zur sozialmedizinischen Beurteilung der Leistungsfähigkeit bei Mammakarzinom herausgegeben [32], in der im Einzelnen auf die Beurteilung der verschiedenen möglichen Funktionsstörungen eingegangen wird.

Berentungen wegen Erwerbsminderung werden im Regelfall zeitlich befristet. Nur wenn eine Wiederaufnahme jeglicher Erwerbstätigkeit aus medizinischen Gründen sicher auch für die Zukunft auszuschließen ist, kann von der Befristung abgesehen werden.

Zu betonen ist hierbei, dass alleine die Diagnose eines Mammakarzinoms nicht mit der Aufhebung der Leistungsfähigkeit gleichzusetzen ist. Auch die medizinisch exakt erhobenen und wichtigen prognostischen Faktoren des Mammakarzinoms sind für die voraussichtliche Dauer einer Leistungseinschränkung und die Erfolgsaussichten rehabilitativer Maßnahmen nicht von Bedeutung. Die sozialmedizinische Beurteilung muss sich an dem „Ist-Zustand" und nicht an den Prognosekriterien orientieren.

Neben der Tumorerkrankung oder etwaigen Therapiefolgen sind insbesondere Zweiterkrankungen bzw. eine Multimorbidität der Patientinnen entscheidend für die Einschränkung der Leistungsfähigkeit. Es sind für die sozialmedizinische Beurteilung nicht die einzelnen mindernden Einschränkungen, sondern es ist die Gesamtleistungsfähigkeit festzustellen.

Der behandelnde Arzt sowie der beigezogene Sozialarbeiter oder Rentenberater sollten dabei ganz besonders berücksichtigen, dass eine weitere Berufsfähigkeit der Patientinnen nach Mammakarzinom für das Selbstwertgefühl, die Lebensphilosophie und die Förderung sozialer Kontakte von großer Bedeutung sein kann. Bezüglich der Beantragung einer Altersrente ist die Angabe der Existenz eines Schwerbehindertenausweises (ab GdB 50%) unter Umständen sehr wichtig: Gemäß den verschiedenen Rentenreformen der letzten Zeit wird den Antragstellern beim Versichertenberater, Versicherungsamt oder der DRV je nach Geburtsjahrgang und erreichter Wartezeit individuell die Möglichkeit eines frühzeitigeren Eintritts der Altersrente berechnet. Unter Umständen ist eine vorzeitige Berentung ab dem 60. Lebensjahr mit maximalem Abschlag von 10,8 % bestenfalls abschlagsfrei möglich. Voraussetzung für den Erhalt einer vorzeitigen Inanspruchnahme der Rente aufgrund der Schwerbehinderung sind:
- Die rentenrechtliche Wartezeit von 35 Jahren muss erfüllt sein.
- Die Schwerbehinderteneigenschaft von mindestens 50 % muss zum Rentenbeginn vorhanden sein.

Der genaue Zeitpunkt, ab wann eine vorgezogene Altersrente in Anspruch genommen werden kann, richtet sich nach dem Geburtsjahrgang der Schwerbehinderten.

Hilfestellungen zur Teilhabe am Arbeitsleben

Der Begriff „Teilhabe am Arbeitsleben" beinhaltet zum einen alle Möglichkeiten zum Erhalt des Arbeitsplatzes und Umschulungsmaßnahmen. Zum Erhalt des Arbeitsplatzes können beispielsweise Hilfsmittel, Fort- und Weiterbildungen sowie innerbetriebliche Umsetzungen gefördert werden.

Für etwaige Umschulungen ist von Bedeutung, dass die Patientin tumorfrei bzw. rezidivfrei ist und eine günstige prognostische Situation aufweist. Nur bei diesen Voraussetzungen werden, abhängig auch vom Alter, aufwendige Umschulungen übernommen.

Bei Wiederaufnahme der Berufstätigkeit am alten Arbeitsplatz müssen durch die Operation oder begleitende Therapiemaßnahmen aufgetretene Einschränkungen Berücksichtigung finden. Hier ist insbesondere die Möglichkeit einer Umgestaltung des Arbeitsplatzes, einer Versetzung innerhalb des Arbeitsteams oder eine Entlastung bei besonders ungünstigen Tätigkeiten von Bedeutung.

Besonders bei manifestem Lymphödem sind Tätigkeiten mit stärkerer Beanspruchung des betroffenen Armes (z. B. handwerkliche Arbeiten) unzumutbar. Tätigkeiten bei ungünstiger Wärmeeinstrahlung oder längerer Sonnenbestrahlung sind wegen der Gefahr des Auftretens von Lymphödemen ungünstig. Insbesondere sind bei der weiteren Berufstätigkeit eine Überlastung des betroffenen Armes oder eventuelle Verletzungsgefahren zu vermeiden.

Berufsfördernde Maßnahmen oder Hilfestellungen am Arbeitsplatz können für das weitere Befinden von Mammakarzinompatientinnen günstiger sein als ein vielfach wohlwollend und gut gemeint geäußertes Verständnis für eine vorzeitige Berentung! Werden die notwendigen Voraussetzungen der Rentenversicherung nicht erfüllt, ist für die Leistung zur Teilhabe die Arbeitsverwaltung zuständig.

Stufenweise Wiedereingliederung

Um nach längerer Arbeitsunfähigkeit den Wiedereinstieg an den alten Arbeitsplatz zu erleichtern, gibt es die Möglichkeit, mit zunächst reduziertem Stundenumfang die gewohnte Tätigkeit wieder aufzunehmen. Eine stufenweise Wiederaufnahme der Erwerbstätigkeit können arbeitsunfähige Versicherte binnen 4 Wochen nach einer medizinischen Rehabilitationsleistung mit Zahlung von Übergangsgeld durch die RV nutzen (§ 51 Abs. 5 SGB IX n.F.).

Eine erst zu einem späteren Zeitpunkt medizinisch mögliche stufenweise Wiederaufnahme der Erwerbstätigkeit kann auf Antrag bei der zuständigen Krankenkasse durch Fortsetzung der Krankengeldzahlung ermöglicht werden.

Eine Wiedereingliederung ist für Patientinnen immer wieder von großem Vorteil, um sich nach langer Arbeitsunfähigkeit in ihrer Leitungsfähigkeit einzuschätzen und in angemessenen Schritten bis zur vollen Arbeitsleitung zu steigern.

Ambulanter Rehabilitationssport nach Krebserkrankungen

Es ist eine wichtige ärztliche Aufgabe, Patientinnen nach Krebserkrankungen zu einer besseren Lebensqualität zu verhelfen. Sport in der Krebsnachsorge hat viele Vorteile, unter anderem Besserung der Gelenkfunktionen, besonders auf der operierten Seite, Koordination, Entspannung, Steigerung der Leistungsfähigkeit und Lebensfreude und Stärkung des Immunsystems [33].

Es gibt Hinweise aus aktuellen Studien, dass Gewichtsnormalisierung mit fettarmer Diät, am besten zusammen mit regelmäßigem Ausdauertraining, sogar geeignet ist, die Prognose zu verbessern [34].

Geeigneter Sport wird seit 1981 in der Bundesrepublik angeboten; die Verteilung der ca. 450 Gruppen ist pro Bundesland sehr unterschiedlich. Nachfolgend sind Adressen für Interessenten in Bayern aufgeführt.

In Bayern sind zahlreiche Gruppen für Rehabilitationssport nach Krebserkrankungen eingerichtet. Informationen hierzu erhält man vom:
Behinderten- und Rehabilitationssport-Verband e. V. BVS Bayern
Haus des Sports
Georg Brauchle Ring 93, 80992 München
Tel.: 089 544189-50, Fax: 089 544189-99
E-Mail: BVS-Bayern@t-online.de
http://www.bvs-bayern.com

Dieser ist auch Ansprechpartner für die Gründung neuer Gruppen durch ausgebildete Übungsleiter:

Adressen der Gruppen in der Bundesrepublik sind zu erfragen bei:
Landessportverbund Nordrhein-Westfalen e. V.
Friedrich-Alfred-Straße 25, 47055 Duisburg
Tel.: 0203 7381-0, Fax: 0203 7381-616
http://www.lsb-nrw.de

Die Verordnung erfolgt durch den betreuenden Arzt über das Formular „Antrag auf Kostenübernahme für Rehabilitationssport" (Muster 56 der Kassenärztlichen Bundesvereinigung). Dieses Formular kann über die zuständige Druckerei für Praxisformulare kostenlos bezogen werden. Die Verordnung wird für 50 Übungseinheiten in 18 Monaten ausgestellt. Die Kosten für den Rehabilitationssport belasten nicht das Heilmittel-Budget.

Patientinnenschulung zum Verhalten im Alltag

als Vorbeugung bzw. Therapie bei sekundärem Lymphödem von Arm, Brustkorb, Brust, vor allem nach Entfernung von vielen Achsellymphknoten (Axilladissektion) (ausführlicher in: „Blick nach vorn – Praktischer Ratgeber für Frauen nach Brustkrebs" [4]).

Bau des Lymphgefäßsystems im Rahmen unseres Blutkreislaufs
Das sauerstoffreiche Blut fließt von der Aorta durch die Arterien, über sehr kleine Arterien bis zur jeweiligen Endstrombahn. Zurück führen zwei Leitungssysteme, die Venen, in denen ca. 95 % des Gesamtblutes fließen, und die Lymphbahnen, die blindsackartig hier beginnen. Durch den besonderen Bau der Lymphgefäße können in diesen die großen Bestandteile des Blutes befördert werden. Das sind in diesem Körperbereich vor allem die Eiweißmoleküle und die großen weißen Blutzellen. Die Lymphe ist klar und klebrig. Den Lymphgefäßen sind Lymphspalten vorgeschaltet. Die Lymphbahnen, versehen mit Klappen und zwischengeschalteten Lymphknoten, münden gebündelt in die Hauptvene, sodass Lymphe und Venenblut sich vereinen und als Gesamtblut durch die rechte Herzhälfte, die Lunge, die linke Herzhälfte fließen. Der Kreislauf beginnt von neuem.
Durch Entfernung und/oder Bestrahlung von Lymphknoten veröden die zuführenden Lymphbahnen und stehen nicht mehr zum Transport der Lymphe zur Verfügung. Die verödeten Lymphbahnen sind manchmal in der Achsel und am Arm wie Geigensaiten zu tasten. Durch den Bau der Lymphgefäße, die in einzelne Bündel zusammengefasst werden, kann es zu umschriebenen Ödemen kommen.
Da die Anzahl der Lymphknoten und -gefäße bei jedem Menschen sehr unterschiedlich ist, kann man trotz vorsichtiger Operationstechnik nicht voraussagen, ob Tage, Monate oder Jahre nach der anfänglichen Behandlung ein Lymphödem auftreten wird.
Bei größerer oder anhaltender Belastung der Arme, z. B. durch häufiges schweres Tragen, Halten der Arme beim stundenlangen Schreiben am PC, aber auch bei deutlicher Überwärmung des Körpers fällt mehr Blut und damit Lymphe an: Reichen die noch vorhandenen Gefäße nicht aus, entsteht ein Lymphstau. Dieser wird bei geringer Ausprägung anfänglich nicht bemerkt und nicht beachtet, führt aber aufgrund eines automatischen Reparaturbedürfnisses des Körpers zur Fibrosierung – einer Art Mini-Narbenbildung im Unterhautgewebe. Durch diesen Vorgang werden weitere Lymphspalten und kleinste Lymphgefäße verödet. Das ist der Grund, warum sich auch Jahre nach der anfänglichen Behandlung ohne besondere äußere Umstände ein Lymphödem bilden kann oder dieses zunimmt. Einzige sinnvolle Methoden sind: Entlastung, wo immer es geht, Meiden von Überwärmung und Tragen eines gut sitzenden Kompressionsstrumpfes bei Alltagsbelastungen. Wenn notwendig, regelmäßige Lymphdrainagen, bei zusätzlichen Schmerzen im Operationsgebiet auch kontinuierliche Krankengymnastik. In Einzelfällen kann eine Transplantation von Lymphgefäßen aus dem Bein sinnvoll sein.

Verhaltensempfehlungen
Beachten Sie, was das Ödem verstärkt, was es mindert; das kann individuell sehr unterschiedlich sein. Nach ödemverstärkenden Tätigkeiten, wenn diese notwendig sind oder Spaß machen, wie Beruf oder Sport, möglichst nachruhen, evtl. Arm hochlagern. Einwirkung von Wärme hat ähnliche Wirkung und sollte vermieden werden. Wird aber Sauna oder Baden im Thermalwasser als angenehm empfunden, so sollte die Verweildauer relativ kurz und die Nachruhe lange gehalten werden. Bei Aufenthalt in warmen Ländern direkte Sonneneinstrahlung möglichst meiden.
Entlasten Sie den ödematösen Arm bzw. lagern Sie diesen hoch, wo immer es geht, (ca. 30° über die Horizontale) zur Nutzung der Schwerkraft. Bei Unterarm-/Handödem den Arm nicht dauernd abgewinkelt halten, da sonst Ödemzunahme.
Bei deutlicher Überwärmung des Ödembereichs: Eispackungen auf die Kleidung bzw. den Kompressionsstrumpf. Bei Brustödem werden auch gerne Quarkwickel aufgelegt. Erfahrungsgemäß nimmt das Brustödem über Monate und Jahre ab, auch ohne regelmäßige Lymphdrainagen.

Tragen Sie einen gut sitzenden Kompressionsstrumpf nach Maß bei allen belastenden Tätigkeiten, also meistens tagsüber. Falls notwendig, nachts Kompressionsverband anlegen.

Vermeiden Sie Verletzungen, vor allem im Ödembereich. Durch kleine Wunden können sich Hautkeime im gestauten Gewebe ausbreiten und zu einer Wundrose (Erysipel) führen mit Schmerzen, Rötung, hohem Fieber und deutlichem Krankheitsgefühl. Sofortige Ruhe und die Einnahme von Antibiotika sind angezeigt.

Blutdruckmessen, Injektionen, Infusionen etc. möglichst auf der nicht betroffenen Seite vornehmen lassen – lebenslang! Bei beidseitigem Ödem den besseren Arm zur Blutabnahme nehmen und die Haut sehr gut desinfizieren lassen.

Bei plötzlich auftretendem Ödem bzw. deutlicher Ödemzunahme ohne ersichtlichen Grund sollte immer eine Metastasierung im Lymphabflussgebiet ausgeschlossen werden.

Wer ist für diese Rehabilitationssportgruppen geeignet?

Alle Frauen, die unter leichten bis mäßigen Beschwerden im Nacken-, Schulter-, Arm- und Thoraxbereich leiden und/oder etwas für ihre Kondition tun möchten, aber Angst haben, durch ungeeignete Übungen gesundheitlich mehr Probleme zu bekommen.

Auszuschließen sind Patientinnen mit bekannter Skelettmetastasierung oder akuten Beschwerden, die auf eine Skelettmetastasierung hindeuten (siehe Kapitel „Nachsorge"). Hier ist die erforderliche Diagnostik umgehend einzuleiten.

Der Rehabilitationssport sollte nach der Operation und eventuellen Nachbehandlungen wie Radiatio oder Chemotherapie in Abhängigkeit des Befindens der Patientin beginnen.

Das positive Erleben in der Sportgruppe wird von den Teilnehmerinnen immer wieder hervorgehoben.

Ausdauersport, gesunde Ernährung und Entspannungsübungen sind Aktivitäten, die alle Patientinnen als Eigeninitiative und Eigenanteil zur Gesunderhaltung nutzen sollten.

Literatur

1 www.deutsche-rentenversicherung.de (Hrsg) (2009): Rahmenkonzept zur medizinischen Rehabilitation in der gesetzlichen Rentenversicherung 3. Auflage

2 WHO (2001) International Classification of Functioning, Disability and Health (ICF). World Health Organisation, Geneva, Switzerland

3 Stucki G, Cieza A, Ewert T et al (2002) Application of the International Classification of Functioning, Disability and Health in clinical practice. Disability Rehab 24: 281–282

4 Hussain M (2006) Blick nach vorn – Praktischer Ratgeber für Frauen nach Brustkrebs. Zuckschwerdt, München Wien New York

5 Damastra RJ, Brouwer ER (2008) Controlled, comparative study of relation between volumne changes and interface pressure under short-stretch bandages in leg lymphedema patients. Dermatol Surg 34: 773–778

6 Seifart U, Albert US, Heim ME et al (2007) Lymphödem bei Mammakarzinom – Konsensus zur Sektoren übergreifenden Diagnostik und Therapie des postoperativen Lymphödems bei Patientinnen mit primärem Mammakarzinom. Rehabilitation 46: 340–348

7 Kalusche E-M, Adam G, Rick O (2011) Sekundäres Lymphödem, Diagnostik und Therapie. Der Onkologe 17: 913–922

8 Ewertz M, Jensen AB (2011) Late effects of breast cancer treatment and potentials for rehabilitation. Acta Oncologica 50: 187–193

9 AWMF S1-Leitlinie Diagnostik und Therapie der Lymphödeme (2009) Gesellschaft Deutschsprachiger Lymphologen, AWMF-Leitlinien-Register Nr. 058/001

10 Hussain M (1993) Langzeitverhalten von Patienten mit Lymphödem aus Sicht des niedergelassenen Arztes. Medikon Verlag, München, pp 68–72

11 Baumeister RGH, Frick A (2003) Die mikrochirurgische Lymphgefäßtransplantation Handchir Mikrochir Plast Chir 35: 202–209

12 J. Wallmichrath, R. G. H. Baumeister, R. Giunta, A. Frick: (2011) Lymphgefäßtransplantation mit Anastomosierung der Transplantate an regionale Lymph-

knoten zur Therapie von Lymphödemen. Lymph-Forsch 15 (2): 68–71

13 Heilmittelkatalog (2011) Heilmittel der Physikalischen Therapie – inklusive der Podologischen Therapie; Heilmittel der Ergotherapie; Heilmittel der Stimm-, Sprech- und Sprachtherapie, IntelliMed GmbH, Ludwigsburg

14 www.heilmittelkatalog.de

15 Vereinbarung über Praxisbesonderheiten für Heilmittel nach § 84 Abs. 8 Satz 3 SGB V unter Berücksichtigung des langfristigen Heilmittelbedarfs gemäß § 32 Abs. 1a SGB V. Dtsch Arztebl 2012; 109(49): A-2485 / B-2037 / C-1993

16 Weis J, Domann U (2006) Interventionen in der Rehabilitation von Mammakarzinom-Patientinnen. Eine methodenkritische Übersicht zum Forschungsstand. Rehabilitation 45: 129–145

17 Aster-Schenck I et al (.2010) Anforderungsprofil für eine stationäre Einrichtung zur onkologischen Rehabilitation Erwachsener, DRV-Bund.

18 Berichte zur Reha-Qualitätssicherung der Deutschen Rentenversicherung –Rehabilitandenstruktur – Bericht 2012

19 Pottins I, Irle H, Korsukéwitz C (2009) Deutsche Rentenversicherung: Stand und Perspektiven der onkologischen Rehabilitation. RVaktuell 8/09:, 267–275

20 Bundesarbeitsgemeinschaft für Rehabilitation (BAR) (2004) Rahmenempfehlungen zur ambulanten onkologischen Rehabilitation

21 Deutsche Rentenversicherung Bund (2009) Reha-Therapiestandards Brustkrebs: Leitlinie für die medizinische Rehabilitation der Rentenversicherung

22 Licht Th, Pfisterer A, Kalusche E-M et al (2010) Onkologische Nachsorge und Rehabilitation. Manual Gastrointestinale Tumoren, Empfehlungen zur Diagnostik, Therapie und Nachsorge, Tumorzentrum München, 8. Aufl, pp 292–300

23 Heim ME, vd Malsburg ML, Niklas A (2007) Randomized controlled trial of a structured training pro-gram in breast cancer patients with tumor related chronic fatigue. Onkologie 30: 429–434

24 Deutsche Krebsgesellschaft e.V. und Deutsche Gesellschaft für Gynäkologie und Geburtshilfe (Aktualisierung 2012) Interdisziplinäre S3-Leitlinie für die Diagnostik, Therapie und Nachsorge des Mammakarzinoms Langversion 3.0, AWMF-Register-Nummer: 032 – 045OL. Hrsg: Leitlinienprogramm Onkologie der AWMF, Deutschen Krebsgesellschaft e.V. und Deutschen Krebshilfe e.V, Zuckschwerdt, München

25 Heußner P, Besseler M, Diezfelbinger H et al (Hrsg) (2009) Manual Psychoonkologie des Tumorzentrums München, 3. Aufl

26 Köhm I (2004) Mammakarzinom und Sexualität. In: Untch M, Sittek H, Bauerfeind I et al (eds) Diagnostik und Therapie des Mammakarzinoms – State of the Art 2004, 4. Aufl. Zuckschwerdt, München Wien New York, p 722–729

27 Weis J, Heckl U, Brocai D et al (2006) Psychoedukation mit Krebspatienten, Therapiemanual für eine strukturierte Gruppenintervention. Schattauer, Stuttgart New York

28 www.nakos.de

29 www.patienten-information.de

30 www.bayerische-krebsgesellschaft.de

31 Rick O, Kalusche E-M, Dauelsberg T, König V, Korsukéwitz C, Seifart U (2012) Reintegration von Krebspatienten ins Erwerbsleben. Dtsch Arztebl Int 2012; 109(42): 702–8; DOI: 10.3238/arztebl.2012.0702

32 Deutsche Rentenversicherung (2011) Leitlinie zur sozialmedizinischen Beurteilung der Leistungsfähigkeit bei Mamma-Karzinom

33 Schüle K (1999) Ausbildungsinhalte „Sport in der Krebsnachsorge". Forum DKG 14: 10–11

34 Blackburn GL, Wang KA (2007) Dietary fat reduction and breast cancer outcome: results from the women`s Intervention Nutrition Study (WINS). Am J Clin Nutr 86(3): 878–881

Psychoonkologische Gesichtspunkte

K. Härtl, R. Haidinger, K. Hermelink, J. Köhm, C. Riedner

Einleitung

Die Diagnose einer Krebserkrankung versetzt Patientinnen in eine Lage, die für Gesunde nur schwer einfühlbar ist. Die Ausblendung des eigenen Todes aus der subjektiven Realität, eine Selbstverständlichkeit für Gesunde, ist nicht mehr möglich – die Konfrontation mit der Endlichkeit der eigenen Existenz überschattet das Leben Krebskranker. Mammakarzinompatientinnen sind darüber hinaus einer Reihe weiterer Belastungen durch Erkrankung und Therapie ausgesetzt, die die Lebensqualität einschränken und insbesondere auch Weiblichkeit und Attraktivität bedrohen. Neben einem möglichen Verlust der Brust und – vorübergehend – der Haare muss der überwiegende Teil der Mammakarzinompatientinnen massive hormonelle Veränderungen hinnehmen: Endokrine Therapie senkt über viele Jahre hinweg den Östrogenspiegel und Chemotherapie bewirkt bei prämenopausalen Patientinnen oft eine irreversible Schädigung der Ovarien, die mit dem Verlust der Fertilität, mit vorzeitiger Menopause und häufig auch mit sexuellen Problemen einhergehen.

Patientinnen gehen auf sehr unterschiedliche Weise mit krankheits- und therapiebedingten Belastungen um. Eine einheitliche Klassifikation von Bewältigungs- oder Copingstilen existiert nicht. Häufig verwendete Kategorien sind „fighting spirit" (ähnlich: aktives Herangehen, aktive Selbstkontrolle, aktiv-problemorientiertes Coping), Trost (Unterstützung, social support), Verleugnung (Distanzieren, Bagatellisieren, Wunschdenken), Ablenkung, Hilf- und Hoffnungslosigkeit (negativ emotionales Bewältigen, Hadern, depressive Verarbeitung). Effekte der Krankheitsbewältigung auf den Krankheitsverlauf konnten nur in wenigen kleinen und methodisch nicht überzeugenden Studien festgestellt werden. Selbst die empirischen Befunde für die Auswirkungen von Copingstilen auf die Lebensqualität sind divergent, nur Hilf- und Hoffnungslosigkeit scheint regelmäßig in allen Stadien des Krankheitsverlaufs maladaptiv zu sein. Es gibt nicht den einen „richtigen" Copingstil, und es erscheint nicht sinnvoll, Patientinnen zu einem ganz bestimmten Stil der Krankheitsverarbeitung zu raten. Die Bewältigung einer Krebserkrankung ist ein höchst individueller Prozess, und sie ist immer eine große Leistung [1].

Subjektive Krankheitstheorien

Es sind nicht nur die Folgen der Krebserkrankung, die bewältigt werden müssen – dazu kommt die Tatsache, überhaupt an Krebs erkrankt zu sein. Für viele Patientinnen steht im Vordergrund ihrer Bewältigungsanstrengungen die Frage „Warum gerade ich?".

An Brustkrebs erkrankte Frauen werden nicht nur in ihrer persönlichen Umgebung, sondern auch von den Medien und nicht zuletzt von Ärzten und medizinischem Personal mit Erklärungsmodellen konfrontiert, die oft auf verbreiteten Vorurteilen und empirisch nicht belegten Theorien beruhen. Die subjektive Krankheitstheorie, die eine Patientin in der Auseinandersetzung mit solchen Vorstellungen entwickelt, spielt eine wichtige Rolle für das Gelingen ihrer Krankheitsbewältigung.

Die Annahme, dass psychische Ursachen maßgeblich zur Entstehung einer Krebserkrankung beitragen, ist unter Brustkrebspatientinnen sehr verbreitet [2]. Krebskranke mit solchen psychosomatischen

Krankheitstheorien sind emotional stärker belastet, depressiver und weniger hoffnungsvoll als andere [3]. Möglicherweise neigen depressive Patientinnen stärker zu psychosomatischen Krankheitstheorien, umgekehrt könnten psychosomatische Krankheitstheorien zu vermehrter Depression führen. Am wahrscheinlichsten ist eine Wechselwirkung: Patientinnen mit psychischen Problemen führen ihre Erkrankung auf diese Probleme zurück – gleichzeitig wird ihre psychische Belastung erhöht durch die Annahme, für die Erkrankung verantwortlich zu sein.

Zwei psychosomatische Erklärungsansätze, die vielen subjektiven Krankheitstheorien zugrunde liegen, sollen hier kurz vorgestellt werden: Die sog. Krebspersönlichkeit und die Verursachung einer Krebserkrankung durch Stress.

Das Konzept der Krebspersönlichkeit ist sehr alt und mittlerweile obsolet. Die meisten Studien, die dieses Konzept zu bestätigen scheinen, weisen methodische Mängel auf. So wurden häufig Persönlichkeitszüge Krebskranker untersucht und mit denen Gesunder verglichen – die erhöhte Depressivität der Krebspatienten wurde dann als Ursache der Krebserkrankung betrachtet. Tatsächlich handelt es sich hierbei um einen „kausalen Fehlschluss": Depressivität ist *Folge* und nicht Ursache der Erkrankung, wie überzeugend nachgewiesen wurde [4]. In anderen Studien wurden zunächst bei Gesunden die Merkmale der Persönlichkeit untersucht und dann über viele Jahre die Krebserkrankungen in der Stichprobe erfasst. Die Gesamtheit dieser meist sehr großen epidemiologischen Studien spricht eindeutig gegen Zusammenhänge von Krebsentstehung und Persönlichkeit [5]. So wurden in einer niederländischen Studie mit über 9500 Teilnehmerinnen [6], in einer finnischen Studie mit über 10 000 Teilnehmern [7] ebenso wie in einer deutschen [8], einer großen japanischen [9] und einer schwedischen Zwillingsstudie mit fast 30 000 Teilnehmern [10] keine Zusammenhänge gefunden zwischen Merkmalen der Persönlichkeit und dem Risiko, an Krebs zu erkranken. Auch auf Einflüsse der Persönlichkeit auf die Prognose bereits Erkrankter gibt es kaum Hinweise [11].

Das Konzept der Krebspersönlichkeit ist für Gesunde ein wirkungsvoller Schutz gegen die Angst vor Krebs. Es erlaubt ihnen, sich vor Krebs einigermaßen sicher zu fühlen, denn Krebs bekommen diesem Konzept zufolge nur die anderen – diejenigen, die eben eine Krebspersönlichkeit haben. Für Krebskranke ist die Annahme einer Krebspersönlichkeit aber besonders belastend und kann mit einer Erschütterung des Selbstbildes einhergehen – nicht nur die körperliche Integrität, auch die Integrität ihrer Persönlichkeit ist in Frage gestellt.

Bei einem zweiten, sehr weit verbreiteten, psychosomatischen Erklärungsansatz wird Stress als wesentlicher Faktor der Entstehung und Progression von Krebs betrachtet. Tatsächlich wäre es möglich, dass Stress die Aktivitäten des Immunsystems so moduliert, dass eine Krebserkrankung wahrscheinlicher wird. Trotz ausgedehnter Forschung zu diesem Thema fanden sich bisher kaum überzeugende Belege für einen solchen Zusammenhang. Zwar kommen zwei neuere Metaanalysen zu dem Schluss, dass Stress [12] bzw. speziell die Belastung durch den Tod des Ehepartners [13] das Risiko einer Krebserkrankung erhöht. Die Mehrheit der Metaanalysen aus den letzten Jahren findet allerdings keine Anhaltspunkte für einen Einfluss von Stress und belastenden Lebensereignissen auf die Wahrscheinlichkeit an Krebs zu erkranken [11, 14–16]. In einer Studie wurden mehr als 11 000 gesunde Frauen umfassend zu schwierigen Lebensumständen, belastenden Lebensereignissen und allgemeinem Stress in ihrer Lebensgeschichte befragt. Auch das subjektive Ausmaß der Belastung und die Stressbewältigung wurden untersucht. Nach einem Follow-up von im Median 9 Jahren waren 313 Frauen an Brustkrebs erkrankt. Es fanden sich keinerlei signifikante Zusammenhänge irgendeines der erfassten Maße von Stress mit der Erkrankungswahrscheinlichkeit [17].

So gibt es für psychosomatische Krankheitstheorien kaum eine empirische Grundlage. Als Bestandteil individuellen Copings scheinen sie eher maladaptiv zu sein. Allerdings bieten sie einer Patientin auch Vorteile: Sie sind mit der Hoffnung verbunden, die Erkrankung durch Änderungen der Lebensweise oder die Bearbeitung psychischer Probleme kontrollieren zu können. Die Vorstellung, auf diese Weise selbst etwas gegen die Erkrankung zu tun, kann eine große Erleichterung sein. Umgekehrt kann das Gefühl persönlicher Verantwortung für den Krankheitsverlauf dann problematisch werden, wenn die Erkrankung fortschreitet. Zu allen damit verbundenen Belastungen kommt dann auch noch der Eindruck persönlichen Scheiterns.

Um maladaptive subjektive Krankheitstheorien zu modifizieren, reicht es sicher nicht, ihnen mit dem

Hinweis auf Forschungsergebnisse entgegenzutreten. Zunächst sollte man die subjektive Krankheitstheorie einer Patientin genau kennenlernen, um dann gemeinsam mit ihr an einer für sie sinnvollen subjektiven Krankheitstheorie arbeiten zu können. Im günstigsten Fall bürdet eine subjektive Theorie nicht der Patientin die Schuld an der Erkrankung auf und stellt keinen Angriff auf ihre psychische Integrität dar. Gleichzeitig aber sollte der Patientin nicht das Gefühl eigener Wirksamkeit gegenüber der Erkrankung genommen werden.

Indikatoren für psychoonkologischen Behandlungsbedarf

Jimmie Holland führte den Begriff des psychosozialen Distress zur Beschreibung der individuellen Belastung von Patienten und Angehörigen in der Psychoonkologie ein [18]. Im deutschen Sprachraum setzt sich der Begriff „Distress" langsam durch, häufig wird er noch ausschließlich in der semantischen Abgrenzung zum „Eustress" gesehen. Mit seiner Hilfe können Begriffe wie „emotionale, psychologische oder psychiatrische Probleme" vermieden werden, die allesamt stigmatisierend sind [19].

Distress ist eine zunächst normale Reaktion auf Krebs, charakterisiert durch Traurigkeit, Sorgen und Angst. Aber diese normale Reaktion kann sich steigern, sich verselbstständigen und zu Symptomen wie Panikattacken und anderen körperlichen Angstreaktionen, etwa permanentem Kribbeln, Atemnot oder Druck auf der Brust, führen. Hier sollte als Spezialist ein Psychoonkologe hinzugezogen werden, um festzustellen, ob die Symptome von der Krebserkrankung selbst herrühren oder auf sekundäre Distressreaktionen zurückzuführen sind. Je nachdem ist zu entscheiden, wie Abhilfe bzw. Erleichterung zu schaffen sind [20].

Auch wenn keine auffälligen Symptome bestehen, profitieren viele Patientinnen mit Mammakarzinom von psychoonkologischer Betreuung, vor allem dann, wenn besondere Schwierigkeiten bei der Krankheitsverarbeitung auftreten. Deshalb sollte – wie in der S3-Leitlinie zum Mammakarzinom [21] vorgesehen – jeder Mammakarzinompatientin psychoonkologische Unterstützung zur Verfügung stehen.

Die ärztliche Einschätzung des Betreuungsbedarfs und die Einschätzung der Patientin selbst unterscheiden sich häufig erheblich [22], und beide sind als Grundlage für die Entscheidung, ob ein Psychoonkologe hinzugezogen werden sollte, nicht zuverlässig. Patientinnen lehnen psychoonkologische Betreuung häufig aus Unwissenheit ab oder weil sie befürchten, als psychisch krank stigmatisiert zu werden; Ärzte erkennen psychoonkologischen Betreuungsbedarf oft nicht – aus unterschiedlichsten Gründen [23, 24]. Deshalb sollten zusätzlich systematisch Screeningverfahren zur Ermittlung des psychoonkologischen Betreuungsbedarfs eingesetzt werden [25]. Anschließend sollte eine gemeinsame Entscheidung über den Therapiebedarf der Patientin getroffen werden.

Verschiedene Screeningverfahren stehen zur Verfügung

Die Hospital Anxiety and Depression Scale (HADS) wurde speziell für körperlich Kranke entwickelt und berücksichtigt, dass Symptome wie z. B. Appetitlosigkeit sowohl durch Angst und Depressivität als auch durch die körperliche Grunderkrankung bedingt sein können. Bei diesem Selbstbeurteilungsinstrument werden Angst und Depressivität mit je 7 Items erhoben [25].

Das Distressthermometer, entwickelt von *Jimmie Hollands* Arbeitsgruppe am Memorial Sloan-Kettering Cancer Center in New York, hat sich in den USA als Screeninginstrument etabliert. Mittlerweile liegt eine von *Anja Mehnert* validierte deutsche Version vor [23]. Auch das Distressthermometer ist ein Selbstbeurteilungsinstrument. Es besteht aus 2 Teilen: Auf einer visuellen Analogskala von 1 bis 10 gibt die Patientin an, wie groß ihre Belastung ist; auf einer Problemliste kreuzt sie an, in welchen Bereichen Belastungen bestehen. Nicht nur psychische Belastungen, sondern auch Belastungen durch körperliche Symptome ebenso wie durch praktische, familiäre, finanzielle und spirituelle Probleme werden erfasst.

Diese und eine Reihe weiterer Screeninginstrumente wie der Fragebogen zur Belastung von Krebskranken (FBK) mit 23 oder in der Kurzversion mit 10 Items, die Psychoonkologische Basisdokumentation (PO-Bado) mit einer Version speziell für Mammakarzinompatientinnen (PO-Bado BK) und das Hornheider Screeninginstrument, das als Interview und als Fragebogen vorliegt, werden von *Herschbach* und *Weiß* ausführlich beschrieben [25].

Mit der Forderung nach weltweiter Anerkennung von psychosozialem Distress als 6. Vitalzeichen nach Puls, Blutdruck, Temperatur, Atmung und Schmerz wird die ganzheitliche Wahrnehmung und Versorgung von Tumorpatienten beispielhaft gefördert [18, 24, 26].

Zielbereiche psychoonkologischer Interventionen beim Mammakarzinom sind nach den S3-Leitlinien der Deutschen Krebsgesellschaft:
- Angst, Depression, Belastungserleben
- Krankheitsverarbeitung, Krankheitseinstellungen
- gesundheitsbezogene Lebensqualität und funktioneller Status
- Körperbild und Selbstkonzept
- soziale Beziehungen, Kommunikation
- Sexualität
- Fatigue
- Schmerzen
- Neuropsychologische Beeinträchtigungen (Aufmerksamkeit, Gedächtnis, Konzentrationsfähigkeit) [21]

Psychoonkologische Interventionen bei Mammakarzinompatientinnen umfassen meist schulenübergreifende, supportive und psychoedukative Therapiemaßnahmen. Sie sind vor allem ressourcenorientiert. Bei vorbestehenden oder durch die Karzinomerkrankung deutlich gewordenen psychischen Störungen ist eine Überweisung an spezielle Psychotherapeuten im engeren Sinne indiziert. Grundsätzlich ist eine interdisziplinäre Behandlung der Patientin immer wünschenswert, notwendig und hilfreich.

Fatigue

Der Begriff Fatigue stammt aus dem Französischen und bedeutet so viel wie Müdigkeit. Dieses Krankheitsbild hat erst in jüngster Zeit größere Beachtung erfahren. Im Jahre 2001 veröffentlichte die American Fatigue Coalition Diagnosekriterien für das Fatiguesyndrom und schlug die Aufnahme in die ICD vor. In der aktuellen Version dieses Klassifikationssystems, der ICD 10, ist das Störungsbild jedoch nicht verzeichnet.

Lange Zeit wurde nicht wahrgenommen, dass viele Krebskranke unter einem stark ausgeprägten Fatiguesyndrom leiden. Vor allem während belastender Behandlungen wie Chemo- oder Strahlentherapie, aber auch darüber hinaus, klagen Patienten häufig über erhebliche Erschöpfung, Müdigkeit,

körperliche Leistungsminderung, Unlust und Antriebslosigkeit. Dabei handelt es sich um eine persistierende, körperliche und geistige Erschöpfung in Form von Schwäche und Müdigkeit, die unabhängig von Anstrengung auftritt und auch nach größeren Ruhepausen nicht verschwindet. Die Prävalenz von Fatigue liegt bei Krebspatienten zwischen 59 und 96 %. Damit ist Fatigue eine der häufigsten Begleiterscheinungen der Erkrankung und der Therapie. Für viele Chemotherapiepatienten sind die Symptome des Fatiguesyndroms belastender als die Nebenwirkungen Übelkeit und Erbrechen. Onkologen schätzten in einer Studie den Schmerz als den Faktor ein, der die Patienten am stärksten beeinträchtigt, für die Patienten selbst stellte hingegen die Fatigue die größte Beeinträchtigung dar [27].

Es gibt 2 Grundformen der Fatigue: die akute und die chronische Erschöpfung, die noch Jahre nach Abschluss der primären Therapie des Tumorleidens auftreten können [28].

Fatigue kann nicht nur zu einer Beeinträchtigung der Lebensqualität, sondern auch zu Ängsten sowie zu Isolation und sozialen Problemen in Familie und Beruf führen.

Betroffene Patienten, die nicht über das Fatiguesyndrom informiert sind, missdeuten ihre Beschwerden oft als Symptome eines Rezidivs oder eines Fortschreitens der Krebserkrankung. Insbesondere nach Abschluss der Behandlungen leiden Patienten mit einer chronischen Fatigue unter Schuldgefühlen, weil sie den eigenen und den Ansprüchen der Angehörigen und des sozialen Umfeldes nicht genügen können und nicht vollständig leistungsfähig sind.

Das Fatiguesyndrom ist ein multifaktorielles Phänomen, das unterschiedliche Funktionsbereiche betrifft, neben dem physischen auch den emotionalen und den mental-kognitiven Bereich. Die physische Fatigue führt zu einer erheblichen Einschränkung in der Bewältigung der gewohnten täglichen Aktivitäten, die emotionale Erschöpfung zu Antriebslosigkeit und Depressivität und die mental-kognitive Fatigue zu Konzentrationsschwierigkeiten.

Mindestens 6 der folgenden 11 Symptome müssen zutreffen, damit die Diagnose Fatiguesyndrom gestellt werden kann:
- Müdigkeit, Energiemangel oder inadäquat gesteigertes Ruhebedürfnis

- Gefühl der generalisierten Schwäche oder Gliederschwere
- Konzentrationsstörungen
- Mangel an Motivation oder Interesse, den normalen Alltagsaktivitäten nachzugehen
- gestörtes Schlafmuster (Schlaflosigkeit oder übermäßiges Schlafbedürfnis)
- Erleben des Schlafes als wenig erholsam
- Gefühl, sich zu jeder Aktivität zwingen zu müssen
- ausgeprägte emotionale Reaktion auf die empfundene Erschöpfung (Niedergeschlagenheit, Frustration, Reizbarkeit)
- Schwierigkeiten bei der Bewältigung des Alltags
- Störungen des Kurzzeitgedächtnisses
- nach körperlicher Anstrengung mehrere Stunden andauerndes Unwohlsein [29]

Auslöser der Fatigue können das Tumorleiden selbst, verschiedene Therapien, aber auch Komorbiditäten wie Depressionen, Schlafstörungen und die schwierige Krankheitsverarbeitung sein [30]. Eine Ursache der Fatigue ist eine tumor- oder behandlungsbedingte Anämie. In diesem Fall sind Erythrozytenkonzentrattransfusionen oder die Behandlung mit Erythropoetin effektiv und sollten bei entsprechend niedrigen Hb-Werten zügig begonnen werden. Neben der akuten behandlungsbedürftigen Anämie müssen Laborparameter wie Elektrolyte, Hormonspiegel und Stoffwechselparameter ebenso wie die Medikamenteneinnahme der Patienten überprüft werden, da Wechselwirkungen von Medikamenten auch Ursache sein können.

Die Behandlung der Fatigue findet auf 3 Ebenen statt:
1. Körperliches Training steigert die Leistungsfähigkeit. Möglichst schon während der Tumortherapie sollte mit regelmäßiger Bewegung begonnen werden, die den Körper nicht überlastet [31].
2. Eine Reihe von psychoonkologischen Interventionen dient nicht nur der Verbesserung der Krankheitsverarbeitung, sondern hat auch günstige Auswirkungen auf Fatigue: In supportiver Therapie kann ein Weg gefunden werden, mit Leistungsansprüchen umzugehen; das Erlernen von Entspannungstechniken und Stressbewältigung, das Aufdecken von Ressourcen auch durch kreative und körperzentrierte Verfahren, kognitives Training und das Führen eines Fatiguekalenders können bei der Bewältigung von Fatigue hilfreich sein.

3. Medikamentöse Therapieversuche mit Psychostimulanzien und Antidepressiva haben einen noch ungeklärten Stellenwert [32].

Bei Patienten mit depressiver Stimmungslage tritt das Fatiguesyndrom häufiger und intensiver auf. Die Fatigue kann aber auch eine Depression auslösen oder verstärken. Die Abgrenzung der Fatigue zu einer Depression oder einer depressiven Krankheitsverarbeitung ist manchmal schwierig und die Grenzen sind fließend. Die Depression ist durch Antriebs-, Freud-, Interessenlosigkeit und depressive Stimmung gekennzeichnet. Die Patienten klagen über tageszeitliche Schwankungen, Schuldgefühle und suizidale Gedanken. In der Anamnese finden sich häufig frühere depressive Episoden. Bei der Fatigue dagegen erleben die Patienten eine ausgeprägte körperliche Erschöpfung trotz ausreichenden Schlafs.

Die Fatigue ist mit Patientenselbsteinschätzungsfragebögen messbar, wie dem EORTC-QLC-C30 oder dem FACT-An [30], und sollte frühzeitig erkannt und behandelt werden.

Die Aufklärung der Patienten, aber auch der Ärzte und des Pflegepersonals über die Ätiologie, die Diagnostik und Therapiemöglichkeiten des Fatiguesyndroms trägt wesentlich dazu bei, betroffenen Patienten zu helfen.

Psychotherapeutische Interventionen

Die psychische Reaktion der Betroffenen auf ihre Brustkrebsdiagnose, Operation und Therapie kann so stark und andauernd belastend sein, dass eine ambulante oder stationäre Psychotherapie indiziert ist. Es gibt eine Vielzahl unterschiedlicher psychotherapeutischer Ansätze. Allen ist jedoch gemeinsam, dass die Patientin in ihrem individuellen Krankheitserleben ernst genommen wird. Viel Gesprächsraum sollte den mit der Brustkrebserkrankung verbundenen Gefühlen von Angst, Unsicherheit und Trauer gegeben werden. Zu den häufigsten psychotherapeutischen Interventionen zählen verhaltenstherapeutische, tiefenpsychologisch fundierte und familientherapeutische Ansätze.

Verhaltenstherapie

Die Verhaltenstherapie ist wegen ihrer, in vielen kontrollierten Studien nachgewiesenen Wirksamkeit auch bei Brustkrebspatientinnen eine wichtige Möglichkeit psychotherapeutischer Hilfe. Dabei beinhaltet der Begriff „Verhalten" sowohl das beobachtbare Verhalten in Form von Handlungen als auch die physiologischen, emotionalen, kognitiven Manifestationen [33, 34]. Die Verhaltenstherapie verfügt über eine Vielzahl von Interventionsstrategien, die auch bei Brustkrebspatientinnen angewandt werden [35]: Konfrontationsverfahren dienen der Behandlung von Ängsten, wie Ängsten vor operativen Eingriffen, Chemo- und Strahlentherapie. Positive Verstärkung und Aktivitätenaufbau werden bei Patientinnen mit depressiver Rückzugssymptomatik angewandt. Mithilfe von Rollenspielen wird die Kommunikationsfähigkeit der Patientinnen mit Ärzten, Pflegepersonal und Angehörigen gefördert. Durch kognitive Techniken lernt die Patientin, ihre belastenden Denkmuster zu analysieren, zu hinterfragen und schrittweise zu verändern. Beispiele für dysfunktionale Denkmuster enthält Tabelle 1. In der Akzeptanz- und Commitmenttherapie, der sogenannten dritten Welle der Verhaltenstherapie, werden klassische verhaltenstherapeutische Techniken mit achtsamkeits- und akzeptanzbasierten Strategien kombiniert, wobei in der Therapie die Klärung von Werten und Lebenszielen einen großen Raum einnimmt [36, 37].

Tiefenpsychologisch fundierte Therapie

Tiefenpsychologisch fundierte Therapie fokussiert die durch die Brustkrebserkrankung ausgelöste Identitätskrise. Diese wird beschrieben als narzisstische Kränkung, Erschütterung des „So-Seins" der betrof-

fenen Frau, ihres Vertrauens in den eigenen Körper und ihrer Geschlechtsidentität [38]. Eine auf Deutung, Einsicht und Persönlichkeitsentwicklung abzielende Psychotherapie soll die Patientin in ihrem Krankheitsverarbeitungsprozess unterstützen und zu einer Änderung ihres Selbstbildes führen [38]. Es gilt, die subjektive Krankheitstheorie der Patientin zu verstehen und mögliche Verbindungen zur Lebensgeschichte und zu prägenden Konflikten herzustellen [39].

Paar- und Familientherapie

Theoretischer Hintergrund der Paar- und Familientherapie ist, dass Verhalten nur in Wechselwirkung mit relevanten Bezugspersonen wie Partner, Eltern, Kindern zu verstehen ist. Sogenannte lösungsorientierte Modelle stellen positive und gesunde Anteile der Familie in den Vordergrund. Ziel ist, die autonomen Fähigkeiten des Familiensystems zur Selbstregulation zu fördern. Die Brustkrebserkrankung belastet nicht nur die betroffene Person, sondern im hohen Maße auch die wichtigen Bezugspersonen. Paar- und familientherapeutische Ziele sind daher [40]:

- psychotherapeutische Unterstützung aller Angehörigen einschließlich der Kinder bei der Verarbeitung der Brustkrebsdiagnose
- Förderung der Kommunikation über belastende Gefühle, aber auch positive Gefühle von Wertschätzung
- Bewältigung familiärer Konfliktsituationen wie Schuldzuweisungen
- Angebot praktischer Hilfen bei der häuslichen Versorgung und Pflege
- familientherapeutische Trauerbegleitung bei Tod der Patientin

Tabelle 1. Dysfunktionale Denkmuster und Beispielaussagen.

Dysfunktionales Denkmuster	Beispielaussagen von Patientinnen mit Brustkrebs
Übergeneralisierung	„Die Übelkeit wird nie wieder aufhören."
Willkürliche Schlussfolgerung	„Ich habe falsch gelebt, deshalb habe ich Krebs bekommen."
Personalisierung	„Unsere Freunde rufen nicht mehr an, weil ich Krebs habe."
Dichotomes Denken	„Ich habe immer Pech, die anderen sind alle Glückspilze."
Selektive Verallgemeinerung	„Die Krankenschwester war heute unfreundlich; sie mag mich nicht."

Andere psychotherapeutische Ansätze

Neben den genannten Ansätzen nehmen Psychoedukationsprogramme einen zentralen Stellenwert in der psychoonkologischen Therapie ein, die meist in Form von strukturierten Gruppeninterventionen in der stationären Rehabilitation oder in der ambulanten Nachsorge angeboten werden [41, 42]. Hauptsächliche Inhalte solcher psychoedukativer Programme sind:

– Information über das Erkrankungsbild, operative und therapeutische Maßnahmen
– Vermittlung von Stressmanagementtechniken und adaptiver Bewältigungsstrategien
– Förderung einer offenen Arzt-Patientinnen-Kommunikation

Neben den psychoedukativen Gruppenprogrammen mit Schwerpunkt auf dem informativen Aspekt gibt es Gruppenangebote mit stärker psychotherapeutischen Schwerpunkten [43, 44]. Diese therapeutisch geleiteten Gesprächsgruppen für Patientinnen mit Brustkrebs werden insbesondere in der Nachsorge angeboten. Die Teilnehmerinnen können sich als Gleichbetroffene in ihrer Krankheitsbewältigung gegenseitig unterstützen. Günstigenfalls werden neue und kreative Bewältigungsprozesse angestoßen, wenn die Patientinnen andere Einstellungen und Herangehensweisen erleben. Durch das Gruppensetting wird darüber hinaus die Kontakt- und Kommunikationsfähigkeit gestärkt. Grundsätzlich kann man supportiv-expressive Gruppentherapien und kognitiv-verhaltenstherapeutische Gruppenverfahren unterscheiden [44]. Beispiele sind die kognitiv-verhaltenstherapeutische Gruppenpsychotherapie von *Kissane* et al. [45], eine supportiv-expressive Gruppentherapie von *Butler* et al. [46], die auch hypnotherapeutische Übungen einschlossen, oder das Gruppenprogramm von *Antoni* et al. [47], die kognitiv-behaviorale Stressmanagementtechniken trainierten.

Entspannungsverfahren und Visualisierungstechniken werden bei Brustkrebspatientinnen angewandt zur Stärkung des körpereigenen Abwehrsystems und zur Reduktion von Schmerzen, Schlafstörungen, Fatigue und anderen psychosomatischen Symptomen [48, 49]. Progressive Muskelrelaxation und autogenes Training zählen zu den häufigsten Entspannungsverfahren in der psychoonkologischen Behandlung [50]. Bei der Progressiven Muskelrelaxation lernt die Patientin, verschiedene Muskelgrup-

pen nach kurzer Anspannungsphase zu entspannen. Dabei wird die Aufmerksamkeit auf den Wechsel von An- und Entspannung gelenkt. Das autogene Training umfasst Selbstsuggestionen und spezielle Körperwahrnehmungen, insbesondere die Schwere- und Wärmewahrnehmung. Bei der Visualisierung leitet der Therapeut gezielt innere Bilder auf allen Sinneskanälen der Patientin ein. Die Patientinnen trainieren durch ihre Vorstellungskraft, sich mental und emotional mit ihrer Brustkrebserkrankung auseinanderzusetzen.

Es existieren viele andere psychoonkologische Behandlungsansätze beim Mammakarzinom: Traumatherapie, Gesprächspsychotherapie, Gestalttherapie, Psychodrama, Kunsttherapie u. a. Zu verweisen ist auf die weiterführende Literatur [51, 52].

Effektivitätsstudien

Studien belegen die Wirksamkeit von Verhaltenstherapie bei Brustkrebspatientinnen hinsichtlich psychischem Befinden, emotionaler Belastung, Lebensqualität und psychosomatischer Symptome [53, 54]. Ein Review zur Effektivität unterschiedlicher psychosozialer Interventionen bei gynäkologischen Krebspatientinnen ergab, dass ausschließlich informationsbasierte Ansätze wenig effektiv waren, kognitiv-verhaltenstherapeutische Interventionen, aber auch psychologische Beratungsangebote positive Effekte hinsichtlich Belastung, Selbstwertgefühl, Körpererleben zeigten, die Befunde jedoch nicht in allen kontrollierten Studien einheitlich waren [55]. Bei gruppentherapeutischen Angeboten scheint eine stärker strukturierte Gruppentherapie effektiver zu sein als unstrukturierte Gruppeninterventionen [43]. Auch wenn Studien die Effizienz von kognitiv-verhaltenstherapeutischer Gruppentherapie hinsichtlich Depression [47] und Angst [45, 56] ebenso die Effizienz von supportiv-expressiver Gruppentherapie hinsichtlich verschiedener affektiver Symptome [57] zeigen konnten, sind die Befunde teilweise inkonsistent [44]. Bei der Entwicklung einer S3-Leitlinie für die psychoonkologische Diagnostik, Beratung und Behandlung erwachsener Krebspatienten im Rahmen des Leitlinienprogramms Onkologie der Deutschen Krebsgesellschaft (voraussichtliche Publikation der Leitlinie 2013/2014) wurden systematische Literaturrecherchen mit Evidenzbewertung zu den psychoonkologischen Interventionen durchgeführt [58].

Die Frage der Effizienz psychoonkologischer Interventionen für die Lebensdauer von Krebspatientinnen wurde über viele Studien hinweg kontrovers diskutiert. Inzwischen sind verschieden große Replikationsstudien veröffentlicht [59–63], die keinen Zusammenhang zeigen konnten, sodass nach aktuellem Stand unwahrscheinlich ist, dass Psychotherapie bei metastasiertem Brustkrebs die Überlebenszeit verlängert [44]. Allerdings ist zu diskutieren, dass die Psychotherapie durch die Verbesserung der Compliance, durch Veränderung von Ernährung und Bewegung und Reduktion depressiver Symptome und anderer Risikofaktoren indirekt den Krankheitsverlauf günstig beeinflussen kann [44, 64].

Grenzen der psychotherapeutischen Interventionen

In der Psychotherapie bei Brustkrebs stoßen Betroffene und Behandler an Grenzen: Starke körperliche Beschwerden infolge von Operationen und adjuvanter Therapie führen zu Unterbrechungen des psychotherapeutischen Prozesses. Patientinnen können durch ihre körperlichen Symptome so beeinträchtigt sein, dass die psychische Auseinandersetzung mit der Krebserkrankung in den Hintergrund treten muss. Beispiele hierfür sind das chronische Fatiguesyndrom oder starke Schmerzsymptome. Rezidive, akute Verschlechterungen des Krankheitsverlaufs, das Auftreten von Metastasen und eine palliative Situation bringen einschneidende Veränderungen der therapeutischen Ziele mit sich. Nicht zuletzt geht es bei der Auseinandersetzung mit der Brustkrebserkrankung um reale Ängste, um die Auseinandersetzung mit dem Tod, der Endlichkeit des Lebens und damit häufig auch um spirituelle Themen. Zusammenfassend ist die psychotherapeutische Arbeit bei Brustkrebs schwierig, aber mitunter auch eine bereichernde Erfahrung, durch die Erkrankung an Grenzen zu stoßen und Nicht-Veränderbares akzeptieren zu lernen.

Mammakarzinom, Körperbild, Sexualität und Partnerschaft

Die Diagnose Brustkrebs mit ihren krankheitsspezifischen Therapien stellt einen massiven Einschnitt in die Sexualität und das partnerschaftliche Erleben und Verhalten vieler Paare dar. Sexuelle Störungen der Appetenz, Libido und Erregung, des Orgasmus, Abnahme der sexuellen Befriedigung, verminderte

Lubrikation, welche Penetrations- und Friktionsprobleme und Dyspareunien bedingen sowie Schmerzen durch Narben und Bestrahlung, Lymphödeme und die therapiebedingten körperlichen Einschränkungen können die Sexualität in entscheidendem Maße beeinträchtigen. Ca. 60 % der Primärpatientinnen erleben eine Beeinträchtigung ihrer Sexualität [65], daher sollten Mammakarzinompatientinnen besonders während der ersten 6 Monate psychoonkologisch begleitet werden [66]. Jedoch kann eine Unterstützung in jedem Stadium der Erkrankung sinnvoll sein. Die Beeinträchtigung sexueller Funktionen und sexueller Zufriedenheit insbesondere während und nach der Therapie hat multifaktorielle Ursachen, die psychosozialer, kultureller und physischer Natur sein können. Persönlichkeitsfaktoren, Ressourcen im Umgang mit Krisen sowie lebensgeschichtliche Hintergründe spielen bei der Bewältigung eine entscheidende Rolle, ebenso der Umgang des Partners.

Lagen bereits vor der Erkrankung Konflikte zwischen den Partnern vor, reagierten beide auf Krisen mit Sprachlosigkeit und waren die Rollenverteilungen eher starr, kann die gemeinsame Bewältigung erschwert werden. Schonen sich die Partner gegenseitig, indem beispielsweise Belastungen nicht ausgesprochen werden, reagiert der Partner überfürsorglich und erschwert er dadurch der Partnerin eigene Schritte zur Bewältigung, trägt dies zu einer zusätzlichen Belastung der Beziehung bei [67]. Auch die reproduktive Fähigkeit kann für den Selbstwert der Frau und des Paares eine zentrale Bedeutung haben, insbesondere, wenn die Diagnose vor oder während einer Phase der Familienplanung oder Kinderwunschbehandlung gestellt wird. Nach einer Brustkrebsbehandlung stellt der Bereich Sexualität und Mammakarzinom jedoch ein von Patientinnen und Ärzten oftmals vernachlässigtes Thema dar, insbesondere bei älteren Patientinnen. Dabei ist die Konfrontation und Auseinandersetzung mit einer lebensbedrohlichen Erkrankung auch eine Bedrohung ihrer weiblichen Identität, ihres Selbstwertgefühls und ihrer Sexualität – die Auseinandersetzung mit ihr wird zum Zeitpunkt der Diagnosestellung jedoch oft als unangemessen erlebt, werden doch sämtliche psychischen Ressourcen zur Bewältigung der akuten und bedrohlichen Situation benötigt. Die unmittelbare Auswirkung eines Mammakarzinoms auf die Sexualität beeinflusst auch in hohem Maße die Lebensqualität. Patientinnen, die keine emotionale Intimität erleben und sich sexuell weniger begehrt fühlen, zeigen deutlich mehr Anpassungsstörungen – im Gegensatz zu Frauen, die ihren Partner weiterhin sexuell interessiert und emotional beteiligt erleben. Häufig führen Rückzugs- und Vermeidungsverhalten zu einem Teufelskreis aus Erwartungsängsten verbunden mit der Angst vor Misserfolg, die dann zusätzlich zu sexuellen Funktionsstörungen führen kann [68]. Körperliche Beeinträchtigungen wie Schmerzen und Abnahme der Leistungsfähigkeit tragen ebenfalls zum Rückzug der Patientin bei. Diese Beeinträchtigungen können auf der vaskulären, neuronalen, muskulären und hormonellen Ebene stattfinden [69].

Die Veränderung bzw. der Verlust der Brust als Symbol von Weiblichkeit und körperlicher Attraktivität stellen eine Beeinträchtigung dar, die mit einer nachhaltigen Störung des Identitätserlebens, der erheblichen Einbuße für das Selbstwertgefühl, der Lebensqualität und Zufriedenheit innerhalb der Partnerbeziehung einhergehen können [70]. Durch eine Störung des Körperbildes können diese Beeinträchtigungen längerfristig aufrechterhalten werden [71], ihre Stärke ist auch vom Stadium der Therapie, der Persönlichkeitsstruktur und dem sozialen Umfeld sowie der Krankheitsbewältigung abhängig.

Bereits im Behandlungskonzept sollte auf Initiative des Behandlungsteams frühzeitig auf ein mögliches Auftreten sexueller und partnerschaftlicher Beeinträchtigungen als Nebenwirkung während und nach einer Brustkrebsbehandlung in einfühlsamer Weise hingewiesen werden, insbesondere bei allen Behandlungen, die sich auf endokrine Funktionen und als Folgen eingreifender Operationen auswirken [72]. Bei Bedarf könnte an geeignete Paar- oder Sexualtherapeuten verwiesen werden. Trotz der hohen Prävalenz sexueller Störungen (35–40 %) [73], vielfach verbunden mit einer dauerhaften Beeinträchtigung der Sexualität [74–76], werden diese jedoch zu wenig thematisiert und auch innerhalb der Nachsorge wird dieses Thema weitestgehend vermieden. Dabei wäre gerade in diesem sensiblen Bereich ein Informations- und Beratungsangebot von Bedeutung, um im längerfristigen Verlauf der Erkrankung und Behandlung supportive Begleitung anzubieten, beispielsweise um Ängste zu verbalisieren und Verluste zu betrauern mit dem Ziel, eine möglichst offene und unvoreingenommene Kommunikation sowie die Ressourcen des Paares im Umgang mit der Erkrankung und deren behandlungsbedingten Veränderungen zu fördern [72]. Bereits in der Vorbesprechung der Therapie sollte über mögliche sexuelle Nebenwirkungen und deren Behandlung aufgeklärt werden.

Als Einstieg in die onkologische Behandlung haben sich folgende Fragen bewährt:
– „Viele meiner Patientinnen erleben durch die Erkrankung und die Therapie Veränderungen in ihrer Sexualität. Wie ist das bei Ihnen?" [72]
– „Ich weiß, dass es bei Frauen infolge einer Brustkrebserkrankung häufig sexuelle Probleme gibt. Viele Frauen haben mir davon berichtet. Ist das auch für Sie ein Anliegen?" [77]

Trifft dies für die Patientin zu, kann man ihr mit ihrem Einverständnis einige Fragen zu ihrer Sexualität stellen. Hierzu sollten die Gedanken, Gefühle und das Verhalten der Patientin bezüglich der aktuellen sexuellen Erfahrung exploriert werden.

Als Fragen zum Gesprächseinstieg eignen sich z. B.:
– „Sicher ist es für Sie ungewohnt, mit einer eher fremden Person über ein so intimes Thema zu sprechen?"
– „Haben Sie derzeit eine sexuelle Beziehung?"
– „Haben Sie ein Anliegen im Zusammenhang mit Ihrer Sexualität?"
– „Hat sich durch Ihre Erkrankung etwas in Ihrer Partnerschaft verändert?"
– „Hat sich durch Ihre Erkrankung etwas in Ihrer Sexualität verändert?"
– „Machen Sie sich in sexueller Hinsicht Sorgen?"

Die Verarbeitung sexueller Störungen wird durch zusätzliche psychische Beeinträchtigungen erschwert [78]. Krankheits- und therapiebedingte depressive Verstimmungen, sexuelle Versagensängste, Fehlvorstellungen und Wissensdefizite bzgl. Sexualität sowie falsche Erwartungshaltungen beider Partner tragen zudem zu einer erheblichen Verunsicherung bei. Die Partner ziehen sich zunächst häufig zurück und vermeiden das Gespräch über die Erkrankung; diese aus verschiedensten Gründen gezeigte gegenseitige Schonhaltung verbunden mit einer unbefriedigenden Kommunikation, kann die Intimität erheblich beeinträchtigen. Frauen, die Schwierigkeiten hatten, über ihre sexuelle Wünsche mit den daraus resultierenden Möglichkeiten und Hindernissen zu kommunizieren, erlebten eine Wiederaufnahme der partnerschaftlichen Sexualität nach einer Brustkrebserkrankung als weitaus schwieriger [79]. Ein Rückzugs- und Vermeidungsverhalten kann zu einem ungünstigen Kreislauf führen: Angst vor Misserfolg führt zu Funktionsstörungen, körperlicher Entfremdung und somit zu einer fortschreitenden Distanzierung [80]. Beim Auftreten einer sexuellen Beeinträchtigung verzichten manche Paare aus Unsicherheit auf jeglichen Körperkontakt. Sexuelle Unzufriedenheit und das Ausbleiben sexueller Aktivität in einer Beziehung ist jedoch assoziiert mit dem Gefühl einer emotionalen Trennung innerhalb der Beziehung oder der Angst des Partners vor Sexualverkehr, einer negativen Auswirkung auf das Körperbild und anderen Komorbiditäten [81]. Einigen Studien zufolge scheint die Qualität der Beziehung von Patientinnen mit einem Mammakarzinom ein stärkerer Prädiktor für sexuelle Zufriedenheit, Funktionsfähigkeit und sexuelles Begehren nach einer Brustkrebserkrankung als die körperlichen und behandlungsassoziierten Beeinträchtigungen zu sein [82].

Eine wichtige Hilfestellung ist der offene Umgang miteinander und die Möglichkeit, eigene Gefühle ausdrücken zu können, was eine effektive gegenseitige Unterstützung ermöglichen kann. Hinzu kommt der durch die systemische Therapie bedingte Verlust reproduktiver Funktionen, der gerade bei jüngeren Frauen problematisch sein kann, da diese eher sexuelle Funktionsstörungen wie Dyspareunie, Störungen des sexuellen Verlangens sowie Erregungs- und Orgasmusstörungen entwickeln [83]. Auch nach einer adjuvanten Chemotherapie erhöht sich das Ausmaß sexueller Dysfunktionen deutlich [84] – insbesondere während einer dosisintensivierten Chemotherapie. Der abrupte Menopausenstatus [85], die immunsuppressive Wirkung, Veränderungen der Gefühlslage bis hin zu Depressivität, rasche Ermüdbarkeit, Störungen des Antriebs sowie Fatigue und Gewichtsverlust beeinträchtigen zusätzlich die sexuelle Funktionsfähigkeit. Ebenso konnte ein negativer Effekt der Chemotherapie auf die wahrgenommene sexuelle Attraktivität und das Körperbild festgestellt werden [86, 76]. Frauen mit Lymphödem fühlen sich ebenfalls im Bereich der Sexualität beeinträchtigt [87]. Die Lebensqualität prämenopausal erkrankter Frauen wird durch die meist mit einer adjuvanten Hormontherapie einhergehenden wechseljahrestypischen Symptome – Fertilitätsverlust, Trockenheit der Vagina und Verlust des sexuellen Verlangens sowie frühzeitiger Menopause – erheblich beeinträchtigt. Eine iranische Studie [88] bezeichnete die Störungen der Lubrikation

und sexuellen Zufriedenheit als Hauptbelastungsfaktor bzw. diese Patientinnengruppe beklagte das höchste Ausmaß sexueller Beeinträchtigungen. Frauen, die Chemotherapie, Radiotherapie und Hormontherapie erhalten hatten, wiesen ein sechsfach höheres Risiko von Störungen der Lubrikation und sexueller Befriedigung auf. Das sexuelle Verlangen war bei dieser Gruppe von Patientinnen, die eine Chemo- und Radiotherapie erhalten hatten, am höchsten, und nahm ab, wenn sie mit Chemo- und Hormontherapie oder Radiotherapie, Chemotherapie und Hormontherapie behandelt wurden. Keine statistisch signifikanten Unterschiede zeigten sich zwischen den letztgenannten Gruppen von Patientinnen. Das Ausmaß der sexuellen Zufriedenheit betrug bei Frauen, die mit Radio- und Chemotherapie behandelt wurden 50 %, 47 % bei Chemo- und Hormontherapie und 41 % für die Gruppe mit allen 3 Behandlungen [88]. Auch diese Studie bestätigte die Annahme, dass junge Frauen mit einem Mammakarzinom stärkere Beeinträchtigungen in der Lebensqualität und der sexuellen Funktionen aufzeigen, insbesondere dann, wenn sie zur Hormontherapie zusätzlich Chemotherapie bekamen. Untersucht wurden hierbei ausschließlich Patientinnen mit einer brusterhaltenden Therapie.

Das Ausmaß des invasiven Eingriffs korreliert mit den wahrgenommenen physischen Beeinträchtigungen [89]. Nach brusterhaltender Therapie wurden über die Zeit hinweg höhere Werte in den Skalen Körperbild und Lebensqualität festgestellt, auch bei älteren Patientinnen. Nach einer Mastektomie fühlten sich Patientinnen weniger attraktiv, waren unsicher, vermieden eher Kontakte und waren sexuell weniger aktiv [90], die körperlichen Beeinträchtigungen stellten sich als signifikant größer heraus als bei Frauen, deren Brust erhalten wurde. Auch im 2-Jahres-Follow-up erwies sich die Mastektomie als stärkerer Prädiktor für sexuelle Dysfunktionen. Die Prävalenz von Körperbildproblemen mit starkem Leidensdruck nach Mastektomie lag bei 10–15 % [91]. Eine größere Zufriedenheit mit ihrer Sexualität bei gleichbleibender oder zunehmender Häufigkeit sexueller Aktivitäten zeigten Patientinnen nach Brustrekonstruktion [92]. Wurde die Brust sofort rekonstruiert, zeigte sich ein geringeres Ausmaß an Körperbildstörungen, Angst und Depressionen [93–95], die subjektive Einschätzung der eigenen sexuellen Attraktivität verbesserte sich und das sexuelle Interesse war stärker ausgeprägt [93, 96]. Ein verändertes Körperbild wird oftmals als Hauptursache für sexuelle Dysfunktionen genannt, und Probleme mit dem eigenen Körperbild treten dann stärker auf, wenn die Diskrepanz zwischen dem tatsächlichen und dem gewünschten Aussehen prägnant ist. Zudem kann die psychische Verarbeitung z. B. bei Verlust der Brust umso schwieriger sein, je mehr sich der Selbstwert auf die Unversehrtheit des Körpers bezieht. Ein positives Selbstbild weist den günstigsten Einfluss auf die Sexualität in der Rehabilitation auf.

Je nach Verarbeitungsprofil unterscheiden *Ahrendt und Friedrich* [97] unterschiedliche Gruppen von Patientinnen: Frauen, für die Sexualität immer schon einen hohen Stellenwert hat und die, die Erkrankung rasch und positiv verarbeiten, scheinen sich in ihrer Partnerschaft und Sexualität weniger beeinträchtigt zu fühlen. Ebenso zeigten Frauen keine nachteilige Beeinträchtigung, bei denen kein aktives Sexualleben zum Zeitpunkt der Diagnose bestand, für die Sexualität keine wesentliche Bedeutung hat und deren gefühlte Beeinträchtigung als Frau durch Operation, Radiatio und Chemotherapie eher gering ist. Patientinnen, für die Sexualität zwar nicht vorherrschend, jedoch wichtig ist, die von der Diagnose, die sie eher langsam verarbeiten und in ihrem Selbstwert als Frau erschüttert sind, die Angst haben, sich im Spiegel zu betrachten, zeigen eher Ängste vor körperlicher Berührung und Zärtlichkeit mit Verlust von Libido und Erregung und ziehen sich somit von Partner zurück.

Als einer der bedeutsamsten Faktoren sexueller Probleme in Verbindung mit mangelnder Lubrikation sowie der prädiagnostischen sexuellen Funktion war die Einschätzung der eigenen sexuellen Attraktivität. Hierbei gilt zu explorieren, ob die verminderte Einschätzung der eigenen Attraktivität auf die Krebsbehandlung zurückzuführen ist oder ein generelles negatives Selbst- bzw. Körperbild zugrunde liegt [90]. Zur Abklärung von Körperbildstörungen sind folgende Fragen hilfreich:
– „Sind Sie mit dem Operationsergebnis zufrieden?"
– „Können Sie sich im Spiegel anschauen?" (Diese Frage gilt als Schlüsselfrage für Körperbildstörungen)
– „Sind Sie unsicher, ob Sie sexuell noch attraktiv sind?"
– „Fürchten Sie, dass Ihr Partner Sie nicht mehr begehrt?"

– „Können Sie selbst Ihre Brust berühren? Was empfinden Sie dabei?"
– „Können Sie sich von Ihrem Partner an der Brust berühren lassen? Was empfinden Sie dabei?" [77]

Grundsätzlich bedarf es zunächst einer organmedizinisch und psychosomatisch orientierten Befundabklärung sowie der Erfassung des sexuellen Erlebens der Patientin vor der Krebserkrankung, um eine bestehende sexuelle Störung differenzialdiagnostisch einschätzen zu können. Auch zuvor bestehende latente Partnerschaftskonflikte können durch die Erkrankung verstärkt werden.

Auf körperlicher Ebene empfehlen *Ahrendt und Friedrich* [97] zur Therapie von trockener Scheide und Dyspareunie Gleitmittel auf Wasser- oder Silikonbasis, Befeuchtungsmittel mit Hyaluronsäure sowie Zestra Arousal Oil. Zur Therapie klimakterischer Beschwerden empfehlen sie Trockenextrakt aus Cimifugawurzelstock, *Bischof* empfiehlt täglich sanfte Selbstmassagen der Vaginalwand und Levatoren zur Förderung der Durchblutung und zum Entgegenwirken von Schrumpfungen.

Das Auftreten sexueller Dysfunktionen kann sich reduzieren und die Anpassung an den veränderten Körper gut gelingen, wenn eine positive Einschätzung der Beziehung zum Partner sowie günstige Problemlösungs- und Kommunikationsfähigkeiten vorliegen. Befürchtungen bzgl. der Einschätzung des Partners können belastender als der eigentliche Funktionsverlust sein.

Viele Frauen befürchten die Abnahme emotionaler und sexueller Zuwendung durch den Partner, aber auch dieser leidet unter der ausbleibenden Sexualität, was Gefühle von Ärger, Einsamkeit und Verwirrung bei ihm hervorrufen und dennoch zu dem Versuch führen kann, sich den Bedürfnissen der Partnerin anzupassen. Er nimmt die körperliche Veränderung sowie die Veränderung des Verhaltens seiner Partnerin wahr, bleibt hier jedoch die Kommunikation aus, kann er nicht verstehen, wie sie sich fühlt. Die Patientin vermeidet beispielsweise das Bedürfnis, vom Partner in den Arm genommen zu werden, aus Angst, er könne es als sofortige Aufforderung zum Geschlechtsverkehr interpretieren. Offenheit und Vertrauen sind hier von großer Bedeutung, damit über Bedürfnisse und Ängste gesprochen werden kann. Schließt die Patientin ihren Partner emotional aus, fehlt das gemeinsame Entdecken neuer Formen von Sexualität. Andererseits kann das

Angebot des Partners zur Sexualität für viele Frauen eher eine subjektiv erlebte Forderung, verbunden mit einer zu erfüllenden Erwartungshaltung, darstellen, was die Wahrnehmung positiver Aspekte und des Interesses vonseiten des Partners verhindern kann. Fühlt sich die Frau nicht mehr attraktiv, interpretiert sie die partnerschaftliche Rücksichtnahme als Bestätigung dieser Annahme. Der Partner könnte diese Zurückhaltung als Bestätigung seiner Schonhaltung auffassen und wahrt weiterhin Distanz. Die Partner leiden mit zunehmender Dauer der Erkrankung darunter, ihre sexuellen Bedürfnisse möglicherweise nicht äußern zu dürfen – auch die unterschiedlichen Wege zur Sexualität können zu erheblichen Missverständnissen und negativen Gefühlen führen, da bewährte Muster gemeinsamer Sexualität nicht mehr funktionieren. So führt der Weg für viele Frauen über Zärtlichkeit und Geborgenheit zu Sexualität, bei Männern beginnt der Weg zu Nähe und Geborgenheit oftmals über Sexualität [98]. Hilfreich für die Bewältigung solcher Krisen sind die individuellen Ressourcen, die soziale Unterstützung sowie ein stabiles Selbstwertgefühl beider Partner.

Hilfreich kann hier die Ermutigung der Patientin sein, sich selbst mit ihrer Brust im Spiegel zu betrachten, sich betrachten zu lassen, die Narbe zu berühren und berühren zu lassen. Wichtig für das betroffene Paar ist die gemeinsame und bewusst gewählte Zeit füreinander, in der Zärtlichkeiten wichtig sind, um dann auch Sexualität ungezwungen zuzulassen.

Allgemein positive Effekte partnerschaftlicher Interventionen im Hinblick auf eine bessere Bewältigung plötzlicher Veränderungen der Intimität und Sexualität durch die Erkrankung zeigen randomisiert kontrollierte Studien, allerdings findet sich hierbei ein Mangel an evaluierten Interventionen [68].

Ein ebenfalls möglicher Weg zur gemeinsamen Bewältigung der Situation zeigt ein psychodynamisches Modell, um die unterschiedlichen Erlebniswelten und Sichtweisen betroffener Paare in ihrer Übereinstimmung und ihren Unterschieden aufzuzeigen und zur Bewältigung von Konflikten beizutragen. Erkrankung und Behandlung können von beiden Partnern sehr unterschiedlich erlebt werden, somit soll ein gegenseitiger Austausch mit der Neudefinition von Selbstverantwortung möglich werden. Die Loslösung von alten Modellen gehören ebenso dazu wie die Akzeptanz und der Austausch

der unterschiedlichen Wahrnehmung der Situation, der Anerkennung von Veränderungen und Erwartungshaltungen. Hierbei erleben Frauen Sexualität eher als zusätzliche Belastung für ihren Körper, der ohnehin schon viele anstrengende Behandlungen über sich ergehen lassen muss, Männer hingegen können ein verstärktes Bedürfnis nach Sexualität verspüren, nachdem sie ihre Bedürfnisse subjektiv lange zurückgestellt haben. Eine selbstwertschätzende Wahrung der eigenen Position und die wertschätzende Kenntnisnahme der Position des Partners sowie das Angebot verfügbarer Ressourcen nach der Befriedigung eigener Bedürfnisse können ebenso zu einer positiven Veränderung der Partnerschaft beitragen. Diese Veränderung beinhaltet die Fähigkeit beider Partner, eine Ablehnung des Angebotes sexueller Aktivität nicht als Zurückweisung der Person zu interpretieren, sondern lediglich als Ablehnung des Angebotes zum jetzigen Zeitpunkt, womit eine Überforderung der erkrankten Partnerin vermieden werden kann [98].

Der Bedarf an frühzeitiger Aufklärung und sexualmedizinischer Beratung ist hoch, allerdings wird diesem immer noch zu wenig Rechnung getragen. Dabei erleichtert das möglichst frühzeitige Ansprechen von Problemen eine adäquate Bewältigung. Lediglich 44,2 % von 200 in einer onkologischen Ambulanz befragten Mammakarzinompatientinnen gaben an, ihre psychischen Belastungen in der Nachsorge adäquat besprechen zu können [99], nur 30 % der betroffenen Paare berichteten davon, mit einem Arzt über die sexuellen Auswirkungen gesprochen zu haben [67]. Bislang fehlen vielen Frauen auch praxisorientierte Informationen hinsichtlich des Umgangs mit verschiedenen Aspekten der Sexualität, sodass viele Ängste durch Nichtwissen der betroffenen Patientinnen entstehen. Die Mehrzahl (bis zu 80 %) der onkologischen Patientinnen möchte jedoch über mögliche Auswirkungen der Krankheit und ihrer Behandlung auf die Sexualität informiert werden [81, 78], wenn auch die meisten das Thema kaum von sich aus ansprechen – da die Furcht vor dem Verlust an Attraktivität, dauerhafter Verunstaltung und damit der Abwendung des Partners nicht geäußert werden, insbesondere aus Angst, trotz der lebensbedrohlichen Erkrankung als oberflächlich oder eitel vor dem Arzt zu gelten – so gilt als wichtige Intervention, dass über ihr sexuelles Erleben gesprochen werden kann. So können aversive Gefühle oder Befürchtungen geklärt und konkrete Hilfestellungen angeboten werden. Psychoedukation, sexual-medizinische Anamnese, paar- und sexualtherapeutische Sitzungen, körperbezogene Interventionen, Entspannungs- und kognitiv-verhaltenstherapeutische Ansätze sowie Gruppenangebote, in denen sich Betroffene austauschen, stellen mögliche und hilfreiche Interventionen dar. In einem strukturierten psychosexuellem Interventionsprogramm mit Paar- und Sexualtherapie wurde eine Verbesserung in den Skalen Depression, Angst, Körperbild, Zufriedenheit mit der Partnerbeziehung, Orgasmusfrequenz und Kommunikation von Wünschen erzielt, die Frauen der Interventionsgruppe fühlten sich von ihrem Partner als attraktiver eingeschätzt [98]. In einer anderen 6-wöchigen psychoedukativen Gruppenintervention, deren Effizienz innerhalb der Bereiche Körperbild, sexuelle Funktionen und partnerschaftliche Kommunikation untersucht wurde, verbesserte sich in der Interventionsgruppe die Kommunikation, die Einstellung zur Beziehung sowie die sexuelle Zufriedenheit. Innerhalb dieser Gruppe schienen diejenigen Patientinnen am meisten zu profitieren, deren Unzufriedenheit mit ihrer sexuellen Beziehung am höchsten war. Dies entspricht auch den Ergebnissen anderer Studien, in denen der Benefit jeweils dann am höchsten zu sein schien, wenn die betroffenen Frauen größere Schwierigkeiten und Beeinträchtigung hatten. Berichtet wurden Verbesserungen innerhalb der Beziehungen (64 %) und der sexuellen Funktionen (59 %). 91 % der Patientinnen empfanden die Teilnahme als hilfreich und würden diese anderen Patientinnen empfehlen [99]. Als wichtiger Aspekt gilt somit die Erarbeitung von symptomorientieren Interventionskonzepten, die auch psychosoziale Aspekte einer Brustkrebsbehandlung beinhalten. Wichtig ist eine Korrektur von Wissensdefiziten oder falschen Vorstellungen. Für den Aufbau einer neuen Form von körperlicher Nähe und Sexualität ist die Sexualberatung eine wichtige Aufgabe und stellt eine hilfreiche Unterstützung der Patientinnen bei der Bewältigung ihrer sexuellen Beeinträchtigungen dar. Partnerschaftlichen Problemen, psychischen Belastungen und sexuellen Frustrationen kann durch eine zunehmende Einbeziehung in die Entscheidungsfindung bzgl. geeigneter Therapieschritte vorgebeugt werden.

Kinder sind mitbetroffen

Wenn Eltern an Krebs erkranken, ist das für Kinder und Jugendliche immer eine erhebliche Belastung. Von keiner anderen Krebserkrankung sind so viele Kinder bis 18 Jahre mitbetroffen wie vom Mammakarzinom [100].

Die Daten zu psychischen Auffälligkeiten bei Kindern krebskranker Eltern sind sehr unterschiedlich – während einige Studien keine oder nur geringfügig erhöhte psychische Morbiditäten fanden [101, 102], wurde auch über erhebliche Störungen in Subgruppen von Kindern und Jugendlichen berichtet [103]. Darüber hinaus erfassen Studien wohl kaum solche Auswirkungen elterlicher Krebserkrankung auf die Psyche, die subklinisch bleiben, die aber dennoch einen Schatten von Traurigkeit auf das Leben des Kindes werfen können, der weit in das Erwachsenenalter hineinreicht.

Die Belastung der Kinder wird von Eltern häufig unterschätzt [104, 105], möglicherweise deshalb, weil die Eltern verständlicherweise sehr mit sich selbst beschäftigt sind. Zudem möchten viele Kinder ihre belasteten Eltern schonen und verbergen deshalb ihre eigene Belastung [100].

Für Kinder verschiedener Altersstufen bringt eine elterliche Krebserkrankung unterschiedliche Probleme mit sich [100, 106].

Säuglinge leiden vor allem unter behandlungsbedingten Trennungen von der Mutter. Darüber hinaus fällt es Müttern und Vätern in dieser Situation oft schwer, mit dem Kind adäquat zu kommunizieren. Mangelnde emotionale Verfügbarkeit und mangelnde Empathie der Eltern aufgrund von Depressivität kann für Kinder jeden Alters ein Problem werden. Ganz besonders aber stört Depressivität das Verhalten gegenüber einem Säugling, das auf angeborenen Mustern beruht, intuitiv ausgeführt wird und so optimales Eingehen auf ein Baby erlaubt.

Kinder bis zum Schulalter leiden darunter, wenn sicherheitgebende Strukturen des Alltags verschwinden. Zudem entwickeln diese Kinder oft große Schuldgefühle: Ihr Weltbild ist noch sehr egozentrisch und sie sind in magischem Denken verhaftet, d. h. sie glauben, dass Wünsche und Gedanken auf magische Weise Wirklichkeit werden können. So bringen die Kinder auch das Auftreten der Krebserkrankung in Beziehung zu sich selbst und vermuten, dass etwas, was sie getan, gedacht oder gewünscht haben, dazu geführt hat, dass die Mutter krank geworden ist.

Entwicklungsrückschritte infolge der mütterlichen Erkrankung wie erneutes Einnässen oder wieder aufgenommenes Daumenlutschen kommen vor.

Schulkinder erwerben bis zum Alter von 8 Jahren ein realistisches Konzept vom Tod als einem endgültigen, irreversiblen Ereignis. Dementsprechend machen sie sich meist sehr konkrete Sorgen um das Überleben der Mutter und um die Zukunft der Familie. In dieser Situation möchten die meisten Kinder gerne ihren Eltern helfen. Wenn die Eltern die Unterstützung der Kinder zulassen, ohne allzu große Opfer von ihnen zu fordern, und die Kinder sich erfolgreich fühlen können, dann werden sie in ihrer Rolle als wichtige, kompetente Mitglieder der Familie bestätigt. Andererseits aber sollten Eltern sich mit ihren Bedürfnissen nach Halt und Trost nicht überwiegend oder sogar ausschließlich an die Kinder wenden. Eine solche Parentifizierung, bei der den Kindern die Verantwortung für das psychische Wohlergehen der Eltern aufgebürdet wird und bei der die Eltern den Kindern keine Sicherheit mehr geben, sondern im Gegenteil selbst Sicherheit und die Regulation ihrer eigenen extremen emotionalen Zustände von ihren Kindern erwarten, überfordert Kinder bei Weitem [100].

Die Belastung von Kindern dieser Altersgruppe zeigt sich kaum in auffälligen Angst- und Depressionswerten [107], sondern eher in Konzentrationsstörungen, die zu Schulproblemen führen können, und in somatischen Störungen wie Kopf- oder Bauchschmerzen oder Schlafstörungen. Diese Symptome können als kindliches Äquivalent einer Depression verstanden werden [108].

Jugendliche geraten durch eine elterliche Krebserkrankung in einen Konflikt zwischen Ablösung von den Eltern und Hinwendung zu ihnen. Ihrer Entwicklungsaufgabe gemäß müssen Adoleszenten sich innerlich von ihren Eltern entfernen. Wenn Eltern belastet und hilfsbedürftig erscheinen, fallen jugendlichen Kindern diese Ablösungsbestrebungen schwer und sind mit oft sehr großen Schuldgefühlen verbunden. Jugendliche Töchter krebskranker Mütter waren in mehreren Studien mehr belastet als jede andere Gruppe von Kindern [104, 107, 109] – vermutlich deshalb, weil ältere Töchter häufig Aufgaben der erkrankten Mutter im Haushalt und bei der Betreuung von Geschwistern übernehmen müssen: So werden die Töchter in die Identifikation mit der Mutter gedrängt, deren Rolle sie teilweise ausfüllen müssen, während es doch eigentlich Zeit ist, sich von der Mutter zu lösen.

Die Belastung von Jugendlichen mit einem krebskranken Elternteil zeigt sich typischerweise in erhöhter Angst und Depression [107]. Verhaltensauffälligkeiten wie Sucht oder übermäßig aggressives Verhalten sind die Ausnahme [110].

Viele Eltern versuchen, ihre Kinder zu schonen, indem sie sie nicht oder nicht vollständig über die Krebserkrankung informieren [111, 112]. Damit wird das Gegenteil erreicht: Nicht informierte Kinder haben größere Angst als informierte [113, 114]. Auch wenn Eltern die Krebserkrankung verheimlichen oder die Situation beschönigen, spüren Kinder, dass etwas Bedrohliches vor sich geht [105]. Sie glauben dann häufig, die Bedrohung sei so schrecklich, dass man nicht mehr darüber reden könne, und entwickeln Phantasien, die entsetzlicher sind als die Realität. Mit ihrer Angst und oft auch mit ihren Schuldgefühlen bleiben sie allein. Tatsächlich ist sogar eine sehr traurige Wahrheit besser zu ertragen als große Angst vor etwas Ungewissem. Zudem kann es für Kinder auch kränkend sein, in etwas Wichtiges, das die Familie betrifft, nicht eingeweiht zu werden [100].

Oft versuchen Eltern, einen Mittelweg zwischen Offenheit und Verschweigen zu gehen: Sie vermeiden das Wort Krebs und sie informieren die Kinder nicht darüber, dass die Erkrankung lebensbedrohlich ist. Dann besteht die Gefahr, dass die Kinder die verschwiegenen Informationen zufällig doch noch erhalten – etwa durch Bemerkungen anderer Kinder im Kindergarten oder in der Schule oder durch das Mithören von Erwachsenengesprächen. Das, was die Kinder auf diese Weise erfahren, ist unter Umständen falsch, oder die Kinder ziehen aus solchen Bruchstücken von Informationen falsche Schlüsse. Vor allem aber wird das Vertrauen der Kinder in die Eltern verletzt, wenn die Kinder merken, dass die Eltern ihnen nicht die Wahrheit sagen.

Kinder sollten sich darauf verlassen können, dass die Eltern offen mit ihnen reden, dass Fragen willkommen sind und aufrichtig und verständlich beantwortet werden. Es spricht nichts dagegen, die Situation den Kindern gegenüber so hoffnungsvoll wie möglich darzustellen; Illusionen, Beschönigungen und falsche Versprechungen aber sollten vermieden werden [106].

Allerdings sollte die Krebserkrankung nicht zuviel Raum im Leben der Kinder einnehmen. Eltern sollten es respektieren, wenn Kinder zeitweise nicht über die Krankheit sprechen wollen, und den Kindern sollten Bereiche wie Hobbys und Freundschaften außerhalb der Familie erhalten bleiben, die nicht von der Krankheit überschattet sind. Eltern sollten weiterhin Interesse an den Erlebnissen des Kindes zeigen und auch weiterhin auf Disziplin und dem Befolgen der Regeln des Alltags bestehen [115].

Studien zeigen, dass nicht nur das Krankheitsstadium oder Art und Dauer der Behandlung ausschlaggebend dafür sind, wie gut es Kindern krebskranker Eltern geht, sondern die Art, wie die Familie mit der Krebserkrankung umgeht. Günstige Faktoren sind neben einer offenen Kommunikation auch ein offener Umgang mit Gefühlen in der Familie, geringe Depressivität der Eltern, insbesondere der Mutter [116, 117], häufige Interaktion mit dem Vater sowie eine gute Paarbeziehung der Eltern [118].

Ärzte vermeiden es häufig, an Krebs erkrankte Patientinnen auf ihre Kinder anzusprechen; dieses Thema erscheint ihnen zu traurig oder sie fühlen sich nicht kompetent für ein solches Gespräch [106]. Viele Patientinnen und ihre Partner sind aber sehr dankbar, wenn sie in ihrem Arzt einen Ansprechpartner für Sorgen hinsichtlich der Kinder finden [117, 119]. Ärzte können Eltern ermutigen, mit ihren Kindern offen zu reden, und sie können auf verschiedene Angebote zur Unterstützung der Eltern hinweisen – von Büchern und Broschüren, die Anregungen für altersgerechte Vermittlung von Information zum Krebs geben, über empfehlenswerte Internetseiten und psychoonkologische Beratungsmöglichkeiten bis hin zu speziellen Beratungsstellen, die Eltern und Kinder in schwierigen Situationen auffangen und die, wenn nötig den Kontakt zu Kinder- und Jugendpsychotherapeuten herstellen.

Wenn Eltern an Krebs erkranken, können sie ihren Kindern die Belastung durch die Erkrankung nicht ersparen. Aber auch Kinder haben Bewältigungsfähigkeiten. Eltern können ihren Kindern bei deren Bewältigung der elterlichen Krebserkrankung hilfreich zur Seite stehen – und sie sollten dabei ihrerseits kompetente Unterstützung von Ärzten, Psychoonkologen und gegebenenfalls Psychotherapeuten erfahren.

Palliative Psychoonkologie

Schwere körperliche Erkrankung geht vielfach mit Funktionsverlusten und Defiziten auf allen Ebenen einher. Sowohl unsere körperliche als auch unsere soziale Leistungsfähigkeit und Funktionalität ist, solange Gesundheit besteht, überwiegend unserem Willen, unserer autonomen Selbstbestimmung unterworfen. Aufgrund von Krankheit entsteht für die einfachsten Anforderungen des täglichen Lebens Abhängigkeit von anderen, z. T. fremden Menschen. Die Kontrolle über die Körperfunktionen geht möglicherweise verloren, die soziale Identität wird in Frage gestellt oder aufgehoben, die kognitiven Fähigkeiten sind durch Erkrankung und Medikamente nicht selten erheblich eingeschränkt. Vor allem aber das subjektive Erleben der noch verbleibenden Kraft oder auch anderer Fähigkeiten und Fertigkeiten ist von Tag zu Tag, sogar innerhalb eines Tages, extremen Veränderungen unterworfen. Diese narzisstischen Kränkungen müssen zunächst verarbeitet werden und münden häufig im Gefühl der Wut und Verzweiflung. Auch aus solchen Situationen hoffnungslosen Autonomieverlustes und der begleitenden Depression entsteht nicht selten der Wunsch nach aktiver Sterbehilfe [120–122].

Der Ausgang der Debatte um assistierten Suizid oder aktive Sterbehilfe hängt zum erheblichen Teil davon ab, ob die Behandelnden bereit und fähig sind, Depressionen zu erkennen und zu behandeln. Die Vorstellung, dass es in dieser Lebensphase normal sei, depressiv zu sein, und es dafür keine Behandlung gäbe, sollte der Vergangenheit angehören.

Es ist normal, in Anbetracht des bevorstehenden Abschieds zu trauern und Ängste sowie Unsicherheiten zu empfinden, aber eine manifeste Depression ist demgegenüber etwas anderes: Sie äußert sich in dem Gefühl der Isolation, dem Verlust der Fähigkeit, sich auch nur über eine simple Kleinigkeit zu freuen, in extremer Erschöpfung, einer niedergeschlagenen Stimmung, die anhält, was immer auch geschieht oder in der Unfähigkeit, zu essen oder zu schlafen. Diese Symptome erfordern sorgfältige Beurteilung und entsprechende Behandlung durch entsprechend ausgebildete Psychotherapeuten (Psychoonkologen, Psychotherapeuten mit Schwerpunkt Palliative Care) und gegebenenfalls auch antidepressive Medikation [123].

Die Wertschätzung der Persönlichkeit des kranken Sterbenden durch die Menschen in seinem Umfeld stellt die essenzielle Voraussetzung seiner Selbstachtung dar. Die Achtung der Würde der Schwerstkranken trotz aller Funktionsverluste und damit auch die Erhaltung der Lebensqualität in der psychischen Dimension ist somit oberstes Ziel der Medizin am Lebensende [123].

In der Palliativmedizin, die sich auf bestmögliches Befinden und Erleben im Sterben konzentriert und die Unheilbarkeit von Krankheit akzeptiert, wird die Lebensqualität in 5 Kerndimensionen eingeteilt:
– im Physischen: um die Erfahrung von Schmerz und anderen körperlichen Symptomen erträglich zu gestalten
– im Psychischen: um die emotionale Begegnung mit der eigenen Endlichkeit zu ermöglichen
– im Sozialen: um den Verlust von geliebten Menschen zu akzeptieren
– im Funktionalen: um zulassen zu können, dass die Lebensaufgaben nicht länger erfüllt werden können
– im Spirituellen: um das Bedürfnis nach einer geistlichen Ver- und Gebundenheit, von der Vorstellung der transzendenten Gegenwart bis hin zur religiösen, ritualisierten Bindung zu erfüllen

Psychoonkologie kann emotionale Hilfe geben, indem sie auf wechselnde Bedürfnisse eingeht und die Stärken und Ressourcen aus der Lebenserfahrung des Patienten aktiviert [123].

Selbsthilfegruppen – Patientinnen- organisationen – Brustkrebsorganisationen

Eine Möglichkeit der Unterstützung in der Bewältigung einer schwerwiegenden, potenziell tödlichen Erkrankung wie Brustkrebs kann der Austausch mit anderen betroffenen Frauen sein.

Die Tatsache, dass immer mehr Selbsthilfegruppen gegründet werden, zeigt, dass hier wohl ein Mangel in unserer Gesellschaft und unserem Gesundheitswesen besteht, der durch die gegenseitige Hilfe und auch die gegenseitige Informationsvermittlung ausgeglichen wird.

Im Gesundheitsbereich bedeutet „Selbsthilfe" die Auseinandersetzung mit einem Gesundheitsproblem und die Unterstützung bei seiner Bewältigung durch die Betroffenen selbst. Es gibt grundsätzlich die Selbsthilfe, bei der sich eine Betroffene selbst hilft,

oder die Selbsthilfe durch eine Gruppe, diese ist hier gemeint. Hierbei fließen die eigenen Erfahrungen mit dem Gesundheitssystem und der Erkrankung in die „gemeinschaftliche Selbsthilfe" ein, die jede Patientin zu einer Expertin ihrer eigenen Erkrankung und ihrer Erfahrungen macht.

Die Unterscheidung zwischen Selbsthilfegruppe, Patientinnenorganisation oder Brustkrebsorganisation ist teilweise fließend, da das eine das andere nicht ausschließt. Patientinnen sind Laien mit Erfahrungskompetenz im Vergleich zu Professionellen im medizinischen Betrieb. In einer gemeinschaftlichen Behandlung ergänzt sich beides.

Allen gemeinsam ist, dass Erfahrungen, Tipps und Informationen ausgetauscht werden, bei persönlichen Treffen, über das Internet, in Brustkrebsforen, über das Telefon oder über Internetseiten.

Ob und wie sehr eine Patientin diese Unterstützung nutzen möchte oder nutzt, sollte ihr selbst überlassen bleiben. Häufig hilft es schon zu wissen, dass es solche Anlaufstellen gibt. Viele Patientinnen schauen sich auch verschiedene Angebote an und entscheiden dann, ob das für sie Richtige dabei ist. Daher ist es sehr wichtig, eine Patientin auf die vielfältigen Angebote hinzuweisen und ihr die Möglichkeit zu geben „ihren eigenen Weg" durch die Erkrankung und die Krankheitsbewältigung zu finden.

Im Folgenden sind eine Reihe von Hochschulambulanzen und Beratungsstellen aufgeführt, die sich speziell mit den psychischen Belangen von Brustkrebspatientinnen beschäftigen. Darüber hinaus werden durch eine zunehmende flächendeckende Weiterbildung in Psychoonkologie weitere ambulante Angebote geschaffen.
– Klinikum Großhadern, Marchioninistraße 15, 81377 München, Psychoonkologische Ambulanz der Klinik und Poliklinik für Frauenheilkunde und Geburtshilfe, Tel.: 089 7095-7595 oder 089 7095-7576 (auch psychologische Beratung bei familiärem Brust- und Eierstockkrebs bzw. genetischer Diagnostik)
– Klinikum Großhadern, Marchioninistraße 15, 81377 München, Psycho-Onkologie der Medizinischen Klinik und Poliklinik III, Tel.: 089 7095-4919, telefonische, kostenlose Familiensprechstunde von Dipl.-Pädagogin, Kinder- und Jugendlichen-Psychotherapeutin Maria Erlbeck, in Zusammenarbeit mit Brustkrebs Deutschland e.V. und unterstützt von Lebensmut e.V. für Kin-

der krebskranker Eltern und erkrankter Eltern bzgl. ihrer Kinder: mittwochs von 12–13 Uhr unter der Nummer des kostenlosen Brustkrebstelefons von Brustkrebs Deutschland e.V.: 0800 0117112.

- Klinikum Innenstadt, Frauenklinik, Psychosomatik und Psychoonkologie, Maistraße 11, 80337 München, Tel.: 089 5160-4139
- Klinikum rechts der Isar, Frauenklinik und Poliklinik, Ismaninger Straße 22, 81675 München, Tel.: 089 4140-2420; 089 4140-2412 (psychoonkologische Betreuung/Beratung während des stationären Aufenthalts, gegebenenfalls auch ambulant)
- Betroffene beraten Betroffene, Renate Haidinger, 1. Vorsitzende von Brustkrebs Deutschland e.V. in der Frauenklinik der LMU München, Großhadern: Kontakt: 089 70956806, jeden Dienstag von 10–12.30 Uhr nach Voranmeldung.

Beratungsangebote

- Bayerische Krebsgesellschaft e.V., Nymphenburger Straße 21a, 80335 München, Tel.: 089 548840-21, -22, -23, (Psychosoziale ambulante Krebsberatung, Angebote, wie Sport, Qi-Gong, Maltherapie, Vorträge), Internet: www.bayerische-krebsgesellschaft.de
- Krebsberatungsstelle des Bayerischen Roten Kreuzes, Seitzstraße 8, 80538 München, Tel.: 089 2373-276,-278, (viele verschiedene Angebote, z. B. Kontaktcafé, Nordic Walking, Entspannung, Sozialberatung und Musikgruppe für Kinder krebskranker Eltern), Internet: http://www.brk-muenchen.de/krebsberatung
- Krebsberatungsstelle am Tumorzentrum München in Kooperation mit der Bayerischen Krebsgesellschaft e.V., Pettenkoferstrasse 8a, 3. Stock, Zimmer 307, 80336 München Telefon 089 5160-3351, Fax 089 5160-3354 Dienstag bis Freitag 9–11.30 Uhr Montag bis Donnerstag 14.30–16 Uhr, persönliche Gespräche nach Vereinbarung (telefonisch, über Expertenservice oder in einem persönlichen Gespräch beantworten wir Ihre Fragen) Krebsberatungsstelle-Tumorzentrum@med.uni-muenchen.de
- brustkrebs-muenchen e. V., Lise-Meitner-Str. 7, 85662 Hohenbrunn, Tel.: 089 60190923 (viele Angebote, z. B. monatliche Treffen, Kunsttherapie, Informationsveranstaltungen, Chor, Telefon-

hotline, S-Bahn-Wandern und mehr), Internet: www.brustkrebs-muenchen.de
- Lebensmut e. V., Klinikum der Universität München, Campus Großhadern, Marchioninistraße 15, 81377 München, Tel.: 089 7095-4918, Kindersprechstunde für Kinder an Krebs erkrankter Eltern, Kontakt: Sekretariat der Psychoonkologie an der Medizinischen Klinik III, Hayrive Bekcan, Tel: 089 7095-4919, Internet: www.lebensmut.org
- Frauentherapiezentrum München, Güllstraße 3, 80336 München, Tel.: 089 747370-0 (Psychosoziale Selbsthilfegruppen, Beratung und Krisenintervention, Verfahren zur Krankheits- und Stressbewältigung), Internet: www.ftz-muenchen.de
- FrauenGesundheitsZentrum e.V., Grimmstr. 1, 1. Stock, 80336 München, Tel.: 089 1291195 (Information, psychosoziale Beratung, Krisenintervention, angeleitete körperorientierte Gruppe für Frauen), Internet: www. fgz@fgz-muc.de
- Frauenselbsthilfe nach Krebs e. V., Haus der Krebs-Selbsthilfe, Thomas-Mann-Straße 40, 53111 Bonn, Tel.: 0228 33889-400, Internet: www.frauenselbsthilfe.de
- mamazone – Frauen & Forschung gegen Brustkrebs e. V. (im Haus des MDK Bayern), Max-Hempel-Straße 3, 86153 Augsburg, Tel.: 0821 5213-144, Internet: www.mamazone.de
- Brustkrebsorganisation: Brustkrebs Deutschland e. V. (gleichberechtigter Zusammenschluss von Ärzten, Patientinnen, Angehörigen und Interessierten), Lise-Meitner-Str. 7, 85662 Hohenbrunn , Tel.: 089 41619800, kostenloses Brustkrebstelefon: 0800 0117112, 1. Montag/Monat von 17.30–19.00 Uhr kostenlose, ärztliche Telefonsprechstunde, viele Infos und Experten-Videointerviews Internet: www.brustkrebsdeutschland.de und www.brustkrebsdeutschland.tv

Fachbücher

1 Weis J, Brähler E (2013) Psychoonkologie in Forschung und Praxis. Schattauer, Stuttgart
2 Herschbach P, Heußner P (2008) Einführung in die psychoonkologische Behandlungspraxis. Klett-Cotta, Stuttgart
3 Dorfmüller M, Dietzfelbinger H (Hrsg.) (2009) Psychoonkologie: Diagnostik – Methoden - Therapieverfahren, 3. Auflage. Urban und Fischer, München
4 Heinemann C, Reinert E (Hrsg.) (2011) Kinder krebskranker Eltern. Prävention und Therapie für Kinder, Eltern und die gesamte Familie. Kohlhammer, Stuttgart

5 Romer G, Haagen M (2007) Kinder körperlich kranker Eltern. Hogrefe, Göttinger

Broschüren

1 Senf B, Rak M. Mit Kindern über Krebs sprechen. Verein: „Hilfe für Kinder krebskranker Eltern e. V", www.hilfe-fuer-kinder-krebskranker.de
2 Hermelink K. Mein wunderschöner Schutzengel – Als Nellys Mama Krebs bekam. Hrsg: Brustkrebs Deutschland e. V

Literatur

Einleitung/subjektive Krankheitstheorien

1 Faller H, Hermelink K (2008) Krankheitsbewältigung. Stichworte für den ärztlichen Umgang mit den psychischen Aspekten von Brustkrebs. In: Untch M, Sittek H (Hrsg) Diagnostik und Therapie des Mammakarzinoms, State of the Art 2008, 5. Aufl. Zuckschwerdt, München Wien New York
2 Panjari M, Davis SR, Fradkin P, Bell RJ (2012) Breast cancer survivors' beliefs about the causes of breast cancer. Psychooncology 21: 724–729
3 Faller H, Lang H, Schilling S (1996) Kausalattribution „Krebspersönlichkeit" – ein Ausdruck maladaptiver Krankheitsverarbeitung? Z Klin Psychol Psychopathol Psychother 44: 104–116
4 Schwarz R (1993) Psychosoziale Faktoren in der Karzinogenese: Zur Problematik der sogenannten Krebspersönlichkeit. Psychother Psychosom Med Psychol 43: 1–9
5 Johansen C (2012) Mind as a risk factor for cancer-some comments. Psychooncology 21: 922–926
6 Bleiker EM, Hendriks JH, Otten JD et al (2008) Personality factors and breast cancer risk: a 13-year follow-up. J Natl Cancer Inst 100: 213–218
7 Aro AR, De Koning HJ, Schreck M et al (2005) Psychological risk factors of incidence of breast cancer: a prospective cohort study in Finland. Psychol Medicine 35: 1515–1521
8 Stürmer T, Hasselbach P, Amelang M (2006) Personality, lifestyle, and risk of cardiovascular disease and cancer: follow-up of population based cohort. Bmj 332:1359
9 Nakaya N, Tsubono Y, Hosokawa T, Nishino Y, Ohkubo T, Hozawa A, Shibuya D, Fukudo S, Fukao A, Tsuji I,Hisamichi S (2003) Personality and the risk of cancer. J Natl Cancer Inst 95: 799–805
10 Hansen PE, Floderus B, Frederiksen K, Johansen C (2005) Personality traits, health behavior, and risk for cancer: a prospective study of Swedish twin court. Cancer 103: 1082–1091.

11 Garssen B (2004) Psychological factors and cancer development: evidence after 30 years of research. Clin Psychol Rev 24: 315–338
12 Chida Y, Hamer M, Wardle J et al (2008) Do stress-related psychosocial factors contribute to cancer incidence and survival? Nat Clin Pract Oncol 5: 466–475
13 Duijts SF, Zeegers MP, Borne BV (2003) The association between stressful life events and breast cancer risk: a meta-analysis. Int J Cancer 107: 1023–1029
14 Petticrew M, Fraser JM, Regan MF (1999) Adverse life-events and risk of breast cancer: A meta-analysis. Br J Health Psychol 4: 1–17
15 Nielsen NR, Gronbaek M (2006) Stress and breast cancer: a systematic update on the current knowledge. Nat Clin Pract Oncol 3: 612–620
16 Schraub S, Sancho-Garnier H, Velten M (2009) [Should psychological events be considered cancer risk factors?] Rev Epidemiol Sante Publique 57: 113–123
17 Surtees PG, Wainwright NW, Luben RN (2010) No evidence that social stress is associated with breast cancer incidence. Breast Cancer Res Treat 120: 169–174

Indikatoren für psychoonkologischen Behandlungsbedarf

18 Holland J (2004) Guidelines. Vortrag auf dem 7. World Congress of Psycho-Oncology, 25.–28. August 2004, Kopenhagen
19 Zabora J, Brintzenhofeszoc K, Curbow B et al (2001) The prevalence of psychological distress by cancer sites. Psycho-Oncology: 1019–1028
20 Heußner P, Riedner C (2005) Psycho-sozialer Distress als Begleitsymptom der Krebserkrankung. Dt Med Wschr 130: 2155–2157
21 Deutsche Krebsgesellschaft, S3-Leitlinien Brustkrebs (2012) Interdisziplinäre S3-Leitlinie für die Diagnostik, Therapie und Nachsorge des Mammakarzinoms. AWMF Register 032–0450L
22 Keller M, Sommerfeldt F, Fischer J et al (2004) Recognition of distress and psychiatric morbidity in cancer patients: A multi-method approach. Ann Oncol 15: 1243–1249
23 Mehnert A, Müller D, Lehmann C et al (2006) Die deutsche Version des NCCN Distress-Thermometers. Z Psychol Psychother 54: 213–223
24 Carlson LE, Blutz BD (2003) Cancer distress screening needs, models, and methods. J Psychosom Res 55: 403–409
25 Herschbach P, Weiß J (2008) Screeningverfahren in der Psychoonkologie. Deutsche Krebsgesellschaft
26 Butz BD, Carlson LE (2006) Emotional distress: the sixth vital sign – future directions in cancer care. Psycho-Oncology: 1593–1595

Fatigue

27 Vogelzang N Breitbart D, Cella G et al (1997) Patient, caregiver and oncologist perceptions of cancer related fatigue: tripart assesment survey. The fatigue coalition. Semin Hematol 34: 4–12

28 Herschbach P, Heußner P (2008) Einführung in die psychoonkologische Behandlungspraxis. Klett-Cotta, Stuttgart, pp 146–151

29 Cella D, Davis K, Breitbart W et al (2001) Cancer related fatigue: prevalence of proposed diagnostic criteria in a US sample of cancer survivers. J Clin Oncol 19: 3385–3391

30 Dietzfelbinger H, Raßmann I, Abbrederis K (2009) Fatigue-Syndrom als fundamentale Belastung. Urban und Fischer, München, pp 59–63

31 Dimeo F, Schmittel A, Fietz T et al (2004) Physical perfomance, depression, immune status and fatigue in patients with hematological malignancies after treatment. Ann Oncol 15: 1237–1242

32 Rüffer U (2004) Fatigue-Erschöpfung nach Tumortherapie. Psychoneuro 30: 218–220

Psychotherapeutische Interventionen

33 Reinecker H, Borg-Laufs M, Ehlert U et al (1999) Lehrbuch der Verhaltenstherapie. Deutsche Gesellschaft für Verhaltenstherapie, New York

34 Margraf J, Schneider S (Hrsg) (2009) Lehrbuch der Verhaltenstherapie: Band 1: Grundlagen, Diagnostik, Verfahren, Rahmenbedingungen. 3. Aufl. Springer, New York

35 Härtl K, Schreiner M (2009) Verhaltenstherapie. In: Heußner P, Besseler M, Dietzfelbinger H et al (Hrsg) Manual Psychoonkologie: Empfehlungen zur Diagnostik, Therapie und Nachsorge, 3. Aufl. Zuckschwerdt, München, pp 194–199

36 Hayes SC, Strosahl KD (Hrsg) (2004) A practical guide to acceptance and commitment therapy. Springer, New York

37 Hauke G (2006) Das Potential der dritten Welle der Verhaltenstherapie: Mit Achtsamkeit und Akzeptanz auf dem Weg zu wertorientierter Identität. Psychotherapie 11: 203–230

38 Neises M, Schuth W (1999) Psychoonkologie. In: Stauber M, Kentenich H, Richter D (Hrsg) Psychosomatische Geburtshilfe und Gynäkologie. Springer, Berlin, pp 549–579

39 Pouget-Schors D, Riedner C, Mehl U, Sellschopp A (2009) Tiefenpsychologisch fundierte Psychotherapie und Psychoanalyse. In: Heußner P, Besseler M, Dietzfelbinger H et al (Hrsg) Manual Psychoonkologie: Empfehlungen zur Diagnostik, Therapie und Nachsorge, 3. Aufl. Zuckschwerdt, München, pp 200–206

40 Rechenberg-Winter P, Hüther C (2009) Systemische Familientherapie in der Psychoonkologie. In: Heußner P, Besseler M, Dietzfelbinger H et al (Hrsg) Manual Psychoonkologie: Empfehlungen zur Diag-

nostik, Therapie und Nachsorge, 3. Aufl. Zuckschwerdt, München, pp 223–227

41 Herschbach P, Heußner P (2008) Einführung in die psychoonkologische Behandlungspraxis. Klett-Cotta, Stuttgart

42 Weis J, Heckl U, Brocai D et al (2006) Psychoedukation mit Krebspatienten: Therapiemanual für eine strukturierte Gruppenintervention. Schattauer, Stuttgart

43 Leszcz M (2004) Gruppenpsychotherapie für Brustkrebspatientinnen. Psychotherapeut 49: 314–330

44 Faller H (2013) Wirksamkeit von psychoonkologischen Gruppeninterventionen. In: Weis J, Brähler E (Hrsg) Psychoonkologie in Forschung und Praxis, Schattauer, Stuttgart, pp 120–127

45 Kissane DW, Bloch S, Smith GC et al (2003) Cognitive-existential group psychotherapy for women with primary breast cancer: A randomised controlled trial. Psycho-Oncology 12: 532–546

46 Butler LD, Koopman C, Neri E et al (2009) Effects of supportive-expressive group therapy on pain in women with metastatic breast cancer. Health Psychology 5: 579–587

47 Antoni MH, Lehman JM, Klibourn KM et al (2001) Cognitive-behavioral stress management intervention decreases the prevalence of depression and enhances benefit finding among women under treatment for early-stage breast cancer. Health Psychology 20: 20–32

48 Nunes DF, Rodriguez AL, da Silva Hoffmann F et al (2007) Relaxation and guided imagery program in patients with breast cancer undergoing radiotherapy is not associated with neuroimmunomodulatory effects. J Psychosom Res 63: 647–655

49 Leon-Pizarro C, Gich I, Barthe E et al (2007) A randomized trial of the effect of training in relaxation and guided imagery techniques in improving psychological and quality-of-life indices for gynecologic and breast brachytherapy patients. Psycho-Oncology 16: 971–979

50 Kögler M, Fegg M (2009) Entspannungsverfahren. In: Heußner P, Besseler M, Dietzfelbinger H et al (Hrsg) Manual Psychoonkologie: Empfehlungen zur Diagnostik, Therapie und Nachsorge, 3. Aufl. Zuckschwerdt, München, pp 206–210

51 Ditz S, Diegelmann C, Isermann M (Hrsg) (2006) Psychoonkologie – Schwerpunkt Brustkrebs: Ein Handbuch für die ärztliche und psychotherapeutische Praxis. Kohlhammer, Stuttgart

52 Heußner P, Besseler M, Dietzfelbinger H et al (Hrsg) (2009) Manual Psychoonkologie: Empfehlungen zur Diagnostik, Therapie und Nachsorge, 3. Aufl. Zuckschwerdt, München

53 Savard J, Simard S, Ivers H et al (2005) Randomized study on the efficacy of cognitive-behavioral therapy for insomnia secondary to breast cancer. Part I: Sleep and psychological effects. J Clin Oncol 23: 6083–6096

54 Tatrow K, Montgomery GH (2006) Cognitive behavioral therapy techniques for distress and pain in breast cancer patients: A meta-analysis. J Behav Med 29: 17–27

55 Hersch J, Juraskova I, Price M et al (2009) Psychosocial interventions and quality of life in gynaecological cancer patients: a systematic review. Psycho-Oncology 18: 795–810

56 Antoni MH, Wimberly SR, Lechner SC et al (2006) Reduction of cancer-specific thought intrusions and anxiety symptoms with a stress management intervention among women undergoing treatment for breast cancer. Am J Psychiatry 163: 1791–1797

57 Grassi L, Sabato S, Rossi E et al (2010) Effects of supportive-expressive group therapy in breast cancer patients with affective disorders: A pilot study. Psychother Psychosom 79: 39–47

58 Weis J, Brähler E (Hrsg) (2013) Psychoonkologie in Forschung und Praxis. Schattauer, Stuttgart

59 Cunningham AJ, Edmonds CV, Jenkins GP et al (1998) A randomized controlled trial of the effects of group psychological therapy on survival in women with metastatic breast cancer. Psycho-Oncology 7: 508–517

60 Edelman S, Lemon J, Bell DR et al (1999) Effects of group CBT on the survival time of patients with metastatic breast cancer. Psycho-Oncology 8: 474–481

61 Goodwin PJ, Leszcz M, Ennis M et al (2001) The effect of group psychosocial support on survival in metastatic breast cancer. N Engl J Med 345: 1791–1726

62 Kissane DW, Grabsch B, Clarke DM et al (2007) Supportive-expressive group therapy for women with metastatic breast cancer: survival and psychosocial outcome from a randomized controlled trial. Psycho-Oncology 16: 277–286

63 Spiegel D, Butler LD, Giese-Davis J et al (2007) Effects of supportive-expressive group therapy on survival of patients with metastatic breast cancer: a randomized prospective trial. Cancer 110: 1130–1138

64 Kissane D (2009) Beyond the psychotherapy and survival debate: the challenge of social disparity, depression and treatment adherence in psychosocial cancer care. Psycho-Oncology 18: 1–5

Körperbild, Sexualität und Partnerschaft

65 Beckjord E, Campas BE. (2007) Sexual quality of life in women with newly diagnosed breast cancer. J Psychsoc. Oncol 25 (2): 19–36

66 Stöckl, B L. Lebensqualität, Körpererleben, soziale Unterstützung von Mammakarzinompatientinnen: Untersuchung von Zusammenhängen zu objektiven Krankheitsvariablen. Dissertation, LMU München: Medizinische Fakultät

67 Zettl S (2011) Krebs und Partnerschaft. DKG Forum 2011 - 26: 31–34, Springer

68 Zimmermann T, Heinrichs N (2011) Auswirkungen einer psychologischen Intervention für Paare auf die Sexualität bei einer Brustkrebserkrankung der Frau. Z Gesundheitspsychologie 19: 23–24

69 Bitzer J (2008) Die sexuelle Dysfunktion der Frau - Ursachen und aktuelle Therapieoptionen. Bremen London Boston: Uni-Med Verlag

70 Schultz-Gambard E (2002) Psychoonkologie in der Frauenheilkunde. Manual Psychoonkologie

71 Ganz PA, Desmond KA, Belin TR et al (1999) Predictors of sexual health in women after after a breast cancer diagnosis. J Clin Oncol 17: 2371– 2380

72 Bitzer J, Ditz S, Keller M et al (2007) Psychoonkologie–spezielle Aspekte bei Brustkrebspatientinnen. Breast Care 2: 321–328

73 Bukovic D, Fajdic J, Hrgovic Z et al (2005) Sexual Dysfunction in Breast Cancer Survivors. Onkologie 29: 3429–3434

74 Ganz PA, Coscarelli A, Fred C (1996) Breast cancer survivors: Psychosocial concerns and quality of life. Breast Cancer Res Treat 38: 183–199

75 Meyerowitz B, Desmond, K, Rowland JH et al (1999) Sexuality following breast cancer. J Sex Marital Ther 25: 237–250

76 Schag CAC, Ganz PA, Polinsky ML et al (1993) Characteristics of women at risk psychosocial distress in the year after breast cancer. J Clin Oncol 11: 783–793

77 Ditz S (2007) Beratung zu sexuellen Problemen bei Patientinnen mit Mammarkarzinom. Gynäkologie 40: 303–316

78 Zettl S (2000) Krebspatientinnen und Sexualität. Forum DKG 15: 28–31

79 Kedde H, van den Weil, H B M, Wejmar Schultz W C M, Wijsen C (2013) Subjective sexual well-being and sexual behavior in young women with breast cancer. Support Care Center DO1 10.1007/s00520–013–1750–6

80 Zettl S, Hartlapp J (2002) Krebs und Sexualität – Ein Ratgeber für Krebspatienten und ihre Partner. Weingärtner, Berlin

81 Brédart A, Dolbeault S (2010) Prevalence and associated factors of sexual problems after early-stage breast cancer treatment: results of a French exploratory survey. Psycho-Oncology DOU: 10.1002/pon.1789

82 Emilee G, Ussher JM, Perz J (2010) Sexuality after breast cancer: A review. Maturitas 66: 397–407

83 Arndt V, Merx H, Sturmer T et al (2004) Age-specific detrimets to quality of life among breast cancer patients one year after diagnosis. Eur J Cancer 40: 673–680

84 Wimberly SR, Carver CS, Laurenceau JP et al (2005) Perceived partner reaction to diagnosis and treatment of breast cancer: Impact of psychosocial and psychosexual adjustment. J Consult Clin Psychol 73: 300–311

85 Rogers M, Kristjanson LJ (2002) The impact on sexual functioning of chemotherapy-induced menopause in women with breast cancer.Cancer Nurs 25: 57–65

86 Arora EA, Gustafson DH, Hawkins RP et al (2001) Impact of surgery and chemotherapy on the quality of life of younger women with breast carcinoma. Cancer 92: 1288–1298

87 Zettl S (2003) Sollen, wollen, dürfen, können, müssen ... Wie bedeutsam ist für Krebspatienten das Thema Sexualität? Forum DKG 18: 24–27

88 Sarafinejad M R, Shafiei N, Sarafinejad S (2013) Quality of life and sexual functioning in young women with early-stage breast cancer I year after lumpectomie. Psycho-Oncology 22: 1242–1248

89 Ganz PA, Kwan L, Stanton AL et al (2004) Quality of life and the end of primary treatment of breast cancer: First results from the moving beyond cancer randomized trial. J NatlCancer Inst 96: 376–387

90 Burwell SR, Case LD, Kaelin C et al (2006) Sexual problems in younger women after breast cancer surgery. J Clin Oncol 24: 2815–2821

91 Avis NE, CrawfordS, Manuel J (2004) Psychosocial problems among younger women with breast cancer. Psychooncology 12: 295–308

92 Rowland JH, Holland JC, Chaglassian T et al (1993) Psychological response to breast reconstruction. Psychosomatics 34: 241–250

93 Al-Ghazal SK, Sully L, Fallowfield L et al (2000) The psychological impact of immediate rather than delayed breast reconstruction. Eur J Surg Oncol 26: 17–19

94 Rosenqvist S, Sandelin K, Wickman M (1996) Patients´ psychological and cosmetic experience after immediate breast reconstruction. Eur J Surg Oncol 22: 262–266

95 Spauwea P, Wobbes T, van der Sluis R (1998) Immediate breast reconstruction: the Nijmegen experience. Eur J Surg Oncol 24: 233 (Abstract)

96 Rowland JH, Massie MJ (1998) Breast cancer. In: Holland JC (eds) Psycho-Oncology. Oxford University Press, New York, 380–401

97 Ahrendt H-J, Friedrich C (2013) Krankheit und Sexualität. Die Gynäkologie, 1069–1080

98 Traun-Vogt G, Herdina PF (2010) Sexualität nach Brustkrebs – als Paar überleben. Wien Med Wochenschr (2010) 160/7–8: 182–185

99 Kirstgen C, Bastert G (1994) Psycho-onkologische Nachsorge – Besteht ein Bedarf am Tumorzentrum? Ergebnisse einer Befragung von 200 Patientinnen der Universitäts-Frauenklinik Heidelberg. Geburtsh Frauenheilkd 54: 341–346

Kinder

100 Romer G, Haagen M (2007) Kinder körperlich kranker Eltern. Hogrefe, Göttingen

101 Hoke LA (2001) Psychosocial adjustment in children of mothers with breast cancer. Psychooncology 10: 361–369

102 Brown RT, Fuemmeler B, Anderson D et al (2007) Adjustment of children and their mothers with breast cancer. J Pediatr Psychol 32: 297–308

103 Birenbaum LK, Yancey DZ, Phillips DS et al (1999) School-age children's and adolescents' adjustment when a parent has cancer. Oncol Nurs Forum 26: 1639–1645

104 Welch AS, Wadsworth ME, Compas BE (1996) Adjustment of children and adolescents to parental cancer. Parents' and children's perspectives. Cancer 77: 1409–1418

105 Forrest G, Plumb C, Ziebland S et al (2006) Breast cancer in the family – children's perceptions of their mother's cancer and its initial treatment: qualitative study. Br Med J 332: 998–1003

106 Rauch PK, Muriel AC (2004) The importance of parenting concerns among patients with cancer. Crit Rev Oncol Hematol 49: 37–42

107 Compas BE, Worsham NL, Epping-Jordan JE et al (1994) When mom or dad has cancer: markers of psychological distress in cancer patients, spouses, and children. Health Psychol 13: 507–515

108 Christ GH, Siegel K, Freund B et al (1993) Impact of parental terminal cancer on latency-age children. Am J Orthopsychiatry 63: 417–425

109 Grant KE, Compas BE (1995) Stress and anxious-depressed symptoms among adolescents: searching for mechanisms of risk. J Consult Clin Psychol 63: 1015–1021

110 Christ GH, Siegel K, Sperber D (1994) Impact of parental terminal cancer on adolescents. Am J Orthopsychiatry 64: 604–613

111 Barnes J, Kroll L, Burke O, et al (2000) Qualitative interview study of communication between parents and children about maternal breast cancer. West J Med 173: 385–389

112 Barnes J, Kroll L, Lee J et al (2002) Factors predicting communication about the diagnosis of maternal breast cancer to children. J Psychosom Res 52: 209–214

113 Rosenheim E, Reicher R (1985) Informing children about a parent's terminal illness. J Child Psychol Psychiatry 26: 995–998

114 Edwards B, Clarke V (2004) The psychological impact of a cancer diagnosis on families: the influence of family functioning and patients' illness characteristics on depression and anxiety. Psychooncology 13: 562–576

115 Rauch PK, Muriel AC, Cassem NH (2003) Parents with cancer: who's looking after the children? J Clin Oncol 21: 117s–121s

116 Edwards L, Watson M, St James-Roberts I et al (2008) Adolescent's stress responses and psychological functioning when a parent has early breast cancer. Psychooncology 17: 1039–1047

117 Watson M, St James-Roberts I, Ashley S et al (2006) Factors associated with emotional and behavioural problems among school age children of breast cancer patients. Br J Cancer 94: 43–50

118 Lewis FM, Hammond MA, Woods NF (1993) The family's functioning with newly diagnosed breast cancer in the mother: the development of an explanatory model. J Behav Med 16: 351–370

119 Forrest G, Plumb C, Ziebland S et al (2008) Breast cancer in young families: a qualitative interview study of fathers and their role and communication with their children following the diagnosis of maternal breast cancer. Psychooncology 18: 96–103

Palliativ

120 Breitbart W, Rosenfeld B, Pessin H et al (2000) Depression, hopelessness, and desire for hastened death in terminally ill patients with cancer. JAMA 284: 2907–2911

121 Kahn MJ, Lazarus CJ, Owens DP (2003) Allowing patients to die: Practical, ethical and religious concerns. J Clin Oncol 21: 3000–3002

122 Rosenfeld B, Breitbart W (2000) Physician-assisted suicide and euthanasia. N Engl J Med 343: 151–153

123 Riedner CR, Heußner PH (2007) Die psychische Situation des sterbenden Patienten. In: Berger M, Domschke W, Hohenberger W et al (eds) Therapiehandbuch, 5. Aufl. Urban &Fischer, München, pp A15 1–5

Hormone und Mammakarzinom

C. Höß, S. Anthuber , H. Budiman, K. Keck, M. Röbl-Mathieu, I. Rühl

Während die Therapie des klimakterischen Symptomenkomplexes schon bei Patientinnen ohne maligne Erkrankung ganz individuell gehandhabt werden muss, gilt dies bei Patientinnen nach der Behandlung eines Mammakarzinoms in verstärktem Maß. Generell scheint die kumulative Exposition einer Frau gegenüber endogenen Sexualsteroiden (z. B. frühe Menarche, späte Menopause) das Risiko für das Auftreten eines Mammakarzinoms durch z. B. Aktivität am Hormonrezeptor, Hochregulation von Wachstumsfaktoren, spezielle Signalwege wie RANK(L)-System zu erhöhen, ein gentoxischer Effekt ist jedoch nicht ausgeschlossen [1–8]. In Arbeiten von *Eliassen* [9, 10] fand sich die Risikosteigerung bei hohen Östradiolspiegeln nur für postmenopausal aufgetretene, östrogen- und progesteronrezeptorpositive Mammakarzinome, aber auch bei rezeptornegativen Karzinomen wird eine Risikosteigerung mit späterem Verlust der Rezeptorpositivität nach Entstehung diskutiert. Der negative Einfluss eines hohen BMI, insbesondere der stammbetonten Adipositas, sowie geringer sportlicher Aktivität wird in vielen Studien bestätigt [6, 10–12, 13]. Frühe Schwangerschaften und das damit verbundene Stillen senken wohl durch Ausdifferenzierung der Brustdrüse das Mammakarzinom-Risiko.

Hormonale Kontrazeptiva und Mammakarzinom-Risiko

Die Einnahme oraler Kontrazeptiva führt zu einer geringfügigen Steigerung des Brustkrebsrisikos mit dem höchsten relativen Risiko bei Therapiebeginn vor dem 20. Lebensjahr. Die Effekte sind 5–10 Jahre nach Therapieende nicht mehr nachweisbar. Kombinierte orale Kontrazeptiva führen jedoch auch zu einer über die Anwendung hinaus signifikanten Risi-

koreduzierung für ein Ovarial- oder Endometriumkarzinom. Das relative Risiko für ein Ovarialkarzinom sinkt pro 5 Anwenderjahre um 20 %. Das gilt auch für Mutationsträgerinnen des BRCA1- und BRCA2- Gens. Die Reduzierung des Risikos für ein Endometriumkarzinom liegt bei 50 % für alle Anwenderinnen, ebenso zeigt sich eine Reduzierung des Risikos für ein Kolon– oder Rektumkarzinom [14–17]. Insgesamt wird ein Benefit bezüglich der Nettokarzinominzidenz bei langjähriger Einnahme kombinierter oraler Kontrazeptiva gesehen [18, 19]. Bezüglich der Anwendungssicherheit von oralen Kontrazeptiva bei BRCA-Mutationsträgerinnen liegen mittlerweile zahlreiche Untersuchungen vor (siehe Kapitel „Das hereditäre Mammakarzinom").

Weitgehend noch unbekannt ist die Bedeutung von individuell unterschiedlichem Metabolismus, von Rezeptorinteraktionen (IGF) und Gen-Polymorphismen für die Wirkung endogener und exogener Steroidhormone [20, 21].

Bislang gibt es keine vergleichenden Untersuchungen und Daten für die Karzinominzidenz bei der Verwendung von natürlichen Östrogenen wie Estradiolvalerat oder Estradiolhemihydrat sowie dem Vaginalring oder Hormonpflastern [22].

Die Anwendung Levonorgestrel enthaltender Intrauterinspiralen (LNG-IUD, Mirena®) scheint keinen Einfluss auf das Krebsrisiko zu haben. Eine große deutsch-finnische Fall-Kontroll-Studie, die die Daten von 5113 Frauen im Alter von bis zu 50 Jahren mit Mammakarzinom und 20 452 Kontrollen analysierte, verglich das Brustkrebsrisiko von LNG-IUD-Anwenderinnen mit demjenigen von Anwenderinnen einer Kupferspirale. Es bestand kein Unterschied zwischen diesen beiden Gruppen hinsichtlich der

Häufigkeit des Auftretens eines Karzinoms, der Histologie, der Tumorgröße oder der Metastasierung [23]. *Backmann* et al. fanden in einer Post-Marketing-Studie in Finnland bei 17 360 Mirena®-Anwenderinnen im Vergleich mit dem finnischen Krebsregister keine Unterschiede in der Inzidenz, wobei aber in der Altersgruppe der 35–39-jährigen Patientinnen zumindest tendenziell (p = 0,056) eine Assoziation nicht auszuschließen war [24].

Hormonsubstitution und Mammakarzinom-Risiko

Die peri- und postmenopausale Hormonsubstitution (HRT) wird in der Regel mit Östradiol (Monotherapie (ET)) bzw. bei vorhandenem Uterus in Kombination mit verschiedenen Progestagenen (EPT) enteral, perkutan und/oder vaginal durchgeführt und erhöht das Risiko für die Diagnose eines Mammakarzinoms. So ergaben die Daten von *Beral* et al. [1, 3] eine leichte Zunahme der Inzidenz mit einem relativen Risiko von 1,35 bei einer Hormonersatztherapie von mehr als 5, im Mittel 11 Jahren (überwiegend ET). Metaanalysen zeigen das Risiko bei EPT auf ein relatives Risiko von 1,3 bis 2 erhöht. [25, 26]. Das Risiko, Brustkrebs zu entwickeln, steigt mit Dauer der Einnahme an und scheint größer zu sein bei Frauen, die die HRT unmittelbar nach der Menopause begonnen haben [27, 28].

Eine Cochrane-Studie von 2012 fasste die Ergebnisse aus 23 Studien mit knapp 43 000 Frauen zusammen. Es fand sich ein signifikant erhöhtes Risiko für Brustkrebs durch die kombinierte kontinuierliche Einnahme [29]. In der EPIC-Kohorte zeigten die kontinuierlichen Regimes ein um 43 % erhöhtes Risiko im Vergleich zur sequenziellen HRT.

Die Ergebnisse der „Women's-Health-Initiative"-Studie zeigten eine Inzidenzzunahme durch eine Östrogen-Gestagen-Substitution und eine erschwerte Diagnostik mit Tendenz zu größeren Tumoren und fortgeschritteneren Stadien, was zu einer statistisch signifikanten Erhöhung des Mortalitätsrisikos führte [30, 31, 32]. In einer neuen Analyse der WHI- Studie fand sich in einer Subgruppe mit hysterektomierten Patientinnen, die eine alleinige östrogenhaltige Therapie erhalten hatten, eine nicht signifikante Reduktion der Mammakarzinominzidenz auf ein RR von 0,77 bei einer medianen Anwendungsdauer von 7 Jahren. [33] Auch die „One-Million-Women"-Studie (retrospektive Befragung) wies auf ein höheres Erkrankungsrisiko durch eine aktuelle, kombinierte Hormoneinnahme (RR 2,0) (jedoch keine Risikosteigerung für Hormontherapie in der Vergangenheit) im Vergleich zur Östrogen-Monotherapie (RR 1,30) hin. Nach Absetzen der EPT wird ein rascher Rückgang des Risikos innerhalb von 2 Jahren verzeichnet [34].

Gerade der Punkt der zusätzlichen Gestagengabe scheint für die Behandlung im Gegensatz zum Endometriumkarzinom für das Mammakarzinom-Risiko von negativer Bedeutung zu sein [3, 31, 35, 36]. Es ist weiterhin nicht geklärt, ob eine bestimmte Gestagenart das Risiko unterschiedlich beeinflusst, in der EPIC-Kohorte fand sich kein signifikanter Unterschied zwischen Progesteron- und Testosteronabkömmlingen [37]. Im Gegensatz dazu scheint mikronisiertes Progesteron das Risiko weniger zu erhöhen. Die Östrogenkomponente oder Applikationsroute waren ohne Effekt auf das Risiko [37, 38].

Die zentrale Bedeutung modifizierbarer Lebensstilfaktoren, wie insbesondere postmenopausale Adipositas, unzureichende körperliche Aktivität und erhöhter Alkoholkonsum, ist durch zahlreiche neuere Studien gut belegt. Dabei konnte gezeigt werden, dass die körperliche Bewegung einen höheren Stellenwert besitzt als der Body-Mass-Index (BMI) [2, 39, 40, 41, 42, 43]. In einer aktuellen Studie konnte gezeigt werden, dass bei postmenopausalen Frauen sowohl Diät als auch Sport und am eindrücklichsten die Kombination aus beiden die Steroidhormonkonzentration im Serum reduzieren und SHBG erhöhen [44]. Die Beziehung zwischen physischer Aktivität und Brustkrebsrisiko bei übergewichtigen Frauen kann aufgrund widersprüchlicher Ergebnisse von Studien noch nicht abschließend beurteilt werden [45, 46]. Zusammenfassend lässt sich sagen, dass nach sorgfältiger Abwägung persönlicher Risikofaktoren vor dem Hintergrund modifizierbarer und stärker ins Gewicht fallender Lebensstilrisiken (Adipositas, Nikotin, Alkohol, Bewegungsmangel) wenig gegen eine niedrig dosierte HRT spricht.

Hormonsubstitution bei Mammakarzinompatientinnen

Die Ausschaltung der Ovarialfunktion sowie die Gabe von Antiöstrogenen und Aromatasehemmern gehören zu den effektivsten Therapiestrategien beim hormonrezeptorpositiven Mammakarzinom und betreffen somit zwei Drittel aller Patientinnen. Im Vergleich zu einem Kontrollkollektiv haben Überlebende nach Mammakarzinomen ein 5,3-fach erhöhtes Risiko für klimakterische Beschwerden [47–49].

Durch die Therapie eines Mammakarzinoms mit Zytostatika, GnRH-Analoga oder Antiöstrogenen kann bei noch prämenopausalen Patientinnen eine iatrogene Ovarialinsuffizienz mit besonders heftigen Symptomen induziert werden. 20 bis zu 55 % der Frauen mit Mammakarzinom führen eine adjuvante Therapie aufgrund von Hormonmangelbeschwerden, vor allem Hitzewallungen, nicht weiter [50–54] und nehmen eine höhere Rezidivrate in Kauf.

Eine Hormonsubstitution würde in dieser Situation in den meisten Fällen die Beschwerden beheben oder zumindest zu wesentlicher Erleichterung führen. Eine wirksame Hormonsubstitution mit Östrogenen alleine oder in Kombination mit Gestagenen ist bei Mammakarzinompatientinnen allerdings problematisch.

Die offene, randomisierte skandinavische HABITS-Studie, bei der die Rezidivhäufigkeit bei Mammakarzinompatientinnen unter überwiegend kombinierter HRT untersucht worden war, wurde nach einer medianen Nachbeobachtungszeit von 2,1 Jahren abgebrochen, da die substituierten Frauen ein deutlich erhöhtes Risiko für ein erneutes Brustkrebswachstum entwickelten (n = 434, 26 % nodalpositiv, 21 % unter Tamoxifen, 26 Ereignisse mit vs. 8 ohne HRT, RR 3,5; bei Hormonrezeptorpositivität im Primärtumor RR 4,8; bei Rezeptornegativität 1,9) [55]. Eine erneute Auswertung 2008 bestätigte diese Ergebnisse, die jedoch aufgrund der niedrigen Fallzahl keine valide Aussage zulassen [56].

In der prospektiv randomisierten Stockholm-Studie war dagegen nach einer medianen Beobachtungsdauer von 4, 1 Jahren das Risiko eines Rezidivs nicht mit der HRT assoziiert (n = 378, 16 % nodalpositiv, höherer Anteil an reiner Östrogentherapie, 52 % unter Tamoxifen, 11 Ereignisse mit vs. 13 ohne HRT, RR 0,82) [57]. Bei einer Reanalyse der Daten von 2013 nach 10,8 Jahren Follow- up wurde weiterhin kein signifikanter Unterschied zwischen der HRT- und der Placebogruppe beobachtet (60 Ereignisse in der Hormongruppe und 48 in der Kontrollgruppe). Allerdings zeigte sich das Risiko für kontralaterale Karzinome erhöht [58]. Möglicherweise hatten die

Verwendung unterschiedlicher Progesteronpräparate sowie die unterschiedliche Dosierung und kurze Einnahmedauer einen Einfluss auf die unterschiedlichen Ergebnisse beider Studien. Außerdem war der Anteil der mit Tamoxifen behandelten Patientinnen in der Stockholm-Gruppe geringer.

Die in der 10-Jahres-Analyse berichteten Ergebnisse weisen darauf hin, dass die Symptomlinderung gegenüber dem potenziellen Risiko einer HRT für manche Frauen möglicherweise überwiegt.

Eine Metaanalyse kleinerer, zum Teil kontrollierter Beobachtungsstudien ergab kein erhöhtes Rezidivrisiko bei allerdings geringer Patientinnenzahl, kurzer Nachbeobachtungszeit, heterogenem Gesamtkollektiv und somit eingeschränkter Aussagekraft [59].

Darüber hinaus wird die Prognose einer Frau mit Mammakarzinom durch eine Schwangerschaft nicht verschlechtert (siehe Kapitel „Mammakarzinom und Schwangerschaft").

Auch wenn viele kleinere Studien uneinheitliche Ergebnisse erbracht haben und selbst die HABITS-Studie zu klein für eine definitive Aussage war und das Risiko möglicherweise überschätzt, ist mit einem ungünstigen Effekt der HRT bei Patientinnen nach einer Mammakarzinomerkrankung zu rechnen [60–62].

Die Hoffnungen auf eine risikoärmere Substanz wurden bei Tibolon durch die groß angelegte prospektiv randomisierte LIBERATE-Studie mit 3098 analysierten Patientinnen enttäuscht. Simultan mit Tamoxifen behandelte Patientinnen hatten mit einem relativen Risiko von 1,25 (p = 0,076) ein nur leicht erhöhtes Rezidivrisiko, während die Behandlung mit Tibolon unter Einsatz von Aromatasehemmern für ein RR von 2,42 (p = 0,047) verantwortlich war.

Auch wenn in einer erneuten Auswertung des LIBERATE-Trials 2012 die Erhöhung des Brustkrebsrisikos bestätigt wurde, ist Tibolon nicht mit einer stärkeren Erhöhung des Risikos belastet, als dies bei einer konventionellen HRT der Fall ist (OR 1,5). Wenn eine HRT nach Brustkrebserkrankung aufgrund der Schwere der Symptome eingesetzt werden soll, ist es jedoch nicht das Mittel der Wahl, da es der konventionellen HRT hinsichtlich der Effektivität in der Bekämpfung vasomotorischer Symptome unterlegen ist. [25, 63].

Therapieempfehlungen nach Mammakarzinomerkrankung

Prinzipiell sollte versucht werden, das Beschwerdebild ohne systemische hormonelle Substitution zu bessern. Es gilt, in jedem Einzelfall Prognose, Beschwerdebild und Risikobereitschaft einer Frau in die Entscheidung mit einzubeziehen und die Patientinnen aktiv zu einem Verhalten zu motivieren, das geeignet ist, die Beschwerden ohne medikamentöse Intervention zu lindern (regelmäßiges Betreiben von Ausdauersport, Vermeidung von Übergewicht, allenfalls mäßiger Alkoholgenuss, unterstützende Gesprächstherapie) [64, 65, 66, 67].

Vasomotorische Beschwerden

Obwohl der Pathomechanismus vasomotorischer Symptome nicht völlig geklärt ist, sollen sie Folge von Störungen der Thermoregulation sein. Diese werden von erhöhten zerebralen Norepinephrinspiegeln, die die thermoneutrale Zone verschmälern, verursacht. Stress und Angst sind eng mit der Schwere und Häufigkeit dieser Beschwerden verbunden, somit könnten sie Entspannungstechniken, Akupunktur und sogar Hypnose zugänglich sein [8, 54, 66, 68–71]. So beschreibt E. Borud in einem Review 2010 [72] eine statistisch signifikante Wirkung unterschiedlicher Akupunkturformen speziell nach induzierter Menopause, wobei es sich allerdings um ein kleines Kollektiv handelte.

Nach einer Cochrane-Analyse 2010, in der 6 randomisierte kontrollierte Studien über verschiedene nicht medikamentöse Therapieformen ausgewertet wurden, zeigte die Entspannungstherapie eine Reduktion der Häufigkeit und Intensität von Hitzewallungen. Homöopathische Zubereitungen, Magnettherapie und Akupunktur brachten keinen signifikanten Effekt [73]. Auch wenn kein statistisch signifikanter Benefit durch die Verwendung nicht medikamentöser Therapieformen gezeigt werden konnte, darf die Verbesserung des individuellen Wohlbefindens nicht außer Acht gelassen werden. Homöopathika und Phytotherapeutika genießen eine hohe Akzeptanz in der Bevölkerung, bei Frauen nach Brustkrebs ist der Einsatz sogar 7-mal häufiger [48].

Unter pflanzlichen Präparaten finden Zubereitungen von Cimicifuga racemosa (Traubensilberkerze, Black Cohosh) die häufigste Anwendung. In einem systematischen Review von 2013 wurden keine Bedenken bezüglich der Sicherheit auch nach Brustkrebserkrankung geäußert [74]. Die in älteren Arbeiten nachgesagte östrogene Wirkung konnte nicht in allen neueren Untersuchungen bestätigt werden [75–78]. Aktuellere Daten weisen darauf hin, dass der Effekt auf zentralregulatorischen Phänomenen wie der Interaktion mit Serotonin- und Dopaminrezeptoren basiert. Widersprüchliche Ergebnisse von In-vitro-Studien mit äthanolischen Extrakten an humanen Mammakarzinomzelllinien zeigten sowohl Hemmung als auch Proliferation und führten zu Warnhinweisen in Beipackzetteln bezüglich östrogenabhängiger Tumoren. Präparate mit isopropanolischen Extrakten enthalten diesen Hinweis nicht (Remifemin®). Die Kombination von Cimicifuga mit Johanniskraut (Remifemin plus®) ist jedoch aufgrund der Metabolisierung über CYP450 zu vermeiden, da es nicht nur zur Wirkungsabschwächung gängiger Antiemetika, sondern auch zur Effektivitätsminderung von z. B. Lapatinib kommt [79].

Lignane und Isoflavone sind Phytoöstrogene, die in besonders hoher Konzentration in Hülsenfrüchten, wie zum Beispiel in Soja, Rotklee, aber auch in Vollkorngetreide, verschiedenen Samen und Beeren vorkommen. Sie besitzen eine hohe Bindungsaffinität zum Östrogenrezeptor-Beta, der antientzündliche und antiproliferative Effekte vermittelt, während die Bindungsfähigkeit zum klassischen Östrogenrezeptor-Alpha, der mit einer zellproliferativen Wirkung assoziiert ist, gering ist [80–82]. Daher können sie sowohl östrogene als auch antiöstrogene Wirkungen entfalten. Gegen den Verzehr natürlicher phytoöstrogenhaltiger Lebensmittel ist nichts einzuwenden [82]. In der großen Shanghai-Studie, an der mehr als 5000 asiatische Frauen nach Brustkrebs teilnahmen, war der Verzehr von sojahaltigen Lebensmitteln invers assoziiert mit Mortalität und Rezidivrate; dies galt auch für Tamoxifenanwenderinnen [83].

Hingegen ist die Einnahme von Nahrungsergänzungsmitteln in Form von Phytoöstrogen in konzentrierter Form wegen ihrer möglichen unbekannten Langzeitfolgen nicht empfehlenswert, zumal für ihre Zulassung anders als bei Arzneimitteln keine Studien vorgelegt werden müssen, die die Sicherheit und Unbedenklichkeit belegen. In einer aktuellen Metaanalyse Sojaisoflavone betreffend konnte eine signifikante Reduktion von 26 % bezüglich der Frequenz und Schwere vasomotorischer Symptome im Vergleich zum Placebo dargestellt werden. Jedoch ist es weiterhin unsicher, ob Phytoöstrogenkonzentrate zu einer Senkung oder Steigerung des Brustkrebsrisikos führen können. Somit werden diese Präparate aufgrund ihrer potenziellen hormonellen Wirksamkeit als kontraindiziert angesehen [84, 85].

Die Wirksamkeit von homöopathischen Mitteln liegt nicht über einem Placeboeffekt [86, 87].

In kontrollierten Studien wurde für alle o. g. Präparate dieser als alleiniger Wirkmechanismus vermutet. Allerdings ist ein Placeboeffekt mit 20–40 %, in manchen Studien sogar 70 %, ein wesentlicher Bestandteil in der Behandlung von vasomotorischen Problemen und Stimmungsschwankungen [88, 89]. Entscheidend ist die subjektiv empfundene Beschwerdebesserung.

Eine Cochrane-Analyse 2010 fasst die Ergebnisse von 10 randomisierten klinischen Studien zusammen und zeigte keine Effektivität von Vitamin E, jedoch Wirksamkeit von Clonidin, Antidepressiva und Gabapentin [73]. Die orale Gabe von 0,1 mg/d des zentral wirksamen Alpha-2-Agonisten Clonidin stellt eine Therapieoption insbesondere der durch Tamoxifen induzierten Hitzewallungen dar. Die Nebenwirkungen wie Sedierung, Mundtrockenheit, Obstipation und Schlafstörungen schränken die Anwendung jedoch ein [90].

Die Psychopharmaka Venlafaxin sowie sein in Deutschland noch nicht zugelassenes Racemat Desvenlafaxin erweitern die Palette der nicht hormonellen Behandlungsmöglichkeiten [91]. Der kombinierte Serotonin- und Norepinephrin-Wiederaufnahmehemmer (SNRI) Venlafaxin wird in der ersten Behandlungswoche mit 37,5 mg/d eingesetzt, die Dosis kann bei Bedarf auf 75 mg/d erhöht werden [92]. Er scheint der einzige – und bezüglich Hitzewallungen effektivste – dieser Substanzgruppe zu sein, der keine Hemmwirkung auf das Cytochrom (CYP 450, Genotyp 2D6 (Tamoxifeninteraktion!)) [93] besitzt. Bei unbefriedigenden Ergebnissen kann z. B. zu Sertralin [94] ggf. unter Inkaufnahme einer Abschwächung der Tamoxifenwirkung gewechselt werden. Die Tendenz zu Mundtrockenheit, Appetitlosigkeit, Übelkeit, Obstipation und Kopfschmerz führt in 10–15 % der Fälle bei Mammakarzinompatientinnen zum Verlassen der SSRI und SNRI, bei den meisten Frauen überwiegt aber die deutliche Verbesserung der Lebensqualität [47, 92, 94–96]. Von Fluoxetin ist wegen mangelnder Beweise seiner Effektivität sowie möglicher Abschwächung der Tamoxifenwirkung abzusehen [8, 97].

Auch die SSRI Citalopram und Escitalopram finden ihre Verwendung in der Behandlung von Wechseljahresbeschwerden. Z. B. konnte Escitalopram (10–20 mg/d) in randomisierten Studien eine signifikante Verbesserung der Lebensqualität erreichen [98]. Das Antiepileptikum Gabapentin eignet sich ebenfalls gut zur Bekämpfung von Hitzewallungen, da es in Metaanalysen 20–30 % besser als Placebo klimakterische Beschwerden reduziert [99–101]. Die Dosierung sollte in Absprache mit entsprechenden Fachkollegen einschleichend erfolgen.

Die Behandlung mit Östrogenen und Gestagenen ist im Zustand nach Mammakarzinom prinzipiell kontraindiziert. Sogar bei rezeptornegativen Karzinomen kann eine Risikoerhöhung aufgrund der möglichen proliferativen Eigenschaften der Östrogene und Gestagene nicht ausgeschlossen werden. Eine Östrogensubstitution während einer Therapie mit Aromatasehemmern sollte ohnehin unterbleiben.

In therapieresistenten Fällen mit klinisch sehr ausgeprägter oder subjektiv besonders belastender Symptomatik darf aber auch eine Hormonsubstitution nicht ausgeschlossen werden [47]. Bei definitivem Wunsch der Patientin ist eine möglichst niedrig dosierte und zeitlich begrenzte Hormongabe nach Aufklärung über Off-Label-Use und unter Inkaufnahme eines möglicherweise erhöhten Rezidivrisikos denkbar.

In der palliativen Situation bestimmt die optimale Symptomlinderung die Therapieentscheidung.

Therapie der urogenitalen Atrophie

Die hormonmangelbedingten Veränderungen am Vaginalepithel und am Urothel prädisponieren zu Dyspareunie, Pruritus, petechialen Blutungen der Vagina, dysurischen Beschwerden und rezidivierenden Harnwegsinfekten. Die resultierende Libidoabnahme und Beeinträchtigung der Sexualfunktion wird häufig als starke Beeinträchtigung der Lebensqualität empfunden und belastet nicht selten die partnerschaftliche Beziehung.

Zur Linderung leichter Beschwerden können nicht hormonhaltige Präparate zur Lubrikation, die z. B. Hyaluron, Milchsäure oder Glycerin enthalten, ausreichend sein.

Bei ausgeprägten Beschwerden durch urogenitale Atrophie eignet sich die topische Östrogenanwendung, allerdings werden Östrogene bei vaginaler Anwendung leicht resorbiert. Aufgrund seiner optimalen Wirkung am Vaginalepithel bei ansonsten nur geringer proliferativer Potenz am Myometrium und Brustgewebe [102] ist Östriol zu bevorzugen. Östriol bindet – im Gegensatz zu Östradiol – am Östrogenrezeptor(ER)-Beta und kaum bzw. kurz am ER-Alpha, außerdem ist es ein irreversibles Stoffwechselprodukt und eine Konversion zu Östradiol findet nicht statt. Es kann sogar antiöstrogen, selektiv östrogenrezeptormodulierend wirken [103], da es Östradiol kompetitiv vom Rezeptor verdrängt und selbst wenig intrinsische Wirkung entfaltet. In den vorliegenden Studien erhöhte Östriol das Risiko für ein Mammakarzinom nicht bzw. führte nicht zu Rezidiven bei Patientinnen mit Mammakarzinom [24, 34, 103–109]. Da prospektiv randomisierte Studien bei Patientinnen mit Mammakarzinom fehlen, sollte auch hier auf eine niedrige Dosierung geachtet werden, z. B. 30 µg Östriol 2-mal wöchentlich [110, 111]. Auch in dieser Dosierung wird ein signifikant erhöhter vaginaler Reifungsindex erzielt, der vaginale pH-Wert normalisiert sich und die subjektiven Leitsymptome wie Scheidentrockenheit und Dyspareunie werden verbessert [112]. Entgegen entsprechenden Hinweisen in Beipackzetteln aller östrogenhaltigen Präparate scheint nach bisher vorliegenden Daten auch beim östrogenrezeptorpositiven Mammakarzinom eine niedrig dosierte lokale Östrioltherapie vertretbar, soweit sie nicht simultan zu einer Aromatasehemmerbehandlung erfolgt. Vorläufige Daten zu einer niedrig dosierten Östrioltherapie zeigen nach einer kurzfristigen Erhöhung der Serumspiegel (verstärkte Resorption bei Atrophie) langfristig eine sehr niedrige systemische Bioverfügbarkeit und scheinen ein akzeptables Risikoprofil zu haben [113]. Derzeit wird die Anwendung auch während einer Aromataseinhibitortherapie geprüft [114]. Die vaginale Anwendung östradiolhaltiger Präparate kann ebenso zu nachweisbaren Serumspiegeln führen und stärker proliferativ wirken, sodass diese Präparate nicht empfohlen werden [108]. In der placebokontrollierten MA.17-Studie waren allerdings verschiedene lokale Östrogenanwendungen zugelassen, die nicht mit der Effektivität von Letrozol zu interferieren schienen [24, 53, 109].

Kontrazeption nach Mammakarzinom

Eine sichere Kontrazeption ist gerade bei Patientinnen während einer Chemotherapie dringend erforderlich. Besonders für jüngere Frauen kommt jedoch eine irreversible Methode wie die Sterilisation noch nicht infrage. In diesen Fällen würde sich das Levonorgestrel enthaltende IUD (Mirena®) anbieten, da es vor – zumindest benignen – Tamoxifen- induzierten Veränderungen des Endometriums schützt und zudem auch noch meist chemotherapieinduzierte Blutungsprobleme (Thrombopenie!) löst. In mehreren Fall-Kontroll-Studien wurde eine alleinige orale Gestagengabe bezüglich des Mammakarzinom-Risikos als unbedenklich angesehen. Wie bereits erwähnt, zeigten mehrere Fall-Kontroll-Studien kein erhöhtes Risiko für das Auftreten eines Mammakarzinoms unter Mirena®-Anwendung. Eine retrospektive belgische Studie zeigte in einer Subgruppenanalyse im Vergleich zu Nichtanwenderinnen ein grenzwertig erhöhtes Rezidivrisiko für Brustkrebspatientinnen, die Mirena® zum Zeitpunkt der Diagnose sowie auch nach Diagnose weiter anwendeten [115]. Im März 2007 wurde die Fachinformation (Rote-Hand-Brief) dahingehend geändert, dass dieses IUD bei Frauen mit hormonabhängigem Tumor entfernt werden müsse, sodass die unklare Datenlage sowie die juristische Situation den Einsatz zurückhaltend beurteilen lässt. In dieser rechtlich problematischen Situation ist es nur nach ausführlicher Diskussion mit der aufgeklärten Patientin vertretbar, eine bereits liegende Mirena®-Spirale nicht zu entfernen bzw. neu zu legen. Weiterhin ist die Kupferspirale zur Kontrazeption zu bevorzugen.

Fazit

Bei der Betreuung von Frauen nach Mammakarzinom spielen hormonelle Themen wie Kontrazeption, klimakterische Beschwerden und Urogenitalatrophie eine zentrale Rolle. Im Mittelpunkt der Beratung steht die Ermittlung der individuell empfundenen Einschränkung der Lebensqualität sowie der durchaus unterschiedlichen Erwartungen der Patientin an die Therapie. Zwar sind die Behandlungsmöglichkeiten begrenzt, Garantien für Wirksamkeit und gleichzeitig absolute Sicherheit können nicht gegeben werden, dennoch ist es möglich, zusammen mit der Patientin nach gemeinsamer Nutzen-/Risikoabwägung eine persönliche Strategie unter Ausschöpfung aller Optionen zu entwickeln.

Literatur

1 Beral V, Collaborative Group on Hormonal Factors in Breast Cancer (1997) Breast cancer and hormone replacement therapy: collaborative re-analysis of data from 51 epidemiological studies of 52 705 women with breast cancer and 108 411 women without breast cancer. Lancet 350: 1047–1059

2 Key TJ, Verkasalo PK, Banks E (2001) Epidemiology of breast cancer. Lancet Oncol 2: 133–140

3 Kaaks R, Rinaldi S, Key TJ et al (2005) Postmenopausal serum androgens, oestrogens and breast cancer risk: the European prospective investigation into cancer and nutrition. Endocr Relat Cancer 12: 1071–1082

4 Russo J, Russo IH (2006) The role of estrogen in the initiation of breast cancer. J Steroid Biochem Mol Biol 102: 89–96

5 Eliassen AH, Hankinson SE (2007) Endogenous estrogen, testosterone und progesterone levels in relation to breast cancer risk. Steroid Biochem Mol Biol 106: 24–30

6 Chlebowski RT, Anderson GL, Lane DS et al (2007) Predicting risk of breast cancer in postmenopausal women by hormone receptor status. J Natl Cancer Inst 99: 1695–1705

7 Collaborative Group on Hormonal Factors in Breast Cancer (2012) Menarche, menopause, and breast cancer risk: individual participant meta-analysis, including 118 964 women with breast cancer from 117 epidemiological studies. Lancet Oncol. 13: 1141–51

8 Birkhauser M, Hadji P, Imthurn B et al (2013) 10 Jahre Women`s Health Initiative (WHI) – was haben wir gelernt? Frauenarzt 54: 346–357

9 Eliassen AH, Missmer SA, Tworoger SS et al (2006) Endogenous steroid hormone concentrations and risk of breast cancer among premenopausal women. J Natl Cancer Inst 98: 1406–1415

10 Eliassen AH, Colditz GA, Rosner B et al (2006) Adult weight change and risk of postmenopausal breast cancer. JAMA 296: 193–201

11 Calle EE, Rodriguez C, Walker-Thurmond K et al (2003) Overweight, obesity and mortality from cancer in a prospectively studied cohort of US adults. N Engl J Med 348: 1625–1638

12 Renehan AG, Tyson M, Egger M et al (2008) Body-mass index and incidence of cancer: a systematic review and meta-analysis of prospective observational studies. Lancet 371: 569–578

13 Neilson HK, Friedenreich CM, Brockton NT et al (2009) Physical activity and postmenopausal breast cancer: Proposed biologic mechanisms and areas for future research. Cancer Epidemiol Biomarkers Prev 18: 11–27

14 Collaborative Group on Epidemiologcal Studies of Ovarian Cancer, Beral V, Doll R, Hermon C, Peto R, Reeves G (2008) Ovarian cancer and oral contraceptives: collaborative reanalysis of data from 45 epidemiological studies including 23 257 woman with ovarian cancer and 87 303 controls. Lancet 371(9609): 303–14

15 Lurie G, Thompson P, McDuffie KE et al (2007) Association of estrogen and progestin potency of oral contraceptives with ovarian carcinoma risk. Obstet Gynecol 109 (3): 597–607

16 Cibula D, Gompel A, Mueck AO et al (2010) Hormonal contraception and risk of cancer. Hum Reprod update Vol 16, No 6 : 631–650

17 Hannaford PC, Iversen L, Macfarlane TV et al (2010) Mortality among contraceptive pill users: cohort evidence from the Royal College of General Practitioners`oral contraception study. Br Med J 340: c927.doi:10.1136/bmj.c927

18 Hannaford PC, Selvaraj S, Elliott AM et al (2007) Cancer risk among users of oral contraceptives: cohort data from the Royal College of General Practitioner's oral contraception study. Br Med J 335: 651

19 Collaborative group on epidemiological studies of ovarian cancer (2008) Ovarian Cancer and oral contraceptives: collaborative reanalysis of data from 45 epidemiological studies including 23 257 women with ovarian cancer and 87 303 controls. Lancet 371: 303–314

20 Diergaarde B, Potter JD, Jupe E et al (2008) Polymorhismus in genes involved in sex hormone metabolism, estrogen plus progestin hormone therapy use, and risk of postmenopausal breast cancer. Cancer Epidemiol Biomarker Prev 17: 1751–1759

21 Lee E, Schumacher F, Lewinger JP (2011) The association of polymorhismus in hormone metabolism pathway genes, menopausal hormone therapy, and breast cancer risk: a nested case-control study in the California Teachers Study cohort. Breast Cancer Research 13: R37

22 Boutet G. (2006) Levonorgestrel-releasing intrauterine device (Mirena) and breast cancer: what do we learn from litarature for clinical practice? Gynecol Obstet Fertil 34: 1015–23

23 Dinger H, Bardenheuter K, Minh TD (2011) Levonorgestrel-releasing and copper intrauterine devices and the risk of breast cancer. Contraception 83(3): 211–7

24 Backman T et al (2005) Use of the Levonorgestrel-releasing intrauterine System and breast cancer. Obstet and Gynecol 106: 813–817

25 Greiser CM, Greiser EM, Dören M (2005) Menopausal hormone therapy and risk of breast cancer: a meta-analysis of epidemiological studies and randomized controlled trials. Human Reprod Update 11: 561–573

26 Lee SA, Ross RK, Pike MC (2005) An overview of menopausal oestrogen-progestin hormone therapy and breast cancer risk. Br J Cancer 92: 2049–2058

27 Heiss G, Wallace R, Anderson GL et al (2008) Health risks and benefits 3 years after stopping randomized treatment with estrogen and progestin. JAMA 299 (9): 1036

28 Prentice RL, Manson JE, Langer RD et al (2009) Benefits and risks of postmenopausal hormone therapie when it is initiated soon after menoause. Am J Epidemiol 170: 12–23

29 Cochrane Analyse Marjoribanks J, Farquhar C, Roberts H, Lethaby A (2012) Long term hormone therapy for perimenopausal and postmenopausal women Cochrane Database. Syst Rev. 2012 Jul 11; 7: CD004143. doi: 10.1002/14651858.CD004143.pub4

30 Chlebowski RT, Anderson GL (2012) Changing Concepts: Menopausal hormone therapy and breast cancer. Review 2012 JNCI 104: 517–527

31 The Women's Health Initiative Steering Committee (2004) Effects of conjugated equine estrogen in postmenopausal women with hysterectomy – The Women's Health Initiative Randomized Controlled Trial. JAMA 291: 1701–1711

32 Anderson GL, Limacher M, Assaf AR et al, for the Women's Health Initiative Steering Committee (2004) Effects of conjugate equine estrogen in postmenopausal women with hysterectomy: The Women's Health Initiative randomized controlled trial. JAMA 291: 1701–1712

33 La Croix AZ, Chlebowski RT, Manson JE et al (2011) Health outcomes after stopping conjugated equine estrogens among postmenopausal women with prior hysterektomy. A randomized controlled trial. JAMA 305: 1305–1314

34 Million Women Study Collaborators (2003) Breast cancer and hormone replacement therapy in the Million Women Study. Lancet 362: 419–427

35 Pearce CL, Chung K, Pike MC et al (2009) Increased ovarian cancer risk associated with menopausal estrogen therapy is reduced by adding a progestin. Cancer 115: 531–539

36 Fournier A, Fabre A, Mesrine S et al (2008) Use of different postmenopausal hormone therapies and risk of histology- and hormone receptor-defined invasive breast cancer. J Clin Oncol 26: 1260–1268

37 Bakken K, Fournier A, Lund E et al (2011) Menopausal hormone therapy and breast cancer risk: impact of different treatments. The European prospective investigation into cancer and nutrition. Int J Cancer. 128: 144–156

38 Fournier A, Mesrine S, Boutron-Ruault MC et al (2009) Estrogen-Progestagen menopausal hormone therapy and breast cancer: Does delay from menopause onset to treatment initiation influence risks? J Clin Oncol 27: 5138–5143

39 Warburton DE, Katzmarzyk PT, Rhodes RE et al (2007) Evidence informed physical activity guidelines for Canadian adults. Can J Public Health 98 (suppl 2): 16–68

40 Flegal KM, Carroll MD, Ogden CL et al (2010) Prevalence and trends in obesity among US adults, 1999–2008. JAMA 303: 235–241

41 Smith-Warner SA, Spiegelman D, Yaun SS et al (1998). Alcohol and breast cancer in women. A pooled analysis of cohort studies. JAMA 279: 535–540

42 Schmidt ME, Steindorf K, Mutschelknauss E et al (2008) Physical activity and postmenopausal breast cancer: effect modification by breast cancer subtypes and effective periods in life. Cancer Epidemiol Biomarkers Prev 17: 3402–3410

43 Pronk A, Ji BT, Shu XO et al (2011) Physical activity and breast cancer risk in Chinese women. Br J Cancer 105: 1443–1450

44 Campbell KL, Foster-Schubert KE, Alfano CM et al (2012) Reduced-calorie dietary weight loss, exercise, and sex hormones in postmenopausal women: randomized controlled trial. J Clin Oncol 30: 2314–26

45 Leitzmann MF, Moore SC, Peters TM et al (2008) Prospective study of physical activity an risk of postmenopausal breast cancer. Breast Cancer Res. 10: R92

46 McCullough LE, Eng SM, Bradshaw PT et al (2012) Fat or fit: the joint effects of physical activity, weight gain, and body size on breast cancer risk. Cancer 118: 4860–4868)

47 Bordeleau L, Pritchard K, Goodwin P et al (2007) Therapeutic option for the management of hot flashes in breast cancer survivors: An evidence-based review. Clin Ther 29: 230–241

48 Harris PF, Remington PL, Trentham-Dietz A et al (2002) Prevalence and treatment of menopausal symptoms among breast cancer survivors. J Pain Symptom Manag 23: 501–509

49 Sloan JA, Loprinzi CL, Novotny PJ et al (2001) Methodologic lessons learned from hot flash studies. J Clin Oncol 19: 4280–4290

50 Barron TI, Connolly R, Bennett K et al (2007) Early discontinuation of tamoxifen: a lesson for oncologicsts. Cancer 109: 832–839

51 Fellowes D, Fallowfield LJ, Saunders CM et al (2001) Tolerability of hormone therapies for breast cancer: how informative are documented symptome profiles in medical notes for 'well-tolerated' treatments? Breast Cancer Res Treat 66: 73–81

52 Hickey M, Saunders C, Partridge A et al (2008) Practical clinical guidelines for assessing and managing menopausal symptoms after breast cancer. Annals of Oncology 19: 1669–1680

53 Cella D, Fallowfield LJ (2008) Recognition and management of treatment-related side effects for breast cancer patients receiving adjuvant endocrine therapy. Breast Cancer Res Treat 107: 167–180

54 Avis NE (2008) Breast cancer survivors and hot flashes: The search for nonhormonal treatments. J Clin Oncol 26: 5008–5010

55 Holmberg L et al (2004) HABITS (hormonal replacement therapy after breast cancer – is it safe?), a randomised comparison: trial stopped. Lancet 363: 453–455

56 Holmberg L, Iversen OE, Rudenstam CM et al (2008) Increased risk of recurrence after hormone replace-

ment therapy in breast cancer survivors J Natl Cancer Inst 100: 475–482

57 von Schoultz E, Rutqvist LE (2005) Stockholm Breast Cancer Study Group. Menopausal hormone therapy after breast cancer: The Stockholm randomized trial. J Natl Cancer Inst 97: 533–555

58 Fahlén M, Fornander T, Johansson H et al (2013) Hormone replacement therapy after breast cancer: 10 years follow up of the Stockholm randomised trial. Eur J Cancer 49: 52–59

59 Col NF, Hirota LK, Orr RK, et al (2001) Hormone replacement therapy after breast cancer: a systematic review and quantitative assessment of risk. J Clin Oncol 19: 2357

60 O'Meara ES, Rossing MA, Daling JR et al (2001) Hormone replacement therapy after a diagnosis of breast cancer in relation to recurrence and mortality. J Natl Cancer Inst 93: 754–762

61 Col NF, Kim JA, Chlebowski RT (2005) Menopausal hormone therapy after breast cancer: A metaanalysis and critical appraisal of the evidence. Breast Cancer Res 7: R535–540

62 Antoine C, Liebens F, Carly B et al (2007) Safety of hormone therapy after breast cancer: a qualitative systematic review. Hum Reprod 22: 616–622

63 Bundred NJ, Kenemans P, Yip CH et al (2012) Tibolone increases bone mineral density but also relaps in breast cancer survivors: LIBERATE trial bone substudy. Breast Cancer Res. 14(1): R13

64 Sinicrope FA, Dannenberg AJ (2010) Obesity and breast cancer prognosis: Weight of the evidence. J Clin Oncol 32: 1752

65 Ewertz M, Jensen MB, Gunnarsdóttir KÁ et al (2011) Effect of obesity on prognosis after early-stage breast cancer. J Clin Oncol 29: 25–31

66 Mann E, Smith MJ, Hellier J et al (2012) Cognitive behavioural treatment for women who have menopausal symtoms after breast cancer treatment (MENOS 1): a randomised controlled trial. Lancet Oncol 13: 309–318

67 Ballard-Barbash R, Friedenreich CM, Courneya KS et al (2010) Physical activity, biomarkers, and disease outcomes in cancer survivors: a systematic review. J Natl Cancer Inst 104: 815–840

68 Vincent A, Barton D, Mandrekar J et al (2006) Acupuncture: Efficacy for hot flashes. Gender Med. 3 (suppl A): 566 (abstr 81)

69 Jacobs J, Herman P, Heron K et al (2005) Homeopathy for menopausal symptoms in breast cancer survivors: A preliminary randomized controlled trial. J Altern Complement Med 11: 21–27

70 Freedman RR, Woodward S (1992) Behavioral treatment of menopausal hot flushes: Evaluation by ambulantory monitoring. Am J Obstet Gynecol 167: 436–439

71 Ayers B, Smith, M, HellierJ et al (2012) Effectiveness of group and self-help cognitive behavior therapy in reducing problematic menopausal hot flushes

and night sweats (MENOS 2): a randomized controlled trial. Menopause 19: 749–759

72 Borud E, White A (2010) A review of acupuncture for menopausal problems. Maturitas 66: 131–134

73 Rada G, Capurro D, Pantoja T et al (2010) Non-hormonal interventions for hot flushes in women with a history of breast cancer (Review) The Cochraine Collaboration Issue 9

74 Fritz H, Seely D, McGowan J et al (2013) Black cohosh and breast cancer: A systematic review. Integr Cancer Ther: 2013 Mar 25. [Epub ahead of print]

75 Jacobson JS, Troxel AB, Evans J et al (2001) Randomized trial of black cohosh for the treatment of hot flashes among women with a history of breast cancer. J Clin Oncol 19: 2739–2745

76 Amato P, Marcus DM (2003) Review of alternative therapies for treatment of menopausal symptoms. Climacteric 6: 278–284

77 Pockaj BA, Gallagher JG, Loprinzi CL et al (2006) Phase III double-blind, randomised, placebo-controlled crossover trial of black cohosh in the management of hot flashes. NCCTG Trial NO1CC1. J Clin Oncol 24: 2836–2841

78 Rauš K, Brucker C, Gorkow C et al (2008) First-time proof of endometrial safety of the spezial black cohosh extract (actaea or cimicifuga racemosa extract) CR BNO 1055. Menopause 13: 678–691

79 Izzo AA (2004) Drug interactions with St. John's Wort (Hypericum perforatum): a review of the clinical evidence. In J Clin Pharmacol Ther 42: 139–48

80 Jefferson WN, Newbold RR (2000) Potential endocrine-modulating effects of various phytoestrogens in the diet. Nutrition 16: 658–662

81 Powles TJ, Howell A, Evans DG et al (2008) Red clover isoflavones are safe and well tolerated in women with a family history of breast cancer. Menopause Int 14: 6–12

82 Messina MJ, Wood CE (2008) Soy isoflavones, estrogen therapy, and breast cancer risk: analysis and commentary. Nut J 7: 17–29

83 Shu XO, Zheng Y, Cai H et al (2009) Soy food intake and breast cancer survival. JAMA 302: 2437–2443

84 This P, de Cremoux P, Leclercq G et al (2011) A critical view of the effects of phytoestrogens on hot flashes and breast cancer risk. Maturitas 70: 222–226

85 Taku K, Melby K, Kronenberg F et al (2012) Extracted or synthesized soybean isoflavones reduce menopausal hot flash frequency and serverity: systematic review and meta-analysis of randomized controlled trials. Menopause 19: 776–790

86 Clover A, Ratsey D (2002) Homeopathic treatment of hot flushes: a pilot study. Homeopathy 91: 75–79

87 Thompson EA, Reilly D (2003) The homeopathic approach to the treatment of symptoms of oestrogen withdrawal in breast cancer patients. A prospective observational study. Homeopathy 92: 131–134

88 MacGregor CA, Canney PA, Patterson G et al (2005) A randomised doubleblind controlled trial of oral soy supplements versus placebo for treatment of meno-

pausal symptoms in patients with early breast cancer. Eur J Cancer 41: 708–714

89 Nelson HD, Vesco KK, Haney E et al (2006) Nonhormonal therapies for menopausal hot flashes: Systematic review and meta-analysis 295: 2057–2071

90 Pandya KJ, Raubertas RF, Flynn PJ et al (2000) Oral clonidine in postmenopausal patients with breast cancer experiencing tamoxifen-induced hot flashes: a University of Rochester Cancer Center Community Clinical Oncology Program study. Ann Intern Med 132: 788–793

91 Sun Z, Hao Y, Zhang M (2013) Efficacy and safety of desvenlafaxine treastment for hot flashes associated with menopause: A meta-analysis of randomized controlled trials. Gynecol Obstet Invest. 75: 252–262

92 Loprinzi CL, Kugler JW, Sloan JA et al (2000) Venlafaxine in management of hot flashes in survivors of breast cancer: a randomised controlled trial. Lancet 356: 2059–2063

93 Jin Y, Desta Z, Stearns V et al (2005) CYP2D6 Genotype, Antidepressant use and tamoxifen metabolism during adjuvant breast cancer treatment. J Natl Cancer Inst 97: 30–39

94 Chlebowski RT, Anderson GL, Pettinger M et al (2008) Estrogen plus progestin and breast cancer detection by means of mammography and breast biopsy. Arch Intern Med 168: 370–377

95 Stearns V, Loprinzi CL (2003) New therapeutic approaches for hot flashes in women. J Support Oncol 1: 11–21

96 Guttoso T Jr, Kurlan R, McDermott MP et al (2003) Gabapentin's effects on hot flashes in postmenopausal women: a randomized controlled trial. J Fam Pract 52: 513–514

97 L'Espérance S, Frenette S, Dionne A, Dionne JY, CEPO (2013) Pharmacological and non-hormonal treatment of hot flashes in breast cancer survivors: CEPO review and recommendations. Support Care Cancer 21: 1461–1474

98 LaCroix AZ, Feeman EW, Larson J et al (2012) Effects of escitalopram on menopause-specific quality of life and pain in healty menopausal women with hot flashes: a randomized controlled trial. Maturitas 73: 361–368

99 Pandya KM, Morrow GR, Roscoe JA et al (2005) Gabapentin for hot flashes in 420 women with breast cancer: A randomised double-blind placebo-controlled trial. Lancet 366: 818–824

100 Toulis KA, Tzellos T, Kouvelas D et al (2009) Gabapentin for the treatment of hot flashes in women with natural or tamoxifen-induced menopause: A systematic review and meta-analysis. Clin Thera 31: 221–235

101 Barton D, Loprinzi C et al (2002) Venlafaxine for the control of hot flashes: Results of a longitudinal continuation study. Oncol Nurs Forum 29: 33–40

102 Holtorf K (2009) The Bioidentical Hormone Debate: Are bioidentical hormones (estradiol, estriol, and progesterone) safer or more efficacious than commonly used synthetic versions in hormone replacement therapy? Postgraduate Med 121: 1–13

103 Lyytinen H, Pukkala E, Ylikorkala (2006) Breast cancer risk in postmenopausal women using estrogen only therapy. Obstet Gynecol 108: 1354–1360

104 Fournier A, Berrino F, Riboli E et al (2005) Breast cancer risk in relation to different types of hormone replacement therapy in the E3N-EPIC cohort. Int J Cancer 114: 448–454

105 Fournier A, Berrino F, Clavel-Chapelon F (2007) Unequal risk for breast cancer associated with different hormone replacement therapies; results from the E3N cohort study. Breast Cancer Res Treat 107: 103–111

106 Dew JE, Wren BG, Eden JA (2003) A cohort study of topical vaginal estrogen therapy in women previously treated for breast cancer Climacteric 6: 45–52

107 Ludwig (2008) Warum systemisch, wenn es auch lokal geht? Frauenarzt 49: 209–212

108 Goss PE, Ingle JN, Martion S et al (2003) A randomized trial of letrozole in postmenopausal women after five years of tamoxifen therapy for early-stage breast cancer. N Engl J Med 349: 1793–1802

109 Whelan TJ, Pritchard KI (2006) Managing patients on endocrine therapy: Focus on quality-of-life issues. Clin Cancer Res 12 (3 suppl): 1056–1060

110 Kuhl H (2008) Klimakterium, Postmenopause und Hormonsubstitution, 4. Aufl. Unimed Verlag, Bremen, pp 211–244

111 Kendall A, Dowsett M, Folkerd E et al (2006) Caution: Vaginal estradiol appears to be contraindicated in postmenopausal women on adjuvant aromatase inhibitors. Ann Oncol 17: 584–587

112 Griesser H, Skonietzki S, Fischer T et al (2012) Low dose estriol pessaries for the treatment of vaginal atrophy: a double-blind placebo-controlled trial investigating the efficacy of pessaries containing 0,2 mg and 0,03 mg estriol. Maturitas 71: 360–368

113 Buhling KJ, Eydeler U, Borregaard S et al (2012) Systemic bioavailability of estriol following single and repeated vaginal administration of 0,03 mg estriol containing pessaries. Arzneimittelforschung 62: 378–383

114 Neven P, Donders G, Mögele M et al (2012) Ultra-low dose vaginal estriol and Lactobacillus acidophilus (Gynoflor®) in early breast cancer survivors on aromatase inhibitors: Pharmacokinetic, efficacy and safety results from a phase I study. Cancer Research: December 15, 2012; Volume 72, Issue 24, Supplement 3 doi: 10.1158/0008-5472.SABCS12-P2-12-06 Abstracts: Thirty-Fifth Annual CTRC-AACR San Antonio Breast Cancer Symposium-- Dec 4–8, 2012; San Antonio, TX

115 Trinh XB, Tjalma WA, Makar AP et al (2008) Use of the levonorgestrel-releasing intrauterine system in breast cancer patients. Fertil Steril 90: 17–22

Mammakarzinom und Schwangerschaft

B. Schmalfeldt, A. Farr, V. Fink, D. Grab, C. Kern, B. Löhrs, M. Rühl, C. Schindlbeck, U. Hamann, R. Knitza, I. O. Steinkohl

Schwangerschaftsassoziiertes Mammakarzinom

Häufigkeit

Das mit einer Schwangerschaft assoziierte Mammakarzinom (S-a-M) wird definiert als eine Brustkrebserkrankung, die während oder bis zu einem Jahr bzw. während der gesamten Stillzeit nach der Schwangerschaft diagnostiziert wird. In der anglo-amerikanischen Literatur wird die Inzidenz des S-a-M mit 0,2 % bis 3,8 % angegeben. Insgesamt treten weniger als 3 % aller Mammakarzinome während einer Schwangerschaft auf, bei ungefähr 1 von 3000–10 000 schwangeren Frauen wird ein Mammakarzinom gefunden.

Prognose

In aktuellen Analysen konnte gezeigt werden, dass sich die Prognose in und außerhalb der Schwangerschaft nicht unterscheidet, wenn Stadium, Nodalstatus und etablierte Prognosefaktoren in beiden Gruppen gleich verteilt sind. Die vorliegenden Studien zeigen, dass beim S-a-M signifikant häufiger
– ein höheres T-Stadium (> 2 cm)
– ein positiver Nodalstatus
– ein negativer Rezeptorstatus
– ein positiver HER2/neu-Status
– ein triple-negatives Karzinom
– ein niedrig differenziertes Karzinom (G3)
– ein inflammatorisches Karzinom
– eine genetische Prädisposition
vorliegen als bei einer nicht schwangeren Vergleichsgruppe.

Diese ungünstigen Prognosefaktoren erklären die beim S-a-M signifikant kürzere 5-Jahres-metastasenfreie- und Gesamtüberlebensrate im Vergleich zu nicht schwangeren Mammakarzinompatientinnen gleichen Alters [15, 46, 50].

Die meisten Publikationen ergaben, dass die Zeitdauer vom Auftreten des ersten klinischen Zeichens bis zur histologischen Diagnose bei S-a-M erheblich verzögert ist. Dies ist eine mögliche Erklärung für bereits fortgeschrittene Stadien des S-a-M bei Diagnosestellung. Das häufige Vorliegen entdifferenzierter und hormonrezeptornegativer Karzinome lässt weiterhin eine aggressivere Tumorbiologie vermuten. Des Weiteren stellen ein verzögerter Therapiebeginn und eine inadäquate Therapie bei schwangeren Patientinnen mit Mammakarzinom eine Erklärung für das ungünstigere Überleben in einigen Studien dar. Eine aktuelle Registerstudie mit den bisher größten publizierten Fallzahlen [1] zeigte ein ähnliches Gesamtüberleben für Patientinnen mit Brustkrebs in der Schwangerschaft im Vergleich zu nicht schwangeren Patientinnen mit Brustkrebs nach Adjustierung für die oben genannten Prognosefaktoren (HR 1,19; p = 0,51).

Diagnostik

Die Diagnosestellung ist aufgrund der Konsistenzänderung und der Gewichtszunahme der Brust während der Schwangerschaft und Laktation erschwert. Durchschnittlich wird die Diagnose des Mammakarzinoms durch die Schwangerschaft um 2–6 Monate verzögert. Unklare Befunde sollten konsequent abgeklärt werden, um eine verzögerte Diagnose und damit ein Fortschreiten der Erkrankung zu vermeiden.

Unklare Palpationsbefunde werden zur Differenzierung von soliden und zystisch-liquiden Befunden zunächst sonografiert. Liquide Herdbefunde sollten sonografisch gesteuert punktiert und zytologisch gesichert werden. Solide Befunde, die während der Schwangerschaft neu entstanden sind, müssen histologisch abgeklärt werden. Dies sollte primär mit einer Hochgeschwindigkeitsstanzbiopsie unter sonografischer Kontrolle durchgeführt werden. Die Komplikationsrate der Methode im Vergleich zur offenen Gewebeentnahme ist auch intra graviditatem sehr gering; dies betrifft insbesondere die Bildung von Milchgangsfisteln. Möglicherweise besteht wegen der Hypervaskularisation ein leicht erhöhtes (Nach-)Blutungsrisiko. Während der Laktation ist die Rate an Infektionen und Milchgangsfisteln nach diagnostischen Eingriffen erhöht. Aus diesem Grund ist ein vorübergehendes Abstillen einige Tage vor der geplanten Biopsie sinnvoll.

Bei sonografisch unklaren oder hochsuspekten Befunden ist die Indikation zur Mammografie gegeben. So lassen sich in 25–78 % der Fälle Karzinome in der graviden Brust erkennen. Bei bilateraler Mammografie liegt die Strahlendosis heute beim Einsatz moderner Geräte bei 200–400 mGy. Bei adäquater Abschirmung des Abdomens ist auch die Strahlenbelastung des Feten minimal (ca. 0,5 Gy entsprechend 50 mrad) und liegt somit weit unter der teratogenen Dosis von 10 rad und auch unter der wöchentlichen natürlichen, umweltbedingten Strahlenexposition [12].

Die Kernspintomografie (MR-Mammografie) während der Gravidität und/oder Stillperiode liefert nur begrenzt therapierelevante Informationen, da die physiologische Hypervaskularisation des Drüsengewebes die hypervaskularisierten malignen Veränderungen der Mamma maskiert. Weiterhin gibt es keine Daten zur Arzneimittelsicherheit des Kontrastmittels Gadolinium in der Schwangerschaft.

Staging

In Abhängigkeit vom Stadium bei Diagnose sollte ein komplettes Staging durchgeführt werden, das die Sonografie der Leber, die Röntgenuntersuchung der Lunge (mit Abschirmung des Abdomens) und eine Kernspintomografie der Wirbelsäule (ohne Kontrastmittel) zum Ausschluss von Knochenmetastasen beinhaltet. Aufgrund der erhöhten Strahlenbelastung sollten eine Skelettszintigrafie und/oder eine Computertomografie nicht durchgeführt werden.

Lokoregionäre Therapie

Die operative Therapie erfolgt nach den Richtlinien für nicht schwangere Patientinnen. Eine brusterhaltende Therapie ist prinzipiell möglich und unterliegt den gleichen Indikationskriterien wie außerhalb der Schwangerschaft. Dennoch erhalten fast die Hälfte der Patientinnen aufgrund der oft fortgeschrittenen oder inflammatorischen Karzinome eine Mastektomie [1]. Eine Brustrekonstruktion ist erst nach der Schwangerschaft und Stillzeit zu empfehlen.

Bei einem Großteil der Patientinnen mit S-a-M besteht aufgrund klinisch suspekter Lymphknoten eine Indikation zur Axilladissektion. Bei klinisch und sonografisch unauffälliger Axilla kann auch in der Schwangerschaft eine Sentinel-Lymphknoten-Biopsie (SLNB) nach Radionuklidmarkierung erfolgen. Die Anwendung von Patentblau ist in der Schwangerschaft nicht zugelassen. Aktivitätsmessungen nach Radionuklidmarkierung lassen auf eine fetale Strahlenexposition von weniger als 50 mGy schließen [17, 27, 30, 39], sodass nicht von einer Gefährdung des Feten auszugehen ist. Das Bundesamt für Strahlenschutz hat nach entsprechender Anfrage bezüglich einer 13-mBq-Injektion wie folgt geantwortet: „Unter der konservativen Annahme, dass nach Injektion des Radiokolloids in die Brust das Medikament sich sofort im ganzen Körper verteilt.... Aus der hier vorliegenden pränatalen Strahlenexposition wird somit ein zusätzliches Lebenszeitrisiko für letal verlaufende Krebserkrankungen von konservativ unter 0,0004 %, ein zusätzliches Risiko für eine kindliche Krebserkrankung von konservativ unter 0,0002 % und ein zusätzliches Risiko für vererbbare Defekte von konservativ unter 0,00005 % resultieren." (Antwortschreiben des BfS bei den Autoren) Die zur Verfügung stehenden retrospektiven Berichte zeigen hohe Sentinel-Detektionsraten sowie kein erhöhtes kindliches Fehlbildungsrisiko [30]. Zur Frage, ob die Ergebnisse von Studien, in denen unter bestimmten Voraussetzungen (cT1/2, cN0, tangentiale Radiatio, adäquate Systemtherapie) bei weniger als 3 befallenen Sentinel-Lymphknoten auf die weitere Axilladissektion ohne Nachteil für die Patientin verzichtet worden ist, auch auf das S-a-M übertragen werden können, liegen bisher keine Empfehlungen vor. Die Bestrahlung der

Brust oder Thoraxwand ist aufgrund des Risikos für das ungeborene Kind für neurologische Auffälligkeiten und spätere maligne Erkrankungen nach Strahlenexposition in der Schwangerschaft kontraindiziert (12, 26, 29). Da aufgrund des meist fortgeschrittenen Stadiums und der häufig vorliegenden ungünstigen Prognosekriterien die Mehrzahl der Patientinnen mit S-a-M eine adjuvante Chemotherapie benötigt, wird es in den meisten Fällen möglich sein, die adjuvante Radiatio auf die Zeit nach der Entbindung zu verschieben.

Systemische Therapie

Bei einem Großteil der Frauen mit einem S-a-M besteht aufgrund des Tumorstadiums (lokal fortgeschrittenes oder inflammatorisches Mammakarzinom: pT3 bis pT4) oder der histopathologischen Risikokonstellation die Indikation zu einer primär systemischen oder einer adjuvanten systemischen Therapie. Insgesamt existieren nur wenige Daten zur Frage einer neoadjuvanten Chemotherapie in graviditate. *Hahn* et al. [20] werteten die Verläufe von 25 Patientinnen mit neoadjuvanter Chemotherapie im 2. Trimenon aus, wobei die Schwangerschaftskomplikationen und kindlichen Verläufe sich nicht wesentlich von denen in Vergleichskollektiven unterschieden [56]. Generell kann nach Abschluss der Organogenese ab dem 2. Trimenon eine Chemotherapie appliziert werden. Im ersten Trimenon sollte eine Chemotherapie wegen der hohen Teratogenität nicht durchgeführt werden. In diesem Fall kann mit der Patientin ein Schwangerschaftsabbruch diskutiert werden, um ihr eine adäquate und zeitnahe adjuvante systemische Therapie zu ermöglichen. Der Schwangerschaftsabbruch per se ändert die Prognose des Mammakarzinoms jedoch nicht.

Im zweiten und dritten Trimenon unterscheiden sich die Empfehlungen zur Chemotherapie für das S-a-M nicht von denen für nicht schwangere Frauen. Nach Abschluss der Organogenese bleiben das ZNS und die Sinnesorgane Augen und Ohren des Feten am meisten gefährdet. Eine zytostatische Behandlung während des zweiten und dritten Trimenons erhöht das Risiko für eine intrauterine Wachstumsretardierung und Frühgeburtlichkeit, während keine wesentlichen Unterschiede im Lernverhalten oder andere Auffälligkeiten der heranwachsenden Kinder zu erwarten sind [20]. Folatantagonisten wie Methotrexat zeigen eine hohe Assoziation mit fetalen Fehlbildungen und sollten während der gesamten Schwangerschaft nicht gegeben werden. Die vorliegenden Daten erlauben die Durchführung einer (neo-)adjuvanten Chemotherapie mit anthrazyklinhaltigen Schemata in Standarddosierungen (FAC, FEC, EC) während des 2. und 3. Trimenons [8, 44]. In den vorliegenden Studien mit schwangerschaftsassoziiertem Mammakarzinom war die anthrazyklinhaltige Therapie nicht mit einer erhöhten fetalen Mortalität korreliert und die Rate an fetalen Fehlbildungen nicht gesteigert. Dies gilt auch für dosisdichte Schemata, die bei gegebener Indikation auch im 2. und 3. Trimenon der Schwangerschaft appliziert werden können [14]. Zu Spätschäden, wie eingeschränkte Fertilität, kardiale Dysfunktion und maligne Folgeerkrankungen, gibt es bisher nur wenige Daten. Fetale Wachstumsretardierung, vorzeitige Wehen und Frühgeburtlichkeit, fetale Anämie und Leukopenie wurden hingegen beschrieben. Ebenso wurde vereinzelt über eine Kardiotoxizität bei Kindern nach anthrazyklinhaltiger Systemtherapie berichtet [20, 30, 35, 47]. Für die Gabe von Taxanen intra graviditatem liegen ebenfalls Daten vor [38]; Auffälligkeiten bei den Neugeborenen wurden bisher nicht beobachtet [35, 37]. Die internationale Konsensuskonferenz 2010 hat die Gabe von Taxanen und von Cisplatin als mögliche Option beim schwangerschaftsassoziierten Mammakarzinom erachtet [2].

Zur Minimierung des erhöhten maternalen und fetalen Morbiditätsrisikos durch eine Neutropenie sollte ein Intervall von 3 Wochen zwischen dem letztem Zyklus der Chemotherapie und der Geburt liegen. Wird die Chemotherapie nach der Geburt des Kindes fortgesetzt, ist es empfehlenswert, die Mutter abzustillen, da Zytostatika in die Muttermilch übertreten.

Die Indikation zur primär systemischen Therapie erfolgt nach den gleichen Kriterien wie bei nicht schwangeren Patientinnen. Prinzipiell sollte die Entbindung erst bei ausreichender kindlicher Reife erfolgen. Nur bei Frauen, die eine Chemotherapie während der Schwangerschaft nicht wünschen, kann die Schwangerschaft nach Erreichen der 34. Schwangerschaftswoche vorzeitig beendet werden, um dann die Chemotherapie einzuleiten. Dies ist aber mit einer erhöhten kindlichen Morbidität durch die Frühgeburtlichkeit assoziiert und muss mit der Patientin individuell diskutiert werden.

Supportive Maßnahmen bei anthrazyklinhaltiger Chemotherapie, wie die Gabe von 5HT3-Antagonisten, Kortikosteroiden und der Einsatz von G-CSF entsprechend den Therapierichtlinien sind auch in der Schwangerschaft möglich.

Die adjuvante endokrine Therapie ist während der Schwangerschaft kontraindiziert.

Zur Anwendung von Trastuzumab in der Schwangerschaft liegt eine aktuelle Metaanalyse aus 17 Publikationen vor [57] vor. In einem Großteil der Fälle wurde ein Anhydramnion beobachtet, Fehlbildungen traten nicht auf. Dennoch ist aufgrund unzureichender Daten von der Gabe von Trastuzumab in Schwangerschaft und Stillzeit abzuraten. Tritt eine Schwangerschaft unter Trastuzumab auf und besteht der Wunsch auf Fortsetzung der Schwangerschaft, sollte die Therapie abgesetzt werden. Nach einem Fallbericht erfolgte die Therapie eines metastasierten Mammakarzinomes mit Lapatinib über weitere 11 Wochen nach Eintritt einer Schwangerschaft, welche schließlich mit der Geburt eines gesunden Kindes endete [28]. Bevacizumab ist plazentagängig, Daten zur Anwendung in der Schwangerschaft liegen nur aus Tierversuchen vor. Skelettfehlbildun-

gen, eine erhöhte Abortrate und intrauterine Wachstumsretardierung wurden beschrieben. Aufgrund der beschriebenen Risiken bzw. der fehlenden Daten sollte der Einsatz der genannten Antikörper und Biologicals grundsätzlich erst nach der Entbindung erfolgen [25]. Ebenso ist die Gabe von Bisphosphonaten aufgrund ihres teratogenen Risikos kontraindiziert.

Palliative Therapie in der Schwangerschaft

Beim primär metastasierten Mammakarzinom in der Schwangerschaft ist ein kurativer Ansatz nicht mehr gegeben. Daher sollten v. a. die therapiebedingten Nebenwirkungen für den Feten möglichst gering gehalten werden. Ist aufgrund einer fortgeschrittenen viszeralen Metastasierung und lebensbedrohlicher Symptome eine Chemotherapie erforderlich, sollte eine Monotherapie bevorzugt werden. Auch hier liegen zu den Anthrazyklinen die meisten Erfahrungen vor. Zum Einsatz von Vinorelbin in der Schwangerschaft wurden 6 Fallberichte publiziert: Fetale Fehlbildungen oder kindliche Gesundheitsstörungen wurden nie beobachtet. Bei lebensbedrohlichen Symptomen kann im 1. Trimenon der Schwanger-

Tabelle 1. Mögliche Chemotherapieschemata in graviditate [23].

	Substanzen	Dosis/Appl./Intervall
4×EC	Epirubicin	90 mg/m²/i.v./d1, q3w, 4×
	Cyclophosphamid	600 mg/m²/i.v./d1, q3w, 4×
FEC$_{120}$ (Levine)	5- Fluorouracil	500 mg/m²/i.v./d1+8, q4w, 6×
	Epirubicin	60 mg/m²/i.v./d1+8, q4w, 6×
	Cyclophosphamid	75 mg/m²/p.o./d1−14, q4w, 6×
FEC$_{100}$ (Bonneterre)	5-Fluorouracil	500 mg/m²/i.v./d1, q3w, 6×
	Epirubicin	100 mg/m²/i.v./d1, q3w, 6×
	Cyclophosphamid	500 mg/m²/i.v./d1, q3, 6×
FAC	Cyclophosphamid	500 mg/m²/i.v./d1, q3w, 6×
	Doxorubicin	50 mg/m²/i.v./d1, q3w, 6×
	5- Fluorouracil	500 mg/m²/i.v./d1, q3w, 6×
FEC-Doc	5- Fluorouracil	500 mg/m²/i.v./d1, q3w, 3×
	Epirubicin	100 mg/m²/i.v./d1, q3w, 3×
	Cyclophosphamid	500 mg/m²/i.v./d1, q3w, 3×
	nach Entbindung:	
	Docetaxel	100 mg/m²/i.v./d1, q3w, 3×

schaftsabbruch gerechtfertigt sein, um unverzüglich die Systemtherapie einleiten zu können. Die Prognose für die Mutter verbessert sich durch den Schwangerschaftsabbruch jedoch nicht. Bei langsam fortschreitender Erkrankung sollte die Therapie bis nach der Entbindung ausgesetzt werden.

Die Metastasierung eines Mammakarzinoms in die Plazenta wurde beschrieben, eine Ausbreitung der Erkrankung auf den Feten wurde bisher aber nicht beobachtet.

Schwangerschaft nach Therapie eines Mammakarzinoms

Die Beratung über Fertilitätschancen und Möglichkeiten des Fertilitätserhaltes nach Diagnose und Therapie eines Mammakarzinoms ist heute obligater Bestandteil des Behandlungsplans bei jungen Frauen mit Kinderwunsch. Drei wesentliche Fragen sind in diesem Zusammenhang zu beantworten:

1. Wie stark beeinträchtigt eine systemische Therapie die Fertilität und welche fertilitätserhaltenden Maßnahmen sind möglich?
2. Besteht ein teratogenes Risiko nach vorausgegangener Systemtherapie?
3. Ist eine erneute Schwangerschaft nach (erfolgreicher) Therapie eines Mammakarzinoms mit einem erhöhten Rezidiv- oder Metastasierungsrisiko assoziiert?

Amenorrhörate nach Systemtherapie

Die Induktion einer Amenorrhö ist vom Alter der Patientin und von der kumulativen Cyclophosphamiddosis abhängig [22]. Bei Frauen unter 35 Jahren, die 6 Zyklen FAC adjuvant erhalten hatten, wurde in retrospektiven Studien eine dauerhafte Amenorrhörate von 9–11 %, beobachtet [13]. In Studien mit Frauen unter 40 Jahren lag das Risiko für eine dauerhafte Amenorrhö nach 4 Zyklen AC bei 10–15 %, nach 6 Zyklen CEF oder CMF bei 20–60 %. Bei einem medianen Alter von 44 Jahren lag in der NCIC-CTG MA.5-Studie die Rate für eine 12 Monate andauernde Amenorrhö nach 6 Zyklen CEF bereits bei 76 %, nach 6 Zyklen CMF bei 71 % [42].

In den meisten Studien hatte die Gabe von Taxanen nach anthrazyklinbasierter Chemotherapie (4 Zyklen AC gefolgt von Taxan) keinen Einfluss auf die Amenorrhörate [52]. Bei Frauen unter 40 Jahren lag die Amenorrhörate 1 Jahr nach AC gefolgt von Taxan bei 15 % [10]. Zum Einfluss von dosisdichten Regimen auf Amenorrhö und Fertilität gibt es bisher nur wenige Untersuchungen: bei 2 Patientinnen mit Mammakarzinom wurde nach Hochdosistherapie mit Stammzelltransplantation eine Schwangerschaft beobachtet.

Nach den aktuellen Therapieleitlinien (St. Gallen 2013, AGO-Leitlinien 2011) erhalten nahezu alle hormonrezeptorpositiven Frauen mit oder ohne adjuvanter Chemotherapie eine antiöstrogene Therapie mit Tamoxifen. Bei prämenopausalen Frauen erhöht Tamoxifen die Östradiolkonzentrationen im Serum und kann die Anzahl von Ovulationen steigern, eine simultane sichere Kontrazeptionsmethode ist daher zu empfehlen.

Fertilitätserhaltende Maßnahmen

Aufgrund der oben genannten Risiken für Amenorrhö und Infertilität sollten die Patientinnen über fertilitätserhaltende Maßnahmen frühzeitig vor Einleitung einer adjuvanten Systemtherapie informiert werden [7]. Empfehlungen hierzu wurden von der American Society of Clinical Oncology erarbeitet [33, 34]. Optionen sind die Oozytenentnahme nach 10–14-tägiger Stimulation mit anschließender In-vitro-Fertilisation und Embryokryokonservierung und bei Patientinnen ohne Partner die Kryokonservierung maturer Oozyten. Die enge Kooperation mit einem reproduktionsmedizinischen Zentrum ist besonders wichtig. Ein Nachteil dieser Methoden ist die zeitliche Verzögerung der adjuvanten Therapie durch die ovarielle Stimulation (je nach aktueller Zyklusphase 2–6 Wochen). Die Lebendgeburtrate pro fertilisierter Oozyte nach Kryokonservierung maturer Oozyten ist mit 2 % deutlich geringer als nach Embryokryokonservierung (20 %). Die Kryokonservierung immaturer Oozyten ist noch experimentell und mit einer sehr niedrigen Schwangerschaftsrate und hohen Abortrate assoziiert.

Eine weitere Option ist die Kryokonservierung von laparoskopisch entnommenem Ovarialgewebe. Weltweit wurden bisher nur wenige Schwangerschaften nach Retransplantation des Gewebes publiziert. Aufgrund der erforderlichen hohen Qualitätsstandards sollte die Kryokonservierung von Ovarialgewebe nur an Zentren mit entsprechender

Erfahrung erfolgen. Das in den letzten Jahren aufgebaute bundesweite Netzwerk ist unter www.fertiprotect.de zu finden.

Ovarprotektion durch GnRH-Analoga

Die Effektivität der Ovarprotektion durch GnRH-Analoga simultan zur Chemotherapie wird derzeit uneinheitlich bewertet [11, 43, 54]. In einer prospektiv randomisierten Studie bei prämenopausalen Patientinnen mit Mammakarzinom [5] war die Rate spontaner Menstruationszyklen nach Therapieende in der GnRH-Gruppe mit 90 % und die Rate spontaner Ovulationen mit 69 % signifikant höher als in der Kontrollgruppe (33 % bzw. 26 %). Es wurden in dieser Studie keine Angaben zum brustkrebsspezifischen Überleben und zur Rezidivrate gemacht.

In der randomisierten placebokontrollierten ZORO (Zoladex Rescue of Ovarian Function)-Studie bei Patientinnen mit rezeptornegativem Mammakarzinom war das Auftreten einer regelmäßigen Menstruation 6 Monate nach Ende der Chemotherapie unabhängig von der GnRH-Gabe [18]. In der zweiten randomisierten, placebokontrollierten Studie von *Munster* et al. betrug die Rate der spontanen Menstruationszyklen in der GnRH-Gruppe 88 %, in der Kontrollgruppe 90 % nach durchschnittlich 6 Monaten [41].

Eine Beeinträchtigung der Wirkung der Chemotherapie durch die simultane Gabe von GnRH-Analoga kann derzeit nicht ausgeschlossen werden. Weiterhin ist der Mechanismus der Ovarprotektion durch GnRH-Analoga bisher nicht ausreichend aufgeklärt, d. h. es ist unbekannt, ob sich die Wirkung lediglich auf die Hormonproduktion bezieht oder auch auf die Erhaltung der Oozyten selbst.

Aufgrund der nicht ausreichenden Evidenz hinsichtlich der Wirksamkeit der Ovarialsuppression zum Fertilitätserhalt wird die Gabe von GnrH-Analoga in den aktuellen ASCO-Leitlinien zur Fertilitätsprotektion nicht befürwortet [33].

Teratogenes Risiko nach Systemtherapie

Sutton et al. [51] beschrieben nach FAC-Gabe 33 Schwangerschaften bei 25 Frauen unter 35 Jahren bei insgesamt 119 auswertbaren Patientinnen. Der mediane zeitliche Abstand zwischen Chemotherapie und Konzeption betrug 12 Monate (Range: 0–87 Monate), kindliche Fehlbildungen wurden nicht beschrieben. Bezüglich der Langzeitfolgen für Kinder, deren Mütter wegen Brustkrebs chemotherapiert wurden, gibt es aktuell kaum Zahlenmaterial. Ergebnisse mit längerer Nachbeobachtungszeit sind nur aus den Chemotherapiestudien bei M. Hodgkin vorhanden: So war die Rate an kindlichen Auffälligkeiten auch 11 Jahre nach Therapieende nicht höher als in einer Vergleichsgruppe ohne Chemotherapie.

Einfluss einer Schwangerschaft auf das Rezidivrisiko und die Prognose nach Therapie eines Mammakarzinoms

Derzeit gibt es keine Hinweise dafür, dass eine Schwangerschaft nach Mammakarzinomtherapie dessen Prognose verschlechtert.

In retrospektiven Erhebungen aus verschiedenen internationalen Krebsregistern wurde eine Risikoreduktion durch eine Schwangerschaft nach Therapie des Mammakarzinoms beobachtet, d. h. Frauen mit Mammakarzinom und nachfolgender Schwangerschaft hatten nach Adjustierung der klinischen Faktoren ein längeres Gesamtüberleben als Frauen mit Mammakarzinom ohne spätere Schwangerschaft [1, 3, 4, 6, 16, 24, 31, 32, 36, 40, 45, 55]. Hierbei ist jedoch der „healthy mother effect" zu berücksichtigen, d. h., dass mit hoher Wahrscheinlichkeit auch nur die Frauen schwanger wurden, die rezidivfrei und damit auch gesund waren.

Da Rezidive und/oder Metastasen v. a. in den ersten 2–3 Jahren nach Diagnose auftreten, ist es sinnvoll, solange eine konsequente Kontrazeption anzuraten. In einer aktuellen populationsbasierten Studie wurde bei Patientinnen mit lokalisierter Erkrankung jedoch kein nachteiliger Effekt auf die Prognose nachgewiesen, wenn die Schwangerschaft bereits 6 Monate nach abgeschlossener Therapie eintrat [24]. Ebenso wurde in der 2011 publizierten Metaanalyse aus 14 Studien [3] kein prognostischer Unterschied zwischen Patientinnen mit Eintritt der Schwangerschaft 6 bis 24 Monate nach der Brustkrebsdiagnose und Patientinnen mit einer Schwangerschaft erst nach einem Zeitraum von 2 Jahren nach Diagnosestellung des Mammakarzinoms festgestellt.

Prinzipiell sollte die adjuvante Therapie einschließlich Antikörper und endokriner Therapie vor Planung einer Schwangerschaft abgeschlossen werden.

Bei Patientinnen mit hormonrezeptorpositiven Tumoren und Kinderwunsch vor Abschluss der endokrinen Therapie muss das potenzielle Risiko einer Prognoseverschlechterung durch den Therapieabbruch individuell mit der Patientin diskutiert werden.

Stillen nach Mammakarzinom

Die Europäische Gesellschaft der Brustkrebsspezialisten empfiehlt das Stillen mit der nicht betroffenen Brust nach Ausschluss von Kontraindikationen [9]. Diese sind die aktuelle Durchführung einer Strahlen- oder Systemtherapie, da Zytostatika und Antikörper ebenso wie endokrine Substanzen in die Muttermilch übergehen. Stillen nach abgeschlossener Therapie ist auf Wunsch möglich. Zu beachten ist jedoch, dass es an der operierten und bestrahlten Brust zu Problemen mit dem Milchvolumen und auch mit der Mamillenextension kommen kann [21].

Kontrazeption während und nach Therapie eines Mammakarzinoms

Während der Strahlen- und Systemtherapie sollte eine sichere Kontrazeptionsmethode empfohlen werden. Dies gilt auch für die Therapie mit GnRH-Analoga in Kombination mit Tamoxifen, da hierunter Ovulationen auftreten können. Nach Chemotherapie sollte die Kontrazeption im Allgemeinen über 6 Monate fortgeführt werden. Nach Gabe von Trastuzumab wird aufgrund der langen Halbwertzeit eine konsequente Verhütung über mindestens 3 Monate empfohlen.

Die Frage nach der Kontrazeption nach Mammakarzinom ist bislang nicht hinreichend untersucht. Empfohlen wird vor allem die Anwendung nicht hormoneller Methoden. Aufgrund der höheren kontrazeptiven Sicherheit im Vergleich zu Barrieremethoden sind kupferhaltige Intrauterinpessare die Methode der ersten Wahl. Bei abgeschlossener Familienplanung ist die Sterilisation eines Partners eine Option. Östrogen- und/oder gestagenhaltige Ovulationshemmer sind in den ersten 5 Jahren nach Mammakarzinomtherapie kontraindiziert. Auch Gestagenmonopräparate und Gestagenimplantate sollten aufgrund der derzeit unzureichenden Daten nicht empfohlen werden. Der Einfluss des Levonorgestrel freisetzendem Intrauterinpessars (IUD) auf das Rezidivrisiko bei Patientinnen mit Mammakarzinom ist derzeit unklar. Während bei Frauen unter Tamoxifentherapie durch ein Levonorgestrel freisetzende IUD in mehreren Studien keine erhöhte Rezidivrate festgestellt wurde, war in einer weiteren retrospektiven Fall-Kontroll-Studie mit 79 Patientinnen die Rezidivrate bei Frauen mit gestagenhaltigem IUD höher als in der Kontrollgruppe. Der Unterschied war aber nicht signifikant. Ebenso war in der Subgruppe der Frauen, die das gestagenhaltige IUD bereits zum Zeitpunkt der Brustkrebsdiagnose hatten und in utero belassen haben, das Rezidivrisiko höher im Vergleich zu Frauen ohne dieses IUD [53]. Aufgrund dieser Daten sollte den Patientinnen die Entfernung eines liegenden gestagenhaltigen IUDs empfohlen werden.

Die Notfallkontrazeption mit Levonorgestrel oder dem Progesteron-Rezeptor-Modulator Ulipristalacetat ist bei Patientinnen mit Mammakarzinom möglich [48, 49].

Weiterführende Literatur (Auswahl)

1   Amant F, von Minckwitz G, Han SN, Bontenbal M; Ring AE, Giermek J, Wildiers H, Fehm T, Linn SC, Schlehe B, Neven P, Westenend PJ, Müller V, van Calsteren K, Rack B, Nekljudova V, Harbeck N, Untch M, Witteveen PO, Schwedler K, Thomssen C, van Calster BV, Loibl S (2013) Prognosis of women with primary breast cancer diagnosed during pregnancy: Results form an international collaborative Study. J Clin Oncol, epub ahead of print May 2013
2   Amant F, Deckers S, van Calsteren K et al (2010) Breast cancer in pregnancy: recommendations of an international consensus meeting. Eur J Cancer 46: 3158–3168
3   Azim HA Jr, Santoro L, Pavlidis N et al (2011) Safety of pregnancy following breast cancer diagnosis: a meta-analysis of 14 studies. Eur J Cancer 47: 74–83
4   Azim HA Jr, Kroman N, Paesmans M et al (2013) Prognostic impact of pregnancy after breast cancer according to estrogen receptor status: a multicenter retrospective study. J Clin Oncol 31: 73–79
5   Badawy A, Elnashar A, El-Ashry M (2009) Gonadotropin-releasing hormone agonists for prevention of chemotherapy-induced ovarian damage: prospective randomized study. Fertil Steril 91: 694–697
6   Beadle BM, Woodward WA, Middleton LP et al (2009) The impact of pregnancy on breast cancer outcomes in women </= 35 years. Cancer 115: 1174–1184
7   Binder H, Dittrich R, Müller A et al (2006) Fertilitätserhaltung bei onkologischen Therapien. Geburtsh Frauenheilk 66: R199–R226

8 Cardonick E, Iacobucci A (2004) Use of chemotherapy during human pregnancy. Lancet Oncol 5: 283–291

9 Cardoso F, Loibl S, Pagani O et al (2012). The European Society of Breast Cancer Specialists recommendations for the management of young women with breast cancer. Eur J Cancer 48(18): 3355–3377

10 Cullinane CA, Lubinski J, Neuhausen SL et al (2005) Effect of pregnancy as a risk factor for breast cancer in BRCA1/BRCA2 mutation carriers. Int J Cancer 117: 988

11 Del Mastro L, Boni L, Michelotti A et al (2011) Effect of the gonadotropin-releasing hormone analogue triptorelin on the occurrence of chemotherapy-induced early menopause in premenopausal women with breast cancer: A randomized trial. JAMA 306: 269–276

12 Doll R, Wakeford R (1997) Risk of childhood cancer from fetal irridiation. Br J Radiol 70: 130–139

13 Fornier MN, Modi S, Panageas KS et al (2005) Incidence of chemotherapy-induced, long-term amenorrhea in patients with breast carcinoma age 40 years and younger after adjuvant anthracycline and taxane. Cancer 104: 1575–1579

14 Gardonick E, Gilmandyar D, Somer RA (2012) Maternal and neonatal outcomes of dose-dense chemotherapy for breast cancer in pregnancy. Obstet Gynecol 120: 1267–72

15 Garcia-Manero M, Royo MP, Espinos JH et al (2009) Pregnancy associated breast cancer. Eur J Surg Oncol 35: 215–218

16 Gelber S, Coates AS, Goldhirsch A et al (2001) Effect of pregancy on overall survival after the diagnosis of early-stage breast cancer. J Clin Oncol 19: 1671–1675

17 Gentilini O, Cremonesi M, Trifiro G et al (2004) Safety of sentinel node biopsy in pregnant patients with breast cancer. Ann Oncol 15: 1348–1351

18 Gerber B, von Minckwitz G, Stehle H et al (2011) Effect of luteinizing hormone-releasing hormone agonist on ovarian function after modern adjuvant breast cancer chemotherapy: The GBG 37 ZORO Study. J Clin Oncol 29(17): 2334–41

19 Germann N, Goffinet F, Goldwasser F (2004) Anthracyclines during pregnancy: embryo-fetal outcome in 160 patients. Ann Oncol 15:146–150

20 Hahn KME, Johnson PH, Gordon N et al (2006) Treatment of pregnant breast cancer patients and outcomes of children exposed to chemotherapy in utero. Cancer 107: 1219–1226

21 Helewa M, Levesque P, Provencher D (2002) Breast cancer, pregnancy, and breastfeeding. J Obstet Gynaecol Can 24: 164–180

22 Hensley ML, Reichmann BS (1998) Fertility and pregnancy after adjuvant chemotherapy for breast cancer. Oncology/Hematology 28: 121–128

23 http://image.thelancet.com/extras/03oncl0502webtable1.pdf

24 Ives A, Saunders C, Bulsara M et al (2007) Pregnancy after breast cancer: population based study. Br Med J 334: 194

25 Johannsson O, Loman N, Borg A et al (1998) Pregnancy-associated breast cancer in BRCA1 and BRCA2 germline mutation carriers. Lancet 352: 1359

26 Kal HB, Struikmans H (2005) Radiotherapy during pregnancy: fact and fiction. Lancet Oncol 6: 328

27 Keleher A, Wendt R 3rd, Delpassnd E, et al (2004) The safety of lymphatic mapping in pregnant breast cancer patients using Tc-99m sulfur colloid. Breast J 10: 492

28 Kelly H, Grahan M, Humes E et al (2006) Delivery of healthy baby after first-trimester maternal exposure to lapatinib. Clin Breast Cancer 7: 339–341

29 Kimler BF (1998) Prenatal irridiation: a major concern for the developing brain. Int J Radiat Biol 73: 423–434

30 Khera Sy, Kiluk JV, Hasson DM et al (2008) Pregnancy-associated breast cancer patients can safely undergo lymphatic mapping. Breast J 14: 250–254

31 Kranick JA, Schaefer C, Rowell S et al (2010) Is pregnancy after breast cancer safe? Breast J 16: 404–411

32 Kroman N, Jensen MB, Wohlfahrt J et al. (2008). Pregnancy after breast cancer- Population based study on behalf of the Danish Breast Cancer Cooperative Group. Acta Oncol 47: 545–549

33 Loren AW, Mangu PB, Beck LN; Brennan l, Magdalinski AJ, Partridge AH, Quinn G, Wallace WH, Oktay K.(2013). Fertility preservation for patietns with cancer: American Society of Cliical Oncology Clinical Practise Guidelines Update. J Clin Oncol: epub ahead of print

34 Lee SJ, Schover LR, Patridge AH et al (2006) American Society of Clinical Oncology Recommendations on fertility preservation in cancer patients. Cancer 24: 2917–2931

35 Loibl S, Han SN, von Minckwitz G, Bontenbal M, Ring A, Giermek J, Fehm T, van Calsteren K, Linn SC, Schlehe B, Gziri MM, Westenend PJ, Müller V, Heyns L, Rack B, Van Calster B, Harbeck N, Lenhard M, Halaska MJ, Kaufmann M, Nekljudova V, Amant F (2012). Treatment of breast cancer during pregnancy: An observational study. Lancet Oncol 13: 887–896

36 Matthews ML, Hurst BS, Marshburn PB et al (2012) Cancer, fertility preservation and future pregnancy: A comprehensive review. Obstet Gynecol Int [Epub 2012 Mar 18]

37 Mir O, Berveiller P, Robert S (2008) Emerging therapeutic options for breast cancer during chemotherapy. Ann Oncol 19: 607–613

38 Mir O, Berveiller P, Goffinet F (2010) Taxanes for breast cancer during pregnancy. A systematic review. Ann Oncol 21: 425–433

39 Mondi MM; Cuenza RE, Ollila DW et al (2007) Sentinel lymph node biopsy during pregnancy: initial clinical experience. Ann Surg Oncol 14: 218–221

40 Müller BA, Simon MS, Deepen D (2003). Childbearing and survival after breast cancer. Cancer 98:1131–1140

41 Munster PN, Moore AP, Ismail-Kahn R et al(2012) Randomized trial using gonadotropin-releasing hormone agonist triptorelin for the preservation of ovarian function during (neo)adjuvant chemotherapy for breast cancer. J Clin Oncol 30: 533–538

42 Parulekar WR, Day AG, Ottaway JA et al (2005) Incidence and prognostic impact of amenorrhea during adjuvant therapy in high-risk premenopausal breast cancer: analysis of a National Cancer Institute of Canada clinical trials group study – NCIC CTG MA.5. J Clin Oncol 23: 6002–6008

43 Recchia F, Saggio G, Aminconi G et al (2006) Gonadotropin-Releasing Hormone Analogues added to adjuvant chemotherapy protect ovarian function and improve clinical outcomes in young women with early breast carcinoma. Cancer 106: 514–523

44 Rouzier R, Werkoff G, Uzan C et al (2011) Pregnancy-associated breast cancer is as chemosensitive as non-pregnancy-associated breast cancer in the neoadjuvant setting. Ann Oncol 22: 1582–7

45 Sankila R, Heinavaara S, Hakulinen T (1994) Survival of breast cancer patients after subsequent term pregancy: "Healthy mother effect". Am J Obstet Gynecol 170: 818–823

46 Shen T, Vortmeyer AO, Zhuang Z et al (1999) High frequency of allelic loss of BRCA2 gene in pregnancy-associated breast carcinoma. J Natl Cancer Inst 91: 1686

47 Smith LH, Dalrymple JL, Leiserowitz GS et al (2001) Obstetrical deliveries associated with maternal malignancy in California, 1992 through 1997. Am J Obstet Gynecol 184: 1504–1512

48 Society of family planning (2012). Clinical Guidelines, Cancer and Contraception. Contraception 86: 191–198

49 SOGC/GOC Joint Clinical Practice Guidelines. Progesterone-only and non-hormonal contraception in the breast cancer survivor: Joint review and Committee opinion of the Society of Obstetricians and Gynaecologists of Canada and the Society of Gynecologic Oncologist of Canada. JOGC July 2006: 616–626

50 Stensheim H, Moller B, van Dijk T et al (2009) Cancer-specific survival for women diagnosed with cancer during pregnancy or lactation: a registry-based cohort study. J Clin Oncol 27: 45–51

51 Sutton R, Buzdar A, Hortobagyi GN (1990) Pregnancy and offspring after adjuvant chemotherapy in breast cancer patients. Cancer 65: 847–850

52 Tham YL, Sexton K, Weiss H et al (2007) The rates of chemotherapy-induced amenorrhea in patients treated with adjuvant doxorubicin and cyclophosphamide followed by a taxane. Am J Clin Oncol 30: 126–132

53 Trinh XB, Thalma WA, Makar AP (2008) Use of levonorgestrel-releasing intrauterine system in breast cancer patients. Fertil Steril 90: 17–22

54 Urruticoechea A, Arnedos M, Walsh G et al (2008) Ovarian protection with goserelin during adjuvant chemotherapy for premenopausal women with early breast cancer (EBC). Breast Cancer Res Treat 110: 411–416

55 Valachis A, Tsali L, Pesce LL et al (2010) Safety of pregnancy after primary breast carcinoma in young women: a meta-analysis to overcome bias of healthy mother effect studies. Obstet Gynecol Surv 65: 786–793

56 Van Calsteren K, Heyns L, De Smet F et al (2010) Cancer during pregnancy: an analysis of 215 patients emphasizing the obstetrical and the neonatal outcomes. J Clin Oncol 28: 683–689

57 Zagouri F, Sergentanis TN, Chrysikos D et al (2013) Trastuzumab administration during pregnancy: a systematic review and meta-analysis. Breast Cancer Res Treat 137(2): 349–57

Behandlung des lokalen und regionären Tumorrezidivs

I. Funke, D. Dian, S. Hasmüller, I. Himsl, S. Kahlert, B. Rosskopf, P. Schaffer, C. Taskov,
C. Winkler

Definitionen und allgemeine Behandlungsgrundsätze

Das Lokalrezidiv nach brusterhaltender Therapie (BET), also ein erneutes Auftreten der Tumorerkrankung im verbliebenen Drüsengewebe, wird als intramammäres Rezidiv bezeichnet. Als Thoraxwandrezidiv wird ein erneutes Auftreten der Tumorerkrankung nach Mastektomie im Bereich der Brustwand bzw. der Narbe bezeichnet. Ein regionäres Rezidiv ist der nach Primärbehandlung aufgetretene (erneute) Befall ipsilateraler Lymphknoten, axillär, infra- oder supraklavikulär bzw. entlang der A. mammaria interna. Zervikale und alle anderen Lymphknotenmetastasen werden als Fernmetastasen klassifiziert [1].

Tabelle 1. Definition des lokalen/regionären Tumorrezidivs (nach Gerber [2]).

Intramammär (nach BET)

Thoraxwandrezidiv (nach Mastektomie)

In ipsilateralen axillären, infra- oder supraklavikulären bzw. A.-mammaria-interna-Lymphknoten

Hautmetastasen an der Thoraxwand

In der rekonstruierten Brust

Je nach Primärtherapie ergibt sich eine unterschiedliche Problematik in der Definition des Lokalrezidivs: Nach Mastektomie ist die Abgrenzung zwischen Brustwandrezidiv und Hautmetastasierung nicht geklärt. Nach brusterhaltender Primärtherapie ist eine Unterscheidung zwischen „echtem Lokalrezidiv" und „ipsilateralem Zweitkarzinom" wün-

schenswert, da diese in ihrer prognostischen Bedeutung erheblich differieren. Die Prognose ipsilateraler Zweittumoren ist hierbei wesentlich günstiger einzuschätzen. In der Literatur wird ein Zweitkarzinom postuliert, wenn der neue Tumor einen Abstand > 3 cm von der Primärtumorlokalisation und/oder einen unterschiedlichen histologischen Subtyp aufweist [3, 4]. Die Angabe der Lokalisation des Rezidivs in Bezug auf den Primärherd und die Angabe der Histologie und des Rezeptorstatus (Östrogen, Progesteron, HER2/neu) sollten daher Standard sein. hormonrezeptorpositive Primärtumoren weisen eine geringere Rate an lokoregionären Rezidiven auf als die hormonrezeptornegativen Primaria.

Beim Lokalrezidiv können mehrere Entstehungsmechanismen diskutiert werden: Es kann das Ergebnis einer unvollständigen Primärtherapie, also ein „Resttumor" sein (Tumorentfernung nicht im Gesunden, unerkannte multifokale Herde, nicht durchgeführte Strahlentherapie) oder ein asynchron multifokal entstandener Tumor (Zweittumor). Ein Lokalrezidiv kann auch Zeichen einer Generalisierung der Erkrankung sein (Indikatorfunktion des Lokalrezidivs).

Ein lokales Rezidiv nach BET kann sich als invasives Rezidiv oder als ein In-situ-Rezidiv präsentieren. Patientinnen mit einem invasiven Mammakarzinom bei Primärdiagnose erleiden im Falle eines Lokalrezidivs zu 80 % ein invasives Karzinomrezidiv, in den übrigen Fällen handelt es sich um eine In-situ-Läsion [5]. Ein lokales Rezidiv nach einem DCIS ist in der Hälfte der Fälle ein invasives Rezidiv [6].

50–90 % der intramammären Rezidive treten im selben Quadranten wie der ursprüngliche Primärtumor auf. Im Durchschnitt treten ipsilaterale Zweitkarzinome später auf als „echte Lokalrezidive" (7,3 Jahre vs. 3,7 Jahre nach Primärdiagnose) [7]. Zum gegenwärtigen Zeitpunkt unterscheidet sich das therapeutische Management von ipsilateralen Zweitkarzinomen und Lokalrezidiven nicht.

Nach histologischer Sicherung des Rezidivs sollte aktuell ein vollständiges Tumorstaging durchgeführt werden. Die Lymphabflusswege sollten nicht nur klinisch, sondern auch mittels Bildgebung (Sonografie, Schnittbilddiagnostik, z. B. MRT Axilla/obere Thoraxapertur (ggf. Ganzkörper-MRT), CT (Thorax und Abdomen inklusive Knochenfenster) oder alternativ mittels PET/PET-CT) abgeklärt werden.

Ist eine Fernmetastasierung ausgeschlossen, sollte in erneut kurativer Intention eine möglichst komplette Sanierung des lokalen oder regionären Rezidivs mittels Chirurgie und Strahlentherapie angestrebt werden. Ferner sind adjuvante systemische Maßnahmen angesichts eines hohen Fernmetastasierungsrisikos zu erwägen, diese wurden bei einer Umfrage unter interdisziplinär arbeitenden Mammachirurgen, Onkologen und Radioonkologen zu 85 % befürwortet. Festzuhalten ist allerdings die bisher unzureichende Datenlage zum Beweis des Benefits einer adjuvanten systemischen Therapie in der lokalen bzw. regionären Rezidivsituation [8].

Da sich Lokalrezidive nach BET und Mastektomie in Häufigkeit, Risikofaktoren, Art der Vorbehandlung und verbleibenden therapeutischen Möglichkeiten sowie Prognose erheblich voneinander und vom regionären Rezidiv unterscheiden, werden sie im Folgenden getrennt betrachtet.

Intramammäres Rezidiv nach brusterhaltender Therapie (IBTR)

Risikofaktoren

Als Risikofaktoren für das Auftreten eines intramammären Rezidivs werden in vielen Studien übereinstimmend neben einem positiven Resektionsstatus die klassischen Prognosefaktoren des Primärtumors sowie Multifokalität/Multizentrizität, Lymphgefäßinvasion, high-grade DCIS, aber auch junges Alter und v. a. fehlende Strahlentherapie nach brusterhaltender Primärtumorresektion genannt. Eine Übersicht für die Stadien 0–II findet sich bei *Huston* et al. und *Komoike* et al. [9, 10]. Bei sehr

jungem Alter (< 35 Jahre) ist das relative Risiko für ein Lokalrezidiv besonders stark erhöht (2,8-fach gegenüber 1,7-fach bei 35–50-jährigen Patientinnen) [11]. Dies ist zum Teil natürlich durch die Korrelation zu prognostisch ungünstigeren Faktoren bedingt. Nicht nur positive, sondern auch knappe Resektionsränder < 2 mm sowie Lymphangiosis gehen mit einer erhöhten Lokalrezidivrate einher [12]. Daten der französischen Studiengruppe zur adjuvanten Therapie (1831 Patientinnen) und der NSABP (2669 nodalpositive Patientinnen der Studien B-15, -16, -18, -22 und -25) belegen zudem die Bedeutung der initialen Tumorgröße > 2 cm und des negativen Östrogenrezeptorstatus [13, 14]. Insgesamt bestätigen die Arbeiten die enge Korrelation des Auftretens eines Lokalrezidivs zu den bekannten Prognosefaktoren und somit zur Aggressivität des Primärtumors.

Häufigkeit und Bedeutung

Laut Metaanalyse der EBCTCG an 7300 Patientinnen mit BET kann durch optimierte lokale Therapiemaßnahmen die Lokalrezidivrate nach 5 Jahren von 26 % auf 7 % gesenkt werden [15]. Diese Rezidivraten liegen allerdings sehr hoch. Nach einem Cochrane-Review von 2002 [16] konnte in nahezu allen untersuchten Studien, unabhängig von den Patientencharakteristika, mittels postoperativer Strahlentherapie eine Reduktion der 10-Jahres-Lokalrezidivrate um ca. zwei Drittel, von 27,2 % auf 8,8 % erreicht werden. Intramammäre Rezidive werden zu 62–64 % innerhalb der ersten 5 Jahre nach BET diagnostiziert [14, 17], können aber insbesondere im Falle hormonrezeptorpositiver Tumoren auch später auftreten. Eine Detektion im asymptomatischen Stadium, Tumorgröße unter 1 cm sowie nichtinvasive Histologie (DCIS) sind prognostisch günstig [5, 9, 18], daher kommt der regelmäßigen mammografischen Nachsorge die höchste Bedeutung für die Früherkennung und Verbesserung der Prognose zu. In neueren Untersuchungen zeigte sich, dass Lokalrezidive nach BET zu 40–75 % nur mammografisch, zu 10–30 % nur durch die klinische Untersuchung, in 10–25 % sowohl klinisch als auch mammografisch und zu 5 % nur durch die Magnetresonanztomografie detektiert wurden [19, 20]. Prognostisch ungünstig für den weiteren Verlauf sind dagegen Hautinfiltration und Lymphknotenbeteiligung [5, 9]. Auch initiales Tumorstadium und Patientenalter sind relevante Faktoren. Tritt das Rezidiv innerhalb der ersten 5 Jahre nach BET auf, ist die Prognose deutlich ungünstiger als bei späteren intramammären Rezidiven mit einer metastasenfreien Überlebensrate von 41 % vs. 68 % [17] und einem relativen Sterberisiko von 1,47 vs. 0,59 [21]. Ähnliche Ergebnisse zeigen auch die Daten des Tumorregisters München.

In Abbildung 1 sind hier die Lokalrezidivraten nach brusterhaltender Therapie in Abhängigkeit von der pT-Kategorie dargestellt.

Diagnostik

Besteht nach brusterhaltender Therapie der Verdacht auf ein intramammäres Rezidiv, ist zur Abklärung der Lokalisation und Ausdehnung (multiple Herde) eine beidseitige Mammografie/Sonografie/MRT sowie ein komplettes Restaging zur genauen Definition des aktuellen Tumorstadiums erforderlich. Bei intramammären Rezidiven liegt in ca. 10 % der Fälle bereits eine nachweisbare Fernmetastasierung vor [8], in diesen Fällen ist im Interesse der Lebensqualität eine erneute brusterhaltende Therapie vertretbar (s. u.).

Operative Therapie

Prospektiv randomisierte Studien zum Vergleich der sekundären Mastektomie versus der sekundären BET fehlen und sind aufgrund der oft unterschiedlichen Tumorcharakteristika schwer durchführbar. Einige Autoren können bei beiden Verfahren bezüglich der Rezidivfreiheit keinen signifikanten Unterschied feststellen [10, 22–24]. *Galper* et al. [18] jedoch berichten über eine 2-fach erhöhte Lokalrezidivrate nach sekundärer BET.

Beim Gesamtüberleben kommen die meisten Autoren jedoch zu keinem signifikanten Unterschied [10, 22–24]. Die Empfehlung zur Standardtherapie beim invasiven intramammären Rezidiv ist daher von geringer Evidenz und nach Autorenansicht in der Regel die sekundäre Mastektomie (S3-Leitlinie der AGO: LOE IIIB, AGO ++).

Wird eine Mastektomie durchgeführt, sollte die Patientin auf die Möglichkeit des simultanen oder sekundären plastischen Wiederaufbaus hingewiesen werden. Bei der Rekonstruktion mit Haut-Muskel-Lappen liegen Lappen und gegebenenfalls Implantat i. d. R. auf der Brustmuskulatur. Bei der Präparation

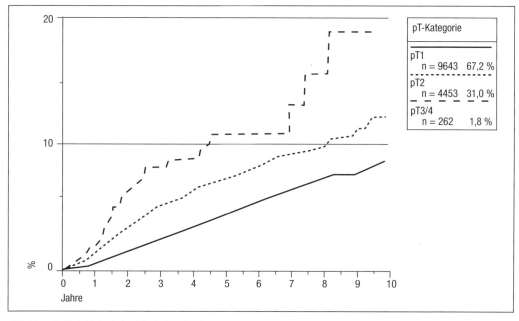

Abbildung 1. Zeit bis Lokalrezidiv bei Patientinnen nach brusterhaltender Therapie (BET) für pT (n = 14358).

ist auf die kompromisslose Entfernung von Restdrüsengewebe zu achten.

Bei einer subkutanen Mastektomie mit periareolärer Schnittführung sind die Sicherheitsabstände zwischen Haut und Tumor ebenfalls kompromisslos einzuhalten und eine komplette Entfernung aller Drüsenreste ist anzustreben. Auch bei einer hautsparenden Sofortrekonstruktion hat die sichere lokale Tumorkontrolle unverändert Vorrang vor der ästhetisch günstigsten Schnittführung.

Nur bei günstiger Ausgangssituation (z. B. kleines DCIS, umschriebenes invasives Karzinom mit langem rezidivfreiem Intervall) kann im Einzelfall erneut organerhaltend operiert werden:

- Die Patientin muss über die alternativen OP-Verfahren und über das erhöhte Risiko für ein erneutes intramammäres Rezidiv aufgeklärt sein.
- Das restliche Brustvolumen muss ausreichend groß und die Hautqualität ausreichend gut sein, um auch nach der onkologischen Resektion eine hinsichtlich Form und Volumensymmetrie zur kontralateralen Mamma passende Brustform remodellieren zu können.
- Die Patientin muss über die Indikation zur Zweitbestrahlung mit prinzipiell erhöhter Nebenwirkungswahrscheinlichkeit aufgeklärt sein.

Clipmarkierungen des Tumorbettes erleichtern die Planung der Zweitbestrahlung (s. u.).

Management der Axilla nach erfolgter SNLB im Rahmen der Primärtherapie

Diese Frage wird derzeit kontrovers diskutiert. Bei einem beträchtlichen Anteil der Patientinnen mit einem intramammären Rezidiv ist im Rahmen der Primärtherapie eine SNLB vorausgegangen. In älteren Untersuchungen – hier hatte die Mehrzahl der Patientinnen bei der Primärtherapie eine axilläre Dissektion erhalten – wurden bei der axillären Exploration im Rahmen der Rezidivoperation in 18–27 % positive Lymphknoten gefunden [25–27]; z. T. werden hier sogar Raten von 50 % berichtet [28]. Es gibt keine Daten zur Rate befallener axillärer Lymphknoten nach stattgehabter SNLB bei Primärtherapie bei Vorliegen eines intramammären Rezidivs. Die ASCO-Guidelines empfehlen die Durchführung einer SNLB nach vorausgegangenem axillachirurgischem Eingriff nicht [29]. Bis zum Vorliegen neuer Ergebnisse kann das Management der Axilla beim intramammären Rezidiv und vorausgegangener SNLB bei klinisch und radiologisch negativer Axilla somit individuell festgelegt werden (S3-Leitlinie der AGO: LOE IVD, AGO +/−).

Erneute Bestrahlung nach Rezidivresektion

Nach einer Zweitradiotherapie muss prinzipiell mit stärkeren chronischen Nebenwirkungen (Hautveränderungen, Fibrosen) gerechnet werden. Daher ist eine kleinvolumige Behandlung der operierten Rezidivregion empfehlenswert. In diesem Zusammenhang sind Clipmarkierungen des Rezidivbetts für die Definition des Zielvolumens hilfreich. Bisher sind nur Ergebnisse von kleinen Kollektiven (< 50 Patientinnen) bekannt, demnach wurden nach Bestrahlung der gesamten Brust und Teilbrustbestrahlung mit weiteren 50 Gy in 25 Fraktionen (im Median 63 Monate nach Ersttherapie, kumulative Dosis mindestens 100 Gy) außer Pigmentveränderungen der Haut keine weiteren Spätfolgen beschrieben. Die Wahrscheinlichkeit für eine tumorfreie erhaltene Brust betrug 77 % nach median 4 Jahren [30]. Bei verbleibenden Tumorresten ist eine lokale Dosiserhöhung im Bereich der ehemaligen Rezidivregion auf 60–65 Gy erforderlich. Für ein hoch selektioniertes Patientengut mit günstigem Sitz kleiner Rezidivtumoren liegen Erfahrungen mit postoperativer Teilbrustbestrahlung in Form von interstitieller PDR- oder HDR-Brachytherapie vor [31]. Auch für eine intraoperative Teilbrustbestrahlung bei 17 Patientinnen mit Rezidivtumoren liegen erste positive Erfahrungen vor [32]. Ob nach einer Mastektomie zur Rezidivtumorbehandlung nach initialer BET und Vorbestrahlung eine erneute Strahlentherapie indiziert ist, ist anhand des erwarteten Zweitrezidivrisikos zu entscheiden (siehe Kriterien für eine Thoraxwandbestrahlung nach Ablatio im Rahmen einer Primärbehandlung). Die Indikation besteht insbesondere bei inkompletter, d. h. R1- oder R2- oder marginaler R0-Resektion. Die erneute Strahlentherapie sollte dann möglichst in konventioneller Fraktionierung mit 5 × 1,8–2 Gy/Woche durchgeführt werden. Nach höheren Einzeldosen (45 Gy in 15 Fraktionen) wurden gehäuft Komplikationen wie Fibrosen, Rippenfrakturen, Chondritis, Lymphödem und Schmerz beobachtet [33], sodass von einer Hypofraktionierung abzuraten ist.

Weiterer Verlauf

Die 10-Jahres-Überlebensraten liegen bei 40–58 % [5, 22]. Darüber hinaus sind 26–41 % der Patientinnen nach 10 Jahren noch metastasenfrei, d. h. ein relevanter Prozentsatz hat ein rein lokales Problem und kann durch effektive lokale Maßnahmen geheilt werden. Bei Auftreten eines isolierten ipsilateralen Zweitkarzinoms ist die Prognose mit einem 10-Jahres-Überleben von 75–77 % und einem 10-Jahres-metastasenfreien Überleben von 77–85 % noch deutlich günstiger [3, 4].

Beim Lokalrezidiv wird eine große prognostische Variabilität in Abhängigkeit der Prognosefaktoren bei Primärdiagnose beobachtet.

Thoraxwandrezidiv nach primärer Mastektomie

Risikofaktoren

Risikofaktoren für das Auftreten von Thoraxwandrezidiven nach Mastektomie sind wiederum die klassischen Prognosefaktoren, insbesondere der Differenzierungsgrad (Grading), die Größe des initialen Primärtumors, Haut- oder Mamilleninfiltration, knapper Resektionsstatus, eine vaskuläre/lymphangitische Invasion oder der extensive axilläre oder supraklavikuläre LK-Befall sowie negativer Östrogenrezeptorstatus [34–36]. Diese sind auch in der Altersgruppe > 50 Jahren bzw. > 70 Jahre relevant [37].

Häufigkeit und Bedeutung

Laut Metaanalyse der EBCTCG (Σ 8500 mastektomierte Patientinnen) kann durch optimierte lokale Therapiemaßnahmen in der Primärbehandlung die Lokalrezidivrate nach 5 Jahren von 23 % auf 6 % gesenkt werden.

In dem gemischt behandelten Kollektiv des Tumorregisters München bestätigt sich das T-Stadium als wichtiger Prognosefaktor für das Lokalrezidiv (siehe Abbildung 2). Für pT3/4-Tumoren liegt nach 10 Jahren die Lokalrezidivrate um 16 %, für pT1-Tumoren unter 10 %. Thoraxwandrezidive treten im Durchschnitt früher auf (im Median nach 2–3 Jahren) als intramammäre Rezidive (im Median nach 3–4 Jahren). Anzumerken ist, dass ein frühes Thoraxwandrezidiv innerhalb der ersten 2 Jahre prognostisch ungünstiger ist [38]. In 25–30 % dieser Fälle liegt bereits eine Fernmetastasierung vor [39].

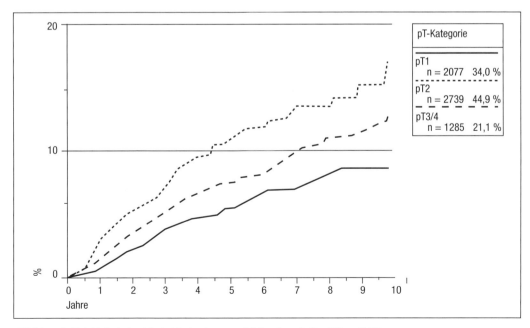

Abbildung 2. Zeit bis Lokalrezidiv bei Patientinnen nach Mastektomie für pT (n = 6101) (www.tumorregister-muenchen.de).

Diagnostik

Nach Mastektomie beinhaltet die präoperative Diagnostik die kontralaterale Mammografie/Sonografie/MRT. Zur Abklärung klinisch ausgedehnter Befunde im Bereich der Thoraxwand empfiehlt sich präoperativ eine CT/MRT oder auch PET-CT (Infiltration des Interkostalraumes, Pleurabeteiligung, Lymphknotenbefall).

Operative Therapie

Oberstes Ziel der Rezidivtherapie ist die vollständige operative Entfernung der Tumormanifestation(en) im Gesunden. Sofern sich eine R0-Resektion erreichen lässt, beträgt die 5-Jahres-Überlebensrate 40–60 % [40].

Bei ausgedehnten lokoregionären Rezidiven der Thoraxwand sind häufig plastisch-chirurgische Kombinationseingriffe erforderlich. Je nach Ausmaß der knöchernen Resektion (Sternum, Rippen) ist es aus Gründen der Stabilisierung respektive Protektion sinnvoll, alloplastisches Material (Marlex®, Marlex-Sandwich®, Goretex®) einzusetzen. Bei Einsatz alloplastischer Materialien ist immer auf eine akkurate Weichteildeckung zu achten. Für die Weichteildeckung stehen eine Reihe bewährter gestielter oder freier (Haut-)Muskel-Lappen zur Verfügung. Insbesondere in den Fällen, in denen eine ausgedehnte Strahlenreaktion der Haut vorliegt, kann aufgrund der ausgezeichneten Vaskularität des Materials der Omentumtransfer vorzuziehen sein, selbst wenn die kosmetischen Ergebnisse nicht an die der Haut-Muskel-Lappen heranreichen [41]. Durch den Einsatz der Vacuum-assisted-closure (VAC)-Therapie kann bei einigen Thoraxwandrezidiven eine Eigengewebsdeckung umgangen werden. Da die Prognose in der Regel eingeschränkt ist, stellt diese Therapie bei geringer Morbidität eine gute Alternative dar. Insbesondere können additiv notwendige Therapien wie Radiatio und Chemotherapie ebenfalls unter laufender VAC-Therapie durchgeführt werden [42].

Gewonnenes Tumorgewebe sollte zur Beurteilung der Resektionsgrenzen auf Tumorfreiheit und ausreichenden Sicherheitsabstand fadenmarkiert werden. Über die erneute Beurteilung des Tumors nach Ausdehnung und Größe hinaus sollte eine erneute Erfassung von Zellgrading, Hormonrezeptorstatus,

Gefäßinvasion und HER2/neu-Status erfolgen, um einer Änderung der Tumorbiologie im Vergleich zum Primärtumor in der nachfolgenden systemischen Therapie gerecht werden zu können.

Adjuvante Strahlentherapie nach Rezidivresektion

Es sollte, wenn möglich zunächst eine operative Sanierung angestrebt werden (siehe Abschnitt „Operative Therapie"). Falls nicht eine radikale Thoraxwandresektion (full-thickness chestwall resection) erfolgte, besteht bei Patientinnen ohne Vorbestrahlung in jedem Fall die Indikation zur postoperativen Strahlentherapie. Es sollte die gesamte Brustwand und nicht nur die unmittelbare Rezidivregion bestrahlt werden. Multivariate Analysen haben einen signifikanten Einfluss der Zielvolumengröße auf lokale Kontrolle und Überlebenschancen gezeigt.

Auch bei vorangegangener adjuvanter Strahlentherapie ist eine erneute Bestrahlung möglich und sollte in Abhängigkeit von der individuellen Risikokonstellation indiziert werden (Risikofaktoren s. o., insbesondere knapper Resektionsstatus und EIC). In einer Literaturübersicht mit über > 250 publizierten Patientinnen mit Zweitbestrahlung der Thoraxwand werden lokale Kontrollraten von 41–74 % für eine Elektronenbestrahlung und 79–82 % für brachytherapeutische Techniken bei insgesamt akzeptabler Toxizität angegeben [43]. Es kann nochmals eine Dosis von 45–50 Gy in Einzeldosen von 1,8–2,0 Gy appliziert werden, bis zu einer kumulativen Hautdosis von 100–110 Gy. Das Risiko für akute und späte Reaktionen wie z. B. Pneumonitis, Fibrose, Herztoxizität darf als relativ niedrig eingestuft werden. Das Zeitintervall zur 1. Strahlentherapie sollte in der Regel 1–2 Jahre nicht unterschreiten, möglicherweise sind jedoch auch kürzere Zeitintervalle unproblematisch. Eine exakte Planung, am besten mittels CT, ist Vorbedingung. Angewandt werden Tangentialfeldbestrahlungen und Stehfelder mit Elektronen angepasster Energie.

Kontrovers gesehen wird die Indikation zur elektiven Bestrahlung nicht befallener regionärer Lymphabflusswege: In einigen Studien konnte eine signifikante Verbesserung der lokalen Tumorkontrollrate nach Strahlenbehandlung der gesamten Thoraxwand und des regionären Lymphabflusses gegenüber kleinvolumiger Bestrahlung erzielt werden, in wenigen Studien eine Erhöhung der Überlebensrate.

Bestrahlt werden sollten dann in erster Linie die supra- und infraklavikulären Lymphknotenregionen. Die Strahlentherapie der Mammaria-interna-Lymphknoten ist wegen der geringen Rate an dort lokalisierten Rezidiven bei negativer Bildgebung nicht erforderlich.

Bei ausgedehnten, inoperablen Thoraxwandrezidiven sollten, wenn verfügbar, neue moderne Planungsmethoden zur Anwendung kommen. Durch den Einsatz von intensitätsmodulierender Radiotherapie (IMRT) oder der Tomotherapie als spezieller Form der IMRT können sehr komplexe Volumina behandelt werden. Die ersten Ergebnisse erscheinen sehr vielversprechend [44]. Bei Tumoren mit oberflächigem Sitz kommt eventuell auch eine Neutronentherapie in Betracht.

Weiterer Verlauf

Der weitere Verlauf hängt entscheidend vom Auftreten von Fernmetastasen ab, wobei ca. ein Drittel der Patientinnen zum Zeitpunkt des Thoraxwandrezidivs bereits fernmetastasiert ist und ein weiteres Drittel Metastasen im Verlauf entwickelt [8, 45].

Das weitere 3-Jahres-Überleben nach Thoraxwandrezidiv betrug 86 % bei initial negativem Nodalstatus und nur 27 % bei den nodalpositiven Patientinnen [46]. Das 10-Jahres-Gesamtüberleben liegt bei 28–35 % und das metastasenfreie Überleben nach diesem Zeitraum bei 15–40 % [38]. Bei isoliertem Thoraxwandrezidiv und erfolgreicher R0-Resektion sind 5-Jahres-Überlebensraten um 65 % möglich [40]. Zusammenfassend kann also festgestellt werden, dass bei Auftreten eines isolierten Thoraxwandrezidivs ohne gleichzeitige Fernmetastasen eine erneute kurative Chance besteht.

Regionäre Rezidive/Lymphknotenrezidive

Risikofaktoren, Häufigkeit und Bedeutung

Wichtigster Risikofaktor für das Auftreten von regionären Rezidiven ist der initiale Nodalstatus, daneben spielen Tumorgröße, Rezeptorstatus und Qualität der Primärbehandlung eine wichtige Rolle [47]. Die starke Abhängigkeit auch des Lymphknotenrezidivs von den Prognosefaktoren wird am Beispiel der pT-Kategorie deutlich (Abbildung 3). Bei regio-

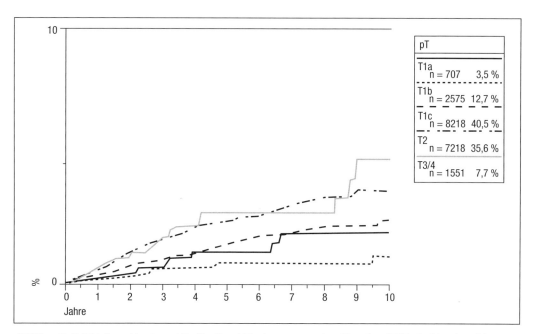

Abbildung 3. Zeit bis Lymphknotenrezidiv für pT unabhängig vom operativen Vorgehen (BET oder Mastektomie) (n = 20 269) (www.tumorregister-muenchen.de).

närem Rezidiv ist eine gleichzeitige oder nachfolgende systemische Metastasierung noch wahrscheinlicher als bei alleinigem Lokal- oder Thoraxwandrezidiv.

Isolierte Lymphknotenrezidive als einzige Tumormanifestation kommen selten vor. Von 19 789 Patientinnen der Stadien 0–III entwickelten 220 ein isoliertes axilläres Rezidiv entsprechend einer 5-Jahres-Rate von 1 % mit einem medianen Intervall von 2,2 Jahren nach Primärtherapie [48]. Die weitere Prognose nach multimodaler Therapie mit OP, RT und systemischer Behandlung war günstig mit einer 5-Jahres-Überlebensrate von 49 %. In einem anderen Kollektiv von 4669 Patientinnen fanden sich 59 axilläre Rezidive (1,3 %) nach einem medianen Intervall von 2,6 Jahren [49]. Im weiteren Verlauf blieben nach 5 und 10 Jahren 39 % bzw. 29 % metastasenfrei, d. h. ca. ein Drittel dieser Patientinnen kann als geheilt gelten.

Nach Mastektomie und Axilladissektion liegt die Gesamtrate an Axillarezidiven bei ca. 4 % bzw. je nach Tumorstadium und Follow-up-Dauer zwischen 1 und 3,4 % [50, 51]. Innerhalb der nodalpositiven NSABP-Studienpatientinnen lag die Rate aller regionären Rezidive nach 10 Jahren bei 6 %, wobei sich vier Fünftel davon in den ersten 5 Jahren manifestierten [14]. Nur 18,8 % dieser Patientinnen blieben in den nächsten 5 Jahren metastasenfrei, ihr Risiko zu versterben war 5,8-fach erhöht.

Die Rate isolierter supraklavikulärer Lymphknotenrezidive beträgt ca. 1 % [52], die Gesamtrate supraklavikulärer Rezidive wird in Abhängigkeit von einer vorangegangenen regionären Strahlentherapie mit 7 % bzw. 16 % angegeben [51]. Im gleichen Kollektiv fanden sich insgesamt 3,6 % parasternale Rezidive. Dagegen ist ein isoliertes parasternales Rezidiv mit 0,1 % die absolute Ausnahme [53].

Zusammenfassend sind regionäre Rezidive zwar häufiger mit einer systemischen Metastasierung verbunden, dennoch finden sich 20–30 % Langzeitüberlebende, bei denen sich auch langfristig die Tumorerkrankung ausschließlich lokal manifestiert und die von einer effektiven Lokaltherapie quoad vitam profitieren. Somit besteht auch bei regionärem Rezidiv für einen Teil der Patientinnen noch eine kurative Chance, daher sollte auch bei Lymphknotenrezidiven eine möglichst komplette lokale Sanierung angestrebt werden.

Diagnostik

Patientinnen, bei denen nach der Primärtherapie zunächst keine Lymphabflussbeschwerden bestanden haben und bei denen später ein zunehmender Lymphstau am Arm auftritt, müssen sorgfältig bezüglich aktueller Lymphknotenrezidive abgeklärt werden. Besonders verdächtig sind ferner Schmerzen, die dem Armplexus zugeordnet werden müssen. Auch im Falle einer vorangegangenen paraklavikulären Strahlentherapie sollte hier nicht vorschnell ein radiogener Plexusschaden als Ursache vermutet werden, zumal solche radiogenen Schäden durch die Bestrahlungstechniken der letzten 10–15 Jahre sehr selten geworden sind. Die Diagnostik erfolgt mittels Sonografie, CT- und gegebenenfalls MRT- Untersuchung.

Multimodale Therapie von regionären Rezidiven in Abhängigkeit von der Resektabilität

Ziel der Therapie des lokalen bzw. regionären Rezidivs muss es sein, ein erneutes Rezidiv so wirkungsvoll wie möglich zu verhindern. Dazu sollte jeder operable Befund einer Resektion zugeführt werden. Bei regionären Lymphknotenrezidiven ist, wenn keine ausreichende operative Sanierung durchgeführt werden kann und keine frühere Strahlentherapie stattfand, die lokale Strahlenbehandlung mit 50–60 Gy indiziert. Die elektive Thoraxwandbestrahlung kann die Rate an Zweitrezidiven signifikant senken.

Die erneute Strahlenbehandlung eines Lymphknotenrezidivs in vorbestrahlter Region ist individuell zu entscheiden. Im Einzelfall ist sorgfältig unter Berücksichtigung möglicher Therapiealternativen zwischen Nutzen und Risiko abzuwägen (z. B. Verhinderung eines tumorbedingten Plexusschadens vs. radiogener Plexopathie, Vermeidung eines tumorbedingten Lymphödems vs. Therapiefolge nach Operation und Strahlentherapie).

Unter 70 mastektomierten Patientinnen mit lokoregionärem Rezidiv, die 1980–1989 als Rezidivtherapie Radiotherapie ± andere Therapiemodalitäten erhielten, betrug das Gesamtüberleben nach 5 bzw. 10 Jahren bei isoliertem Lokalrezidiv 46 % bzw. 35 % und bei regionärer Rezidivkomponente 24 % bzw. 17 % [54].

Radiochemotherapie

Vermutlich bietet eine simultane Radiochemotherapie in folgenden Situationen eine höhere Chance der lokoregionären Kontrolle: Zweitbestrahlung bei inoperablem Rezidiv oder bei R1–2-operiertem Rezidiv, Erstbestrahlung von Rezidiven mit großer Tumormasse. Die Dosislimitierung bei Zweitbestrahlung kann durch den additiven Effekt möglicherweise partiell kompensiert werden. Erfahrungen zur simultanen RCT bei irresektablen Mammakarzinomrezidiven liegen für 5-Fluorouracil bzw. Capecitabin, CMF, Gemcitabin und Paclitaxel vor [55].

In einer Studie mit 44 Patientinnen mit isoliertem supraklavikulärem Rezidiv konnte mit einer Sandwichtherapie, bestehend aus 6 Zyklen Doxorubicin oder Paclitaxel mit 60 Gy RT zwischen dem 3. und 4. Zyklus, nach 5 Jahren ein Gesamtüberleben von 35 % bei einer Ansprechrate von 95 % erzielt werden [56].

Strahlentherapie und Hyperthermie

Zur lokalen Wirkungsverstärkung der Strahlentherapie liegen auch Erfahrungen mit der Hyperthermie vor. Unter Berücksichtigung einer strahlentherapeutischen Vorbehandlung wurden in der erneuten Strahlentherapieserie Gesamtdosen um 45 Gy mit Hyperthermie 1–2-mal pro Woche kombiniert [57]. Im Rahmen einer Triple-Therapie mit Strahlenbehandlung, Hyperthermie und Chemotherapie kamen Substanzen wie Capecitabin, Vinorelbin und Paclitaxel zum Einsatz [58]. In diesen kleinen Serien wurden hohe Ansprechraten und > 50 % komplette Remissionen beobachtet. Zu beachten ist die insbesondere bei Vorbehandlung erhöhte lokale und systemische Toxizität. Die einzige randomisierte Untersuchung zu diesem Thema konnte an oberflächlichen Tumoren durch Hinzunahme der Hyperthermie zur Strahlentherapie ebenfalls eine deutliche Verbesserung des Ansprechens mit kompletten Remissionsraten von 68,2 % (ohne Hyperthermie 23,5 %) erreichen. Mammakarzinome waren mit 68 % Hauptkollektiv [59].

Neutronentherapie

Die Anwendung von High-LET-Strahlen kann für inoperable Brustwandrezidive effektiv sein. Diese Therapieform ist jedoch derzeit kaum verfügbar.

Systemische Therapie

Prinzipiell können sowohl endokrine als auch zytostatische Therapieverfahren zum Einsatz kommen. Bei der Wahl des Therapeutikums muss unbedingt die vorausgegangene adjuvante Therapie beachtet werden. Zusätzlich ist zu berücksichtigen, ob das Lokalrezidiv nach oder während einer adjuvanten Hormon- bzw. Chemotherapie auftrat. Inwieweit durch eine kombinierte Hormon-/Chemotherapie bzw. Hormon-/Strahlentherapie Vorteile erreicht werden können, steht noch nicht fest. Bei der Entwicklung eines Rezidivs unter Tamoxifengabe sollte ein Aromatasehemmer zum Einsatz kommen. Entsteht das Rezidiv unter Aromatasehemmereinnahme, ist die Umstellung der endokrinen Therapie indiziert.

Bei der inflammatorischen Verlaufsform des lokoregionären Rezidivs ist die Therapiesequenz – unter Berücksichtigung der vorausgegangenen Chemotherapie – ähnlich der bei der Primärtherapie des inflammatorischen Karzinoms (siehe Kapitel „Sonderfälle"). Nach Taxan- und Anthrazyklinvorbehandlung kommen Capecitabin, pegliposomales Doxorubicin, Vinorelbin, Ixabepilon + Capecitabin sowie Gemcitabin + Vinorelbin zum Einsatz. Sollten adjuvant keine Taxane appliziert worden sein, so sind Paclitaxel, Docetaxel oder auch Nab-Paclitaxel effektive Substanzen. Eine simultane Strahlentherapie erhöht das Nebenwirkungsrisiko der Einzeltherapien und sollte nach sorgfältiger Abwägung des therapeutischen Index erfolgen.

Entsprechend der Tumorbiologie sind die Möglichkeiten für „targeted therapies" vor dem Start einer Chemotherapie zu prüfen, so früh wie möglich sollte, wenn die Voraussetzungen vorhanden sind, mit Trastuzumab gestartet werden, ggf. in Kombination mit einer Chemotherapie. Lapatinib als Tyrosinkinaseinhibitor und Bevacizumab als Antikörper gegen VEGF-Ligand sind ebenfalls von Nutzen für die palliative Therapie eventuell in Kombination mit Capecitabin (Lapatinib) oder Paclitaxel (Bevacizumab).

Vinorelbin (Navelbine) wirkt sich im Gegensatz zu vielen anderen Zytostatika auch günstig auf Hautmetastasen aus und kommt ebenso als Primärtherapie in inoperablen Situationen infrage. In Kombination mit 5-FU/Folinsäure liegt die Ansprechrate bei 40–48 % [60], als Monotherapie bei ca. 20 % [61].

Die gleichzeitige Anwendung von Strahlentherapie und Epirubicin mit Cyclophosphamid oder Gemcitabin sollte wegen erhöhter Toxizität (kardiale und pulmonale Nebenwirkungen) vermieden werden. Diese Therapiekombinationen erscheinen daher parallel nur im begründeten Einzelfall, sequenziell jedoch meist möglich. Die Kombination von Chemotherapie mit Hyperthermie erfolgt in Studien.

Lokale medikamentöse Therapie

Nicht mehr operativ entfernbare lokoregionäre Rezidive und Patientinnen in reduziertem AZ können neben der palliativen Strahlentherapie einer zusätzlichen oberflächlichen Chemotherapie (Miltefosin) zugeführt werden. Flache, intrakutane Metastasen und lymphangitische Infiltrationen können lokal damit behandelt werden (Ansprechrate ca. 40 %, meist PR, ca. 7 % CR).

Literatur

1 Sobin LH (2002) TNM classification of malignant tumors, 6th edition. In: Wittekind Ch (ed) John Wiley & Sons, New York

2 Gerber B (2010) Recurrent breast cancer. Dtsch Ärztebl Int 107: 85–91

3 Smith TE et al (2000) True recurrence vs. new primary ipsilateral breast tumor relapse: an analysis of clinical and pathologic differences and their implications in natural history, prognoses, and therapeutic management. Int J Radiat Oncol Biol Phys 48: 1281–1289

4 Huang E et al (2002) Classifying local disease recurrences after breast conservation therapy based on location and histology: new primary tumors have more favorable outcomes than true local disease recurrences. Cancer 95: 2059–2067

5 Voogd AC, van Oost FJ, Rutgers EJ et al (2005) Long-term prognosis of patients with local recurrence after conservative surgery and radiotherapy for early breast cancer. Eur J Cancer 41: 2637

6 Fisher B, Dignam J, Wolmark N et al (1998) Findings from National Surgical Adjuvant Breast and Bowel Project B-17. J Clin Oncol 16: 441

7 Smith TE, Lee D, Turner BC et al (2000) True recurrence vs. new primary ipsilateral breast tumor relapse: an analysis of clinical and pathological differences and their implications in natural history, prognoses and therapeutic managemant. Int J Radiat Oncol Biol Phys 48: 1281

8 Clemons M et al (2003) Management of recurrent locoregional breast cancer: oncologist survey. Breast 12: 328–337

9 Huston TL et al (2005) Locally recurrent breast cancer after conservation therapy. Am J Surg 189: 229–235

10 Komoike Y et al (2006) Ipsilateral breast tumor recurrence (IBTR) after breast-conserving treatment for early breast cancer: risk factors and impact on distant metastases. Cancer 106: 35–41

11 de Bock GH et al (2006) Isolated loco-regional recurrence of breast cancer is more common in young patients and following breast conserving therapy: long-term results of European Organisation for Research and Treatment of Cancer studies. Eur J Cancer 42: 351–356

12 Kunos C et al (2006) Breast conservation surgery achieving > or = 2 mm tumor-free margins results in decreased local-regional recurrence rates. Breast J 12: 28–36

13 Benchalal et al (2005) Influence of the time between surgery and radiotherapy on local recurrence in patients with lymph node-positive, early-stage, invasive breast carcinoma undergoing breast-conserving surgery: results of the French Adjuvant Study Group. Cancer 104: 240–250

14 Wapnir IL et al (2006) Prognosis after ipsilateral breast tumor recurrence and locoregional recurrences in five National Surgical Adjuvant Breast and Bowel Project node-positive adjuvant breast cancer trials. J Clin Oncol 24: 2028–2037

15 Clarke M et al (2005) Effects of radiotherapy and of differences in the extent of surgery for early breast cancer on local recurrence and 15-year survival: an overview of the randomised trials. Lancet 366: 2087–2106

16 EBCTCG. Radiotherapy for early breast cancer. Cochrane Database of Systemic Reviews 2002, Issue 2. Art.No.: CD003647. DOI: 10.1002/14651858

17 van der Sangen MJ et al (2006) The prognosis of patients with local recurrence more than five years after breast conservation therapy for invasive breast carcinoma. Eur J Surg Oncol 32: 34–38

18 Galper S et al (2005) Prognosis after local recurrence after conservative surgery and radiation for early-stage breast cancer. Int J Radiat Oncol Biol Phys 61: 348–357

19 Montgomery DA, Krupa K, Jack WJ et al (2007) Changing pattern of the detection of locoregional relapse in breast cancer: the Edinburgh experience. Br J Cancer 96: 1802

20 Montgomery DA, Krupa K, Cooke TG (2007) Follow-up in breast cancer: does routine clinical examination improve outcome? A systematic review of the literature. Br J Cancer 97: 1632

21 Brooks JP et al (2005) Early ipsilateral breast tumor recurrences after breast conservation affect survival: an analysis of the National Cancer Institute randomized trial. Int J Radiat Oncol Biol Phys 62: 785–789

22 Alpert TE et al (2005) Ipsilateral breast tumor recurrence after breast conservation therapy: outcomes of salvage mastectomy vs. salvage breast-conserving surgery and prognostic factors for salvage breast preservation. Int J Radiat Oncol Biol Phys 63: 845–851

23 Salvadori B, Marubini E, Miceli R et al (1999) Reoperation for locally recurrent breast cancer in patients previously treated with conservative surgery. Br J Surg 86: 84–87

24 Kurtz JM, Amalric R, Brandone H et al (1989) Local recurrence after breast-conserving surgery and radiotherapy. Frequency, time course, and prognosis. Cancer 63: 1912–1917

25 Abner AL, Recht A, Eberlein T et al (1993) Prognosis following salvage mastectomy for recurrence in the breast after breast conserving surgery and radiation therapy for early-stage breast cancer. J Clin Oncol 11: 44

26 Voogd AC, van Tienhoven G, Peterse HL et al (1999) Local recurrence after breast conserving therapy for early stage breast carcinoma: detection, treatment and outcome in 266 patients. Dutch Study Group on Local Recurrence after Breast Conservation (BORST). Cancer 85: 437

27 Meijer-van Gelder ME, Look MP, Bolt-de Vries J et al (1999) Breast-conserving therapy: proteases as risk factors in relation to survival after local relapse. J Clin Oncol 17: 1449

28 Hsi RA, Antell A, Schultz DJ et al (1998) Radiation therapy for chest wall recurrence of breast cancer after mastectomy in a favorable subgroup of patients. Int J Radiat Oncol Biol Phys 42: 495

29 Lyman GH, Giuliano AE, Sommerfield MR et al (2005) American Society of Clinical Oncology Guideline Recommendations for Sentinel Lymph Node Biopsy in Early-Stage Breast Cancer. J Clin Oncol 23: 7703

30 Deutsch M (2002) Repeat high-dose external beam irradiation for in-breast tumor recurrence after previous lumpectomy and whole breast irradiation. Int J Radiat Oncol Biol Phys 53: 687–691

31 Hannoun-Levi J-M, Castelli J, Plesu A et al (2011) Second conservative treatment for ipsilateral breast cancer recurrence using high-dose rate interstitial Brachytherapy: Preliminary results and evaluation of patient satisfaction. Brachytherapy 10: 171–7

32 Kraus-Tiefenbacher U, Bauer L, Scheda A et al (2007) Intraoperative radiotherapy (IORT) is an option for patients with localized breast recurrence after previous external-beam radiotherapy. BMC Cancer 7: 178

33 Racadot S et al (2003) [Re-irradiation after salvage mastectomy for local recurrence after a conservative

treatment: a retrospective analysis of twenty patients (Nancy: 1988–2001)]. Cancer Radiother 7: 369–379

34 Arriagada R et al (2002) Predictive factors for local recurrence in 2006 patients with surgically resected small breast cancer. Ann Oncol 13: 1404–1413

35 Jagsi R et al (2005) Locoregional recurrence rates and prognostic factors for failure in node-negative patients treated with mastectomy: implications for postmastectomy radiation. Int J Radiat Oncol Biol Phys 62: 1035–1039

36 Huang EH et al (2005) Predictors of locoregional recurrence in patients with locally advanced breast cancer treated with neoadjuvant chemothcrapy, mastectomy, and radiotherapy. Int J Radiat Oncol Biol Phys 62: 351–357

37 Truong PT et al (2005) Locoregional recurrence risks in elderly breast cancer patients treated with mastectomy without adjuvant radiotherapy. Eur J Cancer 41: 1267–1277

38 Haffty BG (2004) Molecular markers for prognosis after isolated postmastectomy chest wall recurrence. Cancer 100: 252–263

39 Kramer R, Osborne CK (2004) Evaluation of patients after primary therapy. In: Harris JR, Lippman ME, Morrov M et al (eds) Diseases of the breast, 3rd ed. Lippincott Williams and Wilkins, Philadelphia, p 1057

40 Pameijer CR et al (2005) Full-thickness chest wall resection for recurrent breast carcinoma: an institutional review and meta-analysis. Am Surg 71: 711–715

41 Lampl L (2001) Chestwall resection: a new and simple method for stabilization of extended defects. Eur J Cardiothorac Surg 20: 669–673

42 Dian D, Sommer H, Wilkowski R et al (2009) First experiences with vacuum assisted closure (V.A.C.) as alternative treatment method to repair defects of an extended thoracic wall recurrence of the mastocarcinoma. Geburtsh Frauenheilk 69: 50–54

43 Harms W et al (2004) Reirradiation of chest wall local recurrences from breast cancer. Zentralbl Gynäkol 126: 19–23

44 Heinrich C, Winkler C, Gharbi N et al (2010) Helical Tomotherapy – Innovative Bestrahlungstechnik bei inoperablen Lokalrezidiven eines Mammakarzinoms. Senologie 7: 95–97

45 Buchanan CL et al (2006) Locoregional recurrence after mastectomy: incidence and outcomes. J Am Coll Surg 203: 469–474

46 Dunst J et al (2001) Prognostic significance of local recurrence in breast cancer after postmastectomy radiotherapy. Strahlenther Onkol 177: 504–510

47 Kingsmore DB et al (2005) Axillary recurrence in breast cancer. Eur J Surg Oncol 31: 226–231

48 Konkin DE et al (2006) Management and outcomes of isolated axillary node recurrence in breast cancer. Arch Surg 141: 867–872

49 Voogd AC et al (2005) Long-term prognosis of patients with axillary recurrence after axillary dissection

for invasive breast cancer. Eur J Surg Oncol 31: 485–489

50 Karanikolic A et al (2005) Axillary recurrence after modified radical mastectomy. Acta Chir Jugosl 52: 39–43

51 Lertsanguansinchai P et al (2004) Pattern of local-regional recurrence in patient with early breast cancer after mastectomy: an analysis of 357 cases at King Chulalongkorn Memorial Hospital. J Med Assoc Thai 87 (suppl 2): S168–S174

52 van der Sangen MJ et al (2003) Detection, treatment, and outcome of isolated supraclavicular recurrence in 42 patients with invasive breast carcinoma. Cancer 98: 11–17

53 Cranenbroek S et al (2005) Diagnosis, treatment and prognosis of internal mammary lymph node recurrence in breast cancer patients. Breast Cancer Res Treat 89: 271–275

54 Deutsch M (2000) Radiotherapy for postmastectomy local-regional recurrent breast cancer. Am J Clin Oncol 23: 494–498

55 Semrau S, Gerber B, Reimer T et al (2006) Concurrent radiotherapy and taxane chemotherapy in patients with locoregional recurrence of breast cancer. Strahlenther Onkol 10: 596–603

56 Pergolizzi S et al (2006) Prospective multicenter study of combined treatment with chemotherapy and radiotherapy in breast cancer women with the rare clinical scenario of ipsilateral supraclavicular node recurrence without distant metastases. Int J Radiat Oncol Biol Phys 65: 25–32

57 Li G et al (2004) Local hyperthermia combined with external irradiation for regional recurrent breast carcinoma. Int J Clin Oncol 9: 179–183

58 Zagar TM, Higgins KA, Miles EF et al (2010) Durable palliation of breast cancer chest wall recurrence with radiation therapy, hyperthermia and chemotherapy. Radiotherapy and Oncology 97: 535–540

59 Jones EL, Oleson JR, Prosnitz LR et al (2005) Randomized trial of hyperthermia and radiation for superficial tumors. J Clin Oncol 23: 3079–3085

60 Gebbia V et al (2006) Vinorelbine and 5-fluorouracil bolus and/or continuous venous infusion plus levofolinic acid as second-line chemotherapy for metastatic breast cancer: an analysis of results in clinical practice of the Gruppo Oncologico Italia Meridionale (GOIM). Anticancer Res 26: 3143–3150

61 Toi M et al (2005) Late phase II clinical study of vinorelbine monotherapy in advanced or recurrent breast cancer previously treated with anthracyclines and taxanes. Jap J Clin Oncol 35: 310–315

Lokoregionäre Therapieoptionen im metastasierten Stadium

H. Sommer, J. Ettl, A. Farr, K. Gutschow, A. Lück, M. Riepl, C. Winkler, H. Wypior

Das Vorgehen sollte in einem frühzeitigen interdisziplinären Tumorkonsil mit internistischen Onkologen, Gynäkologen, Chirurgen, Orthopäden, Neurochirurgen, Radioonkologen, interventionell tätigen Radiologen und anderen infrage kommenden Fachdisziplinen besprochen werden.

Erste Priorität hat dabei immer die Frage nach dem Benefit für die Patientin, hierbei steht der Faktor der Schmerzreduktion meist im Vordergrund, aber auch die Verhinderung drohender Komplikationen. Allgemein gilt, dass die mit jeder Behandlung verbundene mehr oder weniger große Belastung der Patientin in vernünftiger Relation zum erwarteten Erfolg und zur Gesamtprognose stehen muss.

Da im fortgeschrittenen Stadium mit systemischer medikamentöser Behandlung eine Heilung nicht möglich ist, hat bei lokal begrenzter Metastasierung oder bei generalisierter Metastasierung mit vor allem lokaler Symptomatik die lokale Therapie (Operation und/oder Strahlentherapie) einen wichtigen Stellenwert. In der M1-Situation bringt die dann oft vernachlässigte lokoregionäre Radiotherapie zusätzlich zur systemischen Therapie einen deutlichen Überlebensgewinn von über 17 % [41, 44]. Auch bei Oligo- und Minimalmetastasierung stehen lokale Maßnahmen im Vordergrund, da von Chemotherapien auch in Zukunft allein kein Überlebensvorteil zu erwarten ist [1]. Bezüglich Wirksamkeit und Nebenwirkungen von Biologicals bzw. Small Molecules (Trastuzumab, Lapatinib, Bevacizumab u. a.) in Kombination mit lokoregionalen Maßnahmen sind bisherige Studien Erfolg versprechend, aber nicht ausreichend für eine allgemeine Empfehlung gewesen, und in der Praxis lassen sich die propagierten Studienergebnisse nur mit Ernüchterung reproduzieren.

Falls beispielsweise frakturgefährdete tragende Skelettanteile bestrahlt werden und gleichzeitig rasch wachsende viszerale Metastasen vorhanden sind, kann simultan mit der Strahlentherapie eine Hormon- und/oder Chemotherapie erwogen werden (cave: additive Knochenmarktoxizität), allerdings muss vor Polypragmatismus gewarnt werden. Während die Strahlentherapie generell gewählt werden kann, sollte das operative Vorgehen dort eingesetzt werden, wo andere Maßnahmen nicht oder nicht schnell genug wirken. „Während das metastasierte Mammakarzinom bei den meisten Patientinnen als Systemerkrankung verstanden wird, so gibt es doch eine kleinere Subgruppe von Patientinnen, bei denen eine Oligometastasierung im Sinne einer singulären oder auf wenige Lokalisationen beschränkte resektable Metastasierung gefunden wird. Kann die Stabilität der Erkrankung nach einer Phase der systemischen Behandlung bestätigt werden, so kommen lokoregionär wirksame Verfahren wie die chirurgische Metastasenresektion, die Bestrahlung oder die regionale Chemotherapie in Betracht. Zum gegenwärtigen Zeitpunkt liegen keine prospektiv randomisierten Studien vor, die den Nutzen dieser Strategie hinsichtlich des Gesamtüberlebens belegen. Zahlreiche retrospektive Analysen weisen jedoch auf die Effektivität der lokoregionalen Metastasentherapie bei ausgewählten Patientinnen hin und stellen letztlich eine rasche Krankheitskontrolle sowie auch die Möglichkeit des Langzeitüberlebens nach Metastasenresektion in Aussicht" [40, 43].

Knochenmetastasen

Schmerzhafte osteolytische oder gemischt osteoly-tisch-osteoblastische Knochenmetastasen sprechen auf Radiotherapie in etwa 70–90 % der Fälle gut bis sehr gut an [2]. Ausreichende Volumengrößen und Miterfassung eventueller Weichteilbeteiligungen sind erforderlich. Zur Diagnostik ist neben Kno-chenszintigramm und konventionellen Röntgenauf-nahmen vor allem auch die Durchführung von CT oder MRT erforderlich, da diese im Vergleich zu konventionellen Aufnahmen wesentlich sensitiver Knochenmetastasen nachweisen können und vor allem auch in der Lage sind, etwaige Weichteilkom-ponenten mit darzustellen. Im Bereich der Schädel-basis und besonders der Wirbelsäule ist das Kern-spintomogramm unerlässlich, da es die exaktesten Angaben zur Gefährdung oder zum Mitbefall des Myelons bzw. des Spinalkanals liefert (LOE 1a/b, GR B, AGO++) [42]. Bei der Wirbelsäulendiagnos-tik bezüglich Stabilität ist die CT der MRT über-legen.

Dosierung und Fraktionierung sollten sich nach der Lokalisation und der zu erwartenden Prognose rich-ten [3]. Nur bei zu erwartender kurzer Überlebens-zeit bieten sich höhere Einzeldosen (bis zu 5 Gy) in wenigen Fraktionen an; hier steht die rasch erziel-bare Schmerzlinderung im Vordergrund, der Remi-neralisierungseffekt tritt dabei nicht ein. In ausge-wählten Fällen (starke Schmerzen, schlechte Prognose) sind Einmaldosen bis 8 Gy möglich. In einem aktuellen Review wird der Wert dieser Thera-piemaßnahme bestätigt, die Einzeitbestrahlung sollte die Dosis von 8 Gy aber nicht unterschreiten [45]. Bei wahrscheinlich längerer Überlebenszeit empfehlen sich im Hinblick auf eine möglichst lang dauernde Analgesie und Stabilisierung eher konven-tionelle Fraktionen von 2–3 Gy bis zu einer Gesamt-dosis von 30–40 Gy. Bei Osteolysen kommt es nach 2–3 Monaten in drei Viertel der Fälle zur Rekalzifi-zierung [2, 4–6].

Ziel einer operativen Behandlung von Knochenme-tastasen sollte es sein, mit möglichst einfachen und schonenden Operationsverfahren die Funktion und sofortige volle schmerzfreie Belastbarkeit des Kno-chens wiederherzustellen. Abhängig von der Lokali-sation und der Größe sollte die Metastase komplett mit tumorfreien Rändern entfernt werden, eine an-schließende Nachbestrahlung ist ratsam. Hierbei sollte das Osteosynthesematerial insbesondere der Marknagel von der Bestrahlung voll erfasst werden aufgrund der möglichen intraoperativen Verschlep-pung von Tumorzellen. Bei ungünstiger Lokalisa-tion und Überlebenszeitprognose kann auf die Re-sektion verzichtet werden. In diesem Fall ist die Strahlentherapie die Behandlung der Wahl, bei R1- oder R2-Resektion muss nachbestrahlt werden.

Das Operationsprinzip besteht im metaphysären Be-reich in der Metastasenresektion, der anschließen-den osteosynthetischen Stabilisierung mittels Plat-tenosteosynthese oder besser Marknagelung und dem Knochenersatz durch Zement, Schaftprothesen oder neuerdings durch Spacer. Bei gelenknaher Lo-kalisation muss gegebenenfalls das gesamte Gelenk ersetzt werden. Besonders die modernen Verfahren der Verriegelungsnägel und der Gammanägel bzw. des proximalen Femurnagels haben neue Perspekti-ven der belastungsstabilen Verbundosteosynthese eröffnet.

Absolute Operationsindikationen sind pathologische Frakturen oder akute Frakturgefahr an langen Röh-renknochen (Femur, Humerus, Tibia) und am Aceta-bulum, da sonst die Patientin nicht mehr mobilisier-bar ist, und progrediente neurologische Ausfälle bei Wirbelsäulenmetastasen (LOE 2b, GR C, AGO ++). In letzterem Fall muss nach sorgfältiger Diagnostik in kürzester Zeit das Rückenmark entlastet und die Wirbelsäule stabilisiert werden. Diese Stabilisierung kann zum einen von ventral nach Tumorausräumung durch den Ersatz des Wirbelkörpers, z. B. durch ein Titankörbchen, erfolgen. Gleichzeitig kann von ven-tral her die Kompression des Myelons häufig besei-tigt werden. Der ventrale Eingriff ist für die Patien-tin oftmals sehr belastend, sodass bei schlechtem Allgemeinzustand und fortgeschrittenem Tumorsta-dium auch von dorsal laminektomiert und die Stabi-lisierung über einen Fixateur interne erreicht werden kann. Eine operative Option ist nicht mehr gegeben bei kompletter Querschnittssymptomatik über einen längeren Zeitraum, stark eingeschränkter Lebenser-wartung oder langstreckigen Destruktionen der Wir-belsäule [7, 9], hier ist insbesondere bei begleiten-den Scherzen eine Radiotherapie zu diskutieren. Neue minimalinvasive Methoden der thorakoskopi-schen und laparoskopischen Techniken sorgen heute für eine deutliche Verringerung der operationsbe-dingten Morbidität. Die Versorgung pathologischer Frakturen geschieht nach dem Prinzip der stabilen Verbundosteosynthese bzw. des endoprothetischen Gelenkersatzes.

Bei günstiger Gesamtprognose sollte auch nach makroskopisch/histologisch kompletter Resektion, die in vielen Fällen keine echte R0-Resektion darstellt, eine postoperative Strahlentherapie erfolgen.

Als weitere alternative, minimalinvasive Behandlungsmethoden von Knochenmetastasen erringen in den letzten Jahren die Vertebroplastie bzw. Osteoplastie und die lokale Thermoablation einen zunehmenden Stellenwert.

Bei der Vertebroplastie oder Osteoplastie wird über eine durchleuchtungsgesteuerte Punktion unter Verwendung spezieller Hohlnadeln Knochenzement (typischerweise Polymethylmetacrylat [PMMA] mit geringen Mengen Bariumpulver zur Visualisierung während der Applikation) in die frakturgefährdeten Anteile eines tumorös befallenen Knochens (meist Wirbelkörper oder Gewicht tragende Becken-/Schenkelhalsanteile) eingebracht. Die Vertebroplastie und Osteoplastie können insbesondere auch im Rahmen eines kombinierten Vorgehens mit chirurgischen bzw. tumororthopädischen Therapien zum Einsatz kommen. Der schnell härtende Zement erreicht eine schnelle Stabilisierung der behandelten Knochen, die nach ca. 2 Stunden vollständig ausgeprägt ist und daher eine Mobilisierung der Patientinnen sowie eine in der Regel problemlose sofortige Weiterbehandlung erlaubt (z. B. Strahlentherapie). Die Wirkung der Osteoplastie umfasst eine Stabilisierung, welche die häufig durch relative (mikrotrabekuläre) Instabilitäten hervorgerufenen Schmerzen in bis zu 90 % der Fälle innerhalb weniger Minuten bis Stunden aufhebt oder zumindest deutlich lindert (LOE 2b, GR C, AGO ++). Eine weitere Wirkung des PMMA ist eine Schädigung von Nozizeptoren im Bereich der behandelten Knochenabschnitte durch die verhältnismäßig hohe Temperatur (bis 80 °C) während der Aushärtung, was ebenfalls zur Schmerzreduktion beiträgt. Diese Methode wird mit großem Erfolg auch bei Tumorpatientinnen eingesetzt, die aufgrund von osteoporotischen Veränderungen Wirbelkörperfrakturen erlitten haben [8].

Bei großen weichgewebigen Anteilen von Knochenmetastasen kann die lokale Thermoablation, bei der durch Applikation von Temperaturen zwischen 60 und 100 °C mittels geeigneter Systeme (Radiofrequenz – RFA oder Laser – LiTT) eine Eiweißdenaturierung und damit ein Zelluntergang erreicht wird, zu einer Tumormassenreduktion führen. Diese Verfahren kommen vor allem in rein palliativer Intention zum Einsatz, bei der eine schnelle Reduktion von tumormassenassoziierten Beschwerden (Schmerzen, Verdrängung) im Vordergrund steht, da im Bereich von Knochen oder Weichteilmetastasen mittels RFA oder LiTT keine R0-Situation zu erreichen ist. Beide Verfahren können auch noch bei sehr schlechtem Allgemeinzustand der Patientin angewendet werden, bzw. wenn ein chirurgisches Vorgehen oder eine Strahlenbehandlung nicht mehr möglich sind.

Relative Operationsindikationen stellen drohende pathologische Frakturen der langen Röhrenknochen, des Acetabulum und der Wirbelsäule, die Spinalkanalstenose und durch die sonstigen Therapiemaßnahmen (Radiotherapie, Bisphosphonate, Analgetika) nicht beherrschbare Schmerzzustände dar (LOE 2b, GR C, AGO++).

Alternativ bei diffusem Skelettbefall und nicht gegebener Indikation für eine OP oder perkutane Bestrahlung ist eine nuklearmedizinische Therapie mit [186]Rhenium-HED oder [153]Samarium-EDTMP möglich. Nach einmaliger i.v. Injektion von ca. 1300 MBq [186]Re wird eine ca. 70–80%ige Ansprechquote beschrieben [10, 11]. Die Schmerzreduktion hält 4–7 Wochen, mitunter bis 6 Monate an. Die Radionuklidtherapie kann wiederholt werden. Remineralisierungen treten hierbei aber nicht auf. Bei allen strahlentherapeutischen Methoden ist die Knochenmarktoxizität zu berücksichtigen und die damit verbundene Einschränkung der Knochenmarksreserven für noch potenziell bevorstehende Chemotherapien, die bei Knochenmarkinfiltration (mit Panzytopenie) in wöchentlich Epirubicin oder Paclitaxel bestehen kann (AGO-Empfehlung ++). Hinweise zu den obligatorischen Bisphosphonaten finden sich im Kapitel „Systemische Therapie" (LOE 1a, GR A, AGO++) dieses Manuals.

ZNS-Metastasen

Eine isolierte Hirnmetastase kann bei sonstigen günstigen Kriterien eine Indikation zur Operation und Nachbestrahlung des Hirnschädels sein (LOE 2a, GR B, AGO ++). Die in dieser Weise behandelten Patientinnen besitzen die günstigste Prognose unter allen Hirnmetastasenpatientinnen. Die im Allgemeinen vorliegenden multiplen Hirnmetastasen werden bei entsprechender Klinik neben der symptomatischen Kortikoidgabe mit Ganzhirnbestrahlung therapiert, wobei die zusätzlichen Kortikoide bei bestehendem Hirnödem die Symptome rascher lindern. (Bestrahlungsfraktionierung: 30 Gy/2 Wochen bis 40 Gy/3–4 Wochen bei Einzeldosen von 2–3 Gy.) Eine Erhöhung der Dosis um 10–15 Gy im Bereich solitärer oder klinisch besonders bedeutsamer Herde kann sinnvoll sein. Eine Besserung der neurologischen Funktion ist in 60–70 % möglich. Eine komplette Remission tritt bei Kopfschmerzen in 50–70 %, bei Paresen in 30–40 %, bei generalisierten Krampfanfällen in 65–90 % und bei zerebellären Dysfunktionen in 40–50 % auf. Volumenreduktionen in der CT sind in etwa 70 % zu erreichen. Die Radiotherapie wirkt zytotoxisch, vermindert das Ödem und reduziert die Liquorproduktion (LOE 1a, GR A, AGO++). Bei Patientinnen in gutem Zustand und mit extrakranial kontrollierter Tumorerkrankung kann auch eine Chemotherapie simultan zur (Ganz-)Hirnbestrahlung erwogen werden. Da die Blut-Hirn-Schranke in den meisten Fällen zumindest regional zerstört ist, kann sich ein synergistischer Effekt bezüglich der Hirnmetastasen einstellen. Außerdem verhindert ein Fortführen der systemischen Therapie unter Umständen ein schnelles Fortschreiten einer manifesten oder subklinisch vorhandenen Fernmetastasierung [8, 12]. Bei Vorliegen einer HER2-positiven Erkrankung und Progression unter Trastuzumab sollte der Einsatz von Lapatinib erwogen werden.

Bei Auftreten solitärer oder weniger Hirnmetastasen sollte, wenn eine Operation nicht infrage kommt, auch die Möglichkeit der stereotaktischen Radiotherapie mit adaptiertem Beschleuniger, Cyberknife oder Gammaknife als Einzeitbestrahlung in Erwägung gezogen werden (LOE 2a, GR B, AGO++). Unter dem Begriff stereotaktische Strahlentherapie werden Bestrahlungstechniken zusammengefasst, die basierend auf stereotaktischen Koordinaten eine hochpräzise geometrische Applikation der Strahlen auf ein räumlich exakt definiertes Zielvolumen ermöglichen. Durch einen steilen Dosisabfall am Tumor wird eine maximale Schonung des umliegenden gesunden Gewebes erreicht. Die Technik ist für Läsionen mit einem maximalen Durchmesser unter 3,5 cm geeignet. Wird die gesamte Strahlendosis in einer Sitzung appliziert, nennt man die Behandlungsmethode Radiochirurgie (RC), wird die Gesamtdosis in kleineren Einzeldosen appliziert, nennt man die Methode stereotaktische fraktionierte Strahlentherapie (SFS) – hierbei wird der Vorteil der

Präzision mit dem biologischen Vorteil der Fraktionierung kombiniert. Die RC kann am Linearbeschleuniger, am in München verfügbaren Cyberknife oder am Gammaknife durchgeführt werden [13-15].

Ob die Ganzhirnbestrahlung nach Radiochirurgie oder OP von solitären Hirnmetastasen die Gesamtprognose verbessert, wird in derzeit noch nicht abschließend beurteilbaren Studien untersucht, lässt sich aber eventuell nach den RTOGRPA-Kriterien voraussagen [16].

Aufgrund einer EORTC-Studie können aber durch die „adjuvante" Ganzhirnbestrahlung intrazerebrale Rezidive und dadurch bedingte Todesfälle verhindert werden, was die Lebensqualität möglicherweise verbessert. Das Gesamtüberleben wird aber nicht beeinflusst [38].

Bei Meningeosis carcinomatosa (Diagnose durch MR und/oder Liquorzytologie) muss bei entsprechender lokaler Symptomatik neben intrathekaler Zytostase, z. B. mit Methotrexat, Methotrexat und Cytarabin oder DepoCyte mono 50 mg [17], auch die Radiotherapie mit Dosen von ca. 30 Gy/3 Wochen in die Differenzialtherapie einbezogen werden.

Umschriebene Rückenmarkmetastasen mit relevanter neurologischer Symptomatik bedürfen der lokalen Radiotherapie, im Allgemeinen wegen der besonderen Dringlichkeit mit höheren Einzeldosen zu Beginn der Therapie bei gleichzeitiger Kortikoidtherapie.

Lungenmetastasen

Im metastasierten Stadium weisen 15–25 % der Patientinnen einen isolierten metastatischen Befall der Lunge oder Pleura auf. Ein beträchtlicher Anteil dieser Patientinnen hat solitäre, d. h. vereinzelte Metastasen. Da sich Metastasen in der Lunge als Rundherde präsentieren, ergibt sich eine Reihe nicht nur differenzialdiagnostischer Probleme. Eine Resektion von Rundherden ist sinnvoll, denn:

1. Nicht jeder Rundherd ist eine Metastase. Gelegentlich ist eine spezifische Therapie erforderlich (z. B. Tuberkulom).
2. Der Anteil der rauchenden Frauen nimmt ständig zu. Somit nimmt auch die Wahrscheinlichkeit zu, dass sich hinter einem neu aufgetretenen Rundherd der Lunge ein originäres Bronchuskarzinom

verbirgt. Statistisch gesehen ist das Risiko für einen Tumorpatienten, einen Zweittumor zu entwickeln, etwa 8-mal so hoch wie das bei einer vergleichbaren Population.

3. Trotz kontroverser Auffassungen ist der Stellenwert der Resektion von Lungenmetastasen unstrittig in einem umfassenden Behandlungskonzept. Es liegen große Dokumentationen vor, die 5-Jahres-Überlebensraten von ca. 40 % und mehr nach Resektion solitärer und vereinzelter (bis 5) Lungenmetastasen zeigen [18, 19].

4. Durch neuere technische Entwicklungen, wie die des 1318-nm-Neodym-YAG-Lasers, ist es möglich, außerordentlich parenchymsparend zu resezieren ohne dadurch eine erhöhte Lokalrezidivrate in Kauf zu nehmen.

5. Bei inoperablen Patientinnen (Kontraindikationen gegen ITN) wird an Zentren auch zunehmend die Durchführung einer RFA oder LiTT angeboten, die laut ersten Studienergebnissen ähnliche Ergebnisse wie die chirurgische Therapie erzielen kann.

Chirurgische Metastasenresektionen der Lunge ebenso wie strahlentherapeutische Optionen (Stereotaxie, Methodik vergl. ZNS-Metastasen: Klinische Studien zu inoperablem NSCLC zeigen gutes Ansprechen mit lokalen Tumorkontrollraten von 88 % nach 3 Jahren bei geringer Toxizität; mittlere Dosis 37,5 Gy in 3–5 Fraktionen, 68 Patientinnen) müssen grundsätzlich nicht allein organbezogen geplant werden, sondern interdisziplinär im Rahmen eines Gesamtkonzeptes unter Einbeziehung systemischer Therapien [20].

Haut- und Weichteilmetastasen

Bei kleineren, gut angehbaren Herden steht wegen der raschen Wirkung die Operation im Vordergrund, im Allgemeinen auch bei Unmöglichkeit einer (weiteren) Strahlentherapie. Sonst wird nach exakter Diagnostik der lokalen Ausdehnung die Radiotherapie mit gutem Erfolg eingesetzt. Je nach Lokalisation und Zielvolumengröße wird eine Fraktionierung von 2 Gy/5 Fraktionen pro Woche bis 5 Gy/1–2 Fraktionen pro Woche gewählt, ein Dosisäquivalent von ca. 50 Gy wird angestrebt. Bei ausgedehnter lokaler Hautmetastasierung kann bei „günstiger" Gesamtprognose eine Resektion mit anschließender Eigengewebsdeckung sinnvoll sein, wenn ein langwieriges hygienisches Problem zu erwarten ist. Da diese

Operationen meist eine hohe Morbidität mit sich bringen, sollte die Deckung mittels Eigengewebe die Ausnahme darstellen. Zu beachten ist, dass der oft schlechte Allgemeinzustand die Wundheilung negativ beeinflusst. Da bei lokalen Rezidiven in metastasiertem Zustand oft auch Axillarezidive vorhanden sind, ist der häufig genutzte Latissimus-dorsi-Lappen zusätzlich gefährdet. Eine Resektion mit anschließendem Vakuumverband (VAC®) könnte z. B. eine sinnvolle Alternative darstellen [21].

In speziellen Fällen ist auch an die Möglichkeiten der Brachytherapie (1×10 Gy bis 3×7 Gy), der Kombination aus Strahlentherapie und lokaler Hyperthermie [22] sowie Chemotherapie und lokale Hyperthermie zu denken, die auch bei sehr fortgeschrittenen Befunden trotz Vorbestrahlung noch zu guten palliativen Ergebnissen führen können (siehe auch Mammatherm-Studie und Kapitel „Behandlung des lokoregionären Tumorrezidivs"). Selbst wenn eine komplette oder weitgehende Remission nicht mehr erzielbar erscheint, können häufig funktionelle Verbesserungen und eine Schmerzlinderung erreicht werden. Nicht zu unterschätzen sind auch die Verbesserung der Pflegebedingungen und die Steigerung der sozialen Beziehungen durch die Reduktion des nekrotischen Tumorzerfalls. Je nach zeitlichem Abstand von der Primärbestrahlung, Vorbelastung an Risikoorganen und der aktuellen Hautreaktion können Salvagebestrahlungen mit 30–40 Gy wiederholt werden.

Zur lokalen Anwendung von Miltefosin siehe Kapitel „Behandlung des lokalen und regionären Tumorrezidivs".

Die Hyperthermiebehandlung kann die Wirkung der Strahlen- und/oder Chemotherapie verstärken. Sie wurde bereits ausreichend validiert, sodass ihr Stellenwert in der Leitlinie der AGO mit 1b ± angeführt wird. Bei verschiedenen Tumorentitäten in 11 prospektiv randomisierten Studien an mehr als 1000 Patientinnen wurde auch beim lokoregionären bzw. Thoraxwandrezidiv des Mammakarzinoms eine verbesserte lokale Tumorkontrolle nachgewiesen [23, 24]. Die Thermo-Radiotherapie kommt bei Weichteilmetastasen anderer Weichteiltumoren oder Tumorentitäten wie dem Osteosarkom bereits seit vielen Jahren zur Anwendung [25]. Selbst wenn eine komplette oder weitgehende Remission nicht mehr erzielbar erscheint, können je nach Tumorlokalisation mit der lokalen Oberflächen- oder regionalen

Tiefenhyperthermie funktionelle Verbesserungen und eine Schmerzlinderung erreicht werden [26]. Je nach zeitlichem Abstand von der Primärbestrahlung, Vorbelastung an Risikoorganen und der aktuellen Hautreaktion können Salvagebestrahlungen mit 30–40 Gy wiederholt werden.

Ähnlich wie bei der minimalinvasiven Ablation von Leber- oder anderen Organmetastasen (z. B. Lunge, Nebenniere, Niere) ist die Thermoablation dazu geeignet, Weichteil- oder intraabdominelle Metastasen lokal zu zerstören, sofern es onkologisch sinnvoll erscheint. Dabei liegt in der Regel die Indikation weniger in der Tumoreradikation als in der Tumormassenverkleinerung (Debulking). Hierdurch kann häufig eine Linderung der durch die tumoröse Raumforderung hervorgerufenen Beschwerden wie Nerven- oder Gefäßkompressionen erzielt werden.

Intraabdominelle Metastasen

Das Mammakarzinom metastasiert meist zunächst symptomarm intraabdominell. Hierbei sind metastasenbedingte Obstruktion oder Obstruktionsileus eine Indikation zur sofortigen Laparotomie. Lokalisierte Tumorformationen im Bereich der Bauchdecke oder der Ovarien sollten operativ entfernt werden, wobei hier die operative Therapie stets im Kontext einer onkologischen systemischen Behandlung steht.

Lebermetastasen des Mammakarzinoms nehmen weniger als 10 % der nicht kolorektalen operierten Lebermetastasen ein. Indikationen für eine Resektion sind vorwiegend solitäre Lebermetastasen, bei denen ein sorgfältiges Screening einschließlich Positronenemissionstomografie (PET), CT des Abdomens, Röntgen-Thorax und Knochenszintigrafie zum Ausschluss extrahepatischer Metastasierung durchgeführt werden muss, denn nur in etwa 5 % ist die Leber alleiniger Ort der Metastasierung. Die diagnostische Laparoskopie kann für die Indikationsstellung ein wichtiges weiteres diagnostisches Verfahren sein.

Unter Einhaltung dieser strengen Kriterien zur OP-Indikationsstellung bei Lebermetastasen eines Mammakarzinoms können bei R0-Resektionen Überlebensraten zwischen 65 % nach 3 Jahren und 22 % nach 5 Jahren erreicht werden. Im Gegensatz hierzu ist selbst bei guter Remission unter Chemo- und/oder Hormontherapie bis 60 % das mediane Überleben deutlich geringer mit erfahrungsgemäß rascher Pro-

gression nach Abschluss des systemischen Protokolls. Allerdings können die günstigen Ergebnisse der multimodalen Therapie bei Lebermetastasen kolorektaler Karzinome keinesfalls kritiklos auf das Mammakarzinom übertragen werden [27, 28].

Goldstandard in der Behandlung von Lebermetastasen ist das chirurgische Vorgehen. Ist die Patientin bei Diagnosestellung allerdings aufgrund von z. B. kardiopulmonalen Risikofaktoren inoperabel oder sind die Metastasen technisch nicht resezierbar, steht eine Reihe verschiedener minimalinvasiver Behandlungsmöglichkeiten zur Verfügung. Dabei haben in den letzten Jahren vor allem die Radiofrequenzablation (RFA) neben der Lasertherapie (LiTT) an Bedeutung gewonnen. Inzwischen belegen Studien vergleichbare Ergebnisse nach RFA von Lebermetastasen wie nach Metastasenchirurgie. Für die Durchführung von Chemoperfusion [41] und Chemoembolisation bei Lebermetastasierung ist die Datenlage noch sehr dünn. Die SIRT (selektive interne Strahlentherapie), bei der der Betastrahler Yttrium-90 über einen transarteriellen Zugang in die Lebermetastasen eingebracht wird und die von einigen wenigen Zentren angeboten wird, wird derzeit im Rahmen individueller Heilversuche – mit in kleinen Serien guten Erfolgen im Hinblick auf lokale Tumorkontrolle – untersucht (Nuklearmedizin der LMU München). Diese Therapieform kommt üblicherweise erst dann zum Einsatz, wenn Standardtherapien (Chirurgie, minimalinvasive Verfahren, chemotherapeutische Verfahren) keinen Erfolg mehr bringen.

Mit einer gezielten dosiseskalierten nichtinvasiven konformalen 3-D-geplanten Strahlentherapie und einer präzisen, reproduzierbaren und stabilen Lagerung besteht die Möglichkeit, das Lebergewebe gezielt zu schonen. In Abhängigkeit von der Nähe kritischer Strukturen wird die erforderliche kumulative Strahlendosis über drei bis fünf Fraktionen (z. B. $3 \times 12{,}5$ Gy dosiert auf die umschließende 60 % Isodose entsprechend 62 Gy im Tumorzentrum innerhalb 1 Woche) oder im Rahmen einer Einzeitbestrahlung (Radiochirurgie; 20 Gy) eingestrahlt [28].

Aus onkologischer Sicht ist es empfehlenswert, die operative oder radiologische Therapie mit einer Chemotherapie zu kombinieren, denn die Prognose der Patientin wird meist durch die systemische Erkrankung bestimmt, wobei zum Erfolg dieses Vorgehens bisher noch keine Langzeitdaten vorliegen.

Maligne Höhlenergüsse

Ziel der palliativen Behandlung ist, die durch Ergüsse bedingten Beschwerden möglichst ohne aufwendige und die Patientinnen belastende Verfahren zu lindern. Maligne Höhlenergüsse erfordern die Punktion bzw. Drainage als palliative Notfallmaßnahme nur, wenn sie akut Beschwerden verursachen. Eine spezifische Instillationstherapie mit Zytostatika oder Betastrahlern wie Yttrium ist Einzelfällen vorbehalten.

Pleuraerguss

Viele Pleuraergüsse werden erst durch klinische Beschwerden wie Atemnot und Druckgefühl auffällig. Das Ausmaß und die Verteilung des Ergusses lassen sich sonografisch recht gut abschätzen. Dann ist die betroffene Pleurahöhle mittels einer Punktion/Drainage mit kleinvolumigem Katheter nicht zu rasch zu entlasten [29, 30]. Manchmal zwingt ein plötzlich auftretender Pleuraschmerz zum Abbruch der Drainage. Bei beidseitigen Pleuraergüssen sollte an einem Tag nur eine – am besten die meistbetroffene Seite – punktiert werden. Das Punktat wird zytologisch (Tumorzellen) und laborchemisch (Eiweiß) untersucht.

Entscheidend für das weitere Vorgehen ist die Frage, wie lange es dauert, bis die Patientin wieder symptomatisch ist und eine erneute Pleurozentese erforderlich wird (Ergussdynamik).

Läuft der Erguss nur langsam nach, ist eine einfache Pleurodese mit Talkum, Mitoxantron oder Bleomycin nach weitgehender Entleerung des Ergusses Methode der Wahl. Voraussetzung für dieses Vorgehen ist eine expandierbare Lunge, die die Thoraxhöhle ausfüllen kann.

Ist der Erguss weitgehend drainiert, werden die auf ca. 30 °C angewärmten Lösungen in folgenden Dosierungen langsam instilliert [31, 32, 42]:
– Bleomycin 60 mg in 30 ml 0,9%igem NaCl (LOE 2b, GR C, AGO +/-)
– Mitoxantron 30 mg in 50 ml 0,9%igem NaCl (AGO +/-!)
– 5-Fluorouracil 2000 mg unverdünnt
– Talkum (10 g suspendiert in 50 ml NaCl 0,9 %) (cave: Schmerzen, evtl. Instillation von Scandicain), (LOE 1a, GR B, AGO ++!)

Da auch bei einer Pleurodese mit Zytostatika die Verklebung der Pleurablätter, d. h. die fibröse Verödung, im Vordergrund steht, sind die Zytostatika den nur sklerosierenden Substanzen nicht unbedingt überlegen.

Die im Rahmen einer videoassistierten Thorakoskopie durchgeführte Talkum-Pleurodese (2–10 g nach Sterilisierung) weist unbestritten die höchsten Erfolgsraten (70–100 %) auf. Hauptnachteil ist der große Aufwand wie Vollnarkose und Bühlau-Drainage (LOE 2b, GR C, AGO ++).

Man sollte dieses Verfahren frühzeitig diskutieren und nicht erst nach mehreren erfolgten Instillationspleurodesen anwenden [33, 34].

Die Einbindung eines erfahrenen Thoraxchirurgen (ggf. Pleurektomie) in die Therapieentscheidungen ist zu empfehlen [35].

Aszites

Wenn Beschwerden, wie z. B. abdominelles Spannungsgefühl bis hin zum Schmerz, Sodbrennen und Aufstoßen oder gar Dyspnoe, geäußert werden, sollte der Aszites durch Punktion vermindert werden (LOE 4, GR D, AGO ++). Als Standardzugang für die Parazentese gilt der Punkt zwischen äußerem und mittlerem Drittel der Linie zwischen Nabel und der Spina iliaca anterior superior. Angesichts der häufig inhomogenen Verteilung der Flüssigkeit im Bauchraum und lokalen Verdickungen des parietalen Peritoneums durch die Metastasen kann eine sonografische Ortung der Einstichstelle sinnvoll sein. Beim Setzen der Lokalanästhesie ist darauf zu achten, dass gerade auch die peritonealen Schichten infiltriert werden.

Nach möglichst vollständigem Ablassen des Aszites können folgende Substanzen in einer auf 30 °C erwärmten Lösung (z. B. 500–1000 ml 0,9%iges NaCl) intraperitoneal appliziert werden [36]:
– 5-Fluorouracil 2000–3000 mg
– Bleomycin 60 mg
– Mitoxantron 20–25 mg/m^2 (30–40 mg absolut), bei Belassen dieser Lösungen in situ ist die systemische Wirkung zu beachten.

Ein seltenes, aber dann klinisch relevantes Problem ist die chemische Peritonitis mit Bauchschmerzen für einige Tage. Die Anlage eines peritoneo-venösen Shunts bei therapierefraktärem Aszites ist ausgesuchten Einzelfällen vorbehalten. Im April 2009 erteilte die Europäische Kommission der Firma Fresenius Biotech die Zulassung für Removab® (Catumaxomab) als weltweit erstem zugelassenem Arzneimittel gegen malignen Aszites (AGO-Empfehlung +/-!). Nach intraperitonealen Removab®-Infusionen gelang es, das punktionsfreie Überleben signifikant gegenüber der Kontrollgruppe zu verbessern [37]. Voraussetzung für den Einsatz von Removab® ist der Nachweis des Targets EpCAM, das bei duktalen Karzinomen in 80 % positiv ist, bei lobulären nur in etwa 60 % [39].

Hyperkalzämie

Eine mit dramatischer Klinik (Bewusstseinsstörung, Verlangsamung, Verwirrtheit, Depression, Niereninsuffizenz, Exsikkose u. ä.) einhergehende Hyperkalzämie wird häufig verkannt, weil die Symptome auch auf andere Ursachen zurückgeführt werden können (Problem des erklärten Symptoms).

Das erfolgreichste Therapieprinzip ist die Behandlung der Grundkrankheit. Die akute hyperkalzämische Krise wird wie die chronische Hyperkalzämie mit Amino-Bisphosphonaten behandelt (siehe Kapitel „Systemische Therapie"). Je akuter die Symptomatik ist, umso wichtiger wird die Begleittherapie: forcierte Diurese (0,9 % Kochsalz 1000–3000 ml/Tag, 20–80 mg Furosemid i.v.) und Kortikosteroide mit 0,5–1 mg/kg KG Prednison (nicht durch randomisierte Studien validiert, aber empirisch erfolgreich).

Meningeosis carcinomatosa

Beim karzinomatösen Befall der Meningen (Nachweis durch Liquorzytologie und evtl. Kernspintomografie) hat sich neben möglichen neuen Bestrahlungstechniken wie z. B. Tomotherapie der Neuroachse die intrathekale Gabe von Methotrexat, evtl. in Kombination mit oder gefolgt von Thiotepa, bewährt (LOE 2b, GR B, AGO ++):
– Methotrexat: 15 mg (6–8 mg/m²) pro Dosis i.th. 2-mal pro Woche, die zusätzliche Gabe von Dexamethason 12 mg i.th. ist evtl. vorteilhaft oder
– Methotrexat: 10 mg pro Dosis i.th. Tag 1 und Thiotepa: 10 mg pro Dosis i.th. Tag 4 (Wiederho-

lung wöchentlich über einen Zeitraum von 8–12 Wochen)

Bei längerfristiger Anwendung kann das auch über ein im Ventrikelsystem implantiertes Kathetersystem mit subkutanem Zugang an der Kopfhaut geschehen (Ommaya-Reservoir).

Die Therapie wird so lange fortgesetzt, bis im Liquor keine malignen Zellen mehr nachweisbar sind. Danach erfolgt noch eine 2-malige Medikamentenapplikation zur Konsolidierung.

Unter Methotrexat intrathekal oder intraventrikulär kann eine eventuelle systemische Wirkung durch die prophylaktische Gabe des Antidots Folinsäure verhindert werden (Leucovorin: 15 mg p. o. alle 6 Stunden für einen Zeitraum von 48 Stunden beginnend mit der Methotrexatgabe oder 12 Stunden später).

Neuerdings wird die intrathekale Anwendung eines protrahiert wirksamen Cytarabins diskutiert (DepoCyte®), weil bei vergleichbarer Wirksamkeit deutlich weniger Injektionen (2-wöchige, zur Erhaltungstherapie 4-wöchige Abstände) nötig sind. Patientinnen mit Meningeosis neoplastica sollten in Studien eingebracht werden, da der Einsatz von liposomalem Cytarabin noch Off-Label ist.

Tumorkachexie

Der von vielen Patientinnen beklagte Gewichtsverlust ist oft mehr Ausdruck der Krankheitsaktivität als Folge einer unzureichenden Nahrungszufuhr. Häufig sind die Kranken und ihre Angehörigen so sehr auf die Nahrungszufuhr fixiert, dass zusätzlicher Leidensdruck den Alltag belastet. So können Verwirklichung einer Wunschkost und Vermeidung sinnloser diätetischer Einschränkungen zur Verbesserung der Lebensqualität beitragen. Von einer parenteralen Kalorienzufuhr ist im Allgemeinen kein Vorteil zu erwarten. Gestagene, z. B. Megestrolacetat 160 mg p. o. täglich oder Medroxyprogesteronacetat 500–1500 mg p. o. täglich, können anabol und appetitsteigernd wirken. Unter dieser Behandlung kann es zu einem echten Gewichtszuwachs kommen. Wichtig ist vor allem, dass bei der Hälfte der Patientinnen ein gewisses Appetitgefühl induziert wird.

Literatur

1 Diel I (2005) Lebensverlängerung beim metastasierten Mammakarzinom durch Chemotherapie? Strahlenther Onkol 3: 210–211

2 Adamietz IA (2003) Palliative Radiotherapie. In: Bamberg M, Molls M, Sack H (eds) Radioonkologie. Zuckschwerdt, München Wien New York, p 1117–1155

3 Rades D, Stalpers JA, Veninga T et al (2005) Evaluation of five radiation schedules and prognostic factors for metastatic spinal cord compression. J Clin Oncol 23: 3366–3375

4 Kretzler A, Molls M (1997) Grundlagen der Radiotherapiebehandlung ossärer Metastasen. In: Böttcher HD et al (eds) Klinik der Skelettmetastasen – Grundlagen, Diagnostik und Therapie. Zuckschwerdt, München Bern Wien New York

5 Ott OJ, Birkenhake S, Sauer R (2003) Rekalzifizierung, Analgesie und Überleben nach Strahlenbehandlung ossärer Metastasen bei Patientinnen mit Mammakarzinom. Strahlenther Onkol 179 (suppl 1): 57

6 Rades D, Stalpers LJA, Hulshof MC et al (2005) Comparison of 1 × 8 Gy and 10 × 3 Gy for functional outcome in patients with metastatic spinal cord compression. Int J Radiat Oncol Biol Phys 62: 514–518

7 Bischoff J (2005) Palliative Operationen bei metastasiertem Mammakarzinom. In: Von Minckwitz G (ed) Aktuelle Empfehlungen zur Therapie primärer und fortgeschrittener Mammakarzinome. Zuckschwerdt, München Wien New York, pp 194–202

8 Von Minckwitz G (2006) Evidence-based treatment of metastatic breast cancer – 2006 recommendations by the AGO Breast Commission. Eur J Cancer 42: 2897–2908

9 Delank KS, Wendtner C, Eich HT et al (2011) Behandlung von Wirbelsäulenmetastasen. Dtsch Arztebl Int 108: 71–80

10 Finlay IG, Mason MD, Shelley M (2005) Radioisotopes for the palliation of metastatic bone cancer: a systematic review. Lancet Oncol 6: 392–400

11 Palmedo H, Bendera A, Schomburg A et al (1996) Schmerztherapie mit Rhenium-186 HEDP bei multiplen Knochenmetastasen. Nucl Med 35

12 Nieder C, Grosu AL, Astner S et al (2006) Integration of chemotherapy into current treatment strategies for brain metastases from solid tumors. Radiother Oncol 1: 19

13 Andrews DW, Scott CB, Sperduto PW et al (2004) Whole brain radiation therapy with or without stereotactic radiosurgery boost for patients with one to three brain metastases: phase III results of the RTOG 9508 randomised trial. Lancet 363: 1665–1672

14 Grosu AL, Feldmann HJ, Stärk S et al (2001) Stereotaktische Strahlentherapie am adaptierten Linearbeschleuniger bei Patienten mit Hirnmetastasen. Nervenarzt 72: 770–781

15 Siefert A, Grosu AL, Kreth FW et al (2004) Strahlentherapie und Radiochirurgie. In: Tumorzentrum München (ed) Manual Hirntumoren und primäre Tumoren des Rückenmarks. Zuckschwerdt, München Wien New York

16 Rades D, Kueter JD, Veninga T et al (2009) Whole brain radiotherapy plus stereotactic radiosurgery versus surgery plus whole brain radiotherapy for 1–3 brain metastases: results of a matched pair analysis. Eur J Cancer 45: 400–404

17 Glantz MJ, Jaeckle KA, Chamberlain MC et al (1999) A randomized controlled trial comparing intrathecal sustained-release cytarabine (DepoCyt) to intrathecal methotrexate in patients with neoplastic meningitis from solid tumors. Clin Cancer Res 5: 3394–3402

18 Friedel G (2002) Results of lung metastasectomy from breast cancer: Prognostic criteria on the basis of 467 cases of the international registry of lung metastases. Eur J Cardio-Thoracic Surgery 22: 335–344

19 Singletary SE (2003) A role for curative surgery in the treatment of selected patients with metastatic breast cancer. Oncologist 8: 241–251

20 Zimmermann FB, Geinitz H, Schill S et al (2006) Stereotactic hypofractionated in stage I non-small-cell lung cancer (NSCLC). Acta Oncol 45: 796–801

21 Dian D, Sommer H, Wilkowski R et al (2009) First Experiences with Vacuum Assisted Closure (V.A.C.) as alternative treatment method to repair defects of an extended thoracic wall Recurrence of the mastocarcinoma. Geburtsh Frauenheilk 69: 50–54

22 Hehr T, Lamprecht U, Glocker S et al (2001) Thermoradiotherapy for locally recurrent breast cancer with skin involvement. Int J Hyperthermia 17: 291–301

23 Jones EL, Oleson JR, Prosnitz LR, Samulski TV, Vujaskovic Z, Yu D, Sanders LL, Dewhirst MW (2005) Randomized trial of hyperthermia and radiation for superficial tumors. J Clin Oncol 23: 3079–3085

24 Zagar TM, Oleson JR, Vujaskovic Z, Dewhirst MW, Craciunescu OI, Blackwell KL, Prosnitz LR, Jones EL (2010) Hyperthermia for locally advanced breast cancer. Int J Hyperthermia 26(7): 618–624

25 Lindner LH, Issels RD (2012) Soft-tissue sarcoma: recent developments. Dtsch Med Wochenschr 137(31–32): 1556–1559

26 Heese C, Lavagnini P, Mills P, Lewis M, Marman M (2012) Superficial hyperthermia plus external beam radiation in the palliation of locally progressive chemoradiation-resistant breast cancer. Case Rep Oncol 5(3): 520–523

27 Lordick F, Stangl M (2004) Multimodale Therapie bei Lebermetastasen kolorektaler Karzinome. J Onkologie 7: 18–24

28 Zimmermann FB, Schill S, Schratzenstaller U et al (2004) Stereotaktische Radiotherapie von Lebermetastasen. J Onkologie 4: 32–35

29 American Thoracic Society (2000) Management of malignant pleural effusions. Am J Respir Crit Care Med 162: 1987–2001

30 Parulekar W, Di Primio G, Matzinger F et al (2001)
    Use of small-bore vs large-bore chest tubes for treat-
    ment of malignant pleural effusions. Chest 120: 19–
    25

31 Sterman D, Kruklitis R, Lund M et al (2003)
    Pleurodesis for the therapy of malignant pleural effu-
    sions. J Bronch 10: 218–222

32 Yim AP, Chan AT, Lee TW et al (1996) Thorascopic
    talc insufflation versus talc slurry for symptomatic
    malignant pleural effusion. Ann Thorac Surg 62:
    1655–1658

33 Ferrer J, Villarino MA, Tura JM et al (2001) Talc
    preparations used for pleurodesis vary markedly fom
    one preparation to another. Chest 119: 1901–1905

34 Adam RA, Adam YG (2004) Malignant ascites: past,
    present, and future. J Am Coll Surg 198: 999–1011

35 Bondoc AY, Bach PB, Sklarin NT et al (2003) Arte-
    rial desaturation syndrome following pleurodesis
    with talc slurry: incidence, clinical features, and out-
    come. Cancer Invest 21: 848–854

36 Fry WA, Khandekar JD (1995) Parietal pleurectomy
    for malignant pleural effusion. Ann Surg Oncol 2:
    160–164

37 Burges A, Wimberger P, Kümper C et al (2007): Ef-
    fective relief of malignant ascites in patients with ad-
    vanced ovarian cancer by trifunctional Anti-EpCAM
    × Anti-CD3 antibody: A Phase I/II Study. Clin Can-
    cer Res 13: 3899–3905

38 Kocher M et al (2011) Adjuvant whole-brain radio-
    therapy versus observation after radiotherapy or sur-
    gical resection of one to three cerebral metastasis:
    EORTC study 22952–26001. J Clin Oncol 29: 134–
    141

39 Spizzo G, Fong D, Wurm M et al (2011) EpCAM ex-
    pression in primary tumor tissues and metastases: an
    immunohistochemical analysis. J Clin Pathol pub-
    lished online March 17, 2011

40 Aigner R, Gailhofer S et al (2010) Das metastasierte
    Mammakarzinom – State of the art. Pharma Fokus
    Gynäkologie 5: 24–27

41 Tereffe W, Lang JE, Rao R et al (2008) Local radio-
    therapy improves survival in stage IV breast cancer
    patients who undergo a surgical resection of the pri-
    mary tumor. UROBP 72: 156

42 Arbeitsgemeinschaft Gynäkologische Onkologie
    e. V. (2011) Diagnosis and treatment of patients with
    primary and metastatic breast cancer. Zuckschwerdt,
    München

43 Heinemann V, Kahlert S, Stemmler H-J (2010) Mul-
    timodale Therapiekonzepte beim metastasierten
    Mammakarzinom. Der Internist 11: 1358–1365

44 Ali D, Le Scodan R (2011): Treatment of the primary
    tumor in breast cancer patients with synchronous me-
    tastases. Ann Oncol 22: 9–16

45 Dennis G e.a. (2013) Single fraction conventionel ex-
    ternal beam radiatin therapie for bone metastases: a
    systematic review of randomised controlled trials.
    Radiotherapy and Oncology 106: 5–14

Systemische Therapie des metastasierten Mammakarzinoms

J. Ettl, V. Aivazova-Fuchs, B. Ataseven, N. Harbeck, V. Heinemann, H. Jansen, L. Lutz, G. Michl,
B. Rack, B. Rieder, G. Schaller, H. Sommer, O. Stötzer

Im Zentrum der Systemtherapie des metastasierten Mammakarzinoms steht die Patientin, die mit der Situation konfrontiert ist, dass ihre Erkrankung zwar therapierbar, aber dennoch nicht heilbar ist. Auch wenn – anders als in der adjuvanten Therapie – gerade nach der Erstlinientherapie wenige etablierte Standards existieren, so wurden in jüngster Zeit im Rahmen einer internationalen Konsensuskonferenz evidenzbasierte Leitlinien speziell für die metastasierte Behandlungssituation entwickelt. Diese internationalen Leitlinien werden ähnlich den deutschen AGO-Leitlinien in regelmäßigen Abständen aktualisiert und publiziert und bieten einen guten Überblick über etablierte Standards in der Therapie des metastasierten Mammakarzinoms [1, 2].

Aufgrund der großen Vielfalt der Krankheitsverläufe sollte die Behandlung beim metastasierten Mammakarzinom individualisiert durchgeführt werden (Abbildung 1).

Oberstes Therapieziel ist die langfristige Erhaltung bzw. Wiederherstellung der Lebensqualität durch Verhinderung und Linderung von tumorbedingten Beschwerden.

Gleichzeitig kann durch die Systemtherapie eine Verlängerung der Überlebenszeit mit der Erkrankung erreicht werden [3–6].

Vor Beginn der systemischen Therapie sollte interdisziplinär geklärt werden, ob durch zusätzliche lokoregionäre Maßnahmen der Patientin schneller und möglicherweise nebenwirkungsärmer geholfen werden kann (siehe Kapitel „Lokoregionäre Therapieoptionen im metastasierten Stadium").

Für die Auswahl einer individuellen, krankheitsadaptierten systemischen Therapie ist zum einen die genaue Kenntnis des Wirkungs- und Nebenwirkungsspektrums des jeweiligen Therapeutikums und zum anderen eine möglichst zuverlässige Abschätzung des Therapieansprechens erforderlich. Folgende Fragen sollten vor Indikation einer Therapie beantwortet werden:

1. Ist die Erkrankung symptomatisch?
2. Ist eine rasche oder eine langsame Progression zu erwarten?
3. Wie groß ist die Wahrscheinlichkeit der Symptomlinderung?
4. Welche Nebenwirkungen werden durch die Behandlung verursacht?

Endokrine Therapien haben eine geringe Toxizität. Bei relativ langsamen Ansprechen auf die Therapie ist eine Erfolgsbeurteilung frühestens nach 12 Wochen möglich. Die Ansprechrate auf eine endokrine Therapie ist mindestens mit der einer Chemotherapie vergleichbar. Demgegenüber hat eine Zytostatikatherapie eine deutlich höhere Toxizität, die bei einer Monochemotherapie geringer ausgeprägt sein kann als bei einer Polychemotherapie. Im Vergleich zur endokrinen Therapie ist mit einer Chemotherapie ein Ansprechen meist deutlich rascher zu erzielen.

Bewertung klinischer Studien

Klinische Studien ermöglichen eine objektive Bewertung der Wirksamkeit und Verträglichkeit der verschiedenen Therapien. In Phase-II-Studien steht gewöhnlich die Ansprechrate (RR = Response Rate) im Vordergrund der Effektivitätsbeurteilung. Phase-III-Studien, welche zwei oder mehr Behandlungsop-

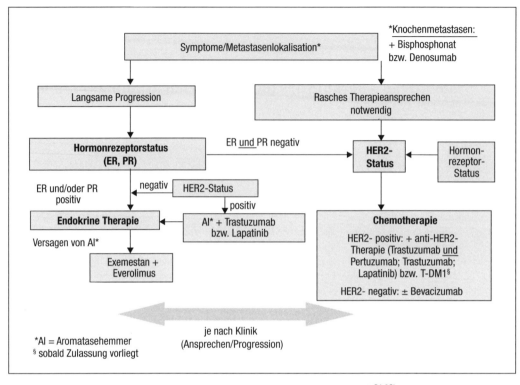

Abbildung 1. Therapieführung beim metastasierten Mammakarzinom (modifiziert nach [10]).

tionen vergleichen, basieren hinsichtlich ihres statistischen Designs überwiegend auf der Analyse von Überlebenszeiten und evaluieren das progressionsfreie Überleben (PFS) oder das Gesamtüberleben (OAS = Overall Survival) als primäre Zielparameter. Gerade beim Mammakarzinom stehen vielfältige Behandlungsmöglichkeiten zur Verfügung, sodass die Folgetherapien häufig den Effekt einer zu testenden Primärtherapie überdecken können. Entsprechend müssen sich Therapieeffekte wie ein signifikant verlängertes PFS nicht notwendig in einer gleichfalls signifikanten Verbesserung des Gesamtüberlebens niederschlagen. In der Bewertung neuer Medikamente ist daher das progressionsfreie Überleben ein weithin akzeptierter Surrogatparameter.

Neben den Parametern der Effektivität (RR, PFS, OAS) müssen in die Bewertung von Studienergebnissen immer auch die von den Patientinnen berichteten Ergebnisse zur gesundheitsbezogenen Lebensqualität (PRO = Patient Reported Outcomes) mit einfließen, um dem Therapieziel „Erhaltung der Lebensqualität" Rechnung zu tragen.

Therapieführung in Abhängigkeit von der Krankheitsbiologie

Die systemische Therapie des metastasierten Mammakarzinoms besteht entweder aus der endokrinen Therapie oder der Chemotherapie.

Die gleichzeitige Gabe von Chemotherapie und endokriner Therapie sollte nicht durchgeführt werden, da sie zu einer Erhöhung der Toxizität führt, ohne dass die Effektivität der Therapie gesteigert wird [7].

Eine endokrine „Erhaltungstherapie" nach Abschluss einer Chemotherapie kann erwogen werden, wird aber nicht durch eine einheitliche Datenlage gestützt [8, 9].

Die Entscheidung für die eine oder andere Therapieform ist von der Tumorbiologie und der Einschätzung der Progressionskinetik der Erkrankung abhängig (Abbildung 1).

Langsame Progression

Eine langsame Progression der metastasierten Tumorerkrankung ist zu erwarten bei:
- positivem Hormonrezeptorstatus ohne HER2/neu-Überexpression
- langem krankheitsfreien Intervall (> 2 Jahre)
- begrenzter Anzahl der Metastasen mit Beschränkung auf Knochen
- Fehlen einer viszeralen Metastasierung

Rasche Progression

Eine rasche Progression der metastasierten Tumorerkrankung ist zu erwarten bei:
- negativem Hormonrezeptorstatus und/oder HER2/neu-Überexpression
- kurzem krankheitsfreien Intervall (< 2 Jahre)
- symptomatischer viszeraler Metastasierung

Sowohl in retrospektiven als auch prospektiven Studien ist gezeigt worden, dass sich Hormonrezeptor- und HER2-Status im Verlauf der Mammakarzinomerkrankung ändern können [11, 12].

Es sollte deswegen, wenn klinisch durchführbar, beim ersten Auftreten von Metastasen eine Biopsie mit dem Ziel der Diagnosesicherung und der Bestimmung der Tumorbiologie der Metastase durchgeführt werden.

Die endokrine Therapie ist die Therapie der Wahl bei positivem Hormonrezeptorstatus.

Nach erneuter Progression kann die endokrine Therapie stufenweise fortgeführt werden. Bei gleichzeitig vorliegender Hormonrezeptorpositivität und HER2/neu-Überexpression ist eine Wirksamkeit der Kombination von Trastuzumab oder Lapatinib mit einem Aromatasehemmer in zwei Studien belegt [13, 14]. Da die Ansprechraten der endokrinen Therapie bei HER2-Positivität im Vergleich zur Chemotherapie niedriger sein können, muss in diesem Fall aber stets anhand der zu erwartenden Progressionskinetik der Erkrankung überprüft werden, ob der endokrinen Therapie der Vorzug gegenüber der Chemotherapie gegeben werden kann.

Nach Ausschöpfen der endokrinen Behandlungsmaßnahmen oder bei Nichtansprechen sollte zu einer zytostatischen Therapie übergegangen werden.

Ein hoher Remissionsdruck besteht bei starken, unkontrollierbaren tumorbedingten Symptomen oder wenn aufgrund eines erwarteten raschen Tumorprogresses lebensbedrohliche Komplikationen drohen. Hier stellt – unabhängig vom Hormonrezeptorstatus – die Chemotherapie die primäre Therapieoption dar, wenn der Allgemeinzustand, die Komorbidität und der Wunsch der Patientin dies erlauben.

Endokrine Therapie

Verfügbare Medikamente

GnRH-Analoga bewirken langfristig eine Verminderung der Gonadotropin-Ausschüttung. Sie führen zur Unterdrückung der ovariellen Östrogensynthese und zur Senkung der Östrogenspiegel im Blut. In der Prämenopause gehören sie bei rezeptorpositiven Patientinnen zu den Therapeutika der ersten Wahl, in der Postmenopause haben diese Medikamente keinen Stellenwert. Alternativen zur Therapie mit GnRH-Analoga sind die chirurgische Ovarablation durch beidseitige Ovarektomie oder die strahlentherapeutische Ovarablation (Radiomenolyse). Vier Wochen nach der ersten Depotapplikation von GnRH-Analoga kann mit einer wirksamen Unterdrückung der Ovarfunktion und dem Auftreten einer sekundären Amenorrhö gerechnet werden. Die Nebenwirkungen der GnRH-Analoga bestehen vor allem in klimakterischen Beschwerden sowie einem erhöhten Osteoporoserisiko.

Tamoxifen ist ein Antiöstrogen. Es wirkt als partieller Antagonist am Östrogenrezeptor und senkt dadurch die Proliferationsrate hormonabhängiger Gewebe. Tamoxifen ist seit mehr als 30 Jahren im Einsatz und hat sich als Therapeutikum in der palliativen und adjuvanten Situation etabliert. Tamoxifen entfaltet in einigen Geweben auch eine agonistische Wirkung und kann daher eine Endometriumhyperplasie sowie selten auch ein Endometriumkarzinom induzieren. Tamoxifen wird in der Regel gut vertragen. Schwerwiegende Nebenwirkungen (v. a. Thrombosen/Embolien) sind in einer Größenordnung von etwa 5 % zu beobachten. Die Ansprechrate liegt je nach Studie bei etwa 20–35 %. Bei Progression unter Tamoxifen nach primärem Ansprechen kann in Einzelfällen nach Absetzen der Tamoxifenbehandlung ein erneutes Therapieansprechen beobachtet werden [15]. Dieser als „Rebound"-Effekt beschriebene Vorgang lässt sich möglicherweise durch den Entzug der Restöstrogenaktivität des Tamoxifens erklären, aufgrund geringer Ansprechraten ist dieses Vorgehen jedoch individuell zu indizieren.

Fulvestrant ist ein reiner Östrogenrezeptorantagonist, der keine östrogene Restwirkung mehr besitzt und die Östrogenrezeptorsynthese unterdrückt. In der endokrinen First-line-Therapie wurde bei hormonrezeptorpositiven Patientinnen eine vergleichbare Effektivität von Fulvestrant und Tamoxifen nachgewiesen [16]. Bei endokrin überwiegend mit Tamoxifen vorbehandelten postmenopausalen Patientinnen war Fulvestrant mindestens so effektiv wie Anastrozol [17]. Während in der FACT-Studie die Kombination von Fulvestrant mit Anastrozol der alleinigen Gabe von Anastrozol nicht überlegen war, zeigte sich in der SWOG-Studie zur gleichen Fragestellung eine signifikante Überlegenheit der Kombinationstherapie. Dieser Effekt scheint ausschließlich durch die Tamoxifen-naive Subgruppe getriggert zu sein, die in der SWOG-Studie größer war als in der FACT-Studie [18, 19].

Fulvestrant ist für die Behandlung von postmenopausalen Patientinnen mit östrogenrezeptorpositivem lokal fortgeschrittenem oder metastasiertem Mammakarzinom nach Versagen einer vorherigen Antiöstrogentherapie zugelassen. Die empfohlene Dosis von Fulvestrant beträgt 500 mg (intramuskulär) in Abständen von einem Monat, wobei 2 Wochen nach der ersten Applikation eine zusätzliche „Aufsättigungsdosis" von 500 mg gegeben wird [20].

Aromatasehemmer vermindern die Östrogenproduktion, indem sie die Umwandlung (Aromatisierung) von Androstendion zu Östron unterdrücken. Gut verträgliche orale Aromatasehemmer der 3. Generation stehen zur Verfügung (nichtsteroidale Aromatasehemmer: Anastrozol, Letrozol; steroidale Aromatasehemmer: Exemestan). Die drei Aromatasehemmer unterscheiden sich hinsichtlich ihrer Pharmakokinetik und ihren pharmakodynamischen Eigenschaften, grundsätzlich kann man aber von einer vergleichbaren Effektivität ausgehen [21]. Nach Einsatz eines nichtsteroidalen Aromatasehemmers ist bei langsam progredienter Tumorerkrankung auch noch ein Umsetzen auf einen steroidalen Aromatasehemmer (als dritten Schritt der antihormonellen Therapie) und umgekehrt sinnvoll, da hierbei in kleineren Beobachtungsstudien Ansprechraten von 10–20 % beschrieben sind.

Everolimus ist ein oraler mTOR-Inhibitor. Everolimus blockiert das Protein mTOR (mammalian Target of Rapamycin), das in der Zelle u. a. als wichtiger Regulator der Proliferation fungiert [22]. Die Resistenz gegenüber einer endokrinen Therapie wird mit der Überaktivierung des mTOR-Signalwegs in Verbindung gebracht [23]. Seit 2012 ist Everolimus zugelassen für die Therapie des hormonrezeptorpositiven, HER2-negativen, fortgeschrittenen Mammakarzinoms in Kombination mit Exemestan bei postmenopausalen Frauen ohne symptomatische viszerale Metastasierung bei einem Rezidiv und/oder einer Progression nach Erhalt eines nichtsteroidalen Aromataseinhibitors.

In der Phase-III-Zulassungsstudie BOLERO-2 wurde die Therapie mit Everolimus und Exemestan bei Patientinnen, die vorher einen nichtsteroidalen Aromatasehemmer in der adjuvanten oder metastasierten Situation erhalten hatten mit einer Exemestanmonotherapie verglichen. Everolimus führte zu einer signifikanten Verbesserung des PFS von 4,1 Monaten auf 10,6 Monate (HR 0,36; CI: 0,27–0,47; p < 0,001) [24].

Häufig auftretende Nebenwirkungen unter Therapie mit Everolimus sind vor allem Stomatitis, Fatigue, nicht infektiöse Pneumonitis und Hyperglykämie. Dieses, im Vergleich zur reinen endokrinen Therapie sehr unterschiedliche Nebenwirkungsprofil, muss beim Therapiemanagement bedacht werden: Die Therapieführung sollte analog zu den Patientinnen unter intravenöser Chemotherapie gestaltet werden. Engmaschige klinische Kontrollen sind vor allem in den ersten 4–6 Wochen der Therapie ratsam.

Gestagene (Medroxyprogesteronacetat, Megestrolacetat) werden derzeit aufgrund der stärker ausgeprägten Nebenwirkungen erst nach dem Einsatz aller anderen hormonellen Therapieverfahren verabreicht. Die orale Medikation wird infolge der besseren therapeutischen Steuerbarkeit gegenüber der intramuskulären Gabe bevorzugt.

Endokrine Therapie in der Prämenopause

Im Gegensatz zur adjuvanten Therapiesituation beinhaltet die endokrine Therapie in der metastasierten Situation bei der prämenopausalen Patientin immer auch die dauerhafte ovarielle Suppression (Gabe von GnRH-Analoga oder Ovarektomie) zusätzlich zu Tamoxifen, einem Aromatasehemmer oder auch Fulvestrant.

Eine randomisierte Studie von *Klijn* et al. [25] verglich die Monotherapie mit Tamoxifen oder Buserelin mit der primären Kombination beider Medikamente und zeigte sowohl signifikant höhere Ansprechraten als auch längere progressionsfreie Intervalle und Überlebenszeiten für die Kombinationstherapie. Nach erneuter Progression zeigte sich darüber hinaus kein Überlebensnachteil für die mit der Kombination behandelten Patientinnen. Eine internationale Studie [26] mit 318 Patientinnen zeigte eine signifikante Verbesserung des progressionsfreien Intervalls bei Kombination von GnRH-Analoga und Tamoxifen bei vergleichbarer Remissionsrate (38 vs. 31 %), in der Subgruppe der ossär metastasierten Patientinnen zusätzlich eine Verbesserung des Überlebens. Eine Metaanalyse von Studien zum Vergleich der GnRH-Analoga versus GnRH-Analoga plus Tamoxifen bestätigte die Vorzüge der primären Kombi-

nation [27]. Darauf aufbauend gilt derzeit als Standard für prämenopausale Patientinnen die endokrine First-line-Therapie mit GnRH-Analoga (alternativ Ovarektomie oder Radiomenolyse) und Tamoxifen als Kombinationstherapie.

Die Frage, ob entsprechend den postmenopausalen Patientinnen auch bei den prämenopausalen Patientinnen die Primärtherapie mit Aromatasehemmern vorteilhaft ist, bleibt aufgrund fehlender Daten abzuwarten. Kleinere Phase-II-Studien beschreiben eine gute Verträglichkeit und Wirksamkeit der Kombination von Aromatasehemmern mit GnRH-Analoga nach Versagen einer tamoxifenhaltigen Therapie, sodass derzeit diese Kombination als Standard-Second-line-Therapie bezeichnet werden kann [28].

Die Frage, ob Fulvestrant in der Kombination mit ovarieller Suppression eine wirksame Therapie bei prämenopausalen Patientinnen darstellt, kann zum jetzigen Zeitpunkt aufgrund fehlender Daten nicht klar beantwortet werden. Im Rahmen einer kürzlich publizierten Phase-II-Studie konnte bei 26 prämenopausalen Patientinnen unter Goserelin und Fulvestrant eine klinische Benefitrate von 58 % erhoben werden [29].

Die Gestagentherapie, die mit einer erhöhten Nebenwirkungsrate verbunden ist (u. a. Wasserretention,

Tabelle 1. Endokrine Therapie (Substanzen und Dosierungen).

GnRH-Analoga	Dosierung
Goserelin (Zoladex®)	3,6 mg Implantat s. c. alle 4 Wochen
Leuprorelin (Enantone-Gyn®)	3,5 mg s. c. oder i. m. monatlich
Antiöstrogene	
Tamoxifen	20 mg p. o. täglich
Fulvestrant (Faslodex®)	500 mg i. m., im ersten Monat zweiwöchentlich, dann monatlich
Aromatasehemmer	
Anastrozol	1 mg p. o. täglich
Letrozol	2,5 mg p. o. täglich
Exemestan	25 mg p. o. täglich
mTOR-Inhibitor	
Everolimus (Afinitor®)	10 mg p. o. täglich (in Kombination mit Exemestan)
Gestagene	
Medroxyprogesteronacetat	500 (300) mg p. o. täglich[a]
Megestrolacetat	160 mg p. o. täglich[b]

[a] Bei fortgeschrittener Erkrankung bis zu 1000 mg täglich, [b] bei fortgeschrittener Erkrankung bis zu 320 mg täglich.

Thromboembolie, Gewichtszunahme), kann als letzter endokriner Therapieschritt erwogen werden. Grundsätzlich wird aber bei den endokrin vorbehandelten Patientinnen von einer eher geringen Effektivität der Gestagentherapie ausgegangen. Spätestens zu diesem Zeitpunkt sollten daher die Möglichkeiten einer Chemotherapie evaluiert werden.

Endokrine Therapie in der Postmenopause

Die Wahl der endokrinen Substanz zur Erstlinientherapie in der Postmenopause ist abhängig von den ggf. in der Adjuvanz bereits verabreichten endokrinen Therapien und dem Zeitintervall zwischen Ende der adjuvanten endokrinen Therapie und dem Progress der Erkrankung (siehe Abbildung 2).

Nach adjuvanter Therapie mit Tamoxifen oder ohne vorhergehende endokrine Therapie ist die bevorzugte endokrine First-line-Therapie des metastasierten Mammakarzinoms in der Postmenopause die

Gabe eines nichtsteroidalen Aromatasehemmers (Letrozol, Anastrozol).

Für den primären Einsatz von Aromatasehemmern spricht die in mehreren Vergleichsstudien nachgewiesene höhere Effektivität im Vergleich zu Tamoxifen. Randomisierte Studien zeigten z. T. höhere Ansprechraten und in der Mehrzahl der Untersuchungen signifikant längere progressionsfreie Zeiten [21, 30–33]. In allen Untersuchungen wurden unter Aromatasehemmern geringere Raten an thromboembolischen Ereignissen berichtet.

Eine Cochrane-Analyse von 2009 erbrachte auch hinsichtlich des Gesamtüberlebens eine Überlegenheit der Aromatasehemmer [34].

Anastrozol und Letrozol sind für die Erstlinientherapie des metastasierten Mammakarzinoms zugelassen, während Exemestan bisher erst nach Progression unter einer Antiöstrogenbehandlung zugelassen ist.

Nach adjuvanter Therapie mit einem Aromatasehemmer sind Tamoxifen oder Fulvestrant die Mittel der Wahl für die Erstlinientherapie. Im Falle eines

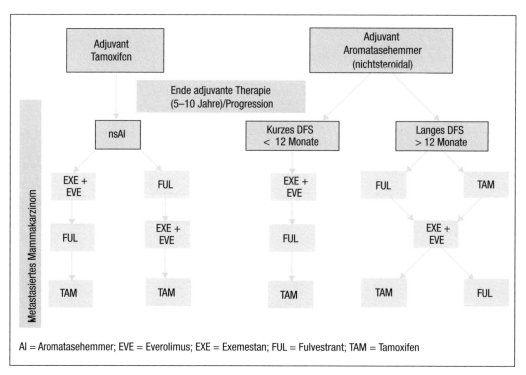

Abbildung 2. Endokrine Therapiesequenz Postmenopause (modifiziert nach [35]).

Zeitintervalls von weniger als 12 Monaten zwischen Ende einer adjuvanten Therapie mit einem nichtsteroidalen Aromatasehemmer und Metastasierung sollte alternativ die Kombinationstherapie mit Exemestan und Everolimus erwogen werden.

Bei Versagen der Erstlinientherapie besteht die Möglichkeit der Umstellung auf die kombinierte Therapie mit Exemestan und Everolimus oder, im Sinne eines Crossovers, die Umstellung auf die jeweils bisher noch nicht verabreichte endokrin wirksame Substanz.

Als letzter endokriner Therapieschritt steht auch bei postmenopausalen Frauen die hochdosierte Gestagentherapie zur Verfügung.

Therapie des HER2-positiven metastasierten Mammakarzinoms

Beim HER2-positiven Mammakarzinom stehen in der metastasierten Erkrankung derzeit 3 zugelassene anti-HER2-Therapien zur Verfügung (Trastuzumab, Pertuzumab und Lapatinib), für eine 4. Substanz (T DM1) wird die Zulassung in Europa Ende 2013 erwartet.

Die Bestimmung des aktuellen Rezeptorstatus an einer Metastase sollte – falls klinisch möglich – beim ersten Auftreten von Metastasen durchgeführt werden, um ggf. die anti-HER2-Therapie frühzeitig einsetzen zu können.

Für postmenopausale Patientinnen mit endokrin responsiver, HER2-positiver Erkrankung sind sowohl Lapatinib als auch Trastuzumab in Kombination mit einem Aromatasehemmer zugelassen. Bei langsamer Progression oder dem Wunsch nach Verzicht auf Chemotherapie ist diese Kombination sinnvoll. Die alleinige Gabe einer endokrinen Therapie bei HER2-positiver metastasierter Erkrankung ist mit einer medianen PFS-Dauer von ca. 3 Monaten [36] nicht ausreichend wirksam.

Bei Indikation zur Chemotherapie ist in der Erstlinientherapie Docetaxel mit Trastuzumab und Pertuzumab (q21) der neue zugelassene Standard [37].

Hierbei werden die Chemotherapie über ca. 6 Zyklen und danach die Antikörper alleine gegeben. Bei Progression sind die Gabe von Trastuzmab mit einer nicht kreuzresistenten Chemotherapie (Trastuzumab beyond Progression, TBP) oder Lapatinib + Capecitabin sinnvolle Therapieoptionen. T-DM1 ist für diese Indikation in den USA bereits zugelassen, die Zulassung für Europa wird für Ende 2013 erwartet.

Aufgrund fehlender Daten und der gleichzeitigen Entwicklung mehrerer effektiver anti-HER2-Substanzen ist die optimale Sequenz der anti-HER2-Therapie für die einzelne Patientin nicht klar definiert – die Therapieentscheidung sollte daher neben dem Zulassungsstatus mögliche Nebenwirkungen und Ansprechen der vorhergehenden Linien berücksichtigen (siehe Abbildung 3). Die Einschlusskriterien in die Zulassungsstudien geben hier einen Handlungskorridor vor. Der Einschluss in die vielen laufenden Studien zur Optimierung der anti-HER2-Therapie bietet für die Patientinnen die wichtige Chance auf einen zusätzlichen Therapieschritt und sollte daher immer geprüft werden.

Trastuzumab

Trastuzumab ist ein gentechnisch hergestellter monoklonaler Antikörper [39], der in der Behandlung des HER2-überexprimierenden metastasierten Mammakarzinoms eingesetzt wird [40]. Entsprechend der Zulassung kann eine Monotherapie mit Trastuzumab durchgeführt werden, wenn zuvor mindestens 2 Chemotherapieregime gegen die metastasierte Erkrankung gegeben wurden. Die vorangegangenen Chemotherapien sollten Anthrazykline und Taxane enthalten haben, außer diese Therapie war für die Patientin nicht geeignet. Bei positivem Hormonrezeptorstatus sollte eine endokrine Therapie erfolglos gewesen sein, außer die Patientin war hierfür nicht geeignet. In der Erstlinientherapie ist Trastuzumab in Kombination mit Paclitaxel oder Docetaxel oder in Kombination mit einem Aromatasehemmer zugelassen. [14, 40, 41].

Applikation von Trastuzumab

Die Anfangsdosis der wöchentlichen i. v. Applikation von Trastuzumab liegt bei 4 mg/kg KG. Diese muss über 90 Minuten infundiert werden. Eine Begleitmedikation ist in der Regel nicht erforderlich. Bei beginnenden anaphylaktischen Reaktionen (Temperaturanstieg, Frösteln) hat sich die Gabe von

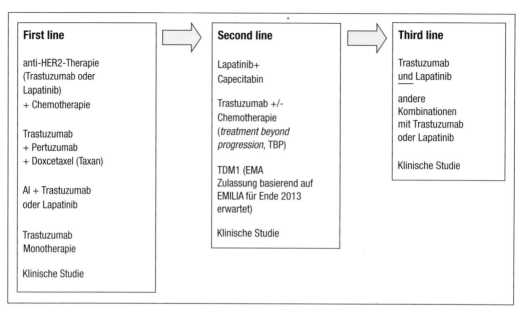

First line	Second line	Third line
anti-HER2-Therapie (Trastuzumab oder Lapatinib) + Chemotherapie	Lapatinib+ Capecitabin	Trastuzumab und Lapatinib
Trastuzumab + Pertuzumab + Doxcetaxel (Taxan)	Trastuzumab +/- Chemotherapie (*treatment beyond progression*, TBP)	andere Kombinationen mit Trastuzumab oder Lapatinib
AI + Trastuzumab oder Lapatinib	TDM1 (EMA Zulassung basierend auf EMILIA für Ende 2013 erwartet)	Klinische Studie
Trastuzumab Monotherapie	Klinische Studie	
Klinische Studie		

Abbildung 3. Therapie des HER2-positiven metastasierten Mammakarzinoms (modifiziert nach [38]).

Clemastin (Tavegil®) oder Dimetinden (Fenistil®) bewährt. Die Erhaltungsdosis beträgt 2 mg/kg KG pro Woche. Wird die initiale Dosis gut vertragen, so können alle weiteren Infusionen über 30 Minuten erfolgen. Wenn Trastuzumab mit Chemotherapie kombiniert wird, so sollte es vor dieser appliziert werden.

Entsprechend der langen Halbwertszeit kann Trastuzumab auch in 3-wöchentlichen Intervallen appliziert werden [42]. Die Initialdosis beträgt dann 8 mg/kg KG, die Erhaltungsdosis 6 mg/kg KG (Infusionsdauer etwa 90 Minuten). Auch dieses Therapieregime ist in Deutschland zugelassen.

Klinische Effektivität von Trastuzumab

Die klinischen Daten zu Trastuzumab belegen eindeutig seine Wirksamkeit. In der Erstlinientherapie induzierte eine Trastuzumab-Monotherapie eine Ansprechrate von 26 % [43]. Bei vorbehandelten Patientinnen wurde noch eine Ansprechrate von 15 % berichtet [44]. Die Kombination von Trastuzumab mit einem Taxan (Paclitaxel oder Docetaxel) führte im Vergleich zur alleinigen Chemotherapie zu einer signifikanten Verlängerung von PFS und Gesamt-

überleben [40, 41]. Gleichermaßen erwies sich auch die Zugabe von Trastuzumab zu vinorelbin-, capecitabin- oder platinbasierten Regimen in mehreren Studien als effektiv und gut verträglich, eine Zulassung liegt für diese Kombinationstherapien aber nicht vor. Die Kombination von Trastuzumab mit Vinorelbin erwies sich im randomisierten Vergleich mit Trastuzumab plus Docetaxel als hocheffektiv und zeichnete sich durch eine vergleichsweise gute Verträglichkeit aus [45].

Bei postmenopausalen Patientinnen mit hormonrezeptorpositiven und gleichzeitig HER2-überexprimierenden Tumoren hat sich der kombinierte Einsatz von Aromatasehemmern mit Trastuzumab [14] oder Lapatinib [13] durch eine signifikante Verlängerung des PFS bereits als vorteilhaft erwiesen.

Behandlung mit Trastuzumab: Dauer und Kombinationspartner

Während die bisher verfügbaren Daten darauf hinweisen, dass der frühzeitige Einsatz von Trastuzumab zusammen mit einer Chemotherapie eine günstige Wirkung auf das Überleben hat, so ist die optimale Dauer der Behandlung unklar. Wird Trastuzumab mit einem Taxan kombiniert, so muss die

Taxanbehandlung aufgrund der kumulativ auftretenden Nebenwirkungen in der Regel nach 4 bis 6 Zyklen beendet werden. Bei Erreichen einer Remission oder Krankheitsstabilisierung kann die Behandlung dann auf eine Trastuzumab-Monotherapie deeskaliert werden. Entsprechend der Zulassung kann die Behandlung mit Trastuzumab bis zur Progression der Erkrankung fortgesetzt werden.

Es scheint sinnvoll, Trastuzumab, nach Versagen einer primären Chemotherapiekombination, zusammen mit einem anderen Chemotherapie-Kombinationspartner weiterzuführen (treatment beyond progression). Die GBG26-Studie weist nach Trastuzumabversagen auf die höhere Effektivität einer Kombination von Trastuzumab und Capecitabin im Vergleich zur alleinigen Capecitabintherapie hin. Diese Studie wurde zwar vorzeitig abgebrochen, unterstützt aber das Wirkprinzip des „treatment beyond progression" [46].

Bei Krankheitsprogression unter einer trastuzumabbasierten Therapie führte der kombinierte Einsatz von Trastuzumab und Lapatinib im Vergleich zur alleinigen Gabe von Lapatinib zu einer signifikanten Verbesserung von PFS (HR 0,74; CI 0,58–0,94; p = 0,011) und OS (HR 0,74; CI 0,57–0,97, p = 0,026) mit einem absoluten Überlebensvorteil von 15 % nach zwölf Monaten [47]. Diese effektive und chemotherapiefreie Behandlungsoption ist derzeit leider noch nicht zugelassen.

ZNS-Wirksamkeit von Trastuzumab

Nachdem auch unter einer sonst offensichtlich effektiven Trastuzumabtherapie eine ZNS-Metastasierung bei 25–48 % der Patientinnen neu auftritt, ist davon auszugehen, dass Trastuzumab die Blut-Hirn-Schranke nicht passieren kann. Auf diese Problematik muss geachtet und bei klinischen Symptomen rasch eine entsprechende Diagnostik und Therapie eingeleitet werden. Bei isoliertem Auftreten von Hirnfiliae unter Trastuzumab ohne Zeichen einer sonstigen systemischen Progression ist ein Fortsetzen der systemischen Therapie mit Trastuzumab kombiniert mit einer spezifischen ZNS-Behandlung (z. B. Radiatio) zu überlegen. Da Trastuzumab bei ZNS-Metastasierung oder auch Strahlentherapie besser die Blut-Hirn-Schranke passiert, muss es bei Behandlung der Hirnfiliae und ansonsten stabiler Erkrankung nicht abgesetzt werden.

Nebenwirkungen der Trastuzumabtherapie

Trastuzumab wird insgesamt gut vertragen. Allerdings kommt es bei der ersten Applikation häufig zu allergischen Reaktionen, weshalb eine konsequente Überwachung der Patientinnen unverzichtbar ist. Zu den klinisch bedeutsamsten Nebenwirkungen gehört eine zumeist reversible kardiale Funktionsstörung, die zunächst echokardiografisch über eine Minderung der linksventrikulären Ejektionsfraktion (LVEF) diagnostiziert wird. Unter einer Trastuzumab-Monotherapie wurden kardiale Dysfunktionen bei 2 % der Patientinnen gefunden [40]. Schwerwiegende kardiale Nebenwirkungen wurden insbesondere bei einer Kombination von Trastuzumab mit Anthrazyklinen beobachtet. Die Rate der NYHA-III–IV-Herzinsuffizienz lag hier bei 19 % [48]. Aufgrund der langen Halbwertszeit von etwa 28 Tagen kann sich Trastuzumab noch über Monate in der Zirkulation befinden. Die nachfolgende Applikation von Anthrazyklinen sollte daher, wegen der kardialen Risiken, entsprechend verzögert werden oder unter strengem kardialem Monitoring erfolgen.

Ein günstigeres Nebenwirkungsprofil bei gleichzeitig hoher Effektivität wurde für andere Kombinationen nachgewiesen. So wurden bei einer Kombination von Trastuzumab mit Platinsalzen [49] oder Vinorelbin [50] keine nennenswerten kardialen Nebenwirkungen beobachtet.

Aufgrund der bekannten Risikokonstellation wird empfohlen, unter der Behandlung mit Trastuzumab eine echokardiografische Kontrolle der LVEF alle 3 Monate sowie 6, 12 und 24 Monate nach Beendigung der Therapie durchzuführen. Fällt die LVEF um 10 % von ihrem Ausgangswert und/oder auf unter 50 % des Sollwerts ab, so sollten die Behandlung mit Trastuzumab ausgesetzt und wiederholte LVEF-Messungen im Abstand von etwa 3 Wochen durchgeführt werden. Kommt es zu keiner Verbesserung der Herzfunktion, muss eine Beendigung der Trastuzumabtherapie erwogen werden. Die Patientinnen sollten dann einem Kardiologen vorgestellt werden. Meist erholt sich die Herzfunktion nach Absetzen von Trastuzumab spontan. Unter sehr engmaschiger Kontrolle und Berücksichtigung aller Risiken kann unter kardioprotektiver Therapie eine erneute Therapie mit Trastuzumab erwogen werden.

Lapatinib

Lapatinib ist ein oraler dualer Tyrosinkinaseinhibitor, der reversibel an die ATP-Bindungsstelle von EGFR-1 und EGFR-2 (HER2) bindet und auf diese Weise die Signaltransduktion blockiert. Beim Mammakarzinom ist die Wirkung von Lapatinib an die HER2-Überexpression gebunden [51].

Lapatinib ist in der Erstlinientherapie bei postmenopausalen Frauen mit HER2-überexprimierendem und endokrin sensitivem Mammakarzinom in Kombination mit einem Aromatasehemmer zugelassen [13]. Darüber hinaus ist es in Kombination mit Capecitabin zur Behandlung des HER2-überexprimierenden Mammakarzinoms zugelassen. Dabei sollen die Patientinnen eine progrediente Erkrankung nach vorangegangener Therapie mit Anthrazyklinen, Taxanen und Trastuzumab (in der metastasierten Situation) aufweisen. Aufgrund seines unterschiedlichen Angriffspunktes kann Lapatinib auch bei Resistenz gegen Trastuzumab noch wirksam sein. Im Rahmen einer randomisierten Phase-III-Studie [52] wurde Lapatinib plus Capecitabin bei Patientinnen eingesetzt, die nach Anthrazyklinen, Taxanen und Trastuzumab progredient geworden waren. Im Vergleich zur Capecitabin-Monotherapie zeigte die Kombination eine im Trend höhere Remissionsrate sowie eine signifikante Verlängerung der Zeit bis zur Tumorprogression (9,2 vs. 4,9 Monate).

Lapatinib besitzt eine nachgewiesene, aber limitierte ZNS-Wirksamkeit [53, 54].

Zu den wichtigsten Nebenwirkungen von Lapatinib gehören Diarrhö und akneiforme Hautexantheme, die typischerweise auch bei anderen EGFR-1-Inhibitoren beobachtet werden. Die Diarrhö kann effektiv mit Loperamid behandelt werden und tritt seltener auf, wenn Lapatinib streng auf nüchternen Magen (mind. 2 Stunden nach Nahrungsaufnahme) eingenommen wird. Kardiale Nebenwirkungen waren unter Lapatinib vergleichsweise selten (2,5 %) [53].

Pertuzumab

Pertuzumab ist ein monoklonaler Antikörper, der die Dimerisierung von HER2 mit den anderen Mitgliedern der HER-Familie (HER1, HER3) und damit die so vermittelte Signalübertragung hemmt. Es wird in einer Absolutdosis (Initialdosis 840, Erhaltungsdosis 420 mg) alle 3 Wochen i.v. verabreicht. Die Bindungsstelle an HER2 ist eine andere als die von Trastuzumab – das erklärt, warum beide Antikörper zusammen wirken können. Pertuzumab wirkt auch nach Trastuzmabversagen in Kombination mit Trastuzumab [55].

In der Phase-III-Zulassungsstudie CLEOPATRA verbessert in der Erstlinientherapie die Hinzunahme von Pertuzumab zum Standard Docetaxel plus Trastuzumab das mediane PFS mit 18,5 versus 12,4 Monaten (HR 0,62; 95 % CI 0,51–0,75; p < 0,001) signifikant [37]. Dieser Effekt war sowohl bei den adjuvant Trastuzumab-vorbehandelten (Intervall > 12 Monate) als auch bei den Trastuzumab-naiven Patientinnen nachweisbar. Die duale Blockade verbesserte in CLEOPATRA auch das Gesamtüberleben (medianes OS im Kontrollarm 37,6 Monate vs. nicht erreicht im Pertuzumab-Arm (HR 0,66, 95 % CI 0,52−0,84; p = 0,0008), sodass die Kombination von Pertuzumab und Trastuzumab mit Docetaxel als neuer Standard in der Erstlinientherapie anzusehen ist.

In der Zulassungsstudie zeigte sich ingesamt eine gute Verträglichket von Pertuzumab. Nebenwirkungen im Pertuzumabarm waren insbesondere während der Docetaxeltherapie zu beobachten: im Pertuzumabarm waren v. a. Diarrhö, Rash, Mukositis und febrile Neutropenien um mehr als 5 % gegenüber dem Standard erhöht. Die kardiale Verträglichkeit war insgesamt gut – es gab keinerlei Hinweise für eine Erhöhung der kardialen Nebenwirkungen im Pertuzumabarm.

T-DM1

T-DM1, Trastuzumab-Maytansin, ist ein Antikörper-Wirkstoff-Konjugat (ADC) bestehend aus Trastuzumab und einer angekoppelten Chemotherapie (DM1) [56]. In einer Phase-II-Studie (TDM4450g/BO21976) kam es in der Erstlinientherapie durch T-DM1 verglichen mit der Kombination Docetaxel und Trastuzumab zu einer signifikanten Verlängerung des progressionsfreien Überlebens (PFS) bei deutlich weniger chemotherapieassoziierten Toxizitäten [57]. T-DM1 wird in einer Dosis von 3,6 mg/kg KG q21 verabreicht und ist nach den bisher vorliegenden Daten gut verträglich. Es kann zu vorübergehenden Thrombozytopenien und Leberwerterhöhungen führen. In der EMILIA-Phase-III-Studie wurde T-DM1 nach Taxan und Trastuzumabversagen mit dem zugelassenen Standard in dieser Situation, Lapatinib und Capecitabin, verglichen. T-DM1 führte zu einer signifikanten Verbesserung von PFS (9,6 versus 6,4 Monate; HR 0,65; CI 0,55–0,77, p < 0,001) und OS (30,9 versus 25,1 Monate; HR 0,68; CI 0,55–0,85; p < 0,001) [58].

Zytostatische Therapie

In der Primärtherapie des metastasierten Mammakarzinoms erreichten Einzelsubstanzen Remissionsraten von 25–68 %, die durch eine Kombinationsbehandlung bis auf 35–80 % verbessert wurden [59]. Die progressionsfreie Zeit beträgt in der Mehrzahl der Untersuchungen 6–12 Monate, das mediane Überleben 18–24 Monate. Von einer Zweitlinientherapie können Remissionsraten von 10–40 % und Remissionszeiten von 2–8 Monaten erwartet werden [59]. Bei Therapiefähigkeit und Therapiewunsch wird eine chemotherapeutische Behandlung auch

über die 2. Linie hinaus angeboten. Die 5-Jahres-Überlebensrate liegt bei etwa 20 %.

Therapieführung

Trotz der Vielzahl definierter Regime gibt es keine allgemeingültigen Chemotherapieabläufe oder festgelegte Sequenzen einzelner Therapieschritte. Vielmehr muss sich die Chemotherapie des metastasierten Mammakarzinoms an der adjuvanten Vortherapie und darüber hinaus an den individuellen Bedürfnissen und Möglichkeiten der Patientin orientieren. Hier sind das ständig aktualisierte Spezialwissen und die praktischen Erfahrungen des spezialisierten Onkologen gefragt.

> Wenn möglich sollte der sequenziellen Monotherapie der Vorzug gegenüber der Kombinationstherapie gegeben werden.

Tabelle 2. Zytostatische Monotherapie: Substanzen und Dosierungsempfehlungen[a].

Substanz	Dosierung	Intervall	Besonderheiten
Capecitabin	2×1000 mg/m^2 p. o. d1–14	q21	Hand-Fuß-Syndrom, Diarrhö ggf. Dosisanpassung erforderlich
Docetaxel	75–100 mg/m^2 i. v. 35 mg/m^2 i. v.	q21 q7	Prämedikation (Dexamethason) beginnend am Vortag
liposomales Doxorubicin (Myocet®)	50–60 mg/m^2 i. v. 30 mg/m^2 i. v. d1, d8	q2 q21	kein Hand-Fuß-Sydrom, Alopezie häufig
pegliposomales Doxorubicin (Caelyx®)	40 mg/m^2 i. v. 20 mg/m^2 i. v.	q21 q14	keine Alopezie, Hand-Fuß-Syndrom häufig
Epirubicin	20–25 mg/m^2 i. v. 75–90 mg/m^2 i. v.	q7 q21	stark nekrotisierend bei Paravasation
Eribulin	1,4 mg/m^2 i. v. d1, d8	q21	Myelosuppression
5-Fluorouracil	2 g/m^2 i. v. über 24 h	q7	
Mitoxantron	12–14 mg/m^2 i. v.	q21	
Paclitaxel	80 mg/m^2 i. v. 175 mg/m^2 i. v.	q7 q21	Prämedikation beachten, q7 besser als q21
nab-Paclitaxel	100–150 mg/m^2 i. v. d1, d8, d15	q28	keine Prämedikation
Vinorelbin	25–30 mg/m^2 i. v. oder 60–80 mg/m^2 p. o. d1, d8, d15	q28	bei i. v.-Gabe: Venenreizung, Nekrose bei Paravasat

[a] Die hier angegebenen Dosierungen basieren auf klinischen Erfahrungen der Autoren und weichen oftmals von der Fachinformation des Herstellers ab.

Eine Übersicht mit Dosisempfehlungen für zytostatische Monotherapien ist in Tabelle 2 dargestellt.

Eine Kombinationschemotherapie kann die Wahrscheinlichkeit eines Tumoransprechens im Vergleich zur Monotherapie zwar erhöhen, führt aber nicht zu einer Verlängerung des progressionsfreien oder Gesamtüberlebens [60, 61]. Sie können indiziert sein in Situationen, in denen aufgrund einer rasch progredienten, symptomatischen viszeralen Metastasierung das therapeutische Ziel in einer schnellstmöglichen Remissionsinduktion liegt. Eine Übersicht mit Dosisempfehlungen für zytostatische Kombinationschemotherapien ist in Tabelle 3 dargestellt.

Bedeutung der Chemotherapiedosis

Bei gutem Allgemeinzustand und normaler Organfunktion sollen grundsätzlich die empfohlenen Standarddosierungen zum Einsatz kommen. Zu geringe Dosierungen führen zu einem Wirkungsverlust bei häufig erhaltenen Nebenwirkungen und beeinflussen sowohl die Lebensqualität als auch das Überleben negativ [62]. Der Nutzen von Hochdosis-Chemotherapien mit Stammzellsupport oder wachstumsfaktorunterstützten dosisintensivierten Regimen ist für die Therapie des metastasierten Mammakarzinoms bisher nicht belegt.

Dauer der Therapie

Beim Vergleich einer kontinuierlich fortlaufenden mit einer intermittierend durchgeführten Chemotherapie wurde die Lebensqualität bei dem intermittierenden Vorgehen z. T. als besser bewertet. Während die mediane Zeit bis zur Tumorprogression unter einer kontinuierlichen Therapie länger war, konnte hinsichtlich der Gesamtüberlebensdauer in 3 randomisierten Untersuchungen kein signifikanter Unterschied beobachtet werden [63–65]. Ist eine Therapie wirksam und wird sie gut vertragen bzw. führte sie zu einer erheblichen Symptomlinderung, dann kann man die Behandlung kontinuierlich gestalten.

Chemotherapie bei älteren Patienten

Für die Beurteilung der Chemotherapiefähigkeit stehen weniger das Alter der Patientin als der Allgemeinzustand, die Organfunktion und die Motivation

Tabelle 3. Auswahl zytostatischer Polychemotherapie-Schemata[a].

Abkürzung	Substanzen	Dosierung	Wiederholung
CMF "Kennedy-Ansfield"[b]	Cyclophosphamid Methotrexat Fluorouracil	50 mg abs. p. o. 2-mal täglich 25 mg abs. i. v. 500 mg abs. i. v.	kontinuierlich q7 q7
CMF[c]	Cyclophosphamid Methotrexat Fluorouracil	600 mg/m^2 i. v. 40 mg/m^2 i. v. 600 mg/m^2 i. v.	q21
EC	Epirubicin Cyclophosphamid	60–90 mg/m^2 i. v. 600 mg/m^2 i. v.	q21
NX	Vinorelbin Capecitabin	25 mg/m^2 i. v. oder 60 mg/m^2 p. o. d1, d8 2 × 1000 mg/m^2 p. o. d1–14	q21
GemCarbo	Carboplatin Gemcitabin	AUC 2 i. v. d1, d8 1000 mg/m^2 i. v. d1, d8	q21
GemCis	Gemcitabin Cisplatin	750 mg/m^2 i. v. d1, d8 30 mg/m^2 i. v. d1, d8	q21

[a] Die hier angegebenen Schemata und Dosierungen basieren auf klinischen Erfahrungen der Autoren und weichen oftmals von der Fachinformation des Herstellers ab.
[b] Zusätzlich Prednisolon 50 mg/d in Woche 1; Reduktion auf 25 mg/d in Woche 2, dann Erhaltungsdosis mit 10 mg/d.
[c] Zusätzlich Uromitexan 300 mg i. v. als Prämedikation und 400 mg p. o. jeweils 4 h und 8 h nach Cyclophosphamid-Gabe als Blasenschutz.

im Vordergrund. Ältere Patientinnen (> 75 Jahre) sind in klinischen Studien unterrepräsentiert, entsprechend gibt es derzeit keine ausreichende Datenlage für diese Altersgruppe.

Chemotherapie in Abhängigkeit von der adjuvanten Vortherapie

Verschiedene Untersuchungen belegen, dass die Dauer des krankheitsfreien Intervalls nach adjuvanter Vortherapie einen wesentlichen Einfluss auf das Ansprechen einer palliativen Therapie hat [66–68]. Bei kurzem krankheitsfreiem Intervall (< 6–12 Monate) besteht daher die Notwendigkeit, ein nicht kreuzresistentes Therapieregime zu wählen.

Verfügbare Medikamente

Anthrazykline

Anthrazykline zählen zu den wirksamsten Substanzen in der Therapie des Mammakarzinoms. Doxorubicin und Epirubicin zeigen eine vergleichbare antitumorale Wirksamkeit. Aufgrund der potenziellen Kardiotoxizität beträgt die kumulative Höchstdosis für Doxorubicin 450–550 mg/m^2 und für Epirubicin 900 mg/m^2. Bei Leberfunktionsstörungen oder Galleabflussbehinderungen sollten die Empfehlungen zur Dosisreduktion unbedingt beachtet werden. Zur Vorbeugung kumulativer Kardiotoxizität von Doxorubicin oder Epirubicin bei Patientinnen mit fortgeschrittener und/oder metastasierter Erkrankung ist der Einsatz von Dexrazoxan (Cardioxane®) prinzipiell zugelassen. Aufgrund der Häufung sekundärer Neoplasien bei Kindern und weiterer additiver Nebenwirkungen hat sich der Einsatz von Dexrazoxan bisher in der Praxis nicht durchgesetzt. Unter dem Handelsnamen Savene® ist Dexrazoxan auch zur Behandlung einer Anthracyclin-Paravasation (Extravasation) zugelassen [69].

Liposomale Anthrazykline

Die Kardiotoxizität der Anthrazykline kann durch eine liposomale Verkapselung deutlich reduziert werden. Es steht in pegylierter und nichtpegylierter Form zur Verfügung (feste Konjugierung des Wirkstoffes über Polyethylenglycol (PEG)). Freies, d. h. unpegyliertes liposomales Doxorubicin (Myocet®) wurde für die Behandlung des metastasierten Mammakarzinoms in Kombination mit Cyclophosphamid zugelassen. Bis auf die niedrigere Kardiotoxizität unterscheidet sich das Nebenwirkungsspektrum kaum von den klassischen Anthrazyklinen [56]. Auch Kombinationen mit anderen Zytostatika wurden untersucht. In der Kombination mit Docetaxel fand sich überraschenderweise in einer kleineren Phase-II-Studie eine unerwartet hohe Kardiotoxizitätsrate (15 %) bei allerdings adjuvant mit Anthrazyklinen vorbehandelten Patientinnen [70].

Das pegylierte liposomale Doxorubicin (Caelyx®) zeichnet sich durch eine deutlich verlängerte Halbwertszeit aus. Im Unterschied zu allen anderen Anthrazyklinen wird u. a. eine deutlich geringere Alopezierate beobachtet. Dosislimitierend sind allerdings Stomatitis sowie ein – in Einzelfällen schweres – Hand-Fuß-Syndrom (Palmo-plantare-Erythrodysästhesie PPE) [71]. Inzidenz und Schweregrad des Hand-Fuß-Syndroms können durch Dosisreduktion und Modifikation des Applikationsintervalls (z. B. q14 bei halber Dosis oder q > 28 bei voller Dosis) reduziert werden. In einer Phase-III-Studie in der First-line-Therapie von Patientinnen mit metastasierter Erkrankung erwies sich pegyliertes liposomales Doxurubicin als äquieffektiv im Vergleich zu Doxorubicin bei signifikant geringerer Kardiotoxizität und verbessertem Nebenwirkungsprofil [72]. Caelyx® ist für die Monotherapie des metastasierten Mammakarzinoms bei Patientinnen mit erhöhtem kardialem Risiko zugelassen [73]. Nach einem vorübergehenden Produktionsstopp ist Caelyx® seit 2013 wieder verfügbar.

Taxane

In der zytostatischen Erstlinientherapie erreichten Taxane in randomisierten Studien Remissionsraten zwischen 25 und 48 % [74–76]. In der Monotherapie liegt die im Abstand von 3 Wochen empfohlene Dosis von Paclitaxel bei 175 mg/m^2 als 3-Stunden-Infusion, für Docetaxel bei 100 mg/m^2 als 1-Stunden-Infusion.

Durch eine Dosisfraktionierung auf wöchentliche Gaben (Docetaxel 30–40 mg/m^2 bzw. Paclitaxel 80–90 mg/m^2) kann im Vergleich zur 3-wöchentlichen Applikation die Hämtotoxizität und auch die Neurotoxizität (Paclitaxel) reduziert werden. Ein randomisierter Vergleich der wöchentlichen mit der 3-wöchentlichen Applikation liegt für Docetaxel in einer Phase-II-Studie [77], für Paclitaxel plus Trastuzumab in einer Phase-III-Studie vor [78]. Beide Untersuchungen weisen auf die mindestens gleichwertige Effektivität der beiden Applikationsformen hin. Es finden sich zunehmend Hinweise, dass gerade bei Paclitaxel die wöchentliche Applikation mit einer höheren Effektivität und geringerer Toxizität verbunden ist [79, 80]. Deswegen hat sich die wöchentliche Gabe von Paclitaxel (80 mg/m^2) als Standard etabliert.

Wichtigste Nebenwirkungen sind Hypersensitivitätsreaktionen (insbesondere bei Paclitaxel) und Ödembildung bei Flüssigkeitsretentionssyndrom (insbesondere bei Docetaxel). Zur Vermeidung dieser Komplikationen ist eine Prämedikation mit Dexamethason und H1-Antagonisten obligat.

Im Vordergrund der Nebenwirkungen von Docetaxel stehen vor allem die Knochenmarksuppression, Mukositis und dystrophe Nagelveränderungen. Während die Hämatotoxizität von Paclitaxel geringer ausgeprägt ist, werden hier vermehrt sensomotorische peripher-neuropathische Nebenwirkungen beobachtet. Beide Medikamente induzieren einen regelhaft auftretenden Haarausfall, bei dem auch Augenbrauen und Wimpern mitbetroffen sein können. Gerade in der Kombinationstherapie mit neueren Substanzen wird als schwerwiegende potenzielle Nebenwirkung aller Taxane gelegentlich eine Pneumonitis beobachtet, welche frühzeitig diagnostiziert und behandelt werden muss.

Albumingebundenes Paclitaxel (nab-Paclitaxel)

Nab-Paclitaxel ist eine Paclitaxelformulierung, in der Paclitaxel als albumingebundenes Nanopartikel zur Verfügung steht. Aufgrund der Wasserlöslichkeit der Albuminnanopartikel entfallen der sonst notwendige Lösungsvermittler sowie die damit verbundenen allergischen Reaktionen. Entsprechend ist bei Gabe von albumingebundenem Paclitaxel die sonst übliche Prämedikation mit Steroiden und Antihistaminika nicht mehr notwendig. Die Albuminbindung ermöglicht darüber hinaus die Interaktion mit Albuminrezeptoren und steigert auf diese Weise die Aufnahme von Paclitaxel in Endothelzellen. Es wird daher eine zusätzliche antiangiogenetische Wirkung dieser Formulierung vermutet. Verglichen mit Paclitaxel (175 mg/m^2 q3w) induzierte nab Paclitaxel (260 mg/m^2 q3w) eine deutlich höhere Ansprechrate (33 vs. 19 %, p = 0,001) und eine längere PFS (23,0 vs. 16,9 Wochen, p = 0,001) [81]. Allerdings konnte bisher kein signifikanter Vorteil bzgl. des Gesamtüberlebens (OS) gezeigt werden. Nab-Paclitaxel induziert im Vgl. zu Docetaxel weniger Hämatotoxizität. Die Neurotoxizität ist aber dem Paclitaxel vergleichbar. Ein wöchentliches Dosierungsschema scheint bei älteren Patienten auch beim nab-Paclitaxel effektiver und sicherer zu sein [82]. In Deutschland ist nab-Paclitaxel zugelassen für die Behandlung von Patientinnen, bei denen eine Erstlinientherapie des metastasierten Mammakarzinoms fehlgeschlagen war und bei denen keine Indikation für eine anthrazyklinbasierte Therapie besteht.

Vinorelbin

Vinorelbin ist ein Vinca-Alkaloid, d. h. Spindelgift mit geringerer Neurotoxizität als Vincristin. Phase-II-Studien zeigen in der First-line-Monotherapie Remissionsraten zwischen 40 % und 60 % [65]. Die Zulassung erfolgte zur Behandlung des fortgeschrittenen Mammakarzinoms bei Anthrazyklinresistenz. Die empfohlene Dosis beträgt 25–30 mg/m^2, die als Bolusinjektion oder Kurzinfusion wöchentlich appliziert wird. Bei oraler Verabreichung wird eine initiale Dosis von 60 mg/m^2 einmal pro Woche empfohlen. Die Dauer der Behandlung richtet sich nach der individuellen Verträglichkeit, insbesondere der therapieassoziierten Myelosuppression. Dosisbegrenzend ist die Knochenmarktoxizität (Granulozytopenie). Selten sind Neurotoxizität (auch mit Obstipation und paralytischem Ileus) und broncho-spastische Syndrome. Toxizitäten wie Nausea, Emesis und Alopezie werden selten beobachtet. Insbesondere bei zu langsamer Applikation kann es zu schmerzhaften Venenreizungen, bei Paravasaten zu Nekrosen kommen.

Capecitabin

Capecitabin ist ein oral applizierbares Fluorpyrimidin bzw. 5-FU-Prodrug, das zu den Antimetaboliten gehört und intrazellulär zu 5-FU metabolisiert wird. Da Tumorzellen intrazellulär mehr Thymidinphosphorylase aufweisen als gesunde Körperzellen, geht man davon aus, dass Capecitabin stärker in den Tumor als in den übrigen Körperzellen wirksam ist. Das Medikament wird rasch und vollständig resorbiert. Die Einnahme erfolgt innerhalb von 30 Minuten nach dem Essen. Die Ausscheidung der Prodrugs und Metaboliten erfolgt renal. Laut Zulassungstext kann Capecitabin als Monotherapie gegeben werden, wenn eine vorangegangene Therapie mit Taxanen und Anthrazyklinen versagt hat.

Dabei wurden Remissionsraten von 20–28 % beobachtet [83]. Darüber hinaus ist Capecitabin in Kombination mit Docetaxel oder Vinorelbin nach Versagen einer anthrazyklinbasierten Chemotherapie indiziert. In einer randomisierten Studie erreichte es eine Remissionsrate von 42 % [84]. Zu den am häufigsten auftretenden Nebenwirkungen zählen das Hand-Fuß-Syndrom, Übelkeit, Erbrechen, Stomatitis, Diarrhö, Bauchschmerzen, Abgeschlagenheit und Asthenie. Eine Alopezie tritt in der Regel nicht auf. In der täglichen Praxis, insbesondere aber bei älteren Patientinnen, wird häufig eine Dosisreduktion z. T. bis zu 50 % der errechneten Dosis durchgeführt. Wird Capecitabin in der Kombinationstherapie eingesetzt, können zusätzlich sehr häufig Knochenmarktoxizitäten auftreten.

Eribulin

Eribulinmesylat ist ein synthetisches Analog von Halichondrin, einem natürlichen Produkt aus dem Meeresschwamm. Eribulin hemmt die Wachstumsphase der Mikrotubuli und führt so zu einer Blockade des G2/M-Zellzyklus. In der Phase-III-Studie EMBRACE wurden intensiv vorbehandelte Mammakarzinompatientinnen untersucht, die 2–5 frühere Chemotherapien unter Einschluss von Anthrazyklinen und Taxanen erhalten hatten. Die Behandlung mit Eribulin (1,4 mg/m^2 i.v., Tag 1 und 8 alle 3 Wochen) führte im Vergleich zu einer durch das Prüfzentrum festgelegten Monotherapie zu einer signifikanten Steigerung des Gesamtüberlebens um 2,5 Monate (HR 0,81, p = 0,041). Neben einer Alopezie wurden als häufigste Grad-3/4-Nebenwirkungen Neutropenie (45 %), periphere Neuropathie (8 %) sowie Asthenie/Fatigue (9 %) beschrieben [85].

Eribulin wurde als Monotherapie für die Behandlung von Patientinnen mit lokal fortgeschrittenem oder metastasiertem Brustkrebs zugelassen, wenn, nach mindestens zwei Chemotherapien bei fortgeschrittener Brustkrebserkrankung, eine weitere Progression eingetreten ist. Dabei sollten die Vortherapien ein Anthrazyklin und ein Taxan enthalten haben, es sei denn, diese Behandlungen waren ungeeignet für die Patientin.

Gemcitabin

Gemcitabin wurde in Kombination mit Paclitaxel bei Patientinnen zugelassen, bei denen es nach einer (neo-)adjuvanten Chemotherapie zu einem Rezidiv

kam. Innerhalb dieses Kombinationsregimes wird Gemcitabin in einer Dosis von 1250 mg/m^2 an den Tagen 1 und 8 eines 21-tägigen Behandlungszyklus verabreicht. Bisher nicht zugelassene, aber effektive Kombinationen sind Gemcitabin plus Vinorelbin [86], Cisplatin, Carboplatin [87]. Die Kombination Gemcitabin plus Docetaxel erwies sich als vergleichbar effektiv wie Capecitabin plus Docetaxel, war aber mit einer geringeren Toxizität verbunden [88]. Als Monotherapie ist Gemcitabin beim metastasierten Mammakarzinom wenig wirksam. Gemcitabin zeigt eine vergleichsweise geringe Toxizität. Übelkeit, Erbrechen und Alopezie werden selten beobachtet. Ein grippeähnliches (flu-like) Syndrom mit Gliederschmerzen, Myalgien, geringer Temperaturerhöhung etc. kann mit Paracetamol 1000 mg wirksam behandelt werden.

Mitoxantron

Mitoxantron ist ein Anthrazyklinanalogon, das zu DNA-Strangbrüchen und Hemmung der Topoisomerase II führt. Es wird in der Leber metabolisiert und über die Galle und Niere ausgeschieden. Die Substanz ist liquorgängig. Sehr häufige Nebenwirkungen sind das Auftreten von Infektionen und die Knochenmarktoxizität. Eine Kardiotoxizität tritt bei Beachtung der maximalen kumulativen Gesamtdosis von 160 mg/m^2 sehr selten auf. Paravasate führen zu Nekrosen. Es tritt i. d. R. keine Alopezie auf.

Antiangiogenetisch wirksame Therapie

Bevacizumab

Bevacizumab ist ein rekombinanter humanisierter monoklonaler Antikörper, der an den vaskulären endothelialen Wachstumsfaktor (VEGF) bindet und die Aktivierung der VEGF-Rezeptoren verhindert. Auf diese Weise kommt es zu einer Hemmung der Gefäßneubildung (Angioneogenese und Lymphangioneogenese), des Tumorwachstums und der Metastasierung.

In der Erstlinientherapie des metastasierten Mammakarzinoms führte die Kombination von Bevacizumab und Paclitaxel im Vergleich zur Paclitaxel-Monotherapie zu einer Steigerung der Ansprechrate (48,9 vs. 22,2 %, p < 0,0001) und der progressionsfreien Zeit (11,3 vs. 5,8 Monate, p < 0,0001). Die mediane Überlebenszeit war dagegen in beiden Behandlungsarmen vergleichbar (26,7 vs. 25,2 Monate) [89, 90]. In der

Ribbon-1-Studie trug die Zugabe von Bevacizumab zu Capecitabin oder Anthrazyklin/Taxanen bei Patientinnen mit HER2-negativer Erkrankung zu einer signifikanten Verlängerung des PFS bei, wiederum ohne signifikanten Einfluss auf das Überleben [91]. Bei einem direkten Vergleich von Bevacizumab mit Paclitaxel oder Capecitabin zeigte sich unter der Taxankombination ein besseres PFS (11,0 Monate vs. 8,1 Monate; p = 0,0052) [92]. Die Kombination von Bevacizumab mit Trastuzumab und Docetaxel in der AVEREL-Studie führte zu keiner Verbesserung des PFS [93]. In der LEA-Studie wurde Bevacizumab in der Erstlinientherapie mit einer reinen endokrinen Therapie (Letrozol) kombiniert. Leider ergab sich auch hier keine Verbesserung der Prognose durch die Kombination (PFS 13,8 vs. 18,4 Monate, p = 0,14) [94].

Zu den häufigeren Nebenwirkungen von Bevacizumab gehören arterielle Hypertonie, Proteinurie bis hin zum nephrotischen Syndrom, Nasen- und Schleimhautblutungen und arterielle thrombembolische Ereignisse, in seltenen Fällen aber auch lebensbedrohliche gastrointestinale Blutungen. Bei bis zu 3,5 % der mit Bevacizumab behandelten Patientin-

Tabelle 4. Osteoprotektive Substanzen mit empfohlener Dosierung und klinischen Besonderheiten.

Wirkstoff	Zulassung	Dosierung	Infusions-Dauer	Besonderheit
Pamidron-säure	osteolytische, tumorinduzierte Hyperkalzämie	90 mg i. v. alle 3 bis 4 Wochen, bei Hyperkalzämie nach Kalziumspiegel	2–4 h	Niereninsuffizienz und Kreatininclearance bis 30 mg/min: primär keine Dosisanpassung, sondern längere Infusionsdauer bis max. 4 h, Dosisanpassung bei Anstieg von Kreatinin nach Pamidronsäuregabe
Zoledron-säure	Skelettmetastasen und tumorinduzierte Hyperkalzämie	4 mg i. v. alle 3 bis 4 Wochen	mindestens 15 min	stufenweise Anpassung der Dosis bei Niereninsuffizienz gemäß Fachinformation
Ibandron-säure	Skelettmetastasen und tumorinduzierte Hyperkalzämie	6 mg i. v. alle 3 bis 4 Wochen oder 50 mg p. o. täglich	mindestens 15 min	Anpassung der Dosis und Infusionsdauer bei Niereninsuffizienz gemäß Fachinformation (Anpassung der Dosis erst bei Kreatininclearance < 30 ml/min empfohlen)
Clodron-säure	Hyperkalzämie infolge Tumorerkrankung und Knochenzerstörung aufgrund maligner Tumoren ohne Knochenmetastasen	300 mg i. v. an bis zu 7 aufeinanderfolgenden Tagen bzw. 1500 mg i. v. an einem Tag oder 1600 mg p. o. täglich	2–4 h	Anpassung der Dosis bei Niereninsuffizienz gemäß Fachinformation
Denosumab	Prävention von skelettbezogenen Komplikationen bei Erwachsenen mit Knochenmetastasen aufgrund solider Tumoren	120 mg s. c. alle 4 Wochen	Bolus	immer mind. 500 mg Kalzium und 400 I. E. Vitamin D dazu verordnen, Kalzium-Monitoring, keine Dosisanpassung bei Niereninsuffizienz, allerdings evtl. Hypokalzämie dann ausgeprägter

nen mit metastasiertem Mammakarzinom wurde eine kongestive Herzinsuffizienz beobachtet. Als mögliche Risikofaktoren werden eine vorangegangene Anthrazyklinbehandlung und/oder eine Bestrahlung der Brustwand in Betracht gezogen. Da die Wundheilung beeinträchtigt werden kann, soll Bevacizumab frühestens 28 Tage nach größeren operativen Eingriffen eingesetzt werden.

Bevacizumab ist in Kombination mit Paclitaxel oder Capecitabin zur Erstlinienbehandlung des metastasierten Mammakarzinoms zugelassen. Eine Indikation für Bevacizumab könnte insbesondere bei Patientinnen gegeben sein, die in der Erstlinientherapie mit Paclitaxel behandelt werden und die für eine Behandlung mit Trastuzumab nicht infrage kommen.

Therapie mit osteoprotektiven Substanzen

Verfügbare Medikamente

Mehr als die Hälfte aller Patientinnen mit fortgeschrittenem Mammakarzinom entwickelt eine ossäre Metastasierung. Zur Vermeidung von skelettalen Ereignissen (Knochenschmerzen, Hyperkalzämie) bzw. osteodestruktiven metastatischen Komplikationen (pathologische Frakturen) stehen Medikamente aus zwei verschiedenen Substanzklassen zur Verfügung.

Im ersten Fall handelt es sich um die klassischen *Bisphosphonate (BP)* mit den Vertretern Pamidronsäure, Zoledronsäure, Ibandronsäure und Clodronsäure. BP sind Pyrophosphat-Analoga mit einer Resistenz gegenüber enzymatischer Spaltung und hoher Affinität zu Kalziumphosphat. Sie wirken daher als Antimetabolit. Zum anderen beruht die (wesentlichere) Wirkung auf einer selektiven Hemmung der Osteoklastenaktivität und damit einer Reduktion der Knochenresorption. Im Vergleich zu Placebo war unter einer Therapie mit BP die Verschlechterung der Lebensqualität bei nachgewiesenen Knochenmetastasen signifikant geringer [95].

Die zweite neuere Substanzklasse sind die sogenannten *RANKL-Inhibitoren*. Diese binden mit einer hohen Affinität an RANKL (Rezeptor-Aktivator des nukleären Faktor-kappa-B-Liganden), neutralisieren diesen und hemmen so die Osteoklastenaktivität. Der einzige bisher verwendete Wirkstoff aus dieser Substanzklasse ist Denosumab (XGEVA®), ein vollhumaner monoklonaler Antikörper. Im Vergleich zu

Zoledronsäure konnte durch Denosumab beim ossär metastasierten Mammakarzinom eine signifikante Verzögerung des Auftretens skelettaler Ereignissse erreicht werden (HR 0,82, p = 0,01) [96]. Die ASCO- und AGO-Guidelines haben Denosumab deshalb in die Behandlung des ossär metastasierten Mammakarzinoms miteinbezogen [97, 98].

Therapieführung

Die Indikation für eine Therapie mit osteoprotektiven Substanzen ist bei Nachweis von ossären Metastasen sowie bei tumorinduzierter Hyperkalzämie gegeben.

Die Therapie mit osteoprotektiven Substanzen ist aber kein Ersatz für eine endokrine oder zytostatische Therapie, die bei entsprechender Indikationsstellung parallel durchgeführt werden sollte. Die Wahl einer geeigneten Substanz richtet sich nach dem Nebenwirkungs-/Toxizitätsspektrum. Zudem sind unter der Therapie mit osteoprotektiven Substanzen gewisse begleitende therapeutische Maßnahmen notwendig.

Gemeinsame Nebenwirkungen von osteoprotektiven Substanzen

Die parenterale Behandlung mit osteoprotektiven Substanzen kann zur Entwicklung aseptischer Osteonekrosen im Kieferbereich beitragen [99].

Anhand von Fallsammlungen liegt die Inzidenz unter Bisphosphonaten zwischen 3 und 10 % [100]. Ein erhöhtes Risiko besteht gerade bei Patientinnen mit schlechter Mundhygiene oder die sich kieferchirurgischen Eingriffen, wie z.B. Zahnextraktionen, unterziehen. Die Patientinnen müssen daher auf diese mögliche Komplikation hingewiesen werden. Vor Behandlung mit osteoprotektiven Substanzen sollte bei bestehenden Risikofaktoren eine zahnärztliche Untersuchung und Beratung durchgeführt und entsprechend notwendige Eingriffe sollten vorgezogen werden. Die Zahnsanierung soll vor Beginn der Therapie mit osteoprotektiven Substanzen abgeschlossen sein. Wünschenswert wäre hier ein Intervall zwischen Sanierung und Beginn der Therapie von 14 Tagen, allerdings gibt es hierzu wenig belastbare Daten in der Literatur [101]. Die DGZMK empfiehlt bei Zahneingriffen unter osteoprotektiven Substanzen eine möglichst aseptische Operationstechnik, plastische Deckung von Läsionen sowie eine systemische Antibiotikaprophylaxe (z. B. Amoxicillin, Clindamycin oder Clarithromycin) bis zum Abschluss der primären Wundheilung [101]. Da Bisphosphonate über Jahre an den Hydroxylapatit des Knochens gebunden bleiben können, gibt es nach heutigem Wissensstand keine Evidenz für eine Unterbrechung der Bisphosphonattherapie vor einem geplanten zahnärztlichen Eingriff. Bei Eintreten einer Kiefernekrose sollte eine frühzeitige Vorstellung bei einem erfahrenen Kieferchirurgen erfolgen.

Spezifische Nebenwirkungen/Toxizitäten von Bisphosphonaten

Insgesamt werden die BP gut vertragen. Akutphasereaktionen mit einem grippeartigen klinischen Bild begleitet von Fieber, Gliederschmerzen sowie Blutbildveränderungen wie Lymphozytopenien sind bei Applikation von Aminobisphosphonaten beschrieben. BP können in unterschiedlicher Weise die Nierenfunktion beeinträchtigen. Es wird daher empfohlen, vor jeder intravenösen BP-Gabe die Nierenfunktionsparameter sowie Kalzium-, Phosphat- und Magnesium-Serumspiegel zu kontrollieren und, wenn nötig, die BP-Dosis bzw. die Laufgeschwindigkeit anzupassen. Gastrointestinale Nebenwirkungen werden hauptsächlich bei oraler Applikation von Bisphosphonaten beobachtet.

Spezifische Nebenwirkungen/Toxizitäten von RANKL-Inhibitoren

Im Vergleich zu Bisphosphonaten ist die entstehende Hypokalzämie deutlich ausgeprägter, weswegen eine Prophylaxe mit Kalzium und Vitamin D erfolgen muss (ausgenommen bestehende Hyperkalziämie). Es ist im Zusammenhang mit der Gabe von Denosumab zu schweren Hypokalziämien teilweise mit Todesfolge gekommen [102]. Laborkontrollen von Kalzium müssen unter der Gabe von Denosumab erfolgen. Nach ersten klinischen Beobachtungen scheint unklar, ob aseptische Kiefernekrosen häufiger und ausgeprägter sind. Die Metabolisierung von Denosumab entspricht dem normalen Abbau von Immunglobulinen. Sie ist damit unabhängig von

einer Nieren- oder Leberfunktionsstörung. Ein Vorzug der Substanz im Vergleich zu den herkömmlichen Bisphosphonaten kann damit bei Patientinnen mit eingeschränkter Nierenfunktion oder symptomatischer Hyperkalzämie infolge diffuser Knochenmetastasierung gegeben sein.

Literatur

1 Cardoso F, Costa A, Norton L et al (2012) 1st international consensus guidelines for advanced breast cancer (ABC 1). Breast 21(3): 242–252

2 AGO Breast Committee (2013) Diagnosis and treatment of patients with primary and metastatic breast cancer. Recommendations 2013. www.ago-online.de

3 Dawood S, Haaland B, Albarracin et al (2013) Is the proportion of patients with synchronous stage IV breast cancer surviving >2years increasing over time? J Clin Oncol 31 (suppl; abstr 524)

4 Giordano SH, Buzdar AU, Smith TL et al (2004) Is breast cancer survival improoving? Cancer 100(1): 44–52

5 Chia SK, Speers CH, D´yachkova Y et al (2007) The impact of new chemotherapeutic and hormone agents on survival in population-based cohort of women with metastatic breast cancer. Cancer 110(5): 973–979

6 Gennari A, Conte P, Rosso R et al (2005) Survival of metastatic breast carcinoma patients over a 20-year period: a retrospective analysis based on individual patient data from six consecutive studies. Cancer 104(8): 1742–1750

7 Sledge G W, HuP, Falkson G et al (2000) Comparison of chemotherapy with chemohormonal therapy as first-line therapy for metastatic, hormone-sensitive breast cancer: An Eastern Cooperative Oncology Group Study. J Clin Oncol 18: 262–266

8 Berruti A, Zola P, Buniva T et al (1997) Prognostic factors in metastatic breast cancer patients obtaining objective response or disease stabilization after first-line chemotherapy with epirubicin. Evidence for a positive effect of maintenance hormonal therapy on overall survival. Anticancer Res 17: 2763–2768

9 Kloke O, Klaassen U, Oberhoff C et al (1999) Maintenance treatment with medroxyprogesterone acetate in patients with advanced breast cancer responding to chemotherapy: results of a randomized trial. Essen Breast Cancer Study Group. Breast Cancer Res Treat 55: 51–59

10 Harbeck N, Würstlein R, (2013) Mammakarzinom: Individualisierte Therapiekonzepte Der Internist 54(2): 194–199

11 Lindstöm LS, Karlsson E, Wilking UM et al (2012) Clinically used breast cancer markers such as estrogen receptor, progesterone receptor, and human epidermal growth factor receptor 2 are unstable through-

out tumor progression. J Clin Oncol 30(21): 2601–2608

12 Amir E, Miller N, Geddie W et al (2012) Prospective study evaluation the impact of tissue confirmation of metastatic disease in patients with breast cancer. J Clin Oncol 30(6): 587–592

13 Johnston S, Pippen J Jr, Pivot X et al (2009) Lapatinib combined with letrozole versus letrozole and placebo as first-line therapy for postmenopausal hormone receptor-positive metastatic metastatic breast cancer. J Clin Oncol 27: 5538–5546

14 Kaufmann B, Mackey JR, Clemens MR et al (2009) Trastuzumab plus anastrozole versus anastrozole alone for the treatment of postmenopausal women with human epidermal grwoth factor receptor 2-positive, hormone receptor-positive metastatic breast cancer: Results from the randomized phase III TanDEM study. J Clin Oncol 27: 5529–5537

15 Howell A, Dodwell DJ, Anderson H et al (1992) Response after withdrawal of tamoxifen and progestogens in advanced breast cancer. Ann Oncol 3: 611–617

16 Howell A, Robertson JFR, Abram P et al (2004) Comparison of fulvestrant versus tamoxifen for the treatment of advanced breast cancer in postmenopausal women previously untreated with endocrine therapy: A multinational, double-blind, randomized trial. J Clin Oncol 22: 1605–1613

17 Osborne CK, Pippen J, Jones SE et al (2002) Double-blind, randomized trial comparing the efficacy and tolerability of fulvestrant versus anastrozole in postmenopausal women with advanced breast cancer progressing on prior endocrine therapy: results of a North American trial. J Clin Oncol 20: 3386–3395

18 Bergh J, Jönsson PE, Lidbrink EK et al (2012) FACT: an open –label randomized phase III study of fulvestrant and anastrozole in combination compared with anastrozole alone as first-line therapy for patients with receptor-positive postmenopausal breast cancer. J Clin Oncol 30(16): 1919–1925

19 Mehta RS, Barlow WE, Albain KS et al (2012) Combination anastrozoloe and fulvestrant in metastatic breast cancer. N Engl J Med 367(5): 435–444

20 Di Leo A, Jerusalem G, Petruzelka L et al (2010) Results of the CONFIRM phase III trial comparing fulvestrant 250 mg with fulvestrant 500 mg in postmenopausal women with estrogen receptor-positive advanced cancer. J Clin Oncol 28: 4594–4600

21 Buzdar AU, Robertson JFR, Eiermann W et al (2002) An overview of the pharmacology and pharmacokinetics of the newer generation aromatase inhibitors anastrozole, letrozole, and exemestane. Cancer 95: 2006–2016

22 Motzer RJ, Escudier B, Oudard S et al (2010) Phase 3 trial of everolimus for metastatic renal cell carcinoma. Cancer 116(18): 4256–4265

23 Johnston SR (2010) New strategies in estrogen receptor-positive breast cancer. Clin Cancer Res 16: 1979–1987

24 Baselga J, Campone M, Piccart M et al (2012) Everolimus in postmenopausal hormone-receptor-positive advanced breast cancer. N Engl J Med. 366(6): 520–529

25 Klijn JG, Beex LV, Mauriax L et al (2000) Combined treatment with buserelin and tamoxifen in premenopausal metastatic breast cancer: a randomized study. J Natl Cancer Inst 92: 903–911

26 Jonat W, Kaufmann M, Blamey RW et al (1995) A randomised study to compare the effect of the luteinising hormone releasing hormone (LHRH) analogue goserelin with or without tamoxifen in pre- and perimenopausal patients with advanced breast cancer. Eur J Cancer 31A: 137–142

27 Klijn J, Blamey R, Boccardo F et al (2001) Combined tamoxifen and luteinizing hormone-releasing hormone (LHRH agonist) versus LHRH agonist alone in premenopausal advanced breast cancer: A meta-analysis of four randomized trial. J Clin Oncol 19: 343–353

28 Forward DP, Cheung KL, Jackson L et al (2004) Clinical and andocrine data for goserelin plus anastrozole as second-line endocrine therapy for premenopausal advanced breast cancer. Br J Cancer 90(3): 590–594

29 Bartsch R, Bago-Horvath Z, Berghoff A et al (2012) Ovarian function suppression and fulvestrant as endocrine therapy in premenopausal women with metastatic breast cancer. Eur J Cancer 48(13): 1932–1938

30 Mouridsen HAT (2001) Superior efficacy of letrozole versus tamoxifen as first-line therapy for postmenopausal women with advanced breast cancer: Results of a phase III study of the international letrozole breast cancer group. J Clin Oncol 19: 2596–2606

31 Bonneterre J, Thurlimann B, Robertson J et al (2000) Anastrozole versus tamoxifen as first-line therapy for advanced breast cancer in 668 postmenopausal women: Results of the tamoxifen or arimidex randomizing group efficacy and tolerability study. J Clin Oncol 18: 3748–3757

32 Nabholtz J, Pollak A et al (2000) Anastrozole is superior to tamoxifen as first-line therapy for advanced breast cancer in postmenopausal women: Results of a North American multicenter randomized trial. J Clin Oncol 18: 3758–3767

33 Bonneterre J, Nabholtz J, Robertson J (2001) Anastrozole is superior to tamoxifen as first-line therapy in hormone receptor positive advanced breast carcinoma – Results of two randomized trials designed for combined analysis. Cancer 92: 2247–2258

34 Gibson L, Lawrence D, Dawson C, Bliss J (2009) Cochrane Database Syst Rev. CD003370

35 Harbeck N (2013) Zielgerichtete Therapien in der Senologie Schattauer Verlag, in press

36 Huober J, Fasching PA, Barsoum M et al (2012) Higher efficacy of letrozole in combination with trastuzumab compared to letrozole monotherapy as first-line treatment in patients with HER2-positive,

hormone-receptor-positive metastatic breast cancer – Results of the eLEcTRA trial. Breast 21(1): 27–33

37 Baselga J, Cortés J, Kim SB et al (2012) Pertuzumab plus trastuzumab plus docetaxel for metastatic breast cancer. N Engl J Med. 366(2): 109–119

38 Harbeck N, Wuerstlein R (2013) Optimal sequencing of anti-HER2 therapy throughout the continuum of HER2-positive Breast Cancer - evidence and clinical considerations DRUGS, in press

39 Carter P, Presta I, Gorman CM et al (1992) Humanization of an anti-p185HER2 antibody for human cancer therapy. Proc Natl Acad Sci USA 89: 4285–4289

40 Slamon DJ, Leyland-Jones B, Shak S et al (2001) Use of chemotherapy plus a monoclonal antibody against HER2 for metastatic breast cancer that overexpresses HER2. N Engl J Med 344: 783–791

41 Marty M, Cognetti F, Maraninchi D et al (2005) Randomized phase II trial of the efficacy and safety of trastuzumab combined with docetaxel in patients with human epidermal growth factor receptor 2-positive metastatic breast cancer administered as first-line treatment: the M77001 study group. J Clin Oncol 23: 4265–4274

42 Leyland-Jones B, Gelmon K, Ayoub JP et al (2003) Pharmacokinetics, safety, and efficacy of trastuzumab administered every three weeks in combination with paclitaxel. J Clin Oncol 21: 3965–3971

43 Vogel CL, Cobleigh MA, Tripathy D et al (2002) Efficacy and safety of trastuzumab as a single agent in first-line treatment of HER2-overexpressing metastatic breast cancer. J Clin Oncol 20: 719–726

44 Cobleigh MA, Vogel CL, Tripathy D et al (1999) Multinational study of the efficacy and safety of humanized anti-HER2 monoclonal antibody in women who have HER2-overexpressing metastatic breast cancer that has progressed after chemotherapy for metastatic disease. J Clin Oncol 17: 2639–2648

45 Anderson M, Lidbrink E, Bjerre K et al (2011) Phase III randomized study comparing docetaxel plus trastuzumab with vinorelbine plus trastuzumab as first-line therapy of metastatic or locally advanced human epidermal growth factor receptor 2-positive breast cancer. J Clin Oncol 29: 264–271

46 Von Minckwitz G, du Bois A, Schmidt M (2009) Trastuzumab beyond progression in human epidermal growth factor receptor 2-positive advanced breast cancer: a German breast group 26/breast international group 03-05 study. J Clin Oncol 27: 1999–2006

47 Blackwell KL Burstein HJ, Storniolo AM et al (2012) Overall survival benefit with lapatinib in combination with trastuzumab for patients with human epidermal growth factor receptor 2-positive metastatic breast cancer: final results from the EGF104900 study. J Clin Oncol 30(21): 2585–2592

48 Seidman A, Hudis C, Pierri MK et al (2002) Cardiac dysfunction in the Trastuzumab clinical trials experience. J Clin Oncol 20: 1215–1221

49 Pegram MD, Pienkowski T, Northfelt DW et al (2004) Results of two open label, multicenter phase II studies of docetaxel, platinum salts, and trastuzumab in HER2-positive advanced breast cancer. J Natl Cancer Inst 96: 759–769

50 Burstein HJ, Kuter I, Campos SM et al (2001) Clinical activity of Trastuzumab and Vinorelbine in women with HER2-overexpressing metastatic breast cancer. J Clin Oncol 10: 2722–2730

51 Di Leo A, Gomez HL, Aziz Z et al (2008) Phase III, double-blind, randomized study comparing lapatinib plus paclitaxel with placebo plus paclitaxel as first-line treatment for metastatic breast cancer. J Clin Oncol 26: 5544–5552

52 Geyer CE, Forster J, Lindquist D et al (2006) Lapatinib plus capecitabine for HER2-positive advanced breast cancer. N Engl J Med 355(26): 2733–2743

53 Cameron D, Casey M, Press M et al (2008) A phase III randomized comparison of lapatinib plus capecitabine versus capecitabine alone in women with advanced breast cancer that has progressed on trastuzumab: updated efficacy and biomarker analyses. Breast Cancer Res Treat 112: 533–543

54 Lin NU, Diéras V, Paul D et al (2009) Multicenter phase II study of lapatinib in patients with brain metastases from HER2-positive breast cancer. Clin Cancer Res 15: 1452–1459

55 Baselga J, Gelmon KA, Verma S et al (2010) Phase II trial of pertuzumab and trastuzumab in patients with human epidermal growth factor receptor 2-positive metastatic breast cancer that progressed during prior trastuzumab therapy J Clin Oncol 28(7): 1138–1144

56 Burris HA, Tibbitts J, Holden SN et al (2011)Trastuzumab emtansine (T-DM1): a novel agent for targeting HER2+ breast cancer. Clin Breast Cancer 11(5):275–82

57 Hurvitz SA, Dirix l, Kocsis J et al (2013) Phase II randomized study of trastuzumab emtansine versus trastuzumab plus docetaxel in patients with human epidermal growth factor receptor 2-positive metastatic breast cancer, J Clin Oncol 31(9): 1157–1163

58 Verma S, Miles D, Gianni L et al (2012) Trastuzumab Emtansine for HER2-Positive Advanced Breast Cancer N Engl J Med 367(19): 1783–1791

59 Hayes DF, Henderson IC, Shapiro CL (1995) Treatment of metastatic breast cancer: present and future prospects. Semin Oncol (suppl 5): 5–21

60 Butters DJ, Ghersi D, Wilcken N et al (2010) Addtion of drug/s to a chemotherapy regimen for metastatic breast cancer. Cochrane Database Syst Rev 11: CD003368

61 Cardoso F, Bedard PL, Winer EP et al (2009) International guidelines for management of metastatic breast cancer: combination vs. sequential single-agent chemotherapy. J Natl Cancer Inst 101(17): 1174–1181

62 Fossati R, Confalonieri C, Tom V et al (1998) Cytotoxic and hormonal treatment for metastatic breast cancer: a systematic review of published randomized

trials involving 31,510 women. J Clin Oncol 16: 3439–3460

63 Coates A, Gebski V, Bishop JF et al (1987) Improving the quality of life during chemotherapy for advanced breast cancer. N Engl J Med 317: 1490–1495

64 Cocconi G, Bisagni G, Bacchi M et al (1990) A comparison of continuation versus late intensification followed by discontinuation of chemotherapy in advanced breast cancer. A prospective randomized trial of the Italian Oncology Group for Clinical Research (GOIRC). Ann Oncol 1: 36

65 Muss HB, Case LD, Richards FII et al (1991) Interrupted versus continuous chemotherapy in patients with metastatic breast cancer. N Engl J Med 325: 1342–1348

66 Bonneterre J, Dieras V Tubiana-Hulin M et al (2004) Phase II multicentre randomised study of docetaxel plus epirubicin vs 5-fluorouracil plus epirubicin and cyclophosphamide in metastatic breast cancer. Br J Cancer 91: 1466–1471

67 Falkson G, Gelman G, Falkson CI et al (1991) Factors predicting response, time to treatment failure, and survival in women with metastatic breast cancer treated with DAVTH: a prospective Eastern Cooperative Oncology Group study. J Clin Oncol 9: 2156–2161

68 Valagussa P Brambilla C, Zambetti M (1989) Salvage treatments in relapsing resectable breast cancer. Recent Res Cancer Res 115: 69–76

69 TebbiCK, London WB, Friedman D et al (2007) Dexrazoxane-associated risk for acute myeloid leukemia/myelodysplastic syndrome and other secondary malignancies in pediatric Hodgkin's disease. J Clin Oncol; 25: 493–500

70 Curtit E, Nouyrigat P, Dohollou N et al (2011) Myotax: a phase II trial of docetaxel plus non-pegylated liposomal doxorubicin as first-line therapy of metastatic breast cancer previously treated with adjuvant anthracyclines. Eur J Cancer 47: 2396–2402

71 Lorusso D, Di Stefano A, Carone V et al (2007) Pegylated lipsomal doxorubicin-related palmar-plantar erythrodysesthesia (hand-foot syndrome). Ann Oncol 20: 1159–1164

72 O'Brien ME, Wigler N, Inbar M et al (2004) Reduced cardiotoxicity and comparable efficacy in a phase III trial of pegylated liposomal doxorubicin HCL (Caelyx/Doxil) versus conventional doxorubicin for first-line treatment of metastatic breast cancer. Ann Oncol 15: 440–449

73 Keller AM, Mennel RG, Georgoulias VA et al (2004) Randomized phase III trial of pegylated liposomal doxorubicin versus vinorelbine or mitomycin C plus vinblastine in women with taxane-refractory advanced breast cancer. J Clin Oncol 22: 3893–3901

74 Paridaens R, Biganzoli L, Bruning P et al (2000) Paclitaxel versus doxorubicin as first-line single-agent chemotherapy for metastatic breast cancer: a European Organization for Research and Treatment of Cancer randomized study with cross-over. J Clin Oncol 18: 724–733

75 Chan S, Friedrichs K, Noel D et al (1999) Prospective randomized trial of docetaxel versus doxorubicin in patients with metastatic breast cancer. J Clin Oncol 17: 2341–2354

76 Sledge GW, Neuber D, Ingle J et al (2003) Phase III trial of doxorubicin vs. paclitaxel vs. doxorubicin plus paclitaxel as first-line therapy for metastatic breast cancer: an intergroup trial (E1193). J Clin Oncol 21: 588–592

77 Tabernero J, Climent MA, Lluch A et al (2004) A multicentre randomised phase II study of weekly or 3-weekly docetaxel in patinets with metastatic breast cancer. Ann Oncol 15: 1358–1365

78 Seidman AD, Berry D, Cirrincione C et al (2004) CALGB 9840: Phase III study of weekly paclitaxel via 1-hour infusion versus standard 3h infusion every third week in the treatment of metastatic breast cancer with trastuzumab for HER2 positive MBC and randomized for trastuzumab in HER2 normal MBC. J Clin Oncol 22 (14S): 512

79 Perez EA, Vogel CL, Irwin DH et al (2001) Multicenter phase II trial of weekly paclitaxel in women with metastatic breast cancer. J Clin Oncol 19: 4216–4223

80 Mauri D, Kamposioras K, Tsali L et al (2010) Overall survival benefit for weekly vs. Three-weekly taxanes regimens in advanced breast cancer: a meta-analysis. Cancer Treat Rev 36(1): 69–74

81 Gradishar WJ, Tjulandin S, Davidson N et al (2005) Phase III trial of nanoparticle albumin-bound paclitaxel compared with polyethylated castor oil-based paclitaxel in women with breast cancer. J Clin Oncol 23: 7794–7803

82 Aapro M, Tjulandin S, Bhar P et al (2011) Weekly nab-paclitaxel is safe and effictive in > 65 years old patients with metastatic breast cancer: a post-hoc analysis. Breast 20: 468–474

83 Fumoleau P, Largillier R, Clippe C et al (2004) Multicentre, phase II study evaluating capecitabine monotherapy in patients with anthracycline- and taxane-pretreated metastatic breast cancer. Eur J Cancer 40: 536–542

84 O'Shaughnessy J, Miles D, Vukeljia S et al (2002) Superior survival with capecitabine plus docetaxel combination therapy in anthracycline-pretreated patients with advanced breast cancer: Phase III results. J Clin Oncol 20: 2812–2823

85 Cortes J, O'Shaughnessy J, Loesch D et al (2011) Eribulin monotherapy versus treatment of physician's choice in patients with metastatic breast cancer (EMBRACE): a phase 3 open-label randomised study. Lancet 377: 914–923

86 Martin M, Ruiz A, Munoz B et al (2007) Gemcitabine plus vinorelbine versus vinorelbine monotherapy in patients with metastatic breast cancer previously treated with anthracyclines and taxanes: final results of the phase III Spanish Breast Cancer Research Group (GEICAM) trial. Lancet Oncol 8: 219–225

87 Heinemann V (2005) Gemcitabine in metastatic
    breast cancer. Expert Rev Anticancer Ther 5: 429–
    443

88 Chan S, Romieu G, Huober J (2009) Phase III study
    of Gemcitabine plus Docetaxel compared with
    capecitabine plus Docetaxel for anthracycline-pre-
    treated patients with metastatic breast cancer. J Clin
    Oncol 27: 1753–1760

89 Miller K, Wang M, Gralow J et al (2007) Paclitaxel
    plus bevacizumab versus paclitaxel alone for meta-
    static breast cancer. N Engl J Med 357: 2666–2676

90 Gray R, Bhattacharya S, Bowden C, Miller K et al
    (2009) Independent review of E2100: a phase III trial
    of bevacizumab plus paclitaxel versus paclitaxel in
    women with metastatic breast cancer. J Clin Oncol
    27: 4966–4997

91 Robert NJ, Dieras V, Glaspy J et al (2011) RIB-
    BON-1: Randomized, double-blind, placebo-con-
    trolled, phase III trial of chemotherapy with or with-
    out bevacizumab for first-line treatment of human
    epidermal growth factor receptor 2-negative, locally
    recurrent or metastatic breast cancer. J Clin Oncol 29:
    1252–1260

92 Lang I, Brodowicz T, Ryvo L et al (2013) Bevaci-
    zumab plus paclitaxel versus bevacizumab plus
    capecitabine as first-line treatment for HER2-nega-
    tive metastatic breast cancer: interim efficacy results
    of the randomised, open-label, non-inferiority, phase
    3 TURANDOT trial. Lancet Oncol 14: 125–133

93 Gianni L, Romieu GH, Lichinitser M et al (2013)
    AVEREL: a randomized phase III Trial evaluating
    bevacizumab in combination with docetaxel and
    trastuzumab as first-line therapy for HER2-positive

94 M Martinet al (2013) Phase III trial evaluating the ad-
    dition of bevacizumab to endocrine therapy as first-
    line treatment for advanced breast cancer – First effi-
    cacy results from the LEA study. Cancer Research
    72: (24, Suppl. 3)

95 Hillner BE, Ingle JN, Berenson JR et al (2000) Amer-
    ican Society of Clinical Oncology guideline on the
    role of bisphosphonates in breast cancer. J Clin Oncol
    18: 1378–1391

96 Stopeck AT, Lipton A, Body J-J et al (2010) Deno-
    sumab compared with zoledronic acid for the treat-
    ment of bone metastases in patients with advanced
    breast cancer: A randomized, double-blind study. J
    Clin Oncol 28: 5132–5139

97 Van Poznak CH, Temin S, Yee GC et al (2011)
    American Society of Clinical Oncology executive
    summary of the clinical practice guideline update on
    the role of bone-modifying agents in metastatic breast
    cancer. J Clin Oncol 29(9): 1221–7

98 AGO-Guidelines Breast Version 2012.1

99 Van den Wyngaert T, Huizing MT, Vermorken JB
    (2006) Bisphosphonates and osteonecrosis of the jaw:
    cause and effect or a post hoc fallacy? Ann Oncol 17:
    1197–1204

100 AWMF Leitlinie zu Bisphosphonat-assoziierten
    Kiefernekrosen.   www.awmf.org/leitlinien/detail/
    ll/007-091.html

101 Wissenschaftliche Stellungnahme der Deutschen Ge-
    sellschaft für Zahn-, Mund-, und Kieferheilkunde
    (DGZMK) zur „Zahnärztlichen Betreuung von Pati-
    enten unter/nach Bisphosphonat-Medikation"

102 Rote Hand Brief, AMGEN, 03.09.2012

locally recurrent/metastatic breast cancer. J Clin Oncol 31: 1719–1725

Sonderfälle

P. Stadler, A. Lück

Prognostisch günstige histologische Subtypen

Als prognostisch günstige histologische Subtypen des Mammakarzinoms gelten tubuläre, papilläre, muzinöse, adenoid zystische und medulläre Karzinome. Auch die exrem seltenen nicht kleinzelligen neuroendokrinen Tumoren (Graça et al. 2012) haben im Unterschied zu den prognostisch eher schlechten kleinzelligen neuroendokrinen Tumoren (NECB) eine ausgezeichnete Prognose (Alkaied et al. 2012). Dieses Beispiel unterstreicht die Notwendigkeit einer differenzierten Einbeziehung der Histologie in die Therapieauswahl und die große Bedeutung der Pathologie bei seltenen Formen des Mammakarzinoms. Weitere seltene prognostisch günstige Formen sind die atypische apokrine Adenose (Fuehrer et al. 2012), das Syringocystadenom papilliferum und der Granularzelltumor. Vermutlich gehören auch das Myofibroblastom (häufiger bei Männern) und der nicht maligne Phylloidestumor zu den eher günstigen Subtypen. Die Therapie orientiert sich im Wesentlichen an den Standards für invasiv lobuläre und invasiv duktale Karzinome. Nach bioptischer Sicherung stellen die komplette Resektion des Tumors mit Sicherheitsabstand (Klassifikation R0) und die Sentinel-Lymphonodektomie den Standard dar. Die anschließende Strahlentherapie der Brust ist in der Regel wie bei allen invasiven Formen des Mammakarzinoms zu handhaben. Die Indikation zu einer Strahlen- oder Chemotherapie sollte dennoch stets unter Berücksichtigung der Tatsache gestellt werden, dass die Daten der häufigsten Formen des Mammakarzinoms nicht auf die seltenen Formen übertragen werden dürfen, da diese eine ganz andere Tumorbiologie haben können. Beim tubulären Karzinom kann möglicherweise sogar auf eine adjuvante Strahlentherapie verzichtet werden. *Leonard*

et al. fanden 2005 in einer retrospektiven Analyse von 44 überwiegend älteren Patientinnen mit tubulären Karzinomen trotz Verzicht auf eine adjuvante Strahlentherapie keine Verschlechterung der Prognose bei nur 2 Lokalrezidiven nach 8 Jahren. *Lim* et al. hingegen berichten 2006 von einer Studie, die den Verzicht auf Strahlentherapie bei günstigen Tumorstadien (unizentrisch, mindestens 1 cm Sicherheitsraum, pT1pN0L0M0 ohne EIC (extensive intraduktale Komponente)) untersuchte. Insgesamt erlitten nach durchschnittlich 3,5 Jahren 23 % der Patientinnen ein Lokalrezidiv und weitere 5 % der Frauen Fernmetastasen. Da tubuläre, papilläre und muzinöse Karzinome häufiger mit positivem Rezeptorstatus, hoher Differenzierung (G1) und negativem Nodalstatus assoziiert sind, stellen sie seltener eine Indikation zur Chemotherapie dar als invasiv duktale Karzinome.

Die Arbeit von *Louwman* et al. zeigte bei tubulären (n = 3456), muzinösen (n = 3482) oder medullären Karzinomen eine deutlich bessere Prognose (relatives (Sterbe-)Risiko: 0,5) im Vergleich zu invasiv duktalen Karzinomen, wobei Phylloidestumoren mit einem relativen Risiko von 0,02 signifikant und kribriforme Karzinome aufgrund der geringen Inzidenz nicht signifikant (RR 0,1; n = 503) am günstigsten erschienen. Die Prognose der papillären Karzinome (RR 0,6; n = 1078) war nicht signifikant besser, während lobuläre Formen eine geringfügig, aber signifikant günstigere Prognose aufwiesen (RR 0,8). Diese Daten decken sich mit den Ergebnissen, die im Tumorzentrum München in Bezug auf seltene Entitäten beschrieben wurden (Engel 2008) und mit den Daten von *Liu*, der eine krankheitsspezifische Überlebensrate von 99 % bei tubulären, im Vergleich zu 86 % bei invasiv duktalen Karzinomen bei brusterhaltend operierten und adjuvant strahlentherapierten Mammakarzinomen (Stadium I/II) beschreibt.

Medulläres Mammakarzinom

Die medullären Karzinome sind hingegen trotz ihres geringen Risikos einer Fernmetastasierung häufig mit einem bei invasiv duktalen Karzinomen als ungünstig geltenden Risikoprofil (u. a. niedrige Differenzierung: G3) behaftet. In einer Arbeit von *Vu-Nishido* et al. von 2005 wurden Patientinnen mit medullären Karzinomen mit Patientinnen mit invasiv duktalen Karzinomen verglichen. Obwohl die medullären Karzinome häufiger einen negativen Rezeptorstatus (85 % vs. 38 %), höhere Tumorstadien (T2: 37 % vs. 17,2 %) sowie häufiger eine BRCA1/2-Deletion (ca. 50 %) aufwiesen und die Patientinnen jünger waren (< 35 Jahre: 26 % vs. 6,6 %), war das Überleben ohne Fernmetastasen nach 10 Jahren mit 95 % vs. 78 % signifikant besser. Eine Chemotherapie erhielten 44 % der Patientinnen mit medullären vs. 30 % der Patientinnen mit invasiv duktalen Karzinomen. In einer kleinen Studie von *Fourquet* et al. von 1987 fand sich kein Einfluss einer Chemotherapie auf das Überleben von Patientinnen mit medullären Karzinomen. Auch die Daten des Tumorzentrums München können zumindest für nodalnegative medulläre Karzinome keinen Vorteil der Chemotherapie belegen, die vorläufigen Analysen sprechen sogar eher gegen eine adjuvante Chemotherapie in dieser Situation. Dieser Befund wird durch die aktuellen Daten von *Zhang* et al. (2013) gestützt, der bei typischen medullären Mammakarzinomen (n = 26) im Unterschied zu den atypischen Formen (n = 68) ebenfalls keinen Nutzen einer adjuvante Chemotherapie für nodalnegative Patientinnen fand. Auf das hohe Risiko einer BRCA1/2-Deletion mit genetischem Risiko und auf die Möglichkeit einer genetischen Beratung sollte hingewiesen werden. Im Patientengut des Tumorzentrums München bestätigte sich die bessere Prognose der medullären Karzinome, wobei sich die Prognose erst nach 5 Jahren deutlich von den invasiv duktalen Formen unterscheidet. Hier kann spekuliert werden, ob 2 morphologisch ähnliche, aber prognostisch unterschiedliche Formen unter dem Bild eines medullären Mammakarzinoms diagnostiziert werden (Engel 2008).

Morphologisch ähnlich und anscheinend prognostisch ähnlich günstig sind Formen mit tumorassoziierter Entzündung, d. h. ein G3-differenziertes invasiv duktales Karzinom mit prominenter Entzündung ist nach *Rakha* et al. (2009) möglicherweise prognostisch wie ein medulläres Karzinom zu betrachten. Es wird sowohl eine Chemotherapie analog zum invasiv duktalen Karzinom empfohlen als auch der Verzicht auf eine Chemotherapie aufgrund der differenten Tumorbiologie nahegelegt. Beide Vorgehensweisen sind nicht ausreichend evidenzbasiert. Aufgrund der unsicheren Datenlage zum Nutzen einer Chemotherapie beim medullären Karzinom kann diesbezüglich keine eindeutige Empfehlung gegeben werden. Als Orientierung könnte zwar das Vorgehen bei invasiv duktalen Karzinomen dienen, wobei dabei ein beträchtliches Risiko für eine Überbehandlung resultieren würde. Bei der Aufklärung über eine adjuvante Chemotherapie z. B. bei medullärem Karzinom sollte auf dieses Dilemma hingewiesen werden.

Die unkritische Anwendung von Prognoserechnern wie „adjuvant online" führt bei den seltenen Formen des Mammakarzinoms insbesondere beim medullären Karzinom zu fehlerhaften Einschätzungen der Prognose und daraus folgenden Therapieentscheidungen.

Inflammatorisches Mammakarzinom

Die Diagnose eines inflammatorischen Karzinoms wird bestimmt durch die klinischen Kriterien eines diffus wachsenden, oftmals nicht eindeutig abgrenzbaren invasiven Mammakarzinoms in Verbindung mit einem die Brusthaut einnehmenden Ödem (Peau d'orange) und Erythem. In 80 % der Fälle kann histopathologisch eine dermale Lymphgefäßinvasion festgestellt werden.

Patientinnen mit einem inflammatorischen Mammakarzinom sind in der Regel schmerzfrei (im Gegensatz zu Frauen mit Mastitis nonpuerperalis). Das Vorhandensein einer begrenzten begleitenden Hautrötung rechtfertigt noch nicht die Diagnose eines inflammatorischen Karzinoms.

Ein histologischer Karzinomnachweis muss in jedem Fall angestrebt werden (auch zum Ausschluss einer Mastitis). In der Regel findet sich dabei ein gering differenziertes Karzinom mit Lymphangiosis carcinomatosa der Haut (siehe auch Kapitel „Pathologie der Mammakarzinome"). Die Diagnose des inflammatorischen Mammakarzinoms wird klinisch gestellt (Peau d'orange, verursacht durch Tumorzell-embolie) und ist nicht abhängig vom histologischen Nachweis einer dermalen Lymphangiosis.

Die histologische Diagnosesicherung erfolgt durch den Nachweis des invasiven Karzinoms in der Stanzbiopsie sowie durch den – nicht obligaten – Nachweis der dermalen Lymphangiose in der Biopsie. Inflammatorische Mammakarzinome sind meistens hormonrezeptornegativ und weisen eine Überexpression von p53, c-erbB-2, E-Cadherin, VEGFR und RhoC-GTPase auf.

Der Durchmesser von Stanzzylindern sollte so groß wie möglich gewählt werden (11–14 Gauge), Haut und Unterhaut sollten miterfasst werden (3 mm Punchbiopsie). Falls klinischer Verdacht und histologisches Ergebnis nicht übereinstimmen, muss eine offene Biopsie erfolgen. Unabhängig vom Grad der lokalen Ausdehnung und vom histologischen Befund wird das klinische Bild eines inflammatorischen Mammakarzinoms als T4d eingestuft (siehe Abschnitt „TNM-Klassifikation" im Kapitel „Pathologie der Mammakarzinome"). Wenn der Hautbefall histologisch nachgewiesen ist, gilt auch für die pathologische Stadieneinteilung pT4d. Die Therapie beinhaltet immer eine Ablatio und eine adjuvante Strahlentherapie, die primäre systemische Therapie sollte taxanhaltig sein (siehe Tabelle 1).

Bezüglich der detaillierten Therapie wird auf die entsprechenden Spezialkapitel in diesem Buch verwiesen. Die Prognose ist eher ungünstig, nur ca. ein Drittel der Patientinnen kann geheilt werden.

Paget-Erkrankung der Brustwarze

Der M. Paget der Mamille wird als intraepidermale Manifestation des duktalen Mammakarzinoms verstanden. Pathogenetisch wird die intraduktale Verschleppung von Tumorzellen (sog. Paget-Zellen) in die Haut der Mamille diskutiert. Diese Theorie basiert auf der Tatsache, dass in der überwiegenden Mehrheit (> 95 %) der M. Paget mit einem (meist retromamillär gelegenen) intraduktalen Karzinom oder – seltener – mit einem invasiven Karzinom im Drüsenkörper vergesellschaftet ist. Nur sehr selten findet sich keine Karzinommanifestation im Drüsenkörper. Das immunhistologische Expressionsmuster des M. Paget entspricht dem des intraduktalen Mammakarzinoms (u. a. EMA, Keratin 8/18: 100 % pos.; CEA: 35–60 % pos.; c-erbB-2: 85–90 % pos.). Die Häufigkeit des M. Paget wird mit 2–3 % aller malignen Mammatumoren angegeben.

Die Stadieneinteilung des M. Paget erfolgt bei Nachweis eines assoziierten Tumors analog dessen klinischer bzw. histologischer Klassifikation (siehe Abschnitt „pTNM-Klassifikation" im Kapitel „Pathologie der Mammakarzinome"). Ein Morbus Paget ohne klinisch nachweisbaren Tumor wird prätherapeutisch als Tis klassifiziert, postoperativ richtet sich die pT-Klassifizierung nach dem histologischen Ergebnis der Untersuchung des retromamillären Gewebes. Der Nachweis von Paget-Zellen in der Mamillenepidermis wird nicht als pT4 im Sinne eines Hautbefalls, sondern als pTis eingestuft.

Klinisch imponiert der M. Paget als ekzematoide und erosive Effloreszenz der Haut, die meist an der Mamille beginnt und sich auf die Areola und auf die umgebende Haut ausbreiten kann. Von den Patientinnen werden meist Juckreiz, Brennen und Überempfindlichkeit der Mamille angegeben, eine Mamillensekretion kann ebenso wie eine Einziehung der Mamille beobachtet werden.

Bei klinischem Verdacht ist eine oberflächliche Biopsie zur histologischen Sicherung obligat. Da der M. Paget sehr häufig mit weiteren invasiven und nichtinvasiven Karzinomen assoziiert ist, wird bei mammografisch und sonografisch unauffälliger Brust eine Kernspintomografie empfohlen.

Tabelle 1. Behandlung des inflammatorischen Mammakarzinoms im lokoregionalen Stadium.

Zytostatische (taxanhaltige) Chemotherapie: z. B. TAC, AC-T, EC-T

Bei Ansprechen auf Chemotherapie (CR, PR): Operation gefolgt von Strahlentherapie, bei Inoperabilität Radiotherapie und ggf. spätere Operation

Bei Nichtansprechen auf Chemotherapie (NC, PD): Strahlentherapie ggf. gefolgt von Operation und evtl. nochmaliger Strahlentherapie oder Anwendung nicht kreuzresistenter Substanzen

Bei Progredienz unter der Induktions-Chemotherapie Umstellung auf ein nicht kreuzresistentes Schema

Die Therapie des Morbus Paget der Brust richtet sich im Wesentlichen nach dem zugrunde liegenden intraduktalen bzw. invasiven Mammakarzinom. Über die brusterhaltende Therapie beim Morbus Paget liegen bisher nur wenige Erfahrungen vor. Nach Ausschluss weiterer Herde (Mammografie, Sonografie, Kernspintomografie) kann der M. Paget analog eines DCIS mittels Mamillenkonisation behandelt werden. Bei Vorliegen eines DCIS muss die Entscheidung über eine SLN-Biopsie sowie eine adjuvante Strahlentherapie entsprechend den Leitlinien für die Behandlung des DCIS (siehe Kapitel „Klinik der In-situ-Karzinome") getroffen werden. Bei invasiven Karzinomen richtet sich die lokale und systemische Behandlung nach den entsprechenden Therapieempfehlungen (siehe entsprechende Kapitel in diesem Buch).

Ektope Mammakarzinome

Normal angelegte Brustdrüsen haben nicht in allen Fällen eine kreisrunde Basis, sondern bilden gelegentlich zungenförmige Fortsätze (Processus axillaris, clavicularis, sternalis, abdominalis).

Meist breiten sich solche im Zusammenhang mit dem orthotopen Brustdrüsenkörper stehende Fortsätze in die Axilla aus. Hiervon abzugrenzen sind Polymastien mit isoliertem Drüsenparenchym in der Axilla. In solchen ektopen Parenchyminseln können selten primäre ektope Mammakarzinome entstehen, die von Lymphknotenmetastasen eines orthotopen (möglicherweise okkulten) Mammakarzinoms abgegrenzt werden müssen. Weiterhin wichtig ist der differenzialdiagnostische Ausschluss primärer Tumoren der Hautanhangsgebilde, speziell von Schweißdrüsenkarzinomen, die auch Östrogenrezeptoren enthalten können.

Therapeutisch wird ein analoges Vorgehen wie bei orthotopen Mammakarzinomen empfohlen.

Epitheliale Sonderformen der Tumoren der Brust

Myoepitheliale Karzinome sind extrem selten und werden trotz ihrer Malignität gelegentlich als gutartige Spindelzelltumoren, z. B. als gutartige Myoepitheliome fehldiagnostiziert. Da die Differenzierung schwierig sein kann, sollte ggf. nach Rücksprache mit dem erstdiagnostizierenden Pathologen eine Referenzpathologie eingeholt werden. Die Therapie

orientiert sich an anderen Formen des rezeptornegativen Mammakarzinoms.

Apokrine Karzinome der Brust müssen von Mammakarzinomen mit apokrinen Merkmalen (apocrine-like carcinoma) differenziert werden (Buza et al., Bundred et al., Vranic et al.). Beide Formen haben eine eher ungünstige Prognose und exprimieren häufig (apocrine-like carcinoma) bzw. immer (apocrine carcinoma) Androgenrezeptoren (AR). Für das apokrine Karzinom ist ein hohes Risiko für ein kontralaterales Karzinom beschrieben. Besonders das reine apokrine Karzinom ist typischerweise HER2/neu-positiv (> 50 %) und exprimiert zusätzlich den EGF-Rezeptor (ca. 75 %) (Vranic et al.). Insbesondere die AR-Positivität führt bereits zu Überlegungen, diese Sonderform z. B. mit Flutamid zu behandeln (Naderi 2011). Bei Expression des EGF-Rezeptors kann man lt. *Dellapasqua* et al. durchaus die Gabe eines EGF-Rezeptor-Antagonisten in die differenzialtherapeutischen Überlegungen einbeziehen (Dellapasqua 2013).

Plattenepithelkarzinome (metaplastische und primäre) gelten als aggressiv und schwer zu therapieren, da sie auf die bei Mammakarzinom üblichen Chemotherapien anscheinend nicht ansprechen. Die Fermetastasierungsrate liegt bei ca. 30 %, ein Lymphknotenbefall ist eher seltener und mit einem hohen Rückfallrisiko verbunden.

Nichtepitheliale atypische Tumoren der Brust

Maligne, nichtepitheliale atypische Tumoren der Brust (Sarkome, Hämoblastosen) sind selten (0,5–1 %), wobei das maligne Cystosarcoma phylloides, das Hämangiosarkom und das B-Zell-Non-Hodgkin-Lymphom am häufigsten beobachtet werden.

Die adenoidzystischen Karzinome der Brust haben im Unterschied zu ihrem Pendant im HNO-Bereich eine sehr gute Prognose (95 % 10-Jahres-Überlebensrate), sie metastasieren selten lymphatisch und benötigen trotz Triple-Negativität keine adjuvante Chemotherapie.

Seltene adenomatose Formen haben jeweils eigene Besonderheiten. Das infiltrierend wachsende syringomatöse Brustadenom zeichnet sich durch den häufigen beidseitigen Befall aus. Das Hydroadenokarzinom bzw. das papilläre Riesenadenom (papillary giant adenoma) zeigt eine hohe lokale Aggressivität mit entsprechendem Rezidivrisiko, sodass hier die üblichen operativen Sicherheitssäume evtl. nicht ausreichen.

Bei einer 5-Jahres-OS-Rate von unter 30 % ist die Prognose eines metaplastischen Karzinoms der Brust (MBC) einschließlich der Sonderform mit choriokarzinomatöser Differenzierung schlecht. Lediglich Taxane scheinen hier wirksam zu sein (Lai et al.).

Cystosarcoma phylloides malignum

Meist auf dem Boden eines intrakanalikulären Fibroadenoms entstehend, sind rund 30 % der Cystosarcomata phylloides (Synonym: phyllodes) maligne mit sarkomatösem Stroma.

Makroskopisch imponiert der Tumor grau-weiß bis gelblich mit blattartiger, grobknolliger Struktur und gallertartiger Flüssigkeit auf der Schnittfläche. Die Diagnose erfolgt über die Stanzbiopsie.

Therapeutisch ist eine lokale Exzision im Gesunden (R0) erforderlich. Die Axilla wird nur bei sonografischem und/oder klinischem Lymphknotenbefall operiert. Der Wert einer adjuvanten Chemotherapie und/oder Bestrahlung ist unklar und daher sollte hierüber im Einzelfall (Exzision nur knapp im Gesunden; axillärer Lymphknotenbefall) entschieden werden.

In rund 40 % der Fälle muss mit Rezidiven oder einer Metastasierung vor allem in der Lunge gerechnet werden. Die systemische Therapie entspricht der von Weichteilsarkomen. Die Prognose der Patientin wird von der R0-Resektion, der Mitoserate, der Dichte der Gefäßkapillaren im Tumorstroma, der Höhe des Ki-67-Wertes und der p53-Positivität bestimmt. Das mittlere 10-Jahres-Überleben liegt bei 75 %.

Primäre Sarkome der Brust

Primäre Sarkome der Brust werden nach der Exzision im Gesunden (R0) ohne Resektion der axillären Lymphknoten nach den gleichen Kriterien behandelt wie Weichteilsarkome. Eine postoperative Bestrahlung verbessert häufig die lokale Tumorkontrolle. Das mittlere 10-Jahres-Überleben liegt bei 50–60 %.

Hämangiosarkom der Brust

Die meisten Hämangiosarkome sind sekundäre Angiosarkome, die etwa 6 Jahre nach der Bestrahlung der Brust oder der Thoraxwand im Zusammenhang mit der Therapie eines Mammakarzinoms auftreten können. Die Inzidenz ist niedrig und liegt im Promillebereich (2–5 ‰). Operativ erfolgen die einfache Mastektomie oder eine weite Exzision. Die Prognose ist ungünstig. Eine adjuvante Chemotherapie und/oder Bestrahlung ist vom Individualfall abhängig zu machen und meist wenig effektiv.

Lymphome der Brust

Bei jungen Frauen (Altersgipfel 30. Lebensjahr) werden im Zusammenhang mit Schwangerschaft oder Stillphase gelegentlich hochaggressive extranoduläre Lymphome in der Brust gesehen. Nach histologischer Sicherung (Stanzbiopsie oder LK-Extirpation) und genauem Staging (z. B. Ann-Arbor-Klassifikation) wird eine Chemotherapie (z. B. CHOP) gefolgt von einer Radiotherapie gegeben. Die Prognose ist vor allem bei beidseitigem Brustbefall schlecht (medianes Überleben 12 Monate).

Bei älteren Frauen (Altersgipfel 60. Lebensjahr) handelt es sich häufiger um prognostisch günstigere Lymphome (indolente Lymphome z. B. vom MALT-Typ). Die Diagnose wird ebenfalls histologisch gesichert. Die Therapie der Lymphome der Brust richtet sich nach deren Histologie und Klassifikation, wird somit von Chemo- und Strahlentherapie bestimmt. Eine Operation ist nicht sinnvoll.

Das Mammakarzinom des Mannes

Das Mammakarzinom des Mannes ist in Europa eine seltene Erkrankung. Die Prävalenz beträgt ca. 1 auf 100 000 Einwohner und zählt weniger als 1 % aller Mammakarzinome. Die jährliche Inzidenz in Uganda und Sambia wird bei insgesamt auch sehr niedrigen Fallzahlen mit 5–15 % und in Japan mit 5 auf 1 Million angegeben. Die Inzidenz scheint in den USA insgesamt zu steigen. Das durchschnittliche Erkrankungsalter beträgt 68–71 Jahre.

Dennoch basieren alle Erkenntnisse und Empfehlungen auf insgesamt sehr kleinen Fallzahlen (LOE 3–4, GR 3–5) oder sind den Empfehlungen der Therapie des Mammakarzinoms der Frau entnommen.

Als mögliche Risikofaktoren für die Entstehung des Mammakarzinoms des Mannes wurden berichtet: BRCA2-Mutation, Klinefelter-Syndrom, (starkes) Übergewicht, Alkoholabusus, Östrogenzufuhr, Hodenerkrankungen, Lebererkrankungen, Bestrahlung des Thorax, (beruflich) bedingte hohe Umgebungstemperaturen (z. B. Stahlarbeiter, Feuerwehrleute) und Exposition von (Auto-)Abgasen. Die Gynäkomastie gilt dagegen nicht als Risikofaktor, obwohl bei Vorliegen einer Gynäkomastie eine höhere Wahrscheinlichkeit für ein Mammakarzinom besteht. *Korde* et al. (2010) schreiben, dass es unklar sei, ob die Gynäkomastie selbst ein Risikofaktor sei oder ob nur für Gynäkomastie und Mammakarzinom des Mannes gemeinsame Risikofaktoren vorlägen.

Die häufigsten Symptome sind ein schmerzloser Knoten (75 %), Areolaretraktion (9 %), sezernierende Mamille (6 %) und Exulzeration (6 %). Wegen der Seltenheit des Mammakarzinoms des Mannes scheint die Diagnosestellung häufig verspätet und somit in höheren Stadien gestellt zu werden (Tabelle 2). Das männliche Brustdrüsengewebe als rudimentäre Anlage macht normalerweise keine lobuläre Differenzierung durch, histologisch sind lobuläre Karzinome somit mit unter 1 % aller Mammakarzinome des Mannes unterrepräsentiert. Die invasiv duktalen Karzinome mit über 90 % und die duktalen In-situ-Karzinome mit ca. 10 % machen den Hauptteil der Karzinome aus. In verschiedenen Studien konnte in 90 % der Fälle ein positiver Östrogen- und in 92 % ein positiver Progesteronrezeptor bestimmt werden. Mittels Immunhistochemie und FISH konnte in einer Untersuchung an 58 Mammakarzinomen des Mannes nur in einem Fall eine HER2/neu-Überexpression nachgewiesen werden, andere Autoren berichten zwischen 5–10 % HER2/neu überexprimierender Tumoren. Diese Rate liegt insgesamt niedriger als bei Frauen. Die Diagnostik und histologische Sicherung durch Stanzbiopsie un-

terscheidet sich nicht von den Maßnahmen beim Mammakarzinom der Frau. Da in 15–20 % eine BCRA-Mutation vorliegt, ist eine genetische Beratung obligat. Als lokale Therapie gilt die weite Exzision im Gesunden, was in den meisten Fällen die Resektion des Nippel-Areola-Komplexes bei dem üblicherweise gering vorhandenen Brustparenchym mit einschließen wird und somit einer Mastektomie entspricht. Die Sentinel-Lymphonodektomie wurde bislang in kleinen Studien mit identischer onkologischer Stagingsicherheit und Reduktion der Morbidität wie beim Mammakarzinom der Frau durchgeführt und kann für die klinisch und sonografisch unauffällige Axilla auch beim Mammakarzinom des Mannes empfohlen werden (Übersicht bei Korde). Für die Indikation zur Axilladissektion siehe Kapitel „Operative Therapie".

Die Prognose des Patienten ist abhängig von seinem Alter, der Größe des Tumors und dem Nodalstatus. Ohne dass Studien vorliegen ist aber, ebenso wie bei der Frau, vom prognostischen Einfluss der Hormonsensibilität und der HER2/neu-Überexpression auszugehen.

Die retrospektiv erhobenen Zahlen für lokale Rezidivraten innerhalb von 5 Jahren lagen bei 5–20 %. Eine aktuelle Studie von *Cutuli* et al. lässt den Schluss zu, dass ein früher Einsatz multimodaler Konzepte analog zum Vorgehen bei der Frau vergleichbar gute Ergebnisse erbringt. Insbesondere die lokoregionäre Kontrolle war ein wichtiger Prognosefaktor. Demnach sollte sich auch die Indikation zur adjuvanten Strahlentherapie beim Mammakarzinom des Mannes nicht grundsätzlich von der bei der Frau unterscheiden. In einer aktuellen Übersicht von *Korde* et al. werden neben einem Befall der axillären Lymphknoten auch Muskelinvasion und retromamillärer Sitz als Risikofaktoren für ein lokales Rezidiv und somit als Indikation für eine Strahlentherapie angesehen. In einer Studie mit 42 Patienten von

Tabelle 2. Stadienverteilung und stadienabhängige Prognose beim Mammakarzinom des Mannes (modifiziert nach Korde et al. 2010).

Stadium bei Erstdiagnose	Häufigkeit	5-Jahres-Gesamt-Überleben (OS)	5-Jahres-relatives-Überleben
I	36,9 %	78 %	96 %
II	41,9 %	67 %	84 %
III	9,6 %,	40 %	52 %
IV	4,5 %	19 %	24 %

Fogh et al. erwies sich Tamoxifen in Verbindung mit einer adjuvanten Strahlentherapie als wirksamstes Verfahren ein Lokalrezidiv nach 5 bzw. 10 Jahren zu vermeiden (10-Jahres-OS: 100 %, 10-Jahres-DFS 83 %). Bei mehr als 90 % der hormonrezeptorpositiven Mammakarzinome des Mannes wird die endokrine Therapie als vertretbarer Standard angesehen. Es existieren hierzu jedoch nur retrospektive „outcome studies". Hierbei zeigte sich eine Verbesserung des 5-Jahres-Überlebens für die Männer, die Tamoxifen erhalten hatten im Vergleich zu denen, die ohne antihormonelle Therapie geblieben waren, um 17 % (61 % vs. 44 %), eine 2. Studie zeigte in der endokrin therapierten Kohorte ein verbessertes krankheitsfreies und Gesamtüberleben. Aus den publizierten Daten kann die optimale Dauer der Therapie nicht abgeleitet werden, da die untersuchten Patienten nur selten länger als 2 Jahre Tamoxifen eingenommen hatten. Auch der Einsatz der Aromatasehemmstoffe wurde bislang nicht untersucht. Es gibt somit keinen Grund, die Empfehlungen der Therapie für Frauen bei Männern mit einem Mammakarzinom zu modifizieren.

Für die adjuvante Chemotherapie existieren ebenfalls nur wenige Daten. Bei 24 Männern mit nodalpositivem Mammakarzinom (Stadium II) betrug das 5-Jahres-Überleben nach CMF-Chemotherapie 80 %, was zu historischen Vergleichsgruppen (zu Frauen!) günstig erscheint. Eine weitere retrospektive Arbeit berichtet über Chemotherapie bei 51 Männern mit einem Mammakarzinom: 32 Männer wurden im Median mit 6 Zyklen Chemotherapie behandelt, davon 84 % adjuvant, 6 % neoadjuvant, 9 % sowohl neoadjuvant als auch adjuvant. 81 % der Patienten erhielten Anthrazyklinkombinationen, 9 % zusätzlich Taxane und 16 % CMF. 38 Männer erhielten zusätzlich Tamoxifen. In der nodalnegativen Gruppe überlebten 75 % die ersten 10 Jahre, in der nodalpositiven Gruppe immerhin 43 %, was in dieser Gruppe eine nicht signifikante relative Risikoreduktion um 22 % bedeutete. Diejenigen nodalpositiven Männer, die Tamoxifen erhalten hatten, profitierten signifikant im Gesamtüberleben (HR 0,45; p = 0,01).

Da nicht zu erwarten ist, dass größere Studien mit statistisch ausreichender Power tatsächlich zustande kommen, sollte aufgrund der guten Erfahrungen der vorliegenden kleinen Erhebungen und der stabilen Datenlage bei der Therapie des Mammakarzinoms der Frau die Indikation zum Einsatz der Chemotherapie beim Mann analog gestellt werden. Dies gilt ebenso für den Einsatz von Trastuzumab, obwohl zur Wirksamkeit bei Männern mit Mammakarzinom keine Erfahrungen vorliegen.

In der metastasierten Situation wurden in früheren Zeiten, in denen die Hormonrezeptoranalyse noch nicht bekannt war, Erfolge mit der ablativen Hormontherapie mittels Orchidektomie, Adrenalektomie und Hypophysektomie erzielt. Eine retrospektive Studie an 447 (!) Fällen zeigte ein Ansprechen von 55 %, 80 % und 56 % bei der jeweiligen Intervention. Diese Maßnahmen sind heute nicht mehr zeitgemäß. Die endokrine Therapie bei den größtenteils hormonrezeptorpositiven Mammakarzinomen stellt die Variante der Wahl dar. Hierbei erscheint der Einsatz sowohl von SERM, SERD als auch eventuell der Aromatasehemmstoffe in Abhängigkeit von der klinischen Situation vertretbar. Die Indikationsstellung zur Chemotherapie folgt den Empfehlungen für die Indikation zur Behandlung des metastasierten Mammakarzinoms der Frau (siehe entsprechendes Kapitel).

Um die Datenbasis beim Mammakarzinom des Mannes zu verbessern, wird eine Teilnahme an der Registerstudie der Universität Magdeburg unter „www.mammakarzinom-des-mannes.de" empfohlen.

Ausgewählte Literatur

Histologisch günstige Subtypen inkl. medulläre Formen

1 Alkaied H, Harris K, Brenner A et al (2012) Does hormonal therapy have a therapeutic role in metastatic primary small cell neuroendocrine breast carcinoma? Case report and literature review. Clin Breast Cancer. Jun;12(3): 226–230

2 Engel J, Eckel R (2008) Seltene Mammakarzinomentitäten Vortrag vom 03.04.2008 http://tumorzentrum-muenchen.de/fileadmin/dateien_allgemein/Vortraege/Engel_PG-Sitzung_April_2008.pdf

3 Fuehrer N, Hartmann L, Degnim A et al (2012) Atypical apocrine adenosis of the breast: long-term follow-up in 37 patients. Arch Pathol Lab Med. Feb; 136(2): 179–182

4 Graça S, Esteves J, Costa S et al (2012) Neuroendocrine breast cancer. Tumori. Mar-Apr; 98(2): 43e-45e

5 Leonard CE, Howell K, Shapiro H et al (2005) Excision only for tubular carcinoma of the breast. Breast J. Mar-Apr; 11(2): 129–133

6 Lim M, Bellon JR, Gelman R et al (2006) A prospective study of conservative surgery without radiation

therapy in selected patients with stage I breast cancer. Int J Radiat Oncol Biol Phys 65: 1149–1154

7 Liu GF, Yang Q, Haffty BG et al (2009) Clinical-pathologic features and long-term outcomes of tubular carcinoma of the breast compared with invasive ductal carcinoma treated with breast conservation therapy. Int J Radiat Oncol Biol Phys 75: 1304–1308

8 Louwman MW, Vriezen M, van Beek MW et al (2007) Uncommon breast tumors in perspective: incidence, treatment and survival in the Netherlands. Int J Cancer 121: 127–135

9 Rakha EA, Aleskandarany M, El-Sayed ME et al (2009) The prognostic significance of inflammation and medullary histological type in invasive carcinoma of the breast. Eur J Cancer 45: 1780–1787; Epub 2009 Mar 14

10 Vu-Nishino H, Tavassoli FA, Ahrens WA et al (2005) Clinicopathologic features and long-term outcome of patients with medullary breast carcinoma managed with breast-conserving therapy (BCT). Int J Radiat Oncol Biol Phys 62: 1040–1047

11 Zhang J, Wang Y, Yin Q et al (2013) An associated classification of triple negative breast cancer: the risk of relapse and the response to chemotherapy. Int J Clin Exp Pathol 6(7): 1380–1391

Inflammatorisches Mammakarzinom

12 Bertucci F et al (2004) Multivariate analysis of survival in inflammatory breast cancer: impact of intensity of chemotherapy in multimodality treatment. Bone Marrow Transplant 33: 913–920

13 Bristol IJ, Buchholz TA (2005) Inflammatory breast cancer: current concepts in local management. Breast Dis 22: 75–83

14 Cristofanilli M et al (2006) A phase II combination study of lapatinib (Tykerb) and paclitaxel as neoajduvant therapy in patients with newly diagnosed inflammatory breast cancer. SABCS 2006

15 Cristofanilli M, Gonzalez-Angulo AM et al (2004) Paclitaxel improves the prognosis in estrogen receptor negative inflammatory breast cancer: the M. D. Anderson Cancer Center experience. Clin Breast Cancer 4: 415–419

16 Dirix LY, Dam PV, Prove A (2006) Inflammatory breast cancer: current understanding. Curr Opin Oncol 18: 563–571

17 Hurley J, Doliny P, Reis I et al (2006) Docetaxel, cisplatin, and trastuzumab as primary systemic therapy for human epidermal growth factor receptor 2-positive locally advanced breast cancer. J Clin Oncol 24: 1831–1838

18 Kell MR, Morrow M (2005) Surgical aspects of inflammatory breast cancer. Breast Dis 22: 67–73

19 Kim T et al (2006) Lack of uniform diagnostic criteria for inflammatory breast cancer limits interpretation of treatment outcomes: A systematic review. Clin Breast Cancer 7: 386–395

20 NCCN Practice guidelines in oncology. V. 1.2007. Invasive Breast Cancer.

21 Panades M, Olivotto IA, Speers CH et al (2005) Evolving treatment strategies for inflammatory breast cancer: a population-based survival analysis. J Clin Oncol 23: 1951–1950

22 Sawaki M, Ito Y, Akiyama F et al (2006) High prevalence of HER-2/neu and p53 overexpression in inflammatory breast cancer. Breast Cancer 13: 172–178

23 Shenkier T et al (2004) Clinical practice guidelines for the care and treatment of breast cancer: 15. Treatment for women with stage III or locally advanced breast cancer. CMAJ 170: 983–994

24 Untch M, Möbus V, Kuhn W et al (2009) Intensive dose-dense compared with conventionally scheduled preoperative chemotherapy for high-risk primary breast cancer. J Clin Oncol 27: 2938–2945. Epub 2009 Apr 13

25 Van Laere S et al (2006) Distinct molecular signature of inflammatory breast cancer by cDNA microarray analysis. Breast Cancer Res Treat 93: 237–246

26 Veyret C et al (2006) Inflammatory breast cancer outcome with epirubicin-based induction and maintenance chemotherapy. Ten-year results from the French adjuvant study group GETIS 02 Trial. Cancer 107: 2535–2544

27 Von Minckwitz G et al (2006) Final results of the GeparTrio study of the GBG. SABCS 2006

28 Wu M, Merajver SD (2005) Molecular biology of inflammatory breast cancer: Applications to diagnosis, prognosis, and therapy. Breast Dis 22: 25–34

29 Yang Ch, Cristofanilli M et al (2005) Systemic treatments for inflammatory breast cancer. Breast Dis 22: 56–65

Epitheliale Sonderformen der Tumoren der Brust

30 Bundred NJ, Walker RA, Everington D et al (1990) Is apocrine differentiation in breast carcinoma of prognostic significance? Br J Cancer 62: 113–117

31 Buza N, Zekry N, Charpin C et al (2010) Myoepithelial carcinoma of the breast: a clinicopathological and immunohistochemical study of 15 diagnostically challenging cases. Virchows Arch 457: 337–345. Epub 2010 Jul 24

32 Dellapasqua S, Maisonneuve P, Viale G et al (2013) Immunohistochemically defined subtypes and outcome of apocrine breast cancer.Clin Breast Cancer. Apr; 13(2): 95–102

33 Honda M, Saji S, Horiguchi S et al (2011) Clinicopathological analysis of ten patients with metaplastic squamous cell carcinoma of the breast. Surg Today Mar; 41(3): 328–332

34 Naderi A, Chia KM, Liu J (2011) Synergy between inhibitors of androgen receptor and MEK has therapeutic implications in estrogen receptor-negative breast cancer. Breast Cancer Res. Apr 1;13(2): R36

35 Suresh Jaywantrao Bhosale A, Ashok Yadavrao Kshirsagar B F, Sushil Jalindar Deshmukh C et al (2013) Squamous cell carcinoma of the breast. Am J Case Rep. 14: 188–190

36 Vranic S, Tawfik O, Palazzo J et al (2010) EGFR and HER-2/neu expression in invasive apocrine carcinoma of the breast. Mod Pathol 23: 644–653. Epub 2010 Mar 5

Nichtepitheliale atypische Tumoren der Brust

37 Brogi E, Harris NL (1999) Lymphomas of the breast: pathology and clinical behaviour. Semin Oncol 26: 357–364

38 Chen IC, Lin CH, Huang CS et al (2011) Lack of efficacy to systemic chemotherapy for treatment of metaplastic carcinoma of the breast in the modern era. Breast Cancer Res Treat 130(1): 345–351

39 Confavreux C, Lurkin A, Mitton N et al (2006) Sarcomas and malignant phyllodes tumours of the breast – a retrospective study. Eur J Cancer 42: 2715–2721

40 Dacic S, Kounelis S, Kouri E et al (2002) Immunohistochemical profile of cystosarcoma phyllodes of the breast: a study of 23 cases. Breast J 8: 376–381

41 Eroglu E, Irkkan C, Ozsoy M et al (2004) Phyllodes tumor of the breast: case series of 40 patients. Eur J Gynaecol Oncol 25: 123–125

42 Fodor J, Orosz Z, Szabo E et al (2006) Angiosarcoma after conservation treatment for breast carcinoma: our experience and a review of the literature. J Am Acad Dermatol 54: 499–504

43 Ghabach B, Anderson WF, Curtis RE et al (2010) Adenoid cystic carcinoma of the breast in the United States (1977 to 2006): a population-based cohort study. Breast Cancer Res 12: R54. Epub 2010 Jul 23

44 Guerrero MA, Ballard BR, Grau AM (2003) Malignant phyllodes tumor of the breast: review of the literature and case report of stromal overgrowth. Surg Oncol 12: 27–37

45 Johnson CM, Garguilo GA (2002) Angiosarcoma of the breast: a case report and literature review. Curr Surg 59: 490–494

46 Johnstone PA, Pierce LJ, Merino MJ et al (1993) Primary soft tissue sarcomas of the breast: local-regional control with post-operative radiotherapy. Int J Radiat Oncol Biol Phys 27: 671–675

47 Lai HW, Tseng LM, Chang TW et al (2013) The prognostic significance of metaplastic carcinoma of the breast (MCB) – A case controlled comparison study with infiltrating ductal carcinoma. Breast: Jun 17. (Epub ahead of print)

48 Luini A, Gatti G, Diaz J et al (2007) Angiosarcoma of the breast: the experience of the European Institute of Oncology and a review of the literature. Breast Cancer Res Treat. Sep; 105(1): 81–85

49 Lyons JA, Myles J, Pohlman B et al (2000) Treatment and prognosis of primary breast lymphomas: a review of 13 cases. Am J Clin Oncol 23: 334–336

50 Niccioli P, Grossi S, Tavoletta S et al (2005) Linfomi primari della mammella. Chir Ital 57: 323–329

51 Pandey M, Mathes A, Kattor J et al (2001) Malignant phyllodes tumor. Breast J 7: 411–416

52 Park YH, Kim SH, Choi SJ et al (2004) Primari malignant lymphoma of the breast: clinicopathological study of nine cases. Leuk Lymphoma 45: 327–330

53 Shabahang M, Franceschi D, Sundaram M et al (2002) Surgical management of primary breast sarcomas. Am Surg 68: 673–677

54 Wong WW, Schild SE, Halyard MY et al (2002) Primary non-Hodgkin lymphoma of the breast: the Mayo Clinic experience. J Surg Oncol 80: 19–25

M. Paget und ektope Mammakarzinome

55 Burke ET, Braeuning MP, McLelland R et al (1998) Paget disease of the breast: A pictorial essay. Radiographics 18: 1459–1464

56 De Vita VT Jr et al (eds) (2004) Cancer: Principles and practice of oncology, 7th ed. Lippincott Williams and Wilkins, Philadelphia

57 Jardines L (1996) Other cancers of the breast. In: Harris Jr et al (eds) Diseases of the breast. Lippincott, Philadelphia New York

58 Kaelin CM (2004) Paget's disease. In: Harris JR et al (eds) Diseases of the breast. Lippincott, Philadelphia New York

59 Marcus E (2004) The management of Paget's disease of the breast. Curr Treat Opt Oncol 5: 153–160

60 Remmele W (ed) (1997) Pathologie Band 4, 2. Aufl. Springer, Berlin Heidelberg

Mammakarzinom des Mannes

61 Anderson WF, Althuis MD, Brinton LA et al (2004) Is male breast cancer similar or different from female breast cancer? Breast Cancer Res Treat 83: 77–86

62 Basham VM, Lipscombe JM, Ward JM et al (2002) BRCA1 and BRCA2 mutations in a population-based study of male breast cancer. Breast Cancer Res 4: R2

63 Bloom KJ, Govil H, Gattuso P et al (2001) Status of HER-2 in male and female breast carcinomas. Am J Surg 82: 389–392

64 Chakravarthy A, Kim CR (2002) Post-mastectomy radiation in male breast cancer. Radiother Oncol 65: 99–103

65 Cutuli B, Le-Nir CC, Serin D et al (2010) Male breast cancer. Evolution of treatment and prognostic factors. Analysis of 489 cases. Crit Rev Oncol Hematol. 73: 246–254. Epub 2009 May 12

66 De Cicco C, Baio SM, Veronesi P et al (2004) Sentinel node biopsy in male breast cancer. Nucl Med Commun 25: 139–143

67 Dicker AP (2003) The safety and tolerability of low-dose irradiation for the management of gynaecomas-

tia caused by antiandrogen monotherapy. Lancet Oncology 4: 30–36

68 Early Breast Cancer Trialists' Collaborative Group
    (2000) Favourable and unfavourable effects on long-
    term survival of radiotherapy for early breast cancer:
    an overview of the randomised trials. Lancet 355:
    1757–1770

69 Ewertz M, Holmberg L, Tretli S et al (2001) Risk fac-
    tors for male breast cancer – a case-control study
    from Scandinavia. Acta Oncol 40: 467–471

70 Fentiman IS, Fourquet A, Hortobagyi GN (2006)
    Male breast cancer. Lancet 367: 595–604

71 Fogh S, Hirsch AE, Langmead JP et al (2011) Use of
    tamoxifen with postsurgical irradiation may improve
    survival in estrogen and progesterone receptor-posi-
    tive male breast cancer. Clin Breast Cancer 11: 39–45

72 France L, Michie S, Barrett-Lee P et al (2000) Male
    breast cancer: a qualitative study of male breast can-
    cer. Breast 9: 342–348

73 Gi S, Peston D, Vonderhaar BK et al (2001) Expres-
    sion of prolactin receptors in normal, benign and ma-
    lignant breast tissue: an immunological study. J Clin
    Pathol 54: 956–960

74 Giordano SH, Cohen DS, Buzdar AU et al (2004)
    Breast carcinoma in men. A population-based study.
    Cancer 101: 51–57

75 Giordano SH, Perkins GH, Broglio K et al (2005) Ad-
    juvant systemic therapy for male breast cancer. Can-
    cer 104: 235–264

76 Giordano SH, Valero V, Buzdar AU et al (2002) Ef-
    ficacy of anastrozole in male breast cancer. Am J Clin
    Oncol 25: 235–237

77 Hansen J (2000) Elevated risk for male breast cancer
    after occupational exposure to gasoline and vehicular
    combustion products. Am J Ind Med 37: 349–352

78 Johnson KC, Pan S, Mao Y (2002) Risk factors for
    male breast cancer in Canada, 1994–198. Eur J Can-
    cer Prev 11: 253–263

79 Korde LA, Zujewski JA, Kamin L et al (2010) Multi-
    disciplinary meeting on male breast cancer: summary
    and research recommendations. J Clin Oncol 28:
    2114–2122. Epub 2010 Mar 22

80 Macdonald G, Paltiel C, Olivotto IA et al (2005) A
    comparative analysis of radiotherapy use and patient
    outcome in males and females with breast cancer.
    Ann Oncol 16: 1442–1448

81 Martin AM, Weber BL (2000) Genetic and hormonal
    risk factors in breast cancer. J Natl Cancer Inst 92:
    1126–1135

82 Meijer-van Gelder ME, Look MP, Bolt-de Vries J et
    al (2001) Clinical relevance of biologic factors in
    male breast cancer. Breast Cancer Res Treat 68: 249–
    260

83 O'Malley CD, Prehn AW, Shema SJ et al (2002) Ra-
    cial/ethnic differences in survival rates in a popula-
    tion-based series of men with breast cancer. Cancer
    94: 2836–2842

84 Ottini L, Rizzolo P, Zanna I et al (2009) BRCA1/
    BRCA2 mutation status and clinical-pathologic fea-
    tures of 108 male breast cancer cases from Tuscany: a
    population-based study in central Italy. Breast Cancer
    Res Treat 116: 577–586. Epub 2008 Sep 26

85 Pierce LJ, Butler JB, Martel MK et al (2002) Post-
    mastectomy radiotherapy of the chest wall: dosimet-
    ric comparison of common techniques. Int J Radiat
    Oncol Biol Phys 52: 1220–1230

86 Ron E, Ikeda T, Preston DL, Tokuaka S (2005) Male
    breast cancer incidence among atomic bomb survi-
    vors. J Natl Cancer Inst 97: 603–605

87 Rudlowski C, Rath W, Becker A et al (2001) Trastu-
    zumab and breast cancer. N Engl J Med 345: 995–998

88 Syrjäkoski K, Hyytinen E-J, Kuukasjärvi T et al
    (2003) Androgen receptor gene alterations in Finnish
    male breast cancer. Breast Cancer ResTreat 77: 167–
    170

89 Weiderpass E, Ye W, Adami HO et al (2001) Breast
    cancer risk in male alcoholics in Sweden. Cancer
    Causes Control 12: 661–664

90 Williams BG, Iredale R, Brain K et al (2003) Experi-
    ences of men with breast cancer: an exploratory focus
    group study. Br J Cancer 89: 1834–1836

91 Zabel A, Milker-Zabel S, Zuna I et al (2005) External
    beam radiotherapy in the treatment of male breast car-
    cinoma: patterns of failure in a single institute experi-
    ence. Tumori 91: 151–155

92 Zabolotny BP, Zalai CV, Meterissian SH (2005) Suc-
    cessful use of letrozole in male breast cancer: a case
    report and review of hormonal therapy for male breast
    cancer. J Surg Oncol 90: 26–30

Komplementäre Medizin

D. Paepke, V. Aivazova-Fuchs, I. Bauerfeind, K. Gropper, S. Hecken, J. Jückstock

Als Komplementärmedizin werden diagnostische und therapeutische Maßnahmen bezeichnet, die zum Teil außerhalb der klassischen Schulmedizin stehen, und ergänzend zur Schulmedizin eingesetzt werden. Dabei wird versucht, eine vorwiegend pathogenetische Sichtweise durch eine Autoregulation, Immunmodulation und Selbstheilung zu ergänzen [Pschyrembel, 1996].

Als Alternativmedizin werden Maßnahmen bezeichnet, die nicht nur außerhalb der klassischen Schulmedizin stehen, sondern auch anstelle der wissenschaftlichen begründeten Medizin eingesetzt werden.

Die Begriffe Alternativmedizin und Komplementärmedizin werden häufig synonym verwendet. Aus dem englischsprachigen Raum ist die Komplementär- und Alternativmedizin zusammenfassende Abkürzung CAM (**C**omplementary and **A**lternative **M**edicine) gebräuchlich. Die Verbindung der komplementären mit der konventionellen Onkologie wird als „Integrative Onkologie" bezeichnet.

Die Diskussion um den Einsatz der CAM wird weiterhin emotional geführt. Radikale Befürwortung schadet der wissenschaftlichen Auseinandersetzung mit der CAM ebenso wie fundamentale und unreflektierte Ablehnung. Eine Reihe von (Universitäts-) Kliniken setzen sich mit der CAM zunehmend wissenschaftlich auseinander. Die für die naturwissenschaftlich ausgelegte Schulmedizin etablierte prospektive randomisierte Vergleichsstudie als Goldstandard ist für manche Teilgebiete der CAM aufgrund der teilweise differenten philosophischen und weltanschaulichen Unterschiede in der Betrachtung des „Mensch-Sein" nicht durchführbar und nicht definierbar. Dies macht die Beurteilung nicht nur für den Nutzen einer Therapie, sondern auch die Beurteilung der Unschädlichkeit der therapeutischen Maßnahme schwierig.

Komplementärmedizinische Therapien sind tradiert und werden bei einer Mehrzahl der onkologischen Patienten unter den verschiedensten Gesichtspunkten eingesetzt.

Bis zu 78 % der Patientinnen, die beispielsweise eine BRCA1- oder BRCA2-Mutation aufweisen, und bis zu 69 % der Patientinnen, die an einem Mammakarzinom erkrankt sind, wenden komplementäre oder alternative Heilverfahren an [1–3].

Eine Allensbach-Umfrage zeigte, dass in Deutschland im Jahre 2009 57 % der Bevölkerung homöopathische Arzneimittel einnahmen, eine Steigerung gegenüber 1970 um 33 %. Onkologische Patienten erwarten, dass ihr Arzt auf dem Gebiet der Komplementärmedizin informiert ist. Dagegen zeigte eine Umfrage bei 85 Patienten auf der 1. Offenen Krebskonferenz 2005 in Berlin, dass 85–94 % der befragten Patienten eine Beratung bezüglich der Standardtherapien (Operation, Chemo- und/oder Strahlentherapie) erhielten, mit der mehr als die Hälfte der Patienten zufrieden war, aber nur 30–53 % der Befragten erhielten eine Beratung bzgl. komplementärer Therapiemaßnahmen, damit waren nur 35 % der Patienten zufrieden [4].

Es ist bekannt, dass Patientinnen neben der schulmedizinischen Therapie nach Möglichkeiten suchen, die über die Behandlung der „causa externa" hinausgehen.

Erwartungen der Patienten an die Komplementärmedizin

- Anregung des Immunsystems
- Linderung von Nebenwirkungen, Schmerzen, Krankheitsbeschwerden – Steigerung der Lebensqualität
- ganzheitliche Heilung

Die dafür am häufigsten eingesetzten Methoden sind die Supplementierung von Vitaminen und Spurenelementen sowie die Verabreichung von Mistelpräparaten.

Die Vielzahl komplementärer Therapien können ergänzt werden durch physikalische, manuelle und entspannende Verfahren.

Frauen wenden prozentual häufiger komplementäre Therapien an als Männer. Hauptsächlich sind dies Frauen, die an Brustkrebs erkrankt sind und einen gesunden Lebensstil präferieren, einen höheren wirtschaftlichen Status aufweisen, mit höherem Bildungsniveau, die sich in einer adjuvanten Situation befinden sowie über ihre Erkrankung besser informiert sind [5]. *Fasching* et al. zeigten, dass es bei Patientinnen, die komplementäre Methoden anwenden, im Gegensatz zu „Nichtanwenderinnen" zu einer Verbesserung ihres allgemeinen Gesundheitszustandes kommt (35,1 % vs. 50,1 %). Durch die Anwendung von komplementären Verfahren kam es zu einer Verbesserung der familiären Stabilität (6 % vs. 2 %) [2].

In der Anwendung komplementärer Therapieverfahren zeigen sich regionale Unterschiede und Präferenzen [1, 2, 5, 6].

Eine Befragung von 1030 Patientinnen zeigte, dass bei 51,1 % der Patientinnen die komplementären Therapien vollständig von der Krankenkasse erstattet wurden, bei 23,4 % erfolgte eine Teilerstattung und nur 13,3 % der Erkrankten finanzierten die Therapien selber [2].

Der Wunsch der Patientin nach ergänzenden/komplementären sowie alternativen Therapieverfahren sollte ernst genommen werden, denn bei der Anwendung komplementärer Therapien ist mitunter mit Nebenwirkungen bzw. Wechselwirkungen zu rechnen, über die die Patientin aufgeklärt werden sollte.

Ebenso ist es wichtig, die Patientinnen darauf hinzuweisen, dass es gerade in der Behandlung des Mammakarzinoms keine zur schulmedizinischen Behandlung alternativen Heilmethoden gibt. Bei der Behandlung onkologischer Patientinnen sollten alternative Therapien im Sinne der komplementären Medizin verstanden werden, also zu der schulmedizinischen Behandlung addiert und nicht ausschließlich angewendet werden.

In einer retrospektiven Studie mit 61 Patientinnen wurde belegt, dass der verspätete Einsatz leitlinienkonformer Therapien durch Ablehnung der Operation und/oder nachfolgender Therapien zugunsten einer alternativen Therapie zu einem schnelleren Fortschreiten der Erkrankung und zu einer Verringerung des Gesamtüberlebens führte [7].

Es ist hilfreich, Patientinnen, die den Wunsch nach komplementärer Behandlung äußern, an Kollegen mit einer komplementären Zusatzausbildung zu verweisen. Adressen findet man unter den Fachgesellschaften (Gesellschaft Anthroposophischer Ärzte in Deutschland, www.GAÄD.de; Deutscher Zentralverband homöopathischer Ärzte, www.dzvhae.de; Zentralverband der Ärzte für Naturheilkunde und Regulationsmedizin e.V., www.zaen.org).

Lifestyle

Seit Jahren wird über den Einfluss des Lebensstils, vor allem der körperlichen Aktivität, des Gewichts und der Ernährung, auf die Entstehung und den Verlauf von Krebserkrankungen diskutiert. Es gibt eine Vielzahl von retrospektiven Studien und einige prospektiv randomisierte Studien, die den positiven Effekt eines gesunden Lebensstils auf das rezidivfreie Überleben und die Mortalität beobachteten. Weitere kontrollierte prospektiv randomisierte Studien sind notwendig, um die Datenlage zu verbessern und die Wirkmechanismen zu untersuchen.

Sport und Krebs

Bereits 2007 gab der World Cancer Research Fund (WCRF) Empfehlungen bezüglich eines regelmäßigen moderaten Ausdauertrainings zur Prävention bösartiger Erkrankungen heraus. Zwischenzeitlich konnte in einer prospektiv kontrollierten klinischen Studie (WHEL-Studie) gezeigt werden, dass regelmäßiges Ausdauertraining bei Mammakarzinompatientinnen sowohl die Rezidivrate als auch die Mortalitätsrate signifikant senken kann [8].

Um körperliche Aktivität objektiv messen zu können, führte man die Einheit MET, metabolisches Äquivalent, ein. 1 MET/Stunde entspricht dem Energieverbrauch des Körpers von 1 Kilokalorie pro Kilogramm Körpergewicht und Stunde [9]. Dabei entsprechen z. B. eine Stunde schnelles Gehen 4 MET, Joggen 7 MET, Schwimmen 8 MET, Tanzen 4,5 MET und Fahrradfahren 4 MET.

In der Nurses Health Study mit einer langen Nachbeobachtungszeit von bis zu 18 Jahren zeigte sich, dass 3–5 Stunden schnelles Gehen pro Woche das Rezidivrisiko bei hormonrezeptorpositivem Mammakarzinom um relative 40–50 % reduziert [10].

Bertram et al. untersuchten in der prospektiv kontrollierten klinischen WHEL-Studie die sportliche Aktivität von 2361 Patientinnen, die an einem Mammakarzinom Stadium I–III erkrankt waren, über einen Beobachtungszeitraum von 7 Jahren. Es konnte eine Senkung der Rezidivrate bei besonders hoher sportlicher Aktivität um bis zu relativ 53 % und selbst bei kontinuierlicher moderater Aktivität eine Senkung der Mortalität um relativ 35 % nachgewiesen werden [8].

Die Wirkmechanismen der körperlichen Aktivität auf die Prävention von Tumorerkrankungen scheinen die metabolische Aktivierung von spezifischen Genexpressionsmustern und die Rückbildung einer chronischen Inflammation zu sein [11, 12].

Ein Großteil der Patientinnen leidet an einem Fatiguesyndrom. Dieses kann durch sinnvolles körperliches Training vermindert werden. In einer Metaanalyse von Studien zur Bedeutung der körperlichen Aktivität als Sekundärprävention konnte gezeigt werden, dass eine moderate körperliche Betätigung zu positiven Effekten bezüglich Fitness, Muskelstärke, physischem Aktivitätsindex, Lebensqualität und psychischem Wohlbefinden führte [13]. Dies bedeutet, dass die Aufklärung über den Effekt eines regelmäßigen moderaten Ausdauertrainings fester Bestandteil der Therapieempfehlungen sein sollte.

Ernährung und Gewicht

Beobachtungsstudien geben Hinweise auf den Zusammenhang zwischen fettreicher Ernährung und der Inzidenz von Brustkrebs. In den Jahren 1994–2001 wurden in der Women's Intervention Nutrition Study (WINS), einer prospektiv randomisierten klinischen Multicenterstudie, der Einfluss einer diätetischen Fettreduktion auf den Verlauf der Erkrankung bei postmenopausalen Frauen mit Brustkrebs im frühen Stadium untersucht. Hierbei zeigte sich in der Interventionsgruppe bei diätetischer Fettreduktion (33,3 g Fett/Tag über 12 Monate) gegenüber der Kontrollgruppe (51,3 g Fett/Tag über 12 Monate) nach einem medianen Follow-up von 60 Monaten eine Rezidivrate von 9,8 % gegenüber der Kontrollgruppe von 12,4 %. Dies entspricht einer Hazard Ratio von 0,76 in der Interventionsgruppe für das rezidivfreie Überleben. Für das krankheitsfreie Überleben betrug die HR 0,81. Es ergab sich kein Unterschied im Gesamtüberleben. Die Gewichtsdifferenz betrug nach 5 Jahren etwa 3 kg. Die diätetische Intervention hatte einen größeren Effekt bei ER-negativen Mammakarzinomen [14].

Andere Beobachtungen zeigen, dass das Gewicht und eine Gewichtszunahme mit erhöhtem Wiederauftreten und erhöhter Mortalität von Brustkrebs vergesellschaftet sind [15].

Die International Breast Cancer Study Group berichtete von der Erfahrung aus randomisierten Studien mit anderen Fragestellungen, dass Frauen mit normalem BMI ein signifikant längeres Gesamt- und krankheitsfreies Überleben hatten als Frauen mit erhöhtem BMI [15].

Bezüglich der Wirkmechanismen wurde bereits in mehreren Studien Ende der 1990er Jahre ein Zusammenhang zwischen Brustkrebs und erhöhten Insulinspiegeln, Insulinresistenz und Insulin-like growth factor I gesehen [16].

Die Kombination von Gewichtskontrolle und körperlicher Aktivität scheint umso wichtiger, da körperliche Aktivität ein physiologisches Stressniveau wiederherstellt und eine chronische Inflammation mit Insulinresistenz, einer Hyperinsulinämie und erhöhten IGF-I-Spiegeln verhindert [17].

Der Einfluss von Nahrungsfaktoren auf die Krebsentstehung ist bekannt. Mutagen wirken Nitrat, Nitrit und Nitrosoverbindungen, polyzyklische aromatische Kohlenwasserstoffe und heterozyklische Amine, wie sie z. B. in stark erhitzten und geräucherten Fleischwaren vorkommen. Alkohol, hyperkalorische Ernährung, Kost mit einem hohen glykämischen Index und Omega-6-Fettsäuren gelten als Promotoren, unter deren Einfluss initiierte Zellen, d. h. Zellen mit einer DNA-Schädigung, präneoplastische Herde bilden [18].

Andererseits gibt es funktionelle bioaktive Lebensmittel mit karzinomprotektivem Potenzial. Zu diesen sogenannten sekundären Pflanzenstoffen zählt man Karotinoide (z. B. Lycopin), Flavonoide, Phenolsäuren (z. B. Ellagtannin, Curcumin, Gingerol und Katechine), Resveratrol und Isothiocyanate aus der Gruppe der Glucosinolate.

Im Folgenden soll kurz auf die möglichen antikanzerogenen Effekte der o. g. Stoffgruppen eingegangen werden.

Kurkumin (Gelbwurz) kann die Apoptose über die Aktivität von extrazellulär signalregulierenden Kinasen (ERK), dem Epidermal-Growth-Factor-Rezeptor und über die Notch-1-Signalkaskade induzieren, die Angiogenese hemmen und Gewebeinvasion und Metastasierung durch die Hemmung der Metalloproteinasen hemmen. Daneben besitzt es antiinflammatorische und antioxidative Wirkung [19, 20].

Katechine sind phenolreiche Verbindungen und gehören zur Gruppe der Flavonoide. Sie kommen in grünem Tee vor. Insbesondere hat das Epigallocatechingallat (EGCG) eine ausgeprägte antikanzerogene Wirkung durch Hemmung von Metalloproteinasen, was die Gewebsinvasion durch Tumorzellen mindert. Über eine Senkung des Vascular Endothelial Growth Factors (VEGF) kommt es zu einer Inhibition der Angiogenese [21]. Der Effekt von Kurkumin auf das Tumorwachstum wird durch gleichzeitige Gabe von EGCG potenziert [22].

Resveratrol findet sich in der Haut roter Weintrauben. Es hemmt das Endothelwachstum über die Beeinflussung von VEGF und Fibroblast-Growth-Factor-Rezeptor (FGR) [23].

Brokkoli und andere Kreuzblütler enthalten *Glucosinolate*, schwefelhaltige Verbindungen wie z. B. Sulforaphan, welches die Angiogenese hemmt [24, 25].

Das Karotinoid *Lycopin* ist in hohen Konzentrationen in Tomaten enthalten. Neben der antioxidativen und antiinflammatorischen Wirkung induziert es die Apoptose und hemmt die Zellproliferation [26].

Dies sind einige Beispiele, die einen potenziellen Einfluss sogenannter Nutraceuticals auf die Karzinogenese zeigen.

Folgende Empfehlungen bezüglich gesunder Ernährung können den Patientinnen geben werden [27]:

– Konsum von Obst, Gemüse und Vollkornprodukten
– Einschränkung des Fleisch- und Wurstkonsums zugunsten des Verzehrs von Fisch, Hülsenfrüchten und Nüssen
– möglichst Meiden von gegrillten, geräucherten und gepökelten Lebensmitteln
– Reduktion des Alkoholkonsums
– möglichst Meiden von hochausgemahlenen Getreideprodukten (Weißmehlwaren) und raffinierten Zuckererzeugnissen

Zusammenfassend ist festzuhalten, dass körperliche Aktivität, das Gewicht und die Ernährung zum Teil unterschätzte, noch nicht vollständig verstandene, aber wahrscheinlich begleitende Faktoren für das Krebserkrankungsrisiko und den Verlauf der Erkrankung sind und daher in der Prävention und Therapie stärker berücksichtigt werden sollten.

Komplementärmedizinische Therapieverfahren

Orthomolekulare Medizin

Der zweifache Nobelpreisträger *Linus Pauling* (1901–1994) gilt als der Begründer der orthomolekularen Medizin. Bereits 1966 vertrat er die These, dass zum Erhalt der Gesundheit und somit zur Vermeidung von Krankheiten eine ausreichende Zufuhr bestimmter Nährstoffe von grundlegender Bedeutung ist. In besonderem Maße seien das Zellreparatursystem und ein funktionsfähiges Immunsystem von diesen Mikronährstoffen abhängig. Der Begriff orthomolekular bedeutet so viel wie die richtigen Moleküle (ortho = gut, richtig; molecular = kleinste Bausteine), im übertragenen Sinne die richtigen Nährstoffe [66].

Neben der Verwendung in der Prävention gewinnt die orthomolekulare Medizin zunehmend Bedeutung als Begleittherapie konventioneller Behandlungskonzepte. Nach Ansicht der Deutschen Gesellschaft für Orthomolekulare Medizin ist diese Therapieform in erheblichem Maße auch Ernährungsmedizin, die Mikronährstoffe wie Vitamine, Mineralstoffe und Spurenelemente substituiert.

Im Bereich der Prävention kann man bei normaler vollwertiger Ernährung davon ausgehen, das keine Mängel an Vitaminen, Mengenelementen und Spurenelementen auftreten. Ausgenommen davon sind sogenannte „kritische Spurenelemente" wie Selen und Vitamin D. Das gilt für die Prävention und in besonderem Maß für die Situation einer manifesten onkologischen Erkrankung. Die Deutsche Gesellschaft für Ernährung (DGE) empfiehlt eine zusätzliche Supplementierung nur bei Risikogruppen. Onkologische Patienten unter medikamentöser Tumortherapie werden dazugerechnet. Sie haben häufig Mängel an Selen, Vitamin D und L-Carnitin. Dafür gibt es verschiedene Gründe. Einmal werden bei häufig vorliegender Appetitlosigkeit, Nausea, Mukositis oder neurotoxisch bedingten Geschmacksveränderungen Makronährstoffe und damit auch Mikronährstoffe nicht ausreichend zugeführt. Auch die Speicherkapazitäten für einige kritische Mikronährstoffe, zu denen auch B-Vitamine und Folsäure gehören, sind gering, und es kann zu subklinischen Mangelerscheinungen kommen. Ein weiterer Grund für die Substitution von defizitären Mikronährstoffen liegt in Mängeln, die durch Medikamenteninteraktionen hervorgerufen werden. So greifen z. B. Taxane, Tamoxifen und zahlreiche weitere Medikamente, die Agonisten des PXR-Rezeptors sind, in den Vitamin-D-Stoffwechsel ein und können hier Defizite hervorrufen. Platinsalze, Doxorubicin und Ifosfamid führen durch verschiedene, sehr komplexe Interaktionen zu einem L-Carnitinmangel, der unter diesen Medikationen beachtet werden sollte [30].

Die größte Evidenz für den Einsatz von Mikronährstoffen in der Onkologie liegt für Selen, Vitamin D und L-Carnitin vor. Für Vitamin C gibt es Daten zur Besserung von Fatiguesymptomatik [74].

Die weitere Evaluation der Mikronährstofftherapie muss als zusätzliche supportive Behandlungsoption weiter untersucht werden, um die etablierten konventionellen Supportivmethoden zu ergänzen und zu optimieren. Sie sind derzeit keine Alternativen zur Supportivtherapie oder zur konventionellen Tumortherapie.

Selen

Patienten mit soliden Tumoren weisen in retrospektiven Beobachtungen sehr häufig einen Selenmangel auf. *Franca* et al. [28] zeigten an einer Studie mit 209 Mammakarzinompatientinnen, dass 52,6 % der Patientinnen schon vor der Strahlentherapie (RTX) einen Selenmangel aufwiesen. Am Ende der RTX zeigten 85,6 % der Patientinnen einen Selenmangel,

davon 62,7 % mit einem Wert unter 40 µg/l (Normbereich 100–140 µg/l im Vollblut; 80–120 µg/l im Serum) [28]. Eine der Ursachen liegt in dem erhöhten Stoffwechsel der Tumorzellen und der damit verbundenen Produktion freier Radikale sowie dem vermehrten Anfall freier Radikale durch Tumordestruktion unter Chemotherapie (CTX) und RTX.

Die Gabe von Selen unter einer CTX und RTX ist umstritten, da diese mitunter über Radikalbildung den Tumor schädigen und eine Therapieabschwächung befürchtet wird. Daten zu dieser Hypothese gibt es nicht. Selenit kombiniert mit Zytostatika (Docetaxel, Methotrexat, Mitomycin C, Gemcitabin, Etoposid, Mafosphamid) führt bei unterschiedlichen Karzinomzelllinien zu keiner Verminderung des zytostatischen Effekts [29, 30]. Die Zytotoxizität von 5-FU, Platinderivaten, Irinotecan, Doxorubicin oder Taxol wird potenziert [31]. Die Gabe von Selen unter einer Radiotherapie bei Patientinnen mit Zervix- und Endometriumkarzinom zeigte eine Reduktion der radiotherapieinduzierten Nebenwirkungen.

Eine Verminderung der Erschöpfung, des Appetitmangels und der abdominellen Schmerzen konnten ebenfalls gezeigt werden [32].

Eine unkontrollierte Substitution von Selen ist jedoch nicht empfehlenswert. Bei einem nachgewiesenen Selenmangel sollte dieser bedarfsadaptiert ausgeglichen werden.

Eine teilweise engmaschige Verlaufskontrolle der Selensupplementierung während der standardtherapeutischen Behandlung ist sinnvoll und dient vorwiegend der Kontrolle der Dosishöhe. Nach Möglichkeit sollte die Bestimmung von Selen immer aus dem Vollblut erfolgen, um auch die zellulären Pools zu berücksichtigen.

Vereinzelte Autoren setzten anorganisches Natriumselenit auch als eine Therapiemethode in der multifaktoriellen Behandlung des interstitiellen Lymphödems ein [30].

Nebenwirkungen

Organisch gebundenes Selen sollte in der Onkologie wegen der fehlenden Bioverfügbarkeit (kein schneller Einbau in Selenoproteine) und der Gefahr der (toxischen) Akkumulation nicht eingenommen werden. Ansonsten gelten Dosierungen von bis zu 300 µg Selen/d über längere Zeit hinweg gemäß den Richtlinien der Europäischen Union (Scientific Committee on Food, 28. November 2000) als unbedenkliche Obergrenze. Die Dosierung sollte nicht beliebig, sondern immer adaptiert an den Selenspiegel im Vollblut gegeben werden. Zeichen einer chronischen Toxizität unter Selen sind: Haarausfall, Hautschwellungen, Nagelveränderungen, Inappetenz, Leberfunktionsstörungen, periphere Neuropathien. Dazu sind aber Dosierungen von etwa 4000 µg Selen über einen längeren Zeitraum von mehreren Monaten erforderlich. Anorganische Selenverbindungen wie Natriumselenit oder Selenat sind auch in höheren Dosierungen untoxisch, da sie im Gegensatz zu organischen Selenverbinden über Lunge und Niere ausgeschieden werden können [30]. Im Rahmen einer Sialose kann es neben gastrointestinalen Beschwerden zu kardiovaskulären und hämatopoetischen Störungen kommen [67].

Uncharakteristische Symptome der akuten Vergiftung sind: Foetor ex ore (Knoblauch), gastrointestinale Beschwerden, Müdigkeit und Erschöpfung, Kopfschmerzen, Selenrhinitis, Heiserkeit, Hautekzem, Haarausfall, Erweicherung der Nägel, Gewichtsabnahme [68].

Interaktionen

Von Natriumselenit ist bekannt, dass die gleichzeitige Einnahme von Vitamin C, als einem extrem starken Reduktionsmittel, zu einer Ausfällung von elementarem Selen sowie zu einer Reduktion von Selen und damit zu einem Wirkungsverlust führen kann. Der empfohlene Mindestabstand zwischen Einnahme von Natriumselenit und Vitamin C beträgt 1 Stunde.

Vitamin D

Vitamin-D-Mangel findet man bei 80 % aller Tumorpatienten. In Studien wurde bei bis zu 70 % der Krebspatienten eine Unterversorgung mit Vitamin D diagnostiziert, wenn der Vitamin-D-Mangel anhand des 25-Hydroxy-Vitamin-D3-Serumspiegels (Calcidiol < 75 nmol/l) festgelegt wurde [69].

In einer kanadischen Studie wiesen Frauen mit niedrigem Vitamin-D-Status (Calcidiol < 50 nmol/l) häufiger aggressivere und höhergradige Formen von Brustkrebs auf (p = 0,03). Nach 10 Jahren waren noch 83 % der Frauen mit adäquatem Vitamin-D-Status (Calcidiol > 72 nmol/l) frei von Metastasen und 85 % lebten noch. Im Vergleich dazu lebten in der Gruppe

mit schlechtem Vitamin-D-Status nur noch 74 % und nur 69 % waren frei von Metastasen [76].

Die adjuvante Therapie mit Bisphosphonaten (z. B. Ibandronsäure) und/oder Aromatasehemmern (z. B. Anastrozol, Letrozol) kann durch eine adäquate Supplementierung von Vitamin D (z. B. 1000–2000 IE) und Kalzium im Hinblick auf den Knochenstoffwechsel und die Nebenwirkungsrate (vor allem Arthralgien unter AI) optimiert werden [70, 71].

Homöopathie

„Im Rahmen der Gesamtmedizin lässt sich die Homöopathie als Regulationstherapie definieren. Ihr Ziel ist die Steuerung der körpereigenen Regulation mithilfe einer Arznei, die jedem einzelnen Kranken in seiner personalen Reaktionsweise entspricht" [34].

Die Homöopathie wurde von dem deutschen Arzt *Samuel Hahnemann* (1755–1843) begründet. Sein Prinzip des „similia similibus curentur" (Ähnliches soll durch Ähnliches geheilt werden) geht davon aus, dass bestimmte Substanzen, dem Menschen verabreicht, Erscheinungen hervorrufen, die Krankheitsbildern ähnlich sind [35].

Die Therapie ist keine symptomatische Therapie, denn sie erfasst die hinter den Symptomen stehende Störung. Die Symptome sind nur Leitmotiv.

Die Heilmittel werden nicht in substanzieller, sondern in potenzierter Form gegeben. Die Durchmischung mit dem Trägerstoff (Wasser, Alkohol, Milchzucker) erfolgt in jeder einzelnen Stufe entweder im Verhältnis 1 + 9 = 10 = Dezimalskala (D1, D-Potenzen) oder 1 : 99 = 100 = Zentesimalskala (C1, C-Potenzen). Dabei ist nicht die „Verdünnung" entscheidend, sondern die „Dynamisation", die bei der Potenzierung geschieht. Es sind die Kräfte, die wirksam werden, nicht die Substanz.

Die Homöopathie ist mit den heutigen Denkmethoden schwer zu verstehen, es sei denn mit den Methoden der Quantenphysik (C. F. von Weizäcker). Für die Homöopathie liegen zahlreiche Kasuistiken und kontrollierte Fall-Kontroll-Studien vor [36, 37, 38].

Die Homöopathie gehört in die Hände eines Arztes mit Zusatzausbildung „Klassische Homöopathie" und wird dann von einigen Krankenkassen erstattet.

Anthroposophische Medizin

Die anthroposophische Medizin wurde begründet durch die gemeinsame Arbeit der Allgemein- und Frauenärztin *Ita Wegmann* (1876–1943) und *Rudolf Steiner* (1861–1925), dem Begründer der Anthroposophie. Gemeinsam gaben sie die Schriften zur Erweiterung der Heilkunst heraus und *Ita Wegmann* gründete die erste anthroposophische Klinik und Praxis der Welt.

„Nicht um eine Opposition gegen die mit anerkannten wissenschaftlichen Methoden der Gegenwart arbeitende Medizin handelt es sich. Diese wird voll anerkannt. Allein wir fügen zu dem, was man mit wissenschaftlichen Methoden über den Menschen wissen kann, noch weitere Erkenntnis hinzu. Eine Einwendung der anerkannten Medizin kann im Grund gegen das, was wir vorbringen, nicht gemacht werden, da wir diese nicht verneinen. Nur derjenige, der nicht nur verlangt, man müsse sein Wissen bejahen, sondern der dazu noch den Anspruch erhebt, man dürfe keine Erkenntnis vorbringen, die über die seine hinausgeht, kann unseren Versuch von vornherein ablehnen." [39]

Bei der anthroposophischen Medizin handelt es sich um eine Erweiterung der Heilkunst, die in keiner Weise in Opposition zur Schulmedizin steht. Die Anwendung der Heilmittel erfolgt aber nicht wie in der klassischen Homöopathie über das Similumprinzip, sondern aufgrund des Wesensbildes, das sich aus einem Krankheitsprozess ergibt. Die eingesetzten Heilmittel (Pflanzen, Mineralien, Metalle) sollen die Selbstheilungskräfte des Patienten unterstützen und werden gewählt gemäß den „Zusammenhängen zwischen menschlichen Organen bzw. Prozessen und Heilmitteln" [39]. Das wohl bekannteste anthroposophische Heilmittel ist die Mistel, jedoch sind äußere Anwendungen, Heileurythmie, künstlerische Therapien, rhythmische Massagen und die Biografiearbeit neben den klassischen medikamentösen Therapieverfahren zusätzliche Methoden in der Behandlung der Patienten.

Misteltherapie

Die Misteltherapie wurde 1920 von *Steiner* zur Behandlung von Krebs vorgeschlagen. Eine große Anzahl von Krebspatienten erhält mindestens einmal eine Misteltherapie im Verlauf der Erkrankung.

Für die Therapie mit der Mistel stehen verschiedene Präparate zur Verfügung; die anthroposophisch hergestellten Präparate (Iscador®, Iscucin®, Abnoba®, Helixor®) sowie die sonstigen Mistelpräparate (Lektinol®). Bei der anthroposophischen Mistel wird die Wirkung als Gesamtextrakt als wichtig angesehen, ebenso die Wahl des Wirtsbaumes (Kiefer, Apfel, Eiche etc.) [40]. Bei den nicht anthroposophischen Präparaten, die ausschließlich die Pappel als Wirtsbaum verwenden, wird die Wirkung des Mistellektins I (ML I) als zentral erachtet, dessen Konstanz durch Inhaltsstoffstandardisierung gewährleistet wird.

Inhaltsstoffe

Der Gesamtextrakt der Mistel besteht aus einem reichhaltigen Gemisch vieler Inhaltsstoffe: über 600 verschiedene Proteine, darunter viele Enzyme, verschiedene Viscotoxine, DNS, Thiole, Triterpene, Fette, Flavonoide, Phosphor und Kalium [41].

Lektine

Mistellektine sind zuckerhaltige Proteine, die in dieser Form nur in der Mistel vorkommen. Lektine wirken zytostatisch. Man unterscheidet 3 verschiedene Gruppen, das Mistellektin I, II und III mit mehreren unterschiedlichen Isolektinen. Im Winter ist der Gehalt an Mistellektinen in der Pflanze höher, ebenso schwankt der Lektingehalt von Wirtsbaum zu Wirtsbaum erheblich. Alle Lektine bestehen aus einer A- und einer B-Kette, die über Disulfidbrücken miteinander in Verbindung stehen. Die A-Kette ist für die zytostatische Wirkung verantwortlich und die B-Kette vermittelt den Kontakt zur Zielzelle. Die Bindungsfähigkeit der Mistellektine ist jedoch sehr unterschiedlich und hängt ebenso von den Zuckerverbindungen des Tumors ab. Dies könnte u. a. erklären, dass die Mistel bei verschiedenen Tumorentitäten unterschiedliche Wirkung zeigt [41].

Viscotoxine

Viscotoxine sind Eiweißverbindungen. Man kennt 6 Untergruppen (A1, A2, A3, U-PS, 1-PS und B). Im Sommer ist der Viscotoxingehalt in der Mistel am höchsten und schwankt ebenso wie der Lektingehalt von Wirtsbaum zu Wirtsbaum. Viscotoxine wirken zytolytisch, d. h. sie können Zellmembranen zerstören. Ebenso aber stimulieren sie vor allem die Aktivität der T-Zellen und der Granulozyten [41].

Es gibt eine Evidenz, dass die Misteltherapie zu einer Verbesserung der Lebensqualität und zu einer besseren Verträglichkeit onkologischer Therapien führt [42, 61, 62].

Eine Verringerung der Neutropenierate, eine Stabilisierung bzw. ein Zuwachs an Zellen, die direkt an der Tumorabwehr beteiligt sind, werden beschrieben [43–48]. Die immunmodulierende Fähigkeit der Mistel konnte in vivo und in vitro gezeigt werden. Beschrieben wurde ein signifikantes Ansteigen der NK-Zellen, der Lymphozyten sowie der Phagozytoseaktivität der Granulozyten unter der Gabe eines Mistellektins (ML I). Ebenso konnte ein Ansteigen des TNF-α sowie eine gesteigerte Expression von IL-2- und IL-6-Rezeptoren an den NK-Zellen nachgewiesen werden [49, 50].

Gegenstand kontroverser Diskussionen ist die Frage, ob durch die Mistelinjektion Tumorwachstum stimuliert wird. Diese Aussage stützt sich auf In-vitro-Versuche, bei denen unter Einwirkung von IL-6 ein vermehrtes Wachstum bestimmter maligner Zellen beobachtet wurde. Basierend auf der Beobachtung, dass es unter der Gabe von Mistellektin I zu einer vermehrten Ausschüttung von IL-6 kommen kann, wurde befürchtet, dass Mistellektine Tumorwachstum stimulieren könnten, insbesondere wachstumssteigernd auf B-Zellen wirken. In einer retrospektiven Studie an Patienten mit Non-Hodgkin-Lymphom und anderen malignen hämatologischen Erkrankungen wurde jedoch gezeigt, dass die Überlebenszeit dieser Patienten durch eine Misteltherapie nicht negativ beeinflusst wurde [51]. *Gabius* et al. zeigten 2001 in einer In-vitro-Studie an 12 Tumorzelllinien, die mit verschiedenen Konzentrationen von ML 1 inkubiert wurden (0,005; 0,5; 5; 50; 500 ng), bei 5 von 12 Zelllinien unter der geringsten Konzentration bei einzelnen Messpunkten eine Wachstumssteigerung. In den höheren Konzentrationen zeigte sich eine Wachstumshemmung [52]. In aktuelleren Veröffentlichungen [53, 54] ließen sich die Ergebnisse einer Wachstumssteigerung der In-vitro-Experimente nicht reproduzieren.

Wechselwirkungen oder eine Abschwächung der CTX unter einer Misteltherapie konnten weder in vitro noch in vivo gezeigt werden [55, 56, 57]. Eine randomisierte Phase-II-Studie an Patienten mit fortgeschrittenem nichtkleinzelligem Lungenkarzinom zeigte unter anderem, dass es unter einer Misteltherapie signifikant weniger häufig zu einer Dosisreduktion des Chemotherapeutikums kam (44 % vs.13 %) [75].

Zur Frage des Einflusses der Misteltherapie auf das Überleben findet sich die beste Evidenz in epidemiologischen Untersuchungen. Eine Verlängerung des Gesamtüberlebens bedingt durch eine Misteltherapie war bisher kasuistisch und in retrospektiven Untersuchungen gezeigt worden [59, 60].

Unter 21 prospektiv randomisierten Mistelstudien zeigte nur eine Studie einen negativen Trend bzgl. des krankheitsfreien Überlebens zu Ungunsten der Mistelgruppe [58]. In dieser Studie an Melanompatienten wurde die adjuvante Wirksamkeit rekombinanter Interferone oder Iscador M mit einer unbehandelten Kontrollgruppe verglichen. Weder die Mistelgruppe noch die mit Interferon behandelten Patienten unterschieden sich hinsichtlich des krankheitsfreien und Gesamtüberlebens signifikant von der Kontrollgruppe. Sechs Studien zeigten jedoch einen Benefit in Bezug auf das Gesamtüberleben, waren aber methodisch nicht von hoher Qualität [42].

Nun zeigte eine prospektiv randomisierte Studie beim fortgeschrittenen Pankreaskarzinom in der ersten Zwischenanalyse einen statistisch signifikanten Vorteil des Gesamtüberlebens unter zusätzlicher Misteltherapie [72].

Die Cochrane-Analyse 2010 konstatiert die Verbesserung der Lebensqualität durch die Misteltherapie, für diese Indikation hat die AGO-Kommission Mamma ein „+/–" vergeben.

In Bezug auf die Dosierung und auf die Dauer der Therapie gibt es keine eindeutigen Empfehlungen, beides kann auf die Bedürfnisse der Patienten eingestellt werden. Im Allgemeinen gilt in der palliativen Situation eine zeitlich unbegrenzte Misteltherapie, in der adjuvanten Behandlung kann die Therapie durchschnittlich 5 Jahre andauern, ohne dass jedoch die Dauer der Therapie in prospektiven Studien untersucht worden ist.

Die lektinnormierte und die anthroposophische Misteltherapie werden von den Krankenkassen in der palliativen Situation erstattet.

Vor Verordnung einer adjuvanten Misteltherapie sollte eine Kostenübernahme der Krankenkasse eingeholt werden bzw. ein grünes oder Privatrezept ausgestellt werden.

Hyperthermie

Man unterscheidet lokale (oberflächliche Tumoren), regionale (gezielte Behandlung tiefer gelegener Tumoren) und Ganzkörperhyperthermie. Dabei gibt es unterschiedliche Methoden (kapazitive Hyperthermie, auch Onkothermie genannt, Hyperthermie mittels Antennen und Ringapplikatoren, Infrarot-A-Strahlung, thermoablative Verfahren etc.), von denen sich bezüglich der Wirksamkeit bislang keine als den anderen überlegen erwiesen hat. Die Kosten für die Behandlung werden für Ganzkörperhyperthermie von den Krankenkassen übernommen, für lokale und regionale Hyperthermiebehandlungen müssen Anträge zur Kostenübernahme gestellt werden. Bei malignen Erkrankungen sollte eine Kombinationstherapie aus Chemo- oder Radiotherapie zusammen mit hyperthermischen Verfahren erfolgen, da hierdurch synergistische Effekte nachgewiesen wurden [63, 64, 65, 73].

Seit 2012 wird Hyperthermie in Kombination mit Radiotherapie oder Chemotherapie als Behandlungsoption bei nicht kurativen Fällen bei lokoregionärem Rezidiv in den AGO-Leitlinien empfohlen („+" für die Kombination mit Radiotherapie, „+/–" für die Kombination mit Chemotherapie). Derzeit befasst sich die multizentrische Mammatherm-Studie mit der Fragestellung nach Verlängerung der progressionsfreien Zeit durch Kombination von lokoregionaler Hyperthermie mit Chemotherapie (liposomales Doxorubicin und Cisplatin) beim metastasierten Mammakarzinom.

Seit Herbst 2012 wird vom Brustzentrum im Klinikum Großhadern eine Studie für Patientinnen mit Brustwandrezidiv und vorausgegangener Radiatio angeboten, bei der eine Kombination aus Re-Bestrahlung und regionaler Hyperthermie angewendet wird.

Literatur

1   Müller CM et al (2008) Complementary and alternative medicine use among women at increased genetic risk of breast and ovarian cancer. BMC Complement Altern Med 8: 17

2   Fasching PA et al (2007) Association of complementary methods with quality of life and life satisfaction in patients with gynecologic and breast malignancies. Supportive Care Cancer 15: 1277–1284

3   Schwickerath et al (2010) Psychoreduktive Nachsorgeprogramme – ein Muss für brustkrebs-betroffene Patientinnen? Fördern Seminare die Patientenkompetenz? Gyn 15: 366–378

4   Theobald S, Theobald A, Nagel G (2005) Beratungsbedarf und Beratungsqualität aus der Sicht von Patienten mit Krebs – eine Umfrage bei der 1. Offenen Krebskonferenz 2005 in Berlin. DZO 37: 124–128

5   Supoken A et al (2009) Proportion of gynecologic cancer patients using complementary and alternative medicine. Asian Pac J Cancer Prev 10: 779–782

6   Micke O, Bruns F, Glatzel M et al (2009) Predictive factors for the use of complementary and alternative medicine (CAM) in radiation oncology. Eur J Interactive Med I: 22–30

7   Han E et al (2011) Alternative therapy used as primary treatment for breast cancer negatively impact outcomes. Ann Surg Oncol Apr; 18(4): 912–916

8   Bertram LA, Stefanick ML, Syquip N et al (2010) Physical activity, additional breast cancer events, and mortality among early-stage breast cancer survivors: findings from the WHEL Study. Cancer Causes Control, E-pub

9   Ainsworth BE, Haskell WL, Leon AS et al (1993) Compendium of physical activities: classification of energy costs of human physical activities. Med Sci Sports Exerc 25: 71–80

10 Holmes M, Chen WY, Feskanich D et al (2005) Physical activity and survival after breast cancer diagnosis. JAMA 293: 2479–2486

11 Thompson HJ, Jiang W, Zhu Z (2009) Candidate mechanisms accounting for effects of physical activity on breast carcinogenesis. IUBMB life 61: 886–891

12 Calotta F, Allavena P, Sica A et al (2009) Cancer-related inflammation, the seventh hallmark of cancer links to genetic instability. Carcinogenesis 30(7): 1073–81

13 Speck RM, Courneya KS, Masse LC et al (2010) An update of controlled physical activity trials in cancer survivors: a systematic review and metaanalysis. J Cancer Surviv 4: 87–100

14 Chlebowski RT, Blackburn GL, Thomson CA et al (2006) Dietary fat reduction an breast cancer outcome: Interim efficacy results from the Women's Intervention Nutrition Study. J Natl Cancer Inst 98: 1767–1775

15 Chlebowski RT (2005) Obesity and early-stage breast cancer. J Clin Oncol 23: 1345–1347

16 Chlebowski RT, Pettinger M, Stefanick ML et al (2004) Insulin, physical activity, and caloric intake in postmenopausal women: breast cancer implications. J Clin Oncol 22: 4507–4513

17 Steinacker JM, Müller-Witt A, Prokopchuk O et al (2011) Prävention von kolorektalen Krebserkrankungen durch körperliche Bewegung und Sport. Onkologie heute 1: 12–16

18 Barclay AW, Petocz P, Mc-Millan-Price J et al (2008) Glycemic index, glycemic load and chronic disease

risk – a metaanalysis of observational studies. Am J Clin Nutr 87: 627–637

19 Gupta SC, Kim JH, Prasad S et al (2010) Regulation of survival,proliferation, invasion, angiogenesis, and metastasis of tumor calls through modulation of inflammatory pathways by nutraceuticals. Cancer Metastasis Rev 29: 405–434

20 Aggarwal BB, Sung B (2009) Pharmaceutical basis for the role of curcumin in chronic diseases: an age-old spice with modern targets. Trends Pharmacol Sci 30: 85–94

21 Khan N, Mukhtar H (2008) Multitargeted therapy of cancer by green tea polyphenols. Cancer Lett 269: 187–200

22 Somers ET, Scandlyn M, Stuart E et al (2008) The combination of epigallocatechine gallate and curcumin supresses ERa-breast cancer cell growth in vitro and in vivo. Int J Cancer 122: 1966–1971

23 Brakenheim E, Cao R, CaoY (2001) Supression of angiogenesis, tumor growth, and wound healing by resveratrol, anatural compound in red wine and grapes. FASEB J 15: 1798–1800

24 Davis R, Singh KP, Kurzrock R et al (2009) Sulforaphane inhibits angiogenesis through activation of FOXO transcription factors. Oncol Rep 22: 1473–1478

25 Hayes JD, Kelleher MO, Eggelston IM (2008) The cancer chemopreventive actions of phytochemicals derived from glucosinates. Eur J Nutr 47(suppl 2): 73–88

26 Ben-Dor A, Nahum A, Danilenko M et al (2001) Effects of acyclo-retinoic acid and lycopene on activation of the retinoic acid receptor and proliferation of mammary cancer cells. Arch Biochem Biophys 391: 295–302

27 World Cancer Research Found (WCRF) (1997). Food, nutrition, physical activity and the prevention of cancer: a global perspective. American Institute for Cancer Research, Washington DC

28 Franca CAS, Nogueira CR, Ramalho A et al (2011) Serum levels of selenium in patients with breast cancer before and after treatment of external beam radiotherapy. Ann Oncol Mai; 22(5): 1109–1112

29 Gröber U (2007) Arzneimittel und Mikronährstoffe. Medikationsorientierte Supplementierung. Wissenschaftliche Verlagsgesellschaft, Stuttgart

30 Gröber U, Hübner J, Holzhauer P et al (2010) Antioxidantien und andere Mikronährstoffe in der komplementären Onkologie. Checkliste komplementäre Onkologie. Hippokrates, Stuttgart

31 Hübner J (2008) Komplementäre Onkologie. Supportive Maßnahmen und evidenzbasierte Empfehlungen. Schattauer, Stuttgart

32 Muecke R et al (2010) Multicenter Phase 3 Trial comparing selenium supplemetation with observation in gynecologic radiation oncology. Int J Radiat Oncol Biol Phys Nov.1; 78: 828–835

33 Sieja K et al (2004) Selenium as an element in the treatment of ovarian cancer in women receiving chemotherapy. Gynecol Oncol 93: 320–327

34 Köhler G (2003) Lehrbuch der Homöopathie. 1 Grundlagen und Anwendung. Hippokrates, Stuttgart

35 Hahnemann S (o. J.) Organon der Heilkunst

36 Linde K, Clausius N, Ramirez G et al (1997) Are the clinical effects of homeopathy placebo effects? A metaanalysis of placebo controlled trials. Lancet 350: 834–843

37 Möllinger H, Schneider R, Löffel M et al (2004) A double-blind, randomized, homöopathic pathogenetic trial with healthy persons: comparing two high potencies. Forsch Komplementärmed Klass Naturheilkd 11: 274–280

38 Thomson EA et al (2008) Towards standard setting for patient-reported outcomes in the NHS homeopathic hospitals. Homeopathy 97: 114–121

39 Steiner R, Wegmann I (1925) Grundlegendes für eine Erweiterung der Heilkunst

40 Wilkens J (2006) Misteltherapie. Differenzierte Anwendung der Mistel nach Wirtsbäumen. Sonntag, Stuttgart

41 Bopp A (2006) Die Mistel – Heilpflanze in der Krebstherapie. Rüffer und Rub, Zürich

42 Hornheber M, Bueschel G, Huber R et al (2010) The Cochraine Collaboration. Mistletoe therapy in oncology (Review). The Cochraine Library, Issue 4

43 Schierholz JM, Piao BK, Wang YX et al (2003) Komplementäre Tumortherapie mit standardisiertem Mistelgesamtextrakt. Ergebniss einer kontrollierten prospektiv-randomisierten klinischen Multicenterstudie. Dtsch Z Onkol 35: 186–194

44 Augustin M, Bock P, Hanisch J et al (2005) Sicherheit und Wirksamkeit der komplementären Langzeitbehandlung von primären malignen Melanomen mit mittlerem bis hohem (UICC/AJCC-Stadium II und III) mittels standardisiertem fermentierten Mistelextrakt (Viscum album L.) Arzneim-Forsch/Drug Res 55: 38–49

45 Semiglazov VF, Stepula VV, Dudov A et al (2006) Quality of life is improved in breast cancer patients by standardised mistletoe extract PS76A2 during chemotherapy and follox up: a randomised, placebo-controlled, double-blind, multicenter clinical trial. Anticancer Res 26: 1519–1530

46 Illert B et al (2008) Supportive care in pancreatic carcinoma UICC stage I–IV patients treated with fermented mistletoe (Viscum album I). Onkologie 31 (suppl1): abstr #OP742

47 Friedel E et al (2008) Treatment results with fermented mistletoe (Viscum album I) extract as a part of long-term supportive care in patients with primary non-metastatic colorectal carcinoma. Onkologie 31 (suppl1): abstr #OP718

48 Kienle G (2009) Misteltherapie bei Krebs – was ist belegt, was nicht? Natum Mitteilung. Gynäkolo Geburtsh 11

49 Hajto T, Hostanska K, Gabius H-J (1989) Modulatory potency of the b-galactoside-specific lectin from misteltoe extract (iscador) on the host defence system in vivo in rabbits and patients. Cancer Res 49: 4803–4808

50 Hajto T, Hostanska K, Rordorf Ch (1990) Increased secretion of tumor necrosis factor-a, interleucine 1, and interleukin 6 by human monocular cells exposed to b-galactocide-specific lectin from clinically applied misteltoe extract. Cancer Res 50: 3322–3326

51 Stumpf C, Rieger S, Schnitzel M (2005): Retrospective Untersuchung zur Therapie mit Mistelextrakten beim Mammakarzinom. Dtsch Z Onkol 37: 106–113

52 Gabius HJ, Darro F, Remmelink M et al (2001) Evidence for stimulation of tumor proliferation in cell lines and histotypic cultures by clinically relevant low dose of the galactoside-binding mistletoe lectine, a component of proprietary extracts. Cancer Investig19: 114–126

53 Burger AM, Mengs U, Kelter G et al (2003) No evidence of stimulation of human tumor cell proliferation by a standardized aqueous misteltoe extract in vitro. Anticancer Res 23: 3801–3806

54 Beuth J, Kelter G, Fischer IU et al (2008) Tumorwachstumsstimulation durch Mistelpräparate? Fakten und Artefakte. Dtsch Z Onkol 40: 12–19

55 Mansky PJ et al (2010) NCCAM/NCI phase I study of mistletoe extracts and gemcitabine in patients with advanced solid tumors. J Clin Oncol 28 (suppl): 15S (abstr 2559)

56 Burkhart J, Wälchli C, Heusser P et al (2010) In vitro investigation into the potential of mistletoe extract to alleviate adverse effects of cyclophosphamid. Altern Ther Health Med 16: 40–48

57 Sabova L, Pilátová M, Szilagy K et al (2010) Cytotoxic effects of misteltoe (Viscum album L.) extract on jurkat cells and its interaction with doxorubicin. Phytother Res 24: 365–368

58 Kleeberg UR, Suciu S, Bröcker EB et al (2004) Final results of the EORTC 18871/DKG 80–1 randomised phase. Eur J Cancer 40: 390–402

59 Gutsch J, Berger H, Scholz G et al (1988) Prospektive Studie beim radikal operierten Mammakarzinom mit Polychemotherapie, Helixor und unbehandelter Gruppe. Dtsch Z Onkol 20: 94–101

60 Stumpf C, Rosenberger A, Rieger S et al (2000) Therapie mit Mistelextrakten bei malignen hämatologischen und lymphatischen Erkrankungen – eine monozentrische retrospektive Analyse über 16 Jahre. Forsch Komplementärmedizin 7: 139–146

61 Tröger W, Jezdic S, Zdrale Z et al (2009) Quality of life and neutropenia in patiens with early stage breast cancer: A randomized pilot study comparing additional treatment with mistletoe extract to chemotherapy alone. breast cancer: Basic and Clinical Research 3: 35–45

62 Stumpf C, Rieger S, Fischer IU et al (2007) Retrospektive Untersuchung zur Therapie mit Mistelextrakten bei Patienten mit kolorektalem Karzinom. Dtsch Z Onkol 39: 12–22

63 Issels RD (2008) Hyperthermia adds to chemotherapy. Eur J Cancer 44: 2546–2554. Epub 2008 Sep 11

64 Schildkopf P, Ott OJ, Frey B et al (2010) Biological rationales and clinical applications of temperature controlled hyperthermia – implications for multimodal cancer treatments. Curr Med Chem 7: 3045–3057

65 Kouloulias VE, Koukourakis GV, Petridis AK et al (2007) The efficacy of caelyx and hyperthermia for anticancer treatment. Rec Pat Anticancer Drug Discov 2: 246–250

66 Gröber. U. (2002) .Orthomolekulare Medizin. Ein Leitfaden für Apotheker und Ärzte. Wissenschaftliche Verlagsgesellschaft mbH Stuttgart.

67 Raisbeck MF. Selenosis. Vet Clin North Am Food Anim Pract 2000; 16: 465–480

68 Barceloux DG (1999) Selenium. Clin Toxicol 37: 145–172

69 Plant AS, Tisman G (2006) Frequency of combined deficiencies of vitamin D and holotranscobalamin in cancer patients. Nutr Cancer 56: 143–148)

70 Lester JE et al (2008) Prevention of anastrozole-induced bone loss with monthly oral ibandronate during adjuvant aromatase inhibitor therapy for breast cancer. Clin Cancer Res 14: 6336–6342)

71 Wang-Gillam A et al (2008) Evaluation of vitamin D deficiency in breast cancer patients on bisphosphonates. Oncologist 13: 821–827

72 Calun D et al (2012) Mistletoe extract therapy versus no antineoplastic therapy in patients with locally advanced or metastatic pancreatic cancer. Annals of Oncology Vol 23 suppl. 9: 712P

73 Linthorst M, van Geel AN, Baartman EA, Oei SB, Ghidey W, van Rhoon GC, van der Zee J (2013) Effect of a combined surgery, re-irradiation and hyperthermia therapy on local control rate in radio-induced angiosarcoma of the chest wall. Strahlenther Onkol. 2013 Apr 4

74 Vollbracht C, Schneider B, Leendert V, Weiss G, Auerbach L, Beuth J. (2011) Intravenous vitamin C administration improves quality of life in breast cancer patients during chemo-/radiotherapy and aftercare: results of a retrospective, multicentre, epidemiological cohort study in Germany. In Vivo Nov-Dec; 25 (6): 983–90

75 Bar-Sela G; et al (2013) Mistletoe as complementary treatment in patients with advanced non-small-cell lung cancer treated with carboplatin-based combinations: a randomized phase II study. Eur J Cancer 49(5): 1058–6482

76 Goodwin PJ, Ennis M, Pritchard KI et al (2009) Prognostic effects of 25-hydroxyvitamin D levels in early breast cancer. J Clin Oncol. Aug 10; 27 (23): 3757–63)

Autoren und Mitglieder der Projektgruppe

Dr. med. W. Abenhardt
MOP Elisenhof
Prielmayerstraße 1, 80335 München

Dr. med. V. Aivazova
Onkologisches Kompetenzzentrum Oberaudorf
Klinik Bad Trissl, 83080 Oberauforf

Dr. med. Ch. Amann
Frauenklinik am Klinikum Starnberg
Oswaldstraße 1, 82319 Starnberg

Dr. med. K. Annecke
Edelweißstraße 15, 81541 München

Prof. Dr. med. C. Anthuber
Frauenklinik am Klinikum Starnberg
Oswaldstraße 1, 82319 Starnberg

Dr. med. S. Anthuber
Frauenklinik am Klinikum Starnberg
Oswaldstraße 1, 82319 Starnberg

Dr. med. A. Artmann
Praxis für Brustgesundheit
Theatinerstraße 40, 80333 München

Dr. med. B. Ataseven
Frauenklinik vom Roten Kreuz
Taxisstraße 3, 80637 München

Dr. med. D. Augustin
Mammazentrum Ostbayern, Klinikum Deggendorf
Perlasbergerstraße 41, 94469 Deggendorf

Dr. med. B. Baier
Gemeinschaftspraxis-Brustzentrum
Hochstraße 27, 85221 Dachau

Dr. med. S. Bartens
Rosental 10, 80331 München

Dr. med. M. Bastug
Frauenklinik am Klinikum Starnberg
Oswaldstraße 1, 82319 Starnberg

Dr. med. I. Bauerfeind
Frauenklinik, Klinikum Landshut GmbH
Robert-Koch-Straße 1, 84034 Landshut

Dr. med. C. Becker
Pathologie, Rotkreuzkrankenanstalten
Nymphenburger Straße 163, 80634 München

Dr. med. M. Beer
Rotkreuzkrankenhaus
Gemeinschaftspraxis für Pathologie
Postfach 190610, 81606 München

Dr. med. H. J. Beyreuther
Frauenklinik am Klinikum Starnberg
Oßwaldstraße 1, 82319 Starnberg

Dr. med. B. Böttcher
Frauenklinik
Klinikum der Universität München – Großhadern
Marchioninistraße 15, 81377 München

PD Dr. med. M. Braun
Renatastraße 50, 80639 München

Dr. med. B. Brunner
Weißenburger Platz 8, 81667 München

Dr. med. Chr. F. Bubb
B.-Abtlg. Plast. Chirurgie
Achdorfer Weg 5, 84036 Landshut-Achdorf

Dr. med. H. Büchels
Klinik f. Allgemein- u.Viszeralchirurgie
Klinikum Augsburg
Stenglinstraße 2, 86156 Augsburg

Dr. med. H. Budiman
Augsburger Straße 12, 80337 München

Dr. med. O. Dathe
Rosenstraße 6, 80331 München

Dr. med. J. C. De Waal
Sparkassenplatz 10, 85221 Dachau

Dr. med. D. Di Gioia
Medizinische Klinik III
Klinikum der Universität München – Großhadern
Marchioninistraße 15, 81377 München

Dr. med. D. Dian
Frauenklinik
Klinikum der Universität München – Innenstadt
Maistraße 11, 80337 München

Dr. med. Ch. Difliff
Sickenbergerstraße 17, 80997 München

PD Dr. med. N. Ditsch
Frauenklinik
Klinikum der Universität München – Großhadern
Marchioninistraße 15, 81377 München

Dr. med. F. Edler von Koch
Gynäkologie, Klinikum Dritter Orden
Menzinger Straße 44, 80638 München

Prof. Dr. med. W. Eiermann
Interdisziplinäres Onkologisches Zentrum
Nussbaumstraße 12, 80336 München

Dr. med. U. Emmerich
Interdisziplinäres Onkologisches Zentrum
Nussbaumstraße 12, 80336 München

Prof. Dr. med. J. Engel
Tumorregister (IBE)
Klinikum der Universität München – Großhadern
Marchioninistraße 15, 81377 München

Dr. med. J. Ettl
Frauenklinik, Klinikum rechts der Isar der TUM
Ismaninger Straße 22, 81675 München

Dr. med. U. Euler
Adams-Lehmann-Straße 36, 80717 München

Dr. med. A. Farr
Frauenklinik
Klinikum der Universität München – Großhadern
Marchioninistraße 15, 81377 München

Dr. med. V. Fink
Frauenklinik
Klinikum der Universität München – Innenstadt
Maistraße 11, 80337 München

Dr. M. Franek
Schyrenstraße 5, 81543 München

PD Dr. med. I. Funke
Brustzentrum und Plastische Chirurgie
Chirurgische Klinik Dr. Rinecker
Am Isarkanal 30, 81379 München

Prof. Dr. med. C. Gabka
Arzt für Plastische Chirurgie
Böcklinstraße 1, 80638 München

Dr. med. M. Gassner
Feierabendstraße 51, 85764 Oberschleißheim

Prof. Dr. med. R. Giunta
Chirurgie
Klinikum der Universität München – Innenstadt
Pettenkoferstraße 8a, 80336 München

Prof. Dr. med. D. Grab
Frauenklinik, Klinikum Harlaching
Sanatoriumsplatz 2, 81545 München

Dr. med. I. Gröll
Die Frauenarztpraxis in Grafing
Bahnhofstraße 30a, 85567 Grafing

Dr. med. K. Gropper
Gynäkologische Abteilung, Blumenhof-Klinik
Breitensteinstraße 10, 83075 Bad Feilnbach

Dr. med. M. Günthner-Biller
Klinikum der Universität München – Innenstadt
Maistraße 11, 80337 München

PD Dr. med. Dr. K. Gutschow
Frauenärzte Fünf Höfe, Amirapassage
Salvatorstraße 3, 80333 München

R. Haidinger
c/o brustkrebs-muenchen e.V.
Lise-Meitner-Straße 7, 85662 Hohenbrunn

Dr. med. M. Hamann
Frauenklinik, Klinikum rechts der Isar der TUM
Ismaninger Straße 22, 81675 München

Dr. med. U. Hamann
Renatastraße 50, 80639 München

Prof. Dr. med. N. Harbeck
Brustzentrum der LMU
Klinikum der Universität München – Großhadern
Marchioninistraße 15, 81377 München

PD Dr. med. K. Härtl
Frauenklinik
Klinikum der Universität München – Innenstadt
Maistraße 11, 80337 München

Dr. med. St. Hasmüller
Frauenklinik, Kreisklinik Ebersberg
Pfarrer-Guggetzer-Straße 3, 85506 Ebersberg

Dr. med. St. Hecken
Brustzentrum am Englischen Garten
Am See 11, 85540 Haar

Dr. D. Hecker
Amgen Pharma GmbH
Hanauerstraße 1, 80992 München

Dr. med. M. Heindl
Geburtsh.-Gynäkolog. Abteilung
Kreiskrankenhaus Wasserburg
Krankenhausstraße 2, 83512 Wasserburg am Inn

Prof. Dr. med. V. Heinemann
Medizinische Klinik III
Klinikum der Universität München – Großhadern
Marchioninistraße 15, 81377 München

Dr. med. K. Heinrich
Frauenklinik, Klinikum Neuperlach
Oscar-Maria-Graf-Ring 51, 81737 München

Prof. Dr. med. C. Heitmann
Ästhetisch-Plastische Chirurgie im Camparihaus
Maximilianstraße 38/40, 80539 München

Dr. biol. hum. Dipl. Phys. H.-P. Hellemann
Radiologische Gemeinschaftspraxis
Hofangerstraße 105, 81735 München

Dr. med. K. Hellerhoff
Institut für Klinische Radiologie
Klinikum der Universität München – Großhadern
Marchioninistraße 15, 81377 München

Dr. rer. biol. hum, Dipl. Psych. K. Hermelink
Frauenklinik
Klinikum der Universität München – Großhadern
Marchioninistraße 15, 81377 München

Prof. Dr. med. S. H. Heywang-Köbrunner
Leiterin des Referenzzentrums Mammographie
München, PVA der Screening Einheit München Süd
Einsteinstraße 3, 81675 München

Dr. med. I. Himsl
Frauenklinik
Klinikum der Universität München – Großhadern
Marchioninistraße 15, 81377 München

Dr. med. G. Hofmeister
Halserspitzstraße 32, 81673 München

Dr. med. B. Högel
Winthirstraße 11, 80639 München

Prof. Dr. med. C. Höß
Frauenklinik, Kreisklinik Ebersberg
Pfarrer-Guggetzer-Straße 3, 85506 Ebersberg

Dr. med. M. Hussain
Fürstenrieder Straße 95, 80686 München

Dr. med. H. Jansen
Frauenklinik, Klinikum rechts der Isar der TUM
Ismaninger Straße 22, 81675 München

Dr. med. J. Jückstock
Frauenklinik
Klinikum der Universität München – Innenstadt
Maistraße 11, 80337 München

Dr. med. S. Kahlert
Frauenklinik
Klinikum der Universität München – Großhadern
Marchioninistraße 15, 81377 München

Dr. med. E.-M. Kalusche
Onkologische Rehabilitation, Schlossbergklinik
Schlossstraße 27–29, 87534 Oberstaufen

Dr. med. K. Keck
Frauenklinik am Klinikum Starnberg
Oswaldstraße 1, 82319 Starnberg

Dr. med. S. Keim
Frauenklinik vom Roten Kreuz
Taxisstraße 3, 80637 München

Dr. med. C. Kern
Frauenklinik vom Roten Kreuz
Taxisstraße 3, 80637 München

Dr. med. I. Kleff
Abteilung für Strahlentherapie
Klinikum Traunstein
Cuno-Niggl-Straße 3, 83278 Traunstein

Dr. med. J. Klein
Klinikum Landsberg am Lech
Abt. für Gynäkologie und Geburtshilfe
Bgm.-Dr.-Hartmann-Str. 50, 86899 Landsberg/Lech

Prof. Dr. med. R. Knitza
Gyn-Zentrum Gräfelfing
Bahnhofstraße 108, 82166 Gräfelfing

Dipl.-Psych. J. Köhm
Frauenklinik
Klinikum der Universität Munchen – Großhadern
Marchioninistraße 15, 81377 München

Prof. Dr. med. M. Kolben
Bahnhofstraße 9, 82166 Gräfelfing

Dr. med. Th. Kolben
Frauenklinik
Klinikum der Universität München – Großhadern
Marchioninistraße 15, 81377 München

Dr. med. H.-J. Kowolik
Brustzentrum am Englischen Garten
Arabellastraße 5, 81925 München

Dr. med. E. Krauße
Onkologische Rehabilitation, Schlossbergklinik
Schlossstraße 27–29, 87534 Oberstaufen

Dr. med. A. Kunstein
Adams-Lehmann-Straße 36, 80797 München

Dr. med. B. Lambert
Frauenklinik vom Roten Kreuz
Taxisstraße 3, 80637 München

Dr. med. N. Lang
Winthirstraße 7, 80639 München

Dr. med. R. Leibiger
Bodenstedtstraße 49, 81241 München

Prof. Dr. med. H. Lindner
Effnerstraße 4a, 85049 Ingolstadt

Dr. med. B. Löhrs
Adlerstraße 5, 84036 Landshut

Dr. med. T. Lorenz
Hämatologie und Internistische Onkologie
Candidplatz 9, 81543 München

Dr. med. A. Lück
Strahlentherapie Freising
Biberstraße 15, 85354 Freising

Dr. med. L. Lutz
Klinik für Onkologie und Hämatologie, Klinikum
Harlaching, Städt. Klinikum München GmbH
Sanatoriumsplatz 2, 81545 München

Prof. Dr. med. J. Martius
Geburtsh.-Gynäkolog. Abtl., Krhs. Agatharied
St.-Agatha-Straße 1, 83734 Hausham

Dr. med. S. Maurer
Donnersberger Straße 42, 80634 München

Dr. med. M. Mayer
Frauenklinik, Klinikum Kaufbeuren
Kliniken Ostallgäu-Kaufbeuren
Dr. Gutermann-Straße 2, 87600 Kaufbeuren

PD Dr. med. D. Mayr
Pathologisches Institut der Universität München
Thalkirchnerstraße 36, 80337 München

Prof. Dr. med. A. Meindl
Frauenklinik, Abt. Gynäkologische Tumorgenetik
Klinikum recht der Isar der TUM
Ismaninger Straße 22, 81675 München

Dr. med. G. M. Michl
Sollner Straße 65b, 81479 München

PD Dr. med. J. Mittermüller
Internistische Praxisgemeinschaft
Schillerstraße 15, 82110 Germering

Dr. med. K. Moberg
Frauenklinik, Kreisklinik Ebersberg
Pfarrer-Guggetzer-Straße 3, 85506 Ebersberg

Dr. med. M. Mosner
Frauenklinik vom Roten Kreuz
Taxisstraße 3, 80637 München

Dr. med. G. Müller
Böcklinstraße 1, 80638 München

C. Neubert
Tannenwaldstraße 5, 81375 München

Dr. med. C. Neuhofer
Gemeinschaftspraxis Frauenärzte
Marienplatz 4, 85354 Freising

Dr. med. O. Neumann
Frauenklinik, Klinikum Schwabing
Kölner Platz 1, 80804 München

PD Dr. med. M. Niemeyer
Frauenklinik, Klinikum rechts der Isar der TUM
Ismaninger Straße 22, 81675 München

K. Nikolajek
Klinik und Poliklinik für Strahlentherapie
und Radiologie
Klinikum der Universität München – Großhadern
Marchioninistraße 15, 81377 München

K. Oxynos
Klinikum Fürstenfeldbruck
Dachauer Straße 33, 82256 Fürstenfeldbruck

Dr. med. D. Paepke
Frauenklinik, Klinikum rechts der Isar der TUM
Ismaninger Straße 22, 81675 München

Dr. med. St. Paepke
Frauenklinik, Klinikum rechts der Isar der TUM
Ismaninger Straße 22, 81675 München

Dr. med. M. Perabó
Frauenklinik
Klinikum der Universität München – Innenstadt
Maistraße 11, 80337 München

Dr. med. C. Perlet
Weinstraße 8, 80333 München

Prof. Dr. med. W. Permanetter
Pathologisches Institut, Klinikum Landshut
Robert-Koch-Straße 1, 84034 Landshut

Dr. med. S. Pigorsch
Klinik und Poliklinik für Strahlentherapie
und Rad. Onkologie
Klinikum rechts der Isar der TUM
Ismaninger Straße 22, 81675 München

Dr. med. A. Pihan
Gynäkologie, Krankenhaus Agatharied
Norbert-Kerkel-Platz, 83734 Hausham

Prof. Dr. med. R. Pihusch
Innere Medizin
Hämatologie und Internistische Onkologie
Stollstraße 6, 83022 Rosenheim

Dr. med. B. Plattner
Gurnemanzstraße 4, 81925 München

Dr. med. A. Prechtl
Arabellastraße 5, 81925 München

PD Dr. med. B. Rack
Frauenklinik
Klinikum der Universität München – Innenstadt
Maistraße 11, 80337 München

Dr. med. B. Rieder
Onkozentrum am Kaserneneck
Ritter-von-Schoch-Straße 21, 84036 Landshut

Dr. med. C. Riedner
Psycho-Onkologische Praxis im
Medizinisch Genetischen Zentrum
Bayerstraße 3–5, 80335 München

PD Dr. med. L. Rieger
Frauenklinik, Landshut-Achdorf
Achdorfer Weg 3, 84036 Landshut

Dr. med. M. Riepl
Praxis für Strahlentherapie und Radioonkologie
am KH Weilheim
Röntgenstraße 4, 82362 Weilheim

Dr. med. D. Rjosk-Dendorfer
Institut für Klinische Radiologie
Klinikum der Universität München – Großhadern
Marchioninistraße 15, 81377 München

Dr. med. M. Röbl-Mathieu
Connollystraße 4, 80809 München

Dr. med. B. Rosskopf
Praxis für Strahlentherapie
Vinzent-von-Paul-Straße 10
84503 Altötting

Dr. med. I.M. Rühl
Frauenklinik vom Roten Kreuz
Taxisstraße 3, 80637 München

Dr. med. St. Rutke
Röntgenstraße 4, 82362 Weilheim

Prof. Dr. med. C. Salat
Arzt für Innere Medizin
Winthirstraße 7, 80639 München

Dr. med. M. Sassen
Frauenklinik am Klinikum Starnberg
Oswaldstraße 1, 82319 Starnberg

Dr. med. D. Sattler
Gemeinschaftspraxis Dr. Kowolik, Dr. Prechtl
Arabellastraße 5, 81925 München

Prof. Dr. med. H. Sauer
Josef-Sterr-Straße 9, 81377 München

Prof. Dr. med. P. Schaffer
Klinik Bad Trissl
Bad-Trissl-Straße. 73, 83080 Oberaudorf

Dr. med. R. Schaich
Schäfflesmarkt 8, 86720 Nördlingen

Prof. Dr. med. G. Schaller
Breast Care Institute
Romanstraße 93, 80639 München

Dr. med. D. Scheich
Frauenklinik vom Roten Kreuz
Taxisstraße 3, 80637 München

Dr. med. H. Scheithauer
Klinik für Strahlentherapie und Radioonkologie
Klinikum der Universität München – Großhadern
Marchioninistraße 15, 81377 München

Dr. med. H.-D. Schick
Hämatologisch-Onkologische Praxis
Bäckerstraße 4, 81241 München

PD Dr. med. C. Schindlbeck
Frauenklinik, Klinikum Traunstein
Cuno-Niggl-Straße 3, 83278 Traunstein

Prof. Dr. med. B. Schmalfeldt
Frauenklinik, Klinikum rechts der Isar der TUM
Ismaninger Straße 22, 81675 München

M. Schmelmer-Knoblauch
Roche Pharma AG, Gynäkoonkologie
Emil-Barell-Straße 1, 79639 Grenzach-Wyhlen

Dr. med. G. Schneider
Hauptstraße 14, 86356 Neusäß

Dr. med. K. Schröder
Frauenklinik, Klinikum Landshut GmbH
Robert-Koch-Straße 1, 84034 Landshut

S. Schrodi
Tumorregister (IBE)
Klinikum der Universität München – Großhadern
Marchioninistraße 15, 81377 München

Dr. G. Schubert-Fritschle
Tumorregister (IBE)
Klinikum der Universität München – Großhadern
Marchioninistraße 15, 81377 München

H. Schuster
Jan-Pollack-Straße 17, 81245 München

Dr. med. M. Schwoerer
Klinikum Fürstenfeldbruck
Dachauer Straße 33, 82256 Fürstenfeldbruck

Dr. med. U. Sendler
Onkologische Tagesklinik, Isarmedizinzentrum
Sonnenstraße 24–26, 80331 München

Prof. Dr. med. H. Sommer
Frauenklinik
Klinikum der Universität München – Innenstadt
Maistraße 11, 80337 München

Dr. med. P. Stadler
Praxis für Strahlentherapie
Bunsenstraße 215, 71032 Böblingen

J. Stamp
Anton-Heinle-Straße 23, 86316 Friedberg

Dr. med. D. Steinfeld-Birg
Gemeinschaftspraxis gynäkologische Onkologie
Prinzregentenstraße 25, 86150 Augsburg

Dr. med. O. Steinkohl
Brustzentrum, Klinikum Dritter Orden
Menzinger Straße 44, 80638 München

Dr. med. O.J. Stötzer
Winthirstraße 7, 80639 München

Dr. med. C. Taskov
Plastische und Ästhetische Chirurgie
Kreiskrankenhaus Erding
Bajuwarenstraße 5, 85435 Erding

Tumorzentrum München
Geschäftsstelle
Frau Petra Möbus
Pettenkoferstraße 8a, 80336 München

Dr. B. Van hove
Sanofi-Aventis Deutschland GmbH
Haffstraße 144, 81825 München

Dr. med. V. Von Bodungen
Frauenklinik
Klinikum der Universität München – Innenstadt
Maistraße 11, 80337 München

Dr. med. P. Von Rottkay
Wildbacher Straße 27, 84036 Landshut

Dr. med. F. Von Spiegel
Klinik für Plastische, Rekonstruktive,
Hand- und Verbrennungschirurgie
Klinikum Bogenhausen
Englschalkinger Straße 77, 81925 München

Dr. E. Von Tresckow
Rosenstraße 2, 82319 Starnberg

Dr. med. K. Waldenmaier
Praxis für Humangenetik
Candidplatz 13, 81543 München

Dr. med. Chr. Waldhör
Frauenklinik, Klinikum Rosenheim
Pettenkoferstraße 10, 83022 Rosenheim

Dr. med. J. Walther
Onkologische Schwerpunktspraxis
Sonnenstraße 1, 80331 München

Dr. med. E. Weiß
Gynäkolog.-Geburtsh. Abtl.
Klinikum Traunstein
Cuno-Niggl-Straße 3, 83278 Traunstein

Dr. med. E. Wiesmeier
Hämatologisch-Onkologische Praxis
Bäckerstraße 4, 81241 München

Dr. med. C. Winkler
Klinik und Poliklinik für Strahlentherapie
und Rad. Onkologie
Klinikum rechts der Isar der TUM
Ismaninger Straße 22, 81675 München

Dr. med. Ch. Wolf
Medizinisches Zentrum Ulm
Kooperatives Brustzentrum Ulm/Neu-Ulm
Frauenstraße 65, 89073 Ulm

Dr. med. R. Würstlein
Brustzentrum der LMU
Klinikum der Universität München – Großhadern
Marchioninistraße 15, 81377 München

Dr. med. H.-J. Wypior
Klinik für Radiologie u. Strahlentherapie
Klinikum Landshut
Robert-Koch-Straße 1, 84034 Landshut

Stichwortverzeichnis